手术、操作分类与代码应用指导手册

主　编　孟　群　刘爱民
副主编　薛　明　吴良明　吴韫宏

编　者(按姓氏笔画排序)：

丁丽萍	尤瑞玉	尹劲峰	王文达	王淑华
白　雪	边　鹏	刘海民	吕　陟	朱　瑞
张　丽	张　萌	李书梅	李丽静	陈　莉
陈恬恬	陈彩霞	陈舒兰	周婧雅	孟　洁
季宏波	林佩姗	林海丽	武瑞仙	范晓棠
赵　青	唐晓敏	徐　艳	秦安京	莫艳红
莫彩娥	贾增丽	郭　萍	崔胜男	常　彪
程丽君	韩玉哲	韩宝泉	廖爱民	熊　莺
缪之文	滕燕飞	潘宜敏		

中国协和医科大学出版社

图书在版编目（CIP）数据

手术、操作分类与代码应用指导手册/孟群，刘爱民主编. —北京：中国协和医科大学出版社，2017.3
ISBN 978-7-5679-0794-2

Ⅰ. ①手… Ⅱ. ①孟… ②刘… Ⅲ. ①外科手术-分类-中国-手册②外科手术-码-中国-手册
Ⅳ. ①R61-62

中国版本图书馆 CIP 数据核字（2017）第 025703 号

手术、操作分类与代码应用指导手册

主　编：孟　群　刘爱民
责任编辑：吴桂梅

出版发行：**中国协和医科大学出版社**
（北京市东城区东单三条 9 号　邮编 100730　电话 010 - 65260431）
网　　址：www.pumcp.com
经　　销：新华书店总店北京发行所
印　　刷：北京新华印刷有限公司

开　　本：850×1168　　1/16
印　　张：44
字　　数：1000 千字
版　　次：2017 年 3 月第 1 版
印　　次：2020 年 7 月第 2 次印刷
定　　价：358.00 元

ISBN 978-7-5679-0794-2

主 编 简 介

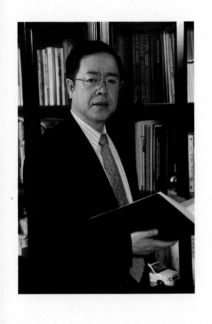

孟群，研究员、教授、博士生导师。华西医科大学博士研究生学历，获医学博士学位。长期从事卫生科技教育、卫生政策和卫生信息化建设等研究和管理工作，曾任原卫生部法制与监督司副司长、政策法规司副司长、科技教育司副司长，现任国家卫生计生委统计信息中心主任。

现兼任国家卫生计生委信息化工作领导小组成员、国家卫生计生委第一届人口健康信息化专家咨询委员会副主任、第七届国家卫生标准委员会信息标准专业委员会主任委员、国家卫生信息共享技术及应用工程技术研究中心工程技术专家委员会主任、中国卫生信息学会常务副会长；《中华医学百科全书》（医学教育卷）主编；《中国卫生统计》杂志主编；《中国卫生信息管理杂志》编委会主任；《中国医院统计》杂志主编。

主持多项国家科技重大专项、"863"计划和国家科技支撑计划等科研项目，在美国德克萨斯大学休斯敦健康科学中心、哈尔滨医科大学、华中科技大学、中山大学、四川大学、首都医科大学等多所国内外著名高校担任兼职教授、博士生导师，已培养博士生11名，出版专著多部，发表论文100余篇。

主 编 简 介

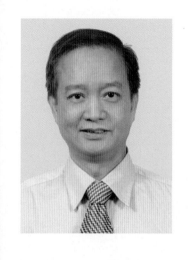

刘爱民，北京协和医院病案科主任。先后任第一届、第二届北京医院学会北京病案学组的委员，第三届副组长。曾任中华医学会北京分会理事，北京医学会病案委员会副主任委员、北京医院协会理事。现任国际病案协会理事，中国医院协会病案专业委员会主任委员。中国医疗保险研究会理事、中国社区协会理事，《中国病案》杂志总编，卫生部病案专业晋升考试委员会主任委员等职。

刘爱民 1975 年投身病案管理事业，1984~1985 年赴澳大利亚悉尼大学学习病案信息管理，导师是该病案学校校长，国际病案协会主席 Phyllis Watson 教授的亲自指导。30 余年的工作中，作为主编或编委正式出版专业书籍或译著 20 余部，涉及病案信息管理、疾病分类、手术分类等各方面。发表论文 30 余篇，参与科研项目 11 个。

刘爱民一直活跃于病案的国际舞台，曾访问过多个国家进行学术交流。自 1992 年起，他一直是国际病案协会的理事，先后多次在国际上宣读学术论文，一些学术观点对病案专业产生了很大的影响，例如，他提出的疾病名称和手术名称公式成为了今天我国医师们书写疾病诊断和手术名称的参考依据。他曾多次组织过国际培训班。2005 年主持亚太地区的病案会议。

主要成就：他是我国病案正规教育的创始人之一，目前国内无论是病案中专班还是大专、本科班，大都使用或参考他和其他同志制定教学大纲，编写专业教材。2009 年他主持出版的《病案信息学》首次将病案管理提高到病案信息管理的高度，填补了高等病案专业教材的空白。该书为国家双"十一五"计划教材（普通高等教育"十一五"国家级规划教材；卫生部"十一五"规划教材）。

他是国际疾病分类法引入我国病案专业的主要人员之一，他参与了国际疾病分类 ICD-9、ICD-10 的翻译工作，承担了卫计委多期省一级的全国师资培训任务，20 多年来，他为国家推广使用国际疾病分类和病案信息管理的发展走遍全国，为学习班授课培训的人员多不胜数。

在他的领导下，创办了《中国病案》杂志和《中国病案网站》，杂志现成为核心期刊，网站为全国病案人员提供了良好的学术交流平台。在他和其他同志的努力下，病案人员晋升列入了卫计委系列。他亲自主持病案信息专业考试的参考书及题库编写。

刘爱民主任多次出色完成卫计委、医院协会的委派任务，是第一稿全国统一病案首页、疾病分类统计报告的主要制定人。他组织完成了由卫计委委托的 SARS 病案书写要求与电子病案研究，参与近年来卫计委有关病案法律法规文件的起草工作，支援边远地区学术活动，包括云南、四川、西藏自治区、澳门。作为国家卫计委临床路径专家，参与了临床路径疾病与手术的编码工作。

刘爱民无论在国际或是国内病案行业中都有较高的学术地位。

前　　言

ICD-9-CM-3（International Classification of Disease 9th Edition，Clinical Modification，3rd Volume）是国际疾病分类的临床修订本（第三卷）。自 20 世纪 80 年代末引入我国以来，ICD-9-CM-3 已成为我国医疗机构、医保部门作为手术、操作信息加工、检索、统计的主要工具，在医疗费用核算、临床路径管理、医院评审和绩效评价等方面，具有与疾病分类同等重要的作用。2016 年 10 月 13 日，国家标准化管理委员会批准发布了《GB/T 14396-2016 疾病分类与代码》国家标准，实现了疾病分类编码的全国统一。在国家卫生计生委李斌主任提出的实现临床诊疗数据规范化管理的"四统一"中，同样将手术操作编码的统一列为我国卫生信息标准体系的重要组成部分。

为推动全国手术、操作分类代码的统一使用，国家卫生计生委统计信息中心、世界卫生组织国际分类家族合作中心（北京）、世界卫生组织卫生信息与信息学合作中心、中国医院协会病案专业委员会等单位共同编纂了《手术、操作分类与代码应用指导手册》。本书是根据我国临床实际情况进行本土化的修订，涵盖了 ICD-9-CM-3 所有类目、亚目及细目条目，结合临床、医疗管理的实际情况，收纳了近 9 千条的手术、操作名称，按照编码规则，统一扩展为 6 位数。并对部分手术、操作名称给予详细的解释说明，对疑难编码给出操作步骤，以帮助医院病案统计人员和医务人员正确理解和使用手术、操作名称与编码。由于分类是聚类法，而非穷举，为满足不同医院的特殊应用需求，本书设计了"00"条目，供用户在一定规则下进行扩展，既保证全国数据的统一，又兼顾了医院特色。

本书作为目前国内首次出版的手术、操作分类与代码应用指导工具书和参考书，配合《国家疾病分类与代码应用指导手册》使用，能够更加全面地实现我国卫生信息数据标准化采集，为实现临床诊疗数据规范化管理，提升统计数据质量，促进医疗健康大数据应用发展奠定坚实的基础。

2017 年 1 月

目 录

使 用 说 明

卫生信息标准是打破信息孤岛，推动医疗信息在全行业互联互通、无障碍应用的基础。国家卫生计生委李斌主任在确定"十三五"国家卫生信息建设的方向时强调："将大力发展互联网+智慧医疗，使之成为连接卫生服务体系的有效载体，努力全方位、全周期保障人民群众健康"。李斌主任提出的信息标准"四统一"涉及了疾病分类与手术分类的标准。作为疾病分类的标准，在国家卫计委统计信息中心、北京世界卫生组织国际分类家族合作中心（WHO-FIC CC）、中国医院协会病案管理专业委员会等单位的共同努力下，我国的《疾病分类与代码》已经编制完成，并于2016年被纳入国家标准系统。手术操作分类标准我国一直是采用美国疾病分类第九版临床修订本第三卷（ICD-9-CM-3）。它是医院病案信息加工、检索、统计的重要工具之一，在医疗、科研、教学、管理和医疗付款方面，手术、操作分类与疾病分类具有同等重要作用。作为《疾病分类与代码》的姊妹篇，《手术、操作分类与代码》经过全国分类专家的努力，秉承《疾病分类与代码》设计的原则，即兼顾临床、医疗行政管理和DRGs等方面的需求，对ICD-9-CM-3进行中国本土化的改编，将其扩展到6位数编码，使之更适合我国的应用，达到统一全国6位数手术、操作分类的目的。

一、《手术、操作分类与代码》项目背景与编制

1991年北京世界卫生组织国际分类家族合作中心（WHO-FIC CC）（下简称"中心"）基于国际疾病分类ICD-9版和国际疾病分类ICD-9美国临床修订本第三卷（下简称ICD-9-CM-3）编写出版了《医院疾病及手术、操作分类应用手册》，其中包含了数千条手术、操作名称与编码。1992年"中心"正式翻译出版了ICD-9-CM-3（2005版）。在医院卫生统计制度及医院评审文件中，ICD-9和ICD-9-CM-3被列为病案首页填写的标准。此后ICD-9-CM-3又几次更新再版，目前使用的最新版本是2011版。

随着医院管理要求越来越高，分类精细化水平、统一性也要求越来越强烈，各医疗机构，甚至一些省份根据实际需要，纷纷扩展了疾病分类和手术分类系统。目前，疾病分类已经有了国标，但缺乏统一手术分类扩展版本，影响了全国数据的收集汇总和统计分析。为了统一全国的统计口径，国家卫计委统计信息中心在组织编辑《疾病分类与代码》的同时，也提出统一《手术、操作分类与代码》的必要性。经过几年的准备，收集全国部分地区的实际手术数据库，数十位疾病分类专家参与了数据的整理、编码、审定，重新制定《手术、操作分类与代码》扩展码方案，并对疑难条目进行了解释，包括对手术、操作名称内涵和编码方法的解析。

1. 设计目标

与《疾病分类与代码》一样，以手术、操作分类为基础、兼顾临床手术、操作名称为目标研制《手术、操作分类与代码》，使之适用于医院医疗、科研、教学、管理、医疗付费等多方面的需求。根据这一设计思想，手术、操作分类扩展编码除末位数为"00"者外，其他条目均来自临床医师或医疗行政管理部门的要求。在保证操作名称与临床更好结合的同时，又保证了分类系统的本质，确保所有手术、操作有码可编，有类可分。既可以基本满足临床医疗、科研、教学的需求，又满足医疗行政机构管理需求，如医院评审、临床路径、医疗付款等方面的应用需求。

2. 数据来源

收集了包括北京、上海、广东、广西、浙江、山西、宁夏、湖南等省份医疗机构实际工作中使用的手术、操作数据库。这些数据库有的是地区统一的，有的是地区有代表性、有影响力的医院数据库。

3. 数据处理与编辑

对收集到的手术、操作条目采用计算机筛选、查重，将余留下的条目按规则进行人工审核。保留条

目的规则就是临床常见，医疗行政关注。编辑的条目则强调除"00"条目外，要采用临床通用的术语，编码则要求每一条目均按编码规则执行，即查找主导词、修饰词，获得编码后再核对。数据处理与编辑过程均有临床一线的医师参与。

二、《手术、操作分类与代码》编制原则

每一个手术、操作名称均以手术部位、手术术式、手术入路和疾病性质为主要轴心的进行编码。

1. 手术、操作名称编码形式

采用"数字编码"形式的 6 位代码表示一个或一组具有相同性质的手术或操作。前 4 位数严格按 ICD-9-CM-3 的架构，与编码完全一致，保持数据的国际可比性。两位数为本土化的扩展。

2. 6 位数编码手术、操作名称的属性

6 位数扩展编码的手术、操作名称其根本属性为分类名称，由于兼顾临床医疗与科研检索的需求，因此部分具有手术、操作命名的功能。所谓分类名称，就是具有一定的聚类特征。除非 ICD-9-CM-3 本身有已明确表述，否则部位不分左右，不分上下。

（1）分类名称属性：理论上讲，"00"编码的条目是残余编码类目，因此是分类名称。例如：03.0900 椎管其他探查术和减压术，这一名称显然是一个类的名称。

由于 ICD-9-CM-3 考虑到临床的应用，因此部分"00"编码的条目也详细到临床可以直接应用的程度，也可以作为临床手术名称。例如：03.3100 脊髓放液。

（2）命名名称属性：手术、操作命名是手术、操作的详细称呼，具有唯一性。除"00"编码外的条目均为临床通用名称，具有命名名称的属性。例如：

肝动脉结扎术	38.8605
内镜下食管静脉曲张结扎术	42.3302

3. 6 位数编码扩展

（1）扩展规则：一个亚目或者细目是否需要扩展，取决于两个方面的需求：

A. 临床需求：当一个手术是一个常见手术，临床医师在医疗、教学中经常需要检索时，这个手术通常被扩展。例如：

04.8101	三叉神经阻滞术
04.8104	肋间神经阻滞术
26.3202	舌下腺切除术
42.3302	内镜下食管静脉曲张结扎术

B. 医疗管理需求：随着医院越来越趋于精细化管理，临床路径管理、重点手术管理、手术分级、重点学科建设都提出了一些具体的手术，这些手术都收录在手术、操作分类与代码，给予具体的扩展编码。例如：冠状动脉旁路移植术：

一根冠状动脉的（主动脉）冠状动脉旁路移植（ICD-9-CM-3：36.1100）

二根冠状动脉的（主动脉）冠状动脉旁路移植（ICD-9-CM-3：36.1200）

三根冠状动脉的（主动脉）冠状动脉旁路移植（ICD-9-CM-3：36.1300）

四根冠状动脉的（主动脉）冠状动脉旁路移植（ICD-9-CM-3：36.1400）

单乳房内动脉-冠状动脉旁路移植（ICD-9-CM-3：36.1500）

双乳房内动脉-冠状动脉旁路移植（ICD-9-CM-3：36.1600）

腹动脉-冠状动脉旁路移植（ICD-9-CM-3：36.1700）

（2）扩展编码的方法

A. 3 位数亚目没有细目的编码条目，采用". x"后加两位数，按 00，01 顺序发展。例如：

03.1x00	骨髓内神经根切断
03.1x01	脊髓后根神经切断术
03.1x02	脊髓前根神经切断术

B. 4 位数细目编码条目直接按 00，01 顺序增加 2 位数，例如：

03.5100　　脊膜膨出修补术

03.5101　　脑脊膜膨出修补术

03.5102　　腹腔内脊膜膨出修补术

（3）扩展编码的条目排列顺序规则

- 根据手术部位、手术术式、手术入路、疾病性质的分类轴心进行扩展。
- 以解剖部位为轴心，按解剖部位由上而下、先里后外、范围从大到小。
- 器官及神经系统等，从上到下、从左到右、双在前单在后、从前到后、范围从大到小。
- 手术入路按先开放性、后腹腔镜、内镜下，最后胸腔镜、宫腔镜等其他镜子的顺序排列。

4. 其他编制规则

（1）手术部位

- 在手术分类中，对相同器官的左右部位编码分类相同。当指出的部位过于详细，编码中没有列出这个具体部位时，可采用类似疾病分类的放大法进行处理，如示指第一指节按其他手指分类。某些医院有特殊需求，可自行进行有序的扩展。
- 具体部位在疾病性质中体现的，不再具体扩展部位。例如：03.09 椎板切除减压术、椎板切开减压术。
- 手术名称中"肾周围"统一为"肾周"。

例如：59.0203　　肾周粘连松解术

　　　59.2101　　肾周活组织检查

- 手术名称中"动脉血管"、"静脉血管"统一为"动脉"、"静脉"。

例如：36.9902　　冠状动脉结扎术

　　　38.0301　　上肢静脉取栓术

- 82.7100 肌腱滑车重建，类目表为"滑车"，索引表为"滑轮"，检索时要注意。
- 82.8200 裂指畸形修补术，类目表为"裂指"，索引表为"裂手"，检索时要注意。裂指属于裂手的某种情况，因此裂指畸形修补术应放在扩展码 01 中。

（2）手术入路

- "00"编码的入路按 ICD-9-CM-3 的名称描述，扩展编码入路遵守临床习惯。如开放性手术，"00"编码保留 ICD-9-CM-3 中"开放性和直视下"的名称不变，扩展码中取消"开放性""直视下"表达。

例如：25.0200　　开放性舌活组织检查（"00"编码保留 ICD-9-CM-3 中名称不变）

　　　25.0201　　舌楔形活组织检查（扩展码取消"开放性"字样）

- 内镜（神经内镜等）不再区分内镜具体类型，如有需要各医疗单位可以自行扩展。
- 手术名称中"内窥镜、鼻镜、鼻内镜"等统一为"内镜"。

例如：04.4210　　内镜下视神经减压术

　　　21.3102　　内镜下鼻息肉切除术

　　　22.6305　　内镜下筛窦切除术

- 手术名称中"B 超"统一为"超声"。

例如：06.1301　　超声引导下甲状旁腺活组织检查

　　　34.9104　　超声引导下胸腔穿刺术

　　　50.2402　　超声引导下肝病损微波消融术

（3）疾病性质

- 疾病性质通常对手术编码没有影响，大多数情况没有列出疾病性质。例如，对胃进行的大部切除，不必列出是溃疡还是肿瘤。但有些情况需要必须列出疾病性质的，代码表中均有详细的分类。例如：视网膜脱离冷凝术，如果不指出是脱离，那么局部损害、撕裂也可以采用冷凝方法。对于局部损害，冷凝是一种破坏术；对于脱离，冷凝是一种再接术；对于撕裂，冷凝又是一种修补术。

● 关于"病损",一般可以涵盖大部分情况,不再一一列出。唯有"鼻息肉",因索引单独列出,因此扩展码保留 21. 3101 鼻息肉切除术。

（4）手术术式

● 手术名称中"活检"统一为"活组织检查"。

例如：03. 3201   硬脊膜活组织检查

    04. 1102   闭合性周围神经活组织检查

● 手术名称中"鼻窦开放术"统一为"鼻窦开窗术"。

● 手术名称中输注、注射等动作放手术操作名称的后半部分,如白介素注射。

● ICD-9-CM-3 有些名称中的"置入",既有置入的含义,又有置换的含义。保留"00"编码的名称不变,扩展编码分别扩展"置入"和"置换"。

例如：00. 5100   心脏再同步除颤器置入,全系统〔CRT-D〕

    00. 5101   心脏再同步除颤器置入术

    00. 5102   心脏再同步除颤器置换术

5. 其他有关修订

（1）ICD-9-CM-3 名称中"未特指""NOS"字眼去除,保留"其他""其他和未特指"。

（2）手术名称相同、意义不同,后面加（）解释说明。

例如：37. 1000   心脏切开术 NOS

    37. 1100   心脏切开术

虽然两个手术名称一致,但 37. 1000,为未指明部位的心脏切开。37. 1100,为心包以外的心脏切开术。具体解释在手术名称后面加以说明。

（3）ICD-9-CM-3 2011 版字典内细目（扩展码为 00）一般不做修改,随 CM-3 字典修订而修改。

（4）本次统一手术库,与 ICD-9-CM-3 2011 版字典存在不同之处,本次修改的内容：

● 00. 7800 为新增编码,修订版字典内新增,老版字典无;

● 41. 0800"移植造血干细胞",修改为"造血干细胞移植"

● 42. 6100、42. 6200,字典内为"造口术",本次修改为"吻合术";

● 46. 93/46. 94 字典内"吻合修复术",修改为"吻合口修复术";

● 50. 23-50. 26,32. 23-32. 25,2011 版字典为"切除术",2011 修订版修改为"消融术",本次统一为"消融术"。

● 55. 32-55. 35,字典内为"切除术",本次修改为"消融术";

（5）为方便中医医院编码使用,增加了部分常用的中医手术操作编码,例如：

86. 2203   中医化腐清创术

93. 3515   火针

93. 3517   中药热敷疗法

三、《手术、操作分类与代码》的应用

《手术、操作分类与代码》与《疾病分类与代码》一样,在 3、4 位数完全与国际疾病分类 ICD-9-CM-3 2011 版一致,且具有完整的意义。例如：32. 4,肺叶切除术。32. 41,胸腔镜下肺叶切除术。

在医疗机构中,由于精细化管理的需求,手术索引应当使用的是 6 位数编码,这样才能完成医疗、研究、教学方面的数据检索需求。对于病案数据的上报、医疗费用 DRG$_s$ 支付,也要求是 6 位数的编码数据。

1.《手术、操作分类与代码》中"00"编码

所谓"00"编码,实际上是手术编码最后两位数是"00"。它是细目编码的扩展,表示还是细目名称的内容。例如：

20. 2100   乳突切开术

20. 2200	岩锥气房切开术
20. 2300	中耳切开术
22. 5100	筛窦切开术
22. 5200	蝶窦切开术

"00"存在的意义在于它仍然是一个类的残余编码。当某种手术常见的情况得到扩展后，剩余不需要扩展的情况位于"00"中。

例如：下列手术都属于鼻其他病损局部切除术或破坏术：

鼻前庭病损切除术

鼻中隔病损激光烧灼术

鼻甲激光烧灼术

鼻部皮肤病损切除术

如果要关注"鼻部皮肤病损切除术"，那么就对这个手术进行扩展。

| 21. 3200 | 鼻其他病损局部切除术或破坏术 |
| 21. 3201 | 鼻部皮肤病损切除术 |

如果医院遇到上述手术，根据医院的情况，认为有必要详细分类，则可以使用内部扩展码，如：

X 鼻前庭病损切除术	21. 320A
X 鼻中隔病损激光烧灼术	21. 320B
X 鼻甲激光烧灼术	21. 320C 21. 61

这样就可以满足内部资料检索的需求，而当数据上报时，只需要把尾部的 A、B、C 转换成"0"，或者不用转换直接上报，既可以达到统一的目标。

除编码尾号"00"外，绝大多数都是来源于临床的详细手术名称，可以作为手术名称使用。

2. 编码". X"的意义

在 6 位数扩展编码中，可见到". X"的情况。它表示其细目在 WHO 国际疾病分类手术与操作原著中为缺省。". X"是为了补足位数后进行编码的扩展。

例如：
| 22. 2x00 | 鼻内上颌窦切开术 |
| 22. 2x01 | 鼻内上颌窦开窗术 |

3. 主要编码

在主要编码栏中的编码是指该编码可以作为主要编码，但该编码也可以作为附加编码使用。

4. 附加编码

在附加编码栏中的编码是指该编码只能作为附加编码使用。

四、《手术、操作分类与代码应用指导手册》

1. 结构

《手术、操作分类与代码应用指导手册》共分为 2 个部分。第一部分为手术的编码索引，按编码数字的大小排序。第二部分是手术名称的汉语拼音索引，是完全按手术名称首字母的拼音索引排序。当编码员需要确认编码正确性时，可以从编码索引着手；当编码员不知道编码、需要查编码时，可以从拼音索引着手。从某种意义上讲，这种编排方式可以替代国际疾病分类 ICD-9-CM-3 字典索引，更加方便查找。

《手术、操作分类与代码》同《疾病分类与代码》一样，理论上仍是一个分类表。所谓分类，就是聚类，把相同性质的手术归类到一个编码下，对于细节的问题可能被忽略，如：部位不分左右等。这样更有利于统计分类，所以《手术、操作分类与代码》更适合病案科使用。因此，《手术、操作分类与代码》中除"00"外的绝大多数条目可以直接用于临床。而"00"条目部分是不能作为临床直接使用的，医院如果有数据检索的需求，可根据情况进行补充或修正。

两部分的架构均为：主要编码，附加编码，手术名称，别名，备注。

2. 主要编码

主要编码指可以作为手术、操作名称的唯一编码，这些编码也可以作为复杂手术的附加编码以说明手术的方式。

3. 附加编码

附加编码指不能独立作为手术、操作的唯一编码，只是对手术、操作的附加说明。

4. 手术名称

手术名称包括手术名称和操作名称。

5. 别名

为了避免编码重复，本手册专门列出了别名栏目，不同的名称采用编码相同。别名可以分为两类：

（1）完全等同型

肺节段切除术

• 肺段切除术

• 肺叶节段切除术

（2）归类型

鼻窦穿刺冲洗术

• 上颌窦穿刺冲洗术

• 上颌窦穿刺术

6. 备注

备注栏的内容包括了对部分疑难手术的释义、查找路径和鉴别编码，直接能查找到的条目不在备注范围之内，这是为了帮助用户更好地理解手术以及对疑难手术的编码过程。

7. 应用

《手术、操作分类与代码应用指导手册》均以6位数条目出现，6位数编码为有效编码。本手册是根据国际疾病分类 ICD-9-CM-3 编制我国临床修订版本，医疗机构使用必须采用6位数编码。在医疗机构的信息系统中，统计时编码的2、3、4和6位数均有意义。

8. 对手术操作名称增加了属性，方便分别统计手术、治疗性操作、诊断性操作的例数。

一、编码索引表

主要编码	附加编码	手术名称	别名	操作类别	备注
00.0100		头和颈部血管治疗性超声		治疗性操作	超声波是一种超过人耳的听觉界限的声波。超声波治疗是指超声波作用于人体组织，通过产生的机械作用、热作用和空化作用促进人体局部组织血流加速，改善血液循环；增加血管壁蠕动，加强细胞膜通透性；离子重新分布，增强新陈代谢；减低组织中氢离子浓度，增加pH值；增强酶活性，加强组织再生修复能力，肌肉放松，肌张力下降，疼痛减轻或缓解。超声检查或超声治疗都可以用超声做主导词
00.0101		头部血管治疗性超声		治疗性操作	
00.0102		颈部血管治疗性超声		治疗性操作	
00.0200		心脏治疗性超声		治疗性操作	
00.0300		周围血管治疗性超声		治疗性操作	
00.0900		其他治疗性超声		治疗性操作	
00.0901		高强度聚焦超声治疗		治疗性操作	高强度聚焦超声治疗（HIFU）是通过高温使病灶凝固坏死达到治疗目的，目前较广泛地应用于子宫肌瘤、子宫腺肌病等妇科常见疾病的治疗
00.1000		化学治疗物质植入		治疗性操作	
00.1100		重组人类活化C蛋白输注		治疗性操作	输注-重组人类活化C蛋白；重组人类活化C蛋白是炎性反应中重要调节介质，具有抗凝血、抗炎症介质、调节内皮细胞凋亡、抗缺血/再灌注损伤作用，是治疗脓毒症的有效药物
00.1101		重组蛋白输注		治疗性操作	重组蛋白的产生是应用重组DNA或重组RNA的技术从而获得的蛋白质。种类：按功能可分为以下几种：①白细胞介素；②干扰素；③肿瘤坏死因子；④集落刺激因子；⑤生长因子；⑥趋化性细胞因子
00.1200		吸入一氧化氮管理		治疗性操作	
00.1201		一氧化氮疗法		治疗性操作	一氧化氮是一种新型生物信使分子，可快速透过生物膜扩散，血管周围的平滑肌细胞接收信号后舒张，使血管扩张，一氧化氮在心、脑血管调节、神经、免疫调节等方面有着十分重要的生物学作用
00.1300		奈西立肽注射或输注		治疗性操作	具有扩张血管、利尿、利钠等作用，能明显缓解心衰。查：注射-奈西立肽
00.1301		人类B型钠尿肽[hBNP]输注		治疗性操作	
00.1400		噁唑烷酮类抗生素注射或输注		治疗性操作	噁唑烷酮类抗菌药是一类新型化学全合成抗菌药。噁烷唑酮类为蛋白质合成抑制剂，该类药物在化学结构上均有一噁唑烷二酮母核，具有全新的抗菌机制，对革兰

主要编码	附加编码	手术名称	别名	操作类别	备注
					阳性球菌，特别是多重耐药的革兰阳性球菌具有较强的抗菌活性，与其他药物不存在交叉耐药现象。噁唑烷酮类抗菌药物 Linezolid（利奈唑胺）被美国 FDA 批准上市。查：注射-抗生素--噁唑烷酮类
00.1500		大剂量白细胞介素-2［IL-2］输注		治疗性操作	白细胞介素-2 是趋化因子家族的一种细胞因子，它主要由活化 T 细胞产生，是具有多向性作用的细胞因子（主要促进淋巴细胞生长、增殖、分化）；对机体的免疫应答和抗病毒感染等有重要作用，能刺激已被特异性抗原或致丝裂因数启动的 T 细胞增殖；能活化 T 细胞，促进细胞因子产生；刺激 NK 细胞增殖，增强 NK 杀伤活性及产生细胞因子，诱导 LAK 细胞产生；促进 B 细胞增殖和分泌抗体；激活巨噬细胞。用途：①肾癌、恶性黑色素瘤、结肠癌、非霍奇金淋巴瘤等；②与 LAK、手术、放疗、化疗相结合用于小脑星形细胞瘤、舌癌、喉癌、鼻咽癌、肝癌、肺癌和胃癌手术转移的患者；③癌性胸腹水。对于中、晚期恶性肿瘤病人，经常规手术、化疗、放疗无效或现仍缺乏有效疗法者，采用 IL-2 和 LAK 治疗，可获一定客观疗效。查：输注-白细胞介素-2--大剂量
00.1600		药物的静脉旁路移植［引导］加压疗法		治疗性操作	
00.1601		经活体外血管治疗		治疗性操作	
00.1602		高压移植［引导］		治疗性操作	查：加压-移植治疗
00.1700		血管加压剂灌注		治疗性操作	血管加压素（又称抗利尿激素）是由下丘脑的视上核和室旁核的神经细胞分泌的 9 肽激素，经下丘脑-垂体束到达神经垂体后释放出来。其主要作用是提高远曲小管和集合管对水的通透性，促进水的吸收，是尿液浓缩和稀释的关键性调节激素。当给药剂量远远大于其发挥抗利尿激素效应时，它将作为一种非肾上腺素能样的周围血管收缩药发挥作用。此外，该激素还能增强内髓部集合管对尿素的通透性。用途：用于尿崩症、食管静脉曲张出血的治疗，也用于中枢性尿崩症、肾性尿崩症和精神性烦渴的鉴别诊断
00.1800		输注免疫抑制抗体疗法		治疗性操作	
00.1801		单克隆抗体治疗		治疗性操作	由单一 B 细胞克隆产生的高度均一、仅针对某一特定抗原表位的抗体。主要应用于肿瘤、自身免疫和炎性疾病的治疗及器官移植等

主要编码	附加编码	手 术 名 称	别　　名	操作类别	备　　注
00.1802		多克隆抗体治疗		治疗性操作	天然抗原分子中常含有多种不同抗原特异性的抗原表位，以该抗原物质刺激机体免疫系统，体内多个 B 细胞克隆被激活，产生的抗体中含有针对多种不同抗原表位的免疫球蛋白，除了抗原决定簇的多样性以外，同样一种抗原决定簇也可刺激机体产生 IgG、IgM、IgA、IgE 和 IgD 等五类抗体。查：输注-免疫抑制剂抗体治疗
00.1900		经输注的血脑屏障破坏术［BBBD］		治疗性操作	血脑屏障是指脑毛细血管壁与神经胶质细胞形成的血浆与脑细胞之间的屏障和由脉络丛形成的血浆和脑脊液之间的屏障，这些屏障能够阻止某些物质（多半是有害的）由血液进入脑组织。血液中多种溶质从脑毛细血管进入脑组织，有难有易；有些很快通过，有些较慢，有些则完全不能通过。注射破坏血脑屏障的物质，使治疗药物通过血脑屏障对颅内感染、颅内肿瘤等疾病发挥作用。查：输注-伴--血脑屏障破坏术［BBBD］
00.2100		颅外脑血管的血管内显像		诊断性操作	血管内超声（intravenous ultrasound, IVUS）是无创性的超声技术和有创性的导管技术相结合的，一种使用末端连接有超声探针的特殊导管进行的医学成像技术。血管内超声对在辅助数字减影血管造影（DSA）显示血管壁结构、定性诊断粥样硬化斑块性质、优化支架类型及长度选择、指导支架植入定位、评估支架植入的效果等方面有重要的作用。查：影像-血管内超声
00.2101		颈动脉血管内超声［IVUS］		诊断性操作	
00.2102		颅外脑血管血管内超声［IVUS］		诊断性操作	
00.2200		胸内血管的血管内显像		诊断性操作	胸内血管包括主动脉和主动脉弓、上腔静脉、下腔静脉等
00.2201		胸内血管血管内超声［IVUS］		诊断性操作	
00.2202		胸主动脉血管内超声［IVUS］		诊断性操作	
00.2300		周围血管的血管内显像	周围血管血管内超声［IVUS］	诊断性操作	
00.2400		冠状血管的血管内显像	冠状动脉血管内超声［IVUS］	诊断性操作	
00.2500		肾血管的血管内显像	肾血管血管内超声［IVUS］	诊断性操作	
00.2800		血管内显像，其他特指的血管		诊断性操作	

主要编码	附加编码	手 术 名 称	别 名	操作类别	备 注
00.2900		血管内显像		诊断性操作	
	00.3100	CT/CTA 的计算机辅助外科手术			计算机辅助手术（computer aided surgery，CAS）是集医学、机械、材料学、计算机技术、信息管理、网络技术、通讯技术等诸多学科为一体的新型交叉研究领域。其目的是：使用计算机技术（主要是计算机图形学技术）来模拟医学手术所涉及的各种过程，包括手术规划、手术导航、辅助性治疗规划等。00.3只可作附加编码。查：扫描-CAT--伴计算机辅助手术（CAS），或外科-计算机辅助（CAS）
	00.3101	CT 导航计算机辅助外科手术			
	00.3200	MR/MRA 的计算机辅助外科手术			
	00.3201	MR 神经导航计算机辅助外科手术			
	00.3300	荧光透视的计算机辅助外科手术			
	00.3400	非显像导航计算机辅助外科手术			
	00.3500	多数据的计算机辅助外科手术			
	00.3900	其他计算机辅助外科手术			
	00.4000	单根血管操作			00.4编码适用于冠状血管和周围血管。作为附加编码与其他操作编码共同使用，以提供血管手术数量和置入支架数量的附加信息
	00.4100	两根血管操作			
	00.4200	三根血管操作			
	00.4300	四根或更多根血管操作			
	00.4301	四根血管操作			
	00.4302	四根以上血管操作			
	00.4400	分支血管操作	分叉血管操作		凡在血管（全身）分叉位置进行的操作，则需要用本编码加以说明
	00.4500	置入一根血管的支架			
	00.4600	置入两根血管的支架			
	00.4700	置入三根血管的支架			
	00.4800	置入四根或更多根血管的支架			
	00.4801	四根血管支架置入			
	00.4802	四根以上血管支架置入			

主要编码	附加编码	手术名称	别名	操作类别	备注
00.4900		过饱和氧化治疗		治疗性操作	
00.5000		心脏再同步起搏器置入未提及去除心脏纤颤，全系统［CRT-P］		治疗性操作	心脏起搏器是一种植入于体内的电子治疗仪器，通过脉冲发生器发放电池提供能量的电脉冲，通过导线电极的传导，刺激电极所接触的心肌，使心脏激动和收缩，从而达到治疗由于某些心律失常所致的心脏功能障碍的目的。人工心脏起搏系统主要包括两部分：脉冲发生器和电极导线。细目名称只是 CRT-P 全系统置入，但查索引置换，可以查到 CRT-P 全系统置换也分类于此处。因此扩展码将置入与置换分开
00.5001		心脏再同步起搏器置入术		治疗性操作	
00.5002		心脏再同步起搏器置换术		治疗性操作	
00.5100		心脏再同步除颤器置入，全系统［CRT-D］		治疗性操作	心脏再同步治疗除颤器（CRT-D）是植入型心律转复除颤器（ICD）与心脏再同步治疗（CRT）的结合，被称为带有除颤功能的心脏同步治疗，或带有心脏再同步治疗功能的除颤器。细目名称只是 CRT-D 全系统置入，但查索引置换，可以查到 CRT-D 全系统置换也分类于此处。因此扩展码将置入与置换分开
00.5101		心脏再同步除颤器置入术		治疗性操作	
00.5102		心脏再同步除颤器置换术		治疗性操作	
00.5200		置入或置换经静脉入左心室冠状静脉系统的导线［电极］		治疗性操作	
00.5201		左心室冠状静脉导线［电极］置入术		治疗性操作	
00.5202		左心室冠状静脉导线［电极］置换术		治疗性操作	
00.5300		仅置入或置换心脏再同步起搏器脉冲发生器［CRT-P］		治疗性操作	
00.5301		心脏再同步起搏器脉冲发生器置入术		治疗性操作	
00.5302		心脏再同步起搏器脉冲发生器置换术		治疗性操作	
00.5400		仅置入或置换心脏再同步除颤器脉冲发生器装置［CRT-D］		治疗性操作	

主要编码	附加编码	手术名称	别名	操作类别	备注
00.5401		心脏再同步除颤器脉冲发生器置入术		治疗性操作	
00.5402		心脏再同步除颤器脉冲发生器置换术		治疗性操作	
00.5500		其他周围血管药物洗脱支架置入		治疗性操作	血管支架植入是指在管腔球囊扩张成形的基础上，在病变段置入内支架以达到支撑狭窄闭塞段血管，减少血管弹性回缩及再塑形，保持管腔血流通畅的目的。支架有三种：裸支架（bare stent）、药物涂层（coated stent）和洗脱支架（eluting stent）。该亚目仅包含周围血管药物洗脱支架，但不包括表浅股动脉00.60；周围血管的非药物洗脱支架置入39.90。编码原则：①注意区分植入支架的血管类型；②凡遇到支架置入，必须首先了解支架的性质和数量，置入支架的数量编码于00.45~00.48；③脑部血管支架目前只有非药物洗脱支架的编码（00.63~00.65）。编码顺序：通常经皮腔内血管成形术和支架置入术同期相伴操作，根据主要情况定义应选择支架置入术作为主要操作编码，经皮腔内血管成形术作为附加编码。有时根据病例情况，临床医生仅采用这两种术式中的一种即可完成操作，编码相应操作即可。另编码置入血管支架的数量（00.45~00.48）和治疗血管的数量（00.40~00.43）。支架植入术临床一般都称为置入术、植入术，但实际上是插入术。查：插入-支架
00.5501		锁骨下动脉药物洗脱支架置入术		治疗性操作	
00.5502		股总动脉药物洗脱支架置入术		治疗性操作	
00.5600		置入或置换植入型压力传感器与导线，用于心内或大血管血流动力学监测		诊断性操作	
00.5601		植入型压力传感器与导线的置入，用于心内或大血管血流动力学监测		诊断性操作	
00.5602		植入型压力传感器与导线的置换，用于心内或大血管血流动力学监测		诊断性操作	
00.5700		心内或大血管的血流动力学监测皮下装置置入或置换		诊断性操作	

主要编码	附加编码	手 术 名 称	别 名	操作类别	备 注
00.5800		置入动脉瘤囊内压力监测装置［手术中］		诊断性操作	
00.5900		冠状动脉血管内压力测量		诊断性操作	
00.5901		冠脉瞬时无波形比值检查［iFR检查］		诊断性操作	iFR定义为在舒张期无波形间期狭窄远端平均压力除以舒张期无波形间期平均动脉压。透过波形幅度分析方法计算瞬时阻力，评估心动周期中冠状动脉血流动力学改变，以压力与流速比值得出阻力指数，并辨别出心动周期中冠状动脉内阻力最小且相对恒定时期，即无波形间期
00.5902		冠状动脉血流储备分数检查		诊断性操作	存在狭窄病变时，血管的最大血流量与假设不存在狭窄病变时所能获得的最大流量之比。查：测量-冠脉血流--血流储备分数（FFR）
00.6000		表浅股动脉药物洗脱支架置入		治疗性操作	
00.6100		颅外血管经皮血管成形术		治疗性操作	经皮经腔血管成形术（PTA）是采用导管技术扩张或再通动脉粥样硬化或其他原因所致的血管狭窄或闭塞性病变的方法
00.6101		经皮颈动脉球囊扩张成形术		治疗性操作	
00.6102		经皮椎动脉球囊扩张成形术		治疗性操作	
00.6200		颅内血管经皮血管成形术		治疗性操作	
00.6201		经皮基底动脉球囊扩张成形术		治疗性操作	
00.6202		经皮交通动脉血管球囊扩张成形术		治疗性操作	
00.6300		颈动脉支架经皮置入术		治疗性操作	经皮腔内血管成形术+支架置入术是在X线动脉造影下经皮从股动脉或其他动脉穿刺通过导管导丝将球囊置入病变狭窄血管，扩张球囊后将支架置于狭窄处以解除狭窄、恢复正常血流和解剖结构的微创介入性操作。此类支架置入血管成形术被广泛地应用于共同基于动脉粥样硬化病因的狭窄冠状动脉、脑（颈）动脉以及周围血管，已经成为治疗血管内阻塞性疾病的重要方法
00.6301		脑保护伞下颈动脉支架置入术		治疗性操作	脑保护伞是在颈动脉狭窄部位的远端流入脑血管的路径上放置一个可回收的保护伞，防止操作过程中斑块碎片脱落引发脑梗塞，支架放置后轻柔的收回保护伞，以保障手术安全
00.6400		其他颅外动脉支架经皮置入		治疗性操作	

主要编码	附加编码	手 术 名 称	别　名	操作类别	备　注
00.6401		经皮椎动脉非药物洗脱支架置入术		治疗性操作	
00.6500		颅内血管支架经皮置入		治疗性操作	
00.6501		大脑中动脉支架经皮置入术		治疗性操作	
00.6502		基底动脉支架经皮置入术		治疗性操作	
00.6600		经皮冠状动脉腔内血管成形术〔PTCA〕		治疗性操作	
00.6700		胸内动脉的血管内压力测量		诊断性操作	
00.6701		主动脉血管内压测定		诊断性操作	
00.6800		周围动脉的血管内压力测量		诊断性操作	
00.6900		血管内压力测量，其他特指的和未特指的血管		诊断性操作	
00.6901		外周静脉内压力测量		诊断性操作	
00.7000		髋关节置换修复术，双髋臼和股骨成分	髋关节假体翻修术、人工全髋关节翻修术	手术	
00.7100		髋关节置换修复术，髋臼成分	髋臼假体翻修术	手术	
00.7200		髋关节置换修复术，股骨成分	髋关节股骨假体翻修术	手术	
00.7201		人工股骨干和股骨头修复术		手术	
00.7300		髋关节修复术伴仅髋臼衬垫置换和（或）股骨头		手术	
00.7301		人工股骨头修复术		手术	
	00.7400	髋轴面，金属与聚乙烯			轴面，髋关节－金属与聚乙烯 00.74。00.74~00.78 是用于说明人工髋关节的材料，作为 81.51~81.53、00.70~00.73 的附加编码
	00.7500	髋轴面，金属与金属			
	00.7600	髋轴面，陶瓷与陶瓷			
	00.7601	黑金股骨头			"黑金"股骨头实际上也是陶瓷股骨头的一种，这种股骨头由氧化锆和铌在高温下合成，内部为金属，表面形成陶瓷涂层，具有相当的硬度和光滑度，其外观为黑色，被称之为"黑金"
	00.7700	髋轴面，陶瓷与聚乙烯			

主要编码	附加编码	手术名称	别名	操作类别	备注
	00.7800	髋轴面，陶瓷与金属			
00.8000		膝关节置换修复术，全部（所有成分）	全膝关节假体翻修术	手术	查：修复术-关节置换--膝关节置换---全部的
00.8100		膝关节置换修复术，胫骨成分	膝关节胫骨假体翻修术	手术	
00.8200		膝关节置换修复术，股骨成分	膝关节股骨假体翻修术	手术	
00.8201		膝关节置换修复术，股骨成分伴胫骨［衬垫］置入		手术	
00.8300		膝关节置换修复术，髌骨成分	膝关节髌骨假体翻修术	手术	
00.8400		全膝关节置换修复术，胫骨置入［衬垫］		手术	
00.8500		髋关节表面置换，全部，髋臼和股骨头	全髋关节表面置换术	手术	
00.8600		髋关节表面置换，部分的，股骨头	股骨头表面置换术	手术	
00.8700		髋关节表面置换，部分的，髋臼	髋臼表面置换术	手术	
	00.9100	与供者有血缘关系的活体移植			另编码：器官移植操作（主要编码）
	00.9200	与供者无血缘关系的活体移植			
	00.9300	从尸体上移植			
00.9400		手术中神经生理监测		诊断性操作	
01.0100		脑池穿刺		治疗性操作	脑室系统包括位于两侧大脑半球内对称的左右侧脑室，位于脑幕上中线部位，经室间孔与两侧脑室相通的第三脑室，中脑导水管以及位于颅后窝小脑半球与桥脑延髓之间的第四脑室。脑室穿刺仅指穿刺两侧侧脑室而言。侧脑室分为前角、体部、后角和下角四部分。临床中常用的穿刺部位有前角穿刺、后角穿刺、侧方穿刺、经眶穿刺。脑室穿刺和放液适用于： 1. 因脑积水引起严重颅内压增高的病人，病情重危甚至发生脑疝或昏迷时，先采用脑室穿刺和引流，作为紧急减压抢救措施，为进一步检查治疗创造条件 2. 脑室内有出血的病人，穿刺引流血性脑脊液可减轻脑室反应及防止脑室系统阻塞 3. 开颅术中为降低颅内压，有利于改善手术区的显露，常穿刺侧脑室，引流脑脊液。术后尤其在颅后窝术后为解除反应性颅内高压，也常用侧脑室外引流

主要编码	附加编码	手 术 名 称	别 名	操作类别	备 注
					4. 向脑室内注入阳性对比剂或气体做脑室造影
					5. 引流炎性脑脊液，或向脑室内注入抗生素治疗室管膜炎
					6. 向脑室内注入靛胭脂 1ml 或酚磺肽 1ml，鉴别是交通性抑或梗阻性脑积水
					7. 做脑脊液分流手术，放置各种分流管
					8. 抽取脑室液做生化和细胞学检查等
01.0200		经以前植入导管的脑室穿刺		治疗性操作	
01.0900		其他颅的穿刺		治疗性操作	
01.0901		颅内穿刺引流术		治疗性操作	01.0 引流（减压）的方式是通过穿刺；01.24 是颅骨的切开，切开深度未到脑膜，该亚目下扩展的颅内血肿/脓肿都是指颅骨下硬膜外腔（硬膜外间隙）的；01.3 是切开脑膜进行的操作或手术
01.1000		颅内压监测		诊断性操作	颅内压（intracranial pressure，ICP）是指颅内容物对颅腔壁产生的压力，以脑脊液压力为代表。ICP 监测是诊断颅内高压最迅速、客观和准确的方法，也是观察病人病情变化、早期诊断、判断手术时间、指导临床药物治疗、判断和改善预后的重要手段。其方法分为创伤性和无创性两种，该码是指创伤性的操作
01.1100		闭合性［经皮］［针吸］脑膜活组织检查		诊断性操作	
01.1200		开放性脑膜活组织检查		手术	
01.1300		闭合性［经皮］［针吸］大脑活组织检查		诊断性操作	
01.1301		神经导航下颅内病变活组织检查		诊断性操作	神经导航主要有三种：立体定向仪神经导航（stereotaxy neuronavigation，SNN）即立体定向仪引导神经外科（stereotaxy-guided operative neurosurgery）或有框架立体定向神经外科（frame stereotactic neurosurgery）。磁共振影像神经导航（MR imaging neuronavigation，INN）即磁共振影像引导神经外科手术（MR image-guided operative neurosurgery）或无框架立体定向神经外科（frameless stereotactic neurosurgery）。超声波声像神经导航（ultrasonic echo neuronavigation，ENN）即超声波引导神经外科手术（ultrasound-guided operative neurosurgery）或回声立体定向神经外科（echo stereotactic neurosurgery）。具体导航方式可用 00.3 下的编码给予说明
01.1400		开放性大脑活组织检查		手术	

主要编码	附加编码	手　术　名　称	别　　名	操作类别	备　　注
01.1500		颅骨活组织检查		手术	
01.1600		颅内氧监测	脑氧分压监测	诊断性操作	脑组织氧分压（partial pressure of brain tissue oxygen，PbtO$_2$）是近年来开发出的成熟的脑组织局部氧监测技术，将微电极放置于脑组织，可持续监测脑实质氧分压和局部温度
01.1700		脑温度监测		诊断性操作	
01.1800		大脑和脑膜其他诊断性操作		诊断性操作	
01.1900		颅骨其他诊断性操作		诊断性操作	
01.2000		颅神经刺激脉冲发生器植入或置换		手术	
01.2001		颅神经刺激脉冲发生器植入		手术	
01.2002		颅神经刺激脉冲发生器置换		手术	
01.2100		脑静脉窦切开引流术		手术	
01.2200		去除颅内神经刺激器导线		手术	
01.2300		颅骨切开术部位的再切开		手术	
01.2400		其他颅骨切开术		手术	01.24是颅骨的切开，切开深度未到脑膜，该亚目下扩展的颅内血肿/脓肿都是指颅骨下硬膜外腔（硬膜外间隙）的
01.2401		颅后窝血肿清除术		手术	
01.2402		颅骨切开引流术	颅内脓肿引流术、颅内血肿清除术	手术	查：切开-颅内
01.2403		延髓前方减压术		手术	
01.2404		环枕减压术		手术	查：减压-颅的
01.2405		硬膜外脓肿清除术		手术	硬脑膜外脓肿指脓肿局限于颅骨与硬脑膜之间，临床上较少见。查：切开-颅内（硬膜外腔）（硬膜外间隙）
01.2406		神经内镜下环枕减压术		手术	查：减压-颅内的
01.2407		颅骨钻孔探查术		手术	
01.2408		颅内血肿清除术		手术	硬膜外血肿位于颅骨内板与硬脑膜之间的血肿，好发于幕上半球凸面，约占外伤性颅内血肿30%，其形成与颅骨损伤有密切关系。查：切开-颅内（硬膜外腔）（硬膜外间隙）
01.2409		颅骨钻孔引流术		手术	
01.2410		颞肌下减压术		手术	颞肌下减压术，通过切除颞肌下一部分颅骨使脑组织从此处膨出而缓解颅内高压

主要编码	附加编码	手　术　名　称	别　　　名	操作类别	备　　注
01.2411		颅骨切开减压术		手术	查：颅骨部分切除术
01.2412		硬脑膜外切开引流术		手术	
01.2413		颅骨去骨瓣减压术	颅骨切除减压术	手术	
01.2414		颅骨钻孔减压术		手术	
01.2415		颅骨切开异物取出术		手术	
01.2500		其他颅骨切除术		手术	
01.2501		颞骨全切除术		手术	
01.2502		颞骨部分切除术		手术	
01.2503		颅骨部分切除术		手术	
01.2504		颅骨死骨切除术		手术	
01.2505		眶板眶顶切除术		手术	
01.2506		颅骨骨碎片取除术		手术	
01.2507		茎突截短术		手术	茎突位于颞骨岩部底面和乳突部相接处，为细长圆柱状，附有茎突舌骨肌和茎突舌骨韧带等，正常茎突平均长度约 2.5cm，超过此长度谓茎突过长。茎突形状、方位或长度的异常均可刺激和压迫周围的血管神经，引起咽痛、颈痛、咽异物感和颈动脉压迫症状等，称为茎突综合征（styloid syndrome），又称茎突过长症。治疗茎突过长多采用经口咽扁桃体途径行茎突截短术或行颈外径路手术切短茎突。查：颅骨部分切除术
01.2600		颅腔或组织的导管置入术		手术	
01.2700		颅腔或组织的导管去除术		手术	
01.2800		经伯尔孔的脑内导管放置术		手术	
01.2900		颅神经刺激脉冲发生器去除术		手术	
01.3100		脑膜切开术		手术	01.3 是切开脑膜进行的操作或手术
01.3101		脑膜切开伴蛛网膜下腔血肿引流术		手术	
01.3102		脑膜切开伴蛛网膜下腔脓肿引流术		手术	
01.3103		脑膜切开伴硬脑膜下脓肿引流术		手术	
01.3104		脑膜切开伴硬脑膜下腔血肿清除术		手术	
01.3105		硬脑膜下切开引流术		手术	
01.3106		脑蛛网膜下腔切开引流术		手术	

主要编码	附加编码	手 术 名 称	别　名	操作类别	备　注
01.3107		脑膜切开引流术		手术	
01.3108		硬脑膜下钻孔引流术		手术	
01.3200		脑叶切开术和［神经］束切断术		手术	
01.3201		脑叶切开术		手术	
01.3202		脑神经束切断术		手术	
01.3203		经皮扣带回切断术	扣带回切开术	手术	扣带回位于大脑半球内侧面、胼胝体上面、胼胝体沟与扣带回之间。它向后在胼胝体压部处弯曲，经穹隆回峡与海马回相连；它的前端和围绕胼胝体膝部的新皮层相延续。经过扣带皮质的纤维束和扣带束，起自额叶下面的嗅三角和胼胝体嘴下方的旁嗅区，围绕胼胝体上方，向后连接海马回和钩回皮质，它们是连接边缘叶的主要纤维束。1936 年 Moniz 首先用手术方法治疗精神病，1952 年 Whitty 首先报道用扣带回切开术治疗精神病。查：扣带回切开术（脑）（经皮的射频）
01.3204		延髓束切断术		手术	
01.3205		胼胝体切开术	胼胝体切断术、裂脑术	手术	胼胝体切开术（corpus callosotomy）又称"裂脑术"。胼胝体是最大的联合纤维（commissure fibers），其横行纤维在半球间形成宽而厚的致密板，大约由两亿神经纤维组成。它连接着两半球的对应区，额叶和扣带回经胼胝体前半连接，颞叶经胼胝体后半及其下的海马连合相连接，顶叶经胼胝体压部的前部，枕叶经胼胝体压部的后部相连接。实验证实胼胝体是癫痫放电从一侧半球扩散至另一侧半球的主要通路，故切断胼胝体可以阻止癫痫放电扩散，病人的癫痫可显著减轻。该手术为 Van Wagenen（1939）首创，20 世纪 60 年代起应用逐渐增多，被临床医生普遍接受。切断胼胝体后，虽然有裂脑（split brain）综合征，但病人未出现任何持久的神经或心理障碍，性格、脾气、语言、口头推算和记忆功能等几乎都没有改变。查：神经束切断术-脑
01.3206		颅内立体定向双侧扣带回毁损术		手术	
01.3900		脑的其他切开术		手术	
01.3901		脑室钻孔引流术		手术	
01.3902		脑室切开引流术		手术	
01.3903		杏仁核海马切开术		手术	杏仁核位于前颞叶背内侧部，附着在海马的末端，呈杏仁状，是边缘系统的一部分。是产生情绪、识别情绪和调节情绪，控制学习和记忆的脑部组织。查：杏仁核海马切开术

主要编码	附加编码	手 术 名 称	别　名	操作类别	备　注
01.3904		经颞叶脑血肿清除术		手术	
01.3905		脑立体定向血肿碎吸术		手术	
01.3906		内镜下脑血肿引流术		手术	
01.3907		脑切开异物取出术		手术	
01.3908		大脑半球切开术		手术	
01.3909		脑囊肿切开引流术		手术	
01.3910		脑血肿切开引流术		手术	
01.3911		脑脓肿切开引流术		手术	
01.4100		丘脑手术		手术	丘脑是间脑中最大的卵圆形灰质核团,位于第三脑室的两侧,左、右丘脑借灰质团块(称中间块)相连。丘脑被 Y 形的白质板(称内髓板)分隔成前、内侧和外侧三大核群,外侧核又分为较小的背侧部和较大的腹侧部。丘脑毁损术治疗帕金森病的震颤和僵直有显著效果
01.4101		丘脑切开术		手术	
01.4102		丘脑射频毁损术		手术	
01.4103		丘脑化学破坏术		手术	
01.4104		丘脑核破坏术		手术	
01.4105		丘脑病损切除术		手术	
01.4200		苍白球手术		手术	
01.4201		立体定向苍白球切开术		手术	
01.4202		苍白球切开术		手术	
01.4203		苍白球射频毁损术		手术	
01.4204		苍白球丘脑化学破坏术		手术	
01.5100		脑膜病损或组织的切除术		手术	
01.5101		脑膜部分切除术		手术	
01.5102		经鼻脑膜病损切除术		手术	
01.5103		经枕脑膜病损切除术		手术	
01.5104		经额脑膜病损切除术		手术	
01.5105		脑蛛网膜病损切除术		手术	
01.5106		脑膜病损切除术		手术	
01.5107		内镜下脑蛛网膜病损切除术		手术	
01.5108		软脑膜切除术		手术	软脑膜是紧贴于脑表面的一层透明薄膜,并伸入沟裂。脑的血管在软脑膜内分支呈网,并进入脑实质浅层,软脑膜也随血管进入至脑实质一段。由软脑膜形成的皱襞突入脑室内,形成脉络丛,分泌脑脊液。查:切除术-脑膜

主要编码	附加编码	手　术　名　称	别　　名	操作类别	备　　注
01.5200		大脑半球切除术		手术	大脑半球切除术的手术适应证为抗癫痫药物治疗无效的顽固性癫痫，且结构性病变局限于一侧者，主要包括：①Rasmussen脑炎；②婴儿偏瘫伴顽固性癫痫及行为障碍；③Sterge-Weber（脑面血管瘤）综合征；④一侧巨脑症（Hemimegalencephaly）；⑤主要血管闭塞引起的一侧半球损害伴顽固性癫痫；⑥一侧为主的广泛脑皮质发育异常。目前开展较多的是改良的大脑半球切除术和功能性大脑半球切除术
01.5300		脑叶切除术		手术	
01.5301		脑叶次全切除术		手术	
01.5302		额叶切除术		手术	
01.5303		颞叶切除术		手术	
01.5304		标准前颞叶切除术		手术	
01.5900		大脑病损或组织的其他切除术或破坏术		手术	
01.5901		脑病损切除术		手术	
01.5902		鞍区病损切除术		手术	
01.5903		侧脑室病损切除术		手术	
01.5904		第三脑室病损切除术		手术	
01.5905		后颅窝病损切除术		手术	
01.5906		岛叶病损切除术		手术	
01.5907		第四脑室病损切除术		手术	
01.5908		顶叶病损切除术		手术	
01.5909		额叶病损切除术		手术	
01.5910		海绵窦病损切除术		手术	
01.5911		经额脑病损切除术		手术	
01.5912		经蝶窦脑病损切除术		手术	
01.5913		颞叶病损切除术		手术	
01.5914		经顶脑病损切除术		手术	
01.5915		经颞脑病损切除术		手术	
01.5916		经翼点脑病损切除术		手术	
01.5917		经枕脑病损切除术		手术	
01.5918		颅底病损切除术		手术	
01.5919		经蝶脑病损切除术		手术	
01.5920		脑干病损切除术		手术	
01.5921		脑囊肿造袋术		手术	查：袋形缝合术-囊肿--脑
01.5922		胼胝体病损切除术		手术	
01.5923		小脑半球病损切除术		手术	
01.5924		小脑蚓部病损切除术		手术	

主要编码	附加编码	手 术 名 称	别 名	操作类别	备 注
01.5925		脑清创术		手术	
01.5926		内镜下前颅窝病损切除术		手术	
01.5927		立体定向脑病损切除术		手术	
01.5928		脑斜坡病损切除术		手术	
01.5929		脑部分切除术		手术	
01.5930		大脑病损切除术		手术	
01.5931		内镜下颅底病损切除术		手术	
01.5932		颞下窝病损切除术		手术	
01.5933		选择性杏仁核海马切除术		手术	选择性杏仁核海马切除术为 Wieser 和 Yasargil（1982）首创，由于电生理学的进展，认识到颞叶癫痫的致痫灶多数位于边缘系统内侧基底部，即杏仁核、海马和海马旁回，在显微镜下此结构又可清楚地辨认，因而使彻底切除这些结构、并保留颞叶外侧皮质的完整成为可能，其治疗效果满意
01.5935		小脑扁桃体部分切除术		手术	
01.5936		神经导航下颅内病灶切除术		手术	
01.5937		内镜下鞍旁病损切除术		手术	
01.5938		脑室镜下颅底病损切除术		手术	
01.5939		内镜下斜坡病损切除术		手术	
01.5940		枕叶病损切除术		手术	
01.5941		前胼胝体切除术		手术	
01.6x00		颅骨病损的切除术		手术	
01.6x01		颅肉芽肿切除术		手术	
02.0100		颅缝切开术		手术	
02.0101		线形颅骨切除术		手术	
02.0102		条带状颅骨切除术		手术	
02.0200		颅骨骨折碎片提升术		手术	
02.0201		颅骨骨折减压术		手术	
02.0202		颅骨骨折清创术		手术	
02.0203		颅骨骨折复位术		手术	
02.0300		颅骨瓣形成	颅骨骨瓣修补术	手术	

主要编码	附加编码	手 术 名 称	别 名	操作类别	备 注
02.0400		颅骨骨移植术		手术	
02.0401		颅骨骨膜自体移植术		手术	
02.0402		颅骨骨膜异体移植术		手术	
02.0500		颅骨［金属］板置入术		手术	
02.0501		颅骨钛板置换术		手术	查：插入-颅骨--金属板
02.0502		颅骨钛板置入术		手术	
02.0503		颅骨钛网置入术		手术	
02.0504		颅骨金属板置入术		手术	查：插入-颅骨--金属板
02.0505		颅骨金属板置换术		手术	
02.0600		其他颅骨成形术		手术	
02.0601		额瓣修复术		手术	查：修复术-骨皮瓣，颅骨
02.0602		颅缝再造术	狭颅症颅缝再造术	手术	狭颅症（craniostenosis）又称颅缝早闭，是指一条或多条颅缝在生理闭合前过早融合骨化。正常儿童一般在 6 岁时开始出现骨化，30 岁左右才能完全融合，而新生儿脑重量在第一年约增加 135%，头颅周径增大 50%。如果出生后 1~2 年内颅缝融合，就限制了脑组织的正常发育，同时可导致各种头颅畸形，例如舟状头（矢状缝早闭）、扁头畸形（冠状缝早闭）、尖头畸形（全部颅缝早闭）等，通过相应的颅缝再造术，如冠状缝再造术、矢状缝再造术、额缝再造术、人字缝再造术、全颅缝再造术、颅骨广泛切开法等方式延缓闭合，防止颅脑畸形，保障脑组织正常发育
02.0603		颅骨有机玻璃修补术		手术	
02.0700		颅骨［金属］板去除		手术	
02.1100		硬脑膜单纯缝合术		手术	
02.1200		脑膜其他修补术		手术	
02.1201		硬脑膜缺损修补术		手术	
02.1202		脑膜膨出修补术	脑膜膨出还纳术	手术	
02.1203		脑脊液漏修补术		手术	查：闭合-瘘--脑脊液
02.1204		脑脊液鼻漏修补术		手术	
02.1205		脑脊液耳漏修补术		手术	
02.1206		脑脊液切口漏修补术		手术	
02.1207		脑膨出修补术伴颅成形术		手术	
02.1208		内镜下脑脊液鼻漏修补术		手术	
02.1209		硬脑膜补片修补术		手术	

主要编码	附加编码	手 术 名 称	别 名	操作类别	备 注
02.1210		硬脑膜敷贴术		手术	
02.1211		内镜下经翼突入路蝶窦外侧隐窝脑膜脑膨出切除伴颅底修补术		手术	
02.1212		内镜下额隐窝及额窦脑膜脑膨出切除伴颅底修补术		手术	
02.1300		脑膜血管结扎术		手术	
02.1301		中脑膜动脉结扎术		手术	
02.1302		矢状窦结扎术		手术	
02.1400		脉络丛切除术		手术	脉络丛（choroid plexus）见于第Ⅲ、Ⅳ脑室顶和部分侧脑室壁，它是由富含血管的软膜与室管膜直接相贴并突入脑室而成的皱襞状结构，室管膜则成为有分泌功能的脉络丛上皮，为产生脑脊液的主要结构。查：丛切除术-脉络膜
02.1401		脉络丛烧灼术		手术	
02.1402		侧脑室脉络丛切除灼烧术		手术	
02.1403		第三脑室脉络丛切除灼烧术		手术	
02.1404		第四脑室脉络丛切除灼烧术		手术	
02.2100		脑室外引流［EVD］装置置入或置换		手术	
02.2101		脑室外引流［EVD］装置置入术		手术	
02.2102		脑室外引流［EVD］装置置换术		手术	
02.2200		颅内脑室分流或吻合术		手术	
02.2201		经胼胝体第三脑室造口引流术		手术	
02.2202		神经内镜第三脑室造口术		手术	
02.2203		第三脑室造口术		手术	
02.2204		脑室Ommaya泵置入术		手术	
02.2205		侧脑室脑池造口引流术		手术	
02.2206		脑室脑池分流术		手术	
02.2207		脑室蛛网膜下腔分流术		手术	
02.2208		脑室造口术		手术	

主要编码	附加编码	手 术 名 称	别　名	操作类别	备　注
02.2209		脑室分流术		手术	
02.2210		脑室小脑延髓池分流术		手术	
02.2211		脑室胼胝体周围池分流术		手术	
02.2212		脑室颈蛛网膜下腔分流术		手术	
02.2213		脑室矢状窦分流术		手术	
02.2214		内镜下脑室造口术		手术	
02.2215		侧脑室枕大池分流术		手术	
02.2216		透明隔造瘘术		手术	
02.3100		脑室分流术至头和颈部结构		手术	
02.3101		侧脑室乳突造口引流术		手术	
02.3102		脑室乳突分流术		手术	
02.3103		脑室鼻咽分流术		手术	
02.3200		脑室分流至循环系统		手术	
02.3201		脑室心房分流术		手术	切开头皮，颅骨钻孔，侧脑室穿刺成功后将分流管留置于侧脑室内，并接上储液泵近端。其分流管心房端接储液泵远端。脑室-心房分流经颈静脉至上腔静脉。因其分流至血循环时导管尖端位于右心房，故称为脑室-心房分流
02.3202		脑室腔静脉分流术		手术	
02.3203		脑室颈静脉分流术		手术	
02.3204		脑室颈外动脉分流术		手术	
02.3300		脑室分流至胸腔		手术	
02.3301		侧脑室胸腔造口引流术		手术	
02.3400		脑室分流术至腹腔和腹部器官		手术	
02.3401		侧脑室腹腔内分流术		手术	
02.3402		脑室胆囊分流术		手术	
02.3403		硬膜下腹腔分流术		手术	
02.3404		脑室镜下脑室腹腔分流术		手术	
02.3405		腹腔镜下脑室腹腔分流术		手术	
02.3500		脑室分流至泌尿系统		手术	
02.3501		脑室膀胱分流术		手术	
02.3502		脑室输尿管分流术		手术	

主要编码	附加编码	手 术 名 称	别 名	操作类别	备 注
02.3900		脑室颅外分流术		手术	
02.3901		脑室骨髓分流术		手术	
02.4100		脑室分流管的冲洗术和探查术		手术	
02.4101		脑室分流管冲洗术		手术	
02.4102		脑室分流管探查术		手术	
02.4200		脑室分流管置换术		手术	
02.4201		脑室-腹膜分流管脑室端修正术		手术	
02.4202		脑室分流管修正术		手术	
02.4203		脑室腹腔分流管调整术		手术	
02.4204		脑室腹腔分流管重置术		手术	
02.4300		脑室分流管去除术		手术	
02.4301		脑室腹腔引流管夹闭术		治疗性操作	
02.4302		脑室 Ommaya 泵去除术		手术	Ommaya 泵由两部分构成：颅内引流管和头皮下囊状泵，可经头皮下囊状泵注射或抽吸，达到治疗脑内病变的目的
02.9100		大脑皮层粘连松解术		手术	
02.9200		脑修补术		手术	
02.9300		颅内神经刺激器导线置入或置换术		手术	
02.9301		颅内神经刺激器置入术		手术	
02.9302		颅内神经刺激器置换术		手术	
02.9303		脑深部电极置入术		手术	
02.9304		丘脑底核电极刺激器置入术		手术	
02.9400		颅钳或环状钳牵引装置的置入或置换		治疗性操作	
02.9401		颅钳插入术		治疗性操作	
02.9402		环状钳插入术		治疗性操作	
02.9403		颅钳置换术		治疗性操作	
02.9404		环状钳置换术		治疗性操作	
02.9405		头颅骨盆牵引装置置入术		治疗性操作	
02.9500		颅钳或环状钳牵引装置去除		治疗性操作	
02.9501		颅钳牵引装置去除术		治疗性操作	

主要编码	附加编码	手术名称	别名	操作类别	备注
02.9502		环状钳牵引装置去除术		治疗性操作	
02.9503		头颅骨盆牵引装置去除术		治疗性操作	
02.9600		蝶骨电极置入		手术	
02.9900		颅、脑和脑膜的其他手术		手术	
02.9901		中脑导水管粘连松解术		手术	
03.0100		去除椎管异物		手术	
03.0200		椎板切除术部位再切开		手术	
03.0900		椎管其他探查术和减压术		手术	
03.0901		椎管探查术		手术	
03.0902		脊髓探查术		手术	
03.0903		脊神经根探查术		手术	
03.0904		椎间孔减压术		手术	
03.0905		脊神经根减压术		手术	
03.0906		椎管切开引流术		手术	
03.0907		脊髓内引流术		手术	
03.0908		椎间盘粘连松解术		手术	
03.0909		椎管扩大成形术，单开门	脊椎后路单开门椎管减压术	手术	
03.0910		椎管扩大成形术，双开门	脊椎后路双开门椎管减压术	手术	
03.0911		椎板切开减压术		手术	
03.0912		椎板切除减压术		手术	
03.0913		椎间盘镜下椎管成形术		手术	
03.0914		椎间盘镜下椎管减压术		手术	
03.0915		椎间盘镜下椎间孔切开术		手术	
03.1x00		脊髓内神经根切断		手术	
03.1x01		脊髓后根神经切断术		手术	
03.1x02		脊髓前根神经切断术		手术	
03.2100		经皮的脊髓［前侧柱］切断术		手术	
03.2101		立体定向脊髓切断术		手术	

主要编码	附加编码	手 术 名 称	别 名	操作类别	备 注
03.2102		脊髓背根入髓区切开术	DREZ切开术	手术	脊髓背根入髓区（dorsal root entry zone，DREZ）与痛觉的整合调节和传导有关。DREZ切开术主要适用于臂丛或腰丛神经撕脱后疼痛、脊髓或马尾神经损伤后疼痛、周围神经损伤后疼痛（其中包括幻肢痛、残肢痛）、肿瘤侵犯神经丛或神经根以及周围神经所致的神经源性疼痛、疼痛合并痉挛状态等。查：脊髓切开术-脊柱，脊髓的--经皮
03.2900		其他脊髓（前侧柱）切断术		手术	
03.2901		脊髓前外侧束切断术		手术	脊髓前外侧束切断术适用于解除各种原因所致的躯体及内脏疼痛，一般上肢、上腹部和胸部的疼痛行颈2水平的脊髓前外侧束切断；腹部、会阴部、下肢的疼痛宜做胸2水平的脊髓前外侧束切断；疼痛位于中线或双侧者，可以切断两侧脊髓的前外侧束，但在高颈髓不宜行双侧切断，以免引起呼吸肌麻痹
03.2902		脊髓神经束切断术		手术	
03.2903		脊髓丘脑侧索切断术		手术	脊髓侧索位于脊髓的侧方前外侧沟和后侧沟之间，有上行和下行传导束。上行传导束有脊髓丘脑束（痛觉、温度觉和粗的触觉纤维所组成）和脊髓小脑束（本体感受性冲动和无意识性协调运动）
03.3100		脊髓放液		诊断性操作	
03.3101		腰椎穿刺术		诊断性操作	
03.3200		脊髓或脊膜活组织检查		手术	
03.3201		硬脊膜活组织检查		手术	
03.3202		脊髓活组织检查术		手术	
03.3900		脊髓和椎管结构的其他诊断性操作		诊断性操作	
03.4x00		脊髓或脊膜病损的切除术或破坏术		手术	
03.4x01		颈髓病损切除术		手术	
03.4x02		硬脊膜囊肿造袋术		手术	查：袋形缝合术-囊肿--脊髓的
03.4x03		脊髓病损切除术		手术	脊髓的病损例如脊髓胶质瘤、上皮样囊肿、皮样囊肿、血管网状细胞瘤、脂肪瘤、转移瘤和脊膜瘤等。手术步骤：①选择手术切口和椎板切除；②硬脊膜切开；③病变切除
03.4x04		硬脊膜病损切除术		手术	

主要编码	附加编码	手 术 名 称	别 名	操作类别	备 注
03.4x05		硬脊膜外病损切除术		手术	硬脊膜外病损是指椎管内硬脊膜外的病损,常见的有硬脊膜外肿瘤。硬脊膜外肿瘤分为良性与恶性两类。良性肿瘤来自椎骨、椎管内软组织和胚胎残余组织。按病理性质分类,可分为骨瘤、软骨瘤、脂肪瘤、神经鞘瘤、脊膜瘤、神经节细胞瘤、脊索瘤、上皮样囊肿、皮样囊肿、畸胎瘤等。恶性肿瘤按病理性质可分为原发性和继发性两种,原发性的有骨肉瘤、巨细胞瘤、骨髓瘤、血管肉瘤、脂肪肉瘤、神经母细胞瘤、脊索瘤恶变、恶性畸胎瘤等
03.4x06		硬脊膜下病损切除术		手术	硬脊膜下病损是指脊髓外硬脊膜内的病损,常见的有脊髓外硬脊膜内肿瘤,占脊髓瘤的55%~67%,主要系神经根的神经鞘瘤(神经纤维瘤)和脊膜瘤。神经鞘瘤与脊髓的关系可有3种情况:①位于脊髓背侧;②位于脊髓腹侧或侧前方;③哑铃形肿瘤。椎板减压、脊髓探查以及硬脊膜外肿瘤切除的原则均适用于本肿瘤
03.4x07		内镜下椎管内病损切除术		手术	
03.5100		脊膜膨出修补术		手术	
03.5200		脊髓脊膜膨出修补术		手术	脊髓脊膜膨出(myelomeningocele,MMC)是一种先天性神经系统发育畸形,由于先天性椎板发育不全,同时存在脊髓、脊膜通过椎板缺损处向椎管外膨出
03.5300		脊椎骨折修补术		手术	
03.5301		脊椎骨折切开复位内固定术		手术	
03.5302		颈椎骨折切开复位内固定术		手术	
03.5303		齿状突骨折切开复位内固定术		手术	
03.5304		胸椎骨折切开复位内固定术		手术	
03.5305		腰椎骨折切开复位内固定术		手术	
03.5900		脊髓结构的其他修补术和成形术		手术	
03.5901		脊柱裂修补术		手术	
03.5902		脊髓纵裂修补术		手术	
03.5903		脊膜修补术		手术	03.51为脊膜膨出修补术,03.59不伴膨出的脊膜修补术
03.5904		椎弓缺损修补术		手术	

主要编码	附加编码	手术名称	别名	操作类别	备注
03.5905		脊髓空洞填塞术		手术	脊髓空洞上口填塞术：按颅后窝减压术式，打开颅后窝，探查四脑室下方，查明是否有中央管扩大，如果存在，取一小块肌肉将开口填塞
03.6x00		脊髓和神经根粘连的松解术		手术	
03.6x01		脊髓粘连松解术		手术	
03.6x02		脊髓神经根粘连松解术		手术	
03.6x03		脊髓蛛网膜粘连松解术		手术	
03.7100		脊髓蛛网膜下-腹腔分流术	腰大池-腹腔分流术	手术	
03.7200		脊髓蛛网膜下-输尿管分流术		手术	
03.7900		脊髓膜其他分流		手术	
03.7901		脊髓硬膜外分流术		手术	
03.7902		脊髓空洞蛛网膜下腔分流术		手术	
03.7903		脊髓空洞腹腔引流术		手术	
03.7904		胸腔脊膜吻合术		手术	
03.7905		腰-蛛网膜下腔分流术		手术	
03.7906		输卵管脊膜吻合术		手术	
03.8x00		椎管内破坏性药物注射		治疗性操作	
03.8x01		椎管内无水酒精注射		治疗性操作	
03.9000		椎管的导管置入，为治疗性或姑息治疗性药物的输注		治疗性操作	
03.9100		为镇痛的椎管麻醉药注射		治疗性操作	
03.9101		椎管内置管止痛术		治疗性操作	
03.9102		脊神经根阻滞术		治疗性操作	
03.9200		椎管其他药物的注射		治疗性操作	
03.9201		脊髓蛛网膜下腔注射术		治疗性操作	
03.9202		脊髓鞘内注射		治疗性操作	
03.9300		脊髓神经刺激器导线置入或置换		手术	
03.9301		脊髓神经刺激器置入术		手术	查：插入-电极--脊柱
03.9302		脊髓神经刺激器置换术		手术	

主要编码	附加编码	手术名称	别名	操作类别	备注
03.9400		去除脊髓神经刺激器导线		手术	
03.9500		脊髓血块补片		手术	
03.9600		经皮的椎骨关节面去神经术		手术	
03.9700		脊髓膜分流术的修复术		手术	
03.9800		去除脊髓膜分流术		手术	
03.9801		脊髓蛛网膜下腔-腹腔分流管去除术		手术	
03.9900		脊髓和椎管结构的其他手术		手术	
04.0100		听神经瘤切除术		手术	
04.0101		经乙状窦后入路听神经瘤切除术		手术	
04.0102		经迷路内听道听神经瘤切除术		手术	
04.0103		前庭神经切断术		手术	
04.0200		切断三叉神经	三叉神经切断术	手术	三叉神经痛的手术包括：①三叉神经周围支撕脱术：常用于第一、第二支痛，复发率高。②经颞部硬脑膜外三叉神经感觉根切断术（Frazier手术）：适用于第二、三支或者第三支痛。手术可以保全第一支和运动根，不能发现继发性病灶。③经后颅窝三叉神经感觉根切断术（Dandy手术）：适用于第二、第三支痛或第三支痛，手术要避免运动神经根损伤，可发现引起疼痛的继发性病灶（如胆脂瘤、肿瘤等），其复发率低，缺点是手术比经颞部手术困难。④经后颅窝显微血管三叉神经感觉根减压术：经耳后枕乳突下小骨窝开颅，在手术显微镜下查看桥脑旁的显微血管与三叉神经的关系，找到接触、压迫神经根的血管（多数为小脑上动脉、动-静脉）。⑤经迷路压三叉神经感觉根切断术（Hitselberger手术）：手术入路浅，效果与Danely手术相同。但要凿开乳突，注意保护迷路，可同耳鼻喉科医师协作。⑥经延髓三叉神经脊髓束切断术（Sioqvist手术）：在延髓闩部位水平切断感觉传导束、术后镇痛。可保留面部触觉运动，有一定程度的困难与危险。适用于第1~3支或者第1~2支或者第2~3支痛；双侧发病者，可以一次手术

主要编码	附加编码	手 术 名 称	别　　名	操作类别	备　　注
04.0201		延髓三叉神经脊髓束切断术	延髓三叉神经束切断术	手术	切断三叉神经脊髓束：在延髓的闩平面距中线 8~10mm 处，为棒状体和楔结节的外侧，有一纵向隆起的灰小结节，又名三叉隆起，为三叉神经脊髓束和其核的所在。手术可以治疗三叉神经痛，又能保留面部触觉，防止角膜溃疡、避免口腔内食物残留或咬破颊黏膜。三叉神经脊束切断术这种三叉神经痛治疗方法危险性太大，术后并发症严重，现很少采用
04.0202		颞下三叉神经根切断术	Frazier 手术	手术	三叉神经感觉根切断术。查：神经束切断术–三叉神经的
04.0203		经后颅窝三叉神经感觉根切断术	Dandy 手术	手术	在小脑桥脑角切断三叉神经感觉根，不易损伤运动根，可保留面部部分触觉，复发率少（为 4.7%~9%）等，是其优点。但危险性大，死亡率较高（3.4%~4%），术后反应如头痛、头昏较重，可伤及其他颅神经如滑车神经、面神经和听神经，在术中遇出血较难控制等，是此手术的缺点。至今仍广泛使用
04.0204		上牙槽神经切断术		手术	
04.0205		筛前神经切断术		手术	筛前神经属三叉神经第一支眼神经的分支，含有感觉纤维的副交感神经的混合神经。破坏筛前神经可降低鼻腔的副交感神经兴奋性，使血管扩张和分泌量减少。临床用于治疗血管运动性鼻炎
04.0300		其他颅的和周围神经切断术或压轧术		手术	
04.0301		颅神经切断术		手术	
04.0302		视神经切断术		手术	
04.0303		面神经切断术		手术	
04.0304		周围神经切断术		手术	
04.0305		指神经切断术		手术	
04.0306		趾神经切断术		手术	
04.0307		运动神经切断术		手术	
04.0308		坐骨神经切断术		手术	
04.0309		胫神经肌支切断术		手术	
04.0310		腓神经切断术		手术	
04.0400		颅的和周围神经的其他切开术		手术	
04.0401		面神经解剖术		手术	面神经解剖是腮腺手术的核心，目前治疗腮腺良性肿瘤的标准术式为保留面神经的腮腺及肿块切除。查：切开–神经（颅的）（周围的）
04.0402		颅神经探查术		手术	
04.0403		视神经鞘膜切开术		手术	

主要编码	附加编码	手　术　名　称	别　名	操作类别	备　注
04.0404		面神经探查术		手术	
04.0405		喉返神经探查术		手术	喉返神经是喉部的主要运动神经，支配除环甲肌以外的喉内诸肌。左侧起始于主动脉弓前由迷走神经分出，右侧在锁骨下动脉前方由右迷走神经分出
04.0406		副神经探查术		手术	
04.0407		舌下神经探查术		手术	
04.0408		周围神经探查术		手术	
04.0409		颈丛神经探查术		手术	
04.0410		臂丛神经探查术		手术	臂丛神经探查术适用于开放性损伤和整齐切割伤的早期探查及闭合性牵拉伤的延期探查和修复
04.0411		腰丛神经探查术		手术	
04.0412		骶丛神经探查术		手术	
04.0413		膈神经探查术		手术	
04.0414		坐骨神经探查术		手术	
04.0415		腋神经探查术		手术	
04.0416		肌皮神经探查术		手术	
04.0417		肩胛上神经探查术		手术	
04.0418		正中神经探查术		手术	
04.0419		尺神经探查术		手术	
04.0420		桡神经探查术		手术	
04.0421		指神经探查术		手术	
04.0422		肋间神经探查术		手术	
04.0423		股神经探查术		手术	
04.0424		胫神经探查术		手术	
04.0425		腓总神经探查术		手术	
04.0426		足底神经探查术		手术	
04.0500		半月神经节切除术		手术	半月神经节切除术是 Mears（1884 年）鉴于切断周围支手术疗效不理想而提出的、用以治疗三叉神经痛的一种古老手术方法。后来三叉神经后根切断术获得成功后，此手术已被弃用
04.0600		其他颅或周围神经节切除术		手术	
04.0700		颅的和周围神经的其他切除术或撕脱术		手术	
04.0701		滑车神经撕脱术		手术	
04.0702		三叉神经撕脱术		手术	
04.0703		眶上神经撕脱术		手术	三叉神经周围支撕脱术包括眶上神经、眶下神经和下牙槽神经三支。眶上神经撕脱术适用于局限于三叉神经眶上神经支范围内的疼痛，经乙醇注射无效或其他药物治疗仍有剧烈疼痛者

主要编码	附加编码	手术名称	别名	操作类别	备注
04.0704		眶下神经撕脱术	眶下神经抽出术	手术	
04.0705		下牙槽神经撕脱术		手术	下牙槽神经撕脱术用于三叉神经痛的治疗
04.0706		舌神经撕脱术		手术	
04.0707		颅神经病损切除术		手术	
04.0708		视神经病损切除术		手术	
04.0709		三叉神经病损切除术		手术	
04.0710		面神经病损切除术		手术	
04.0711		听神经病损切除术		手术	
04.0712		鼓室神经丛切除术		手术	鼓室神经是舌咽神经的分支
04.0713		周围神经病损切除术		手术	
04.0714		颈神经病损切除术		手术	
04.0715		臂丛神经病损切除术		手术	
04.0716		腰神经病损切除术		手术	
04.0717		骶尾部神经病损切除术		手术	
04.0718		坐骨神经病损切除术		手术	
04.0719		尺神经病损切除术		手术	
04.0720		桡神经病损切除术		手术	
04.0721		腓总神经病损切除术		手术	
04.0722		颅神经切除术		手术	
04.0723		视神经切除术		手术	
04.0724		面神经切除术		手术	
04.0725		听神经切除术		手术	
04.0726		经乙状窦后入路听神经切除术		手术	
04.0727		前庭神经切除术		手术	
04.0728		经迷路内听道前庭神经切除术		手术	
04.0729		舌咽神经切除术		手术	
04.0730		喉返神经切除术		手术	
04.0731		周围神经切除术		手术	
04.0732		肋间神经切除术		手术	
04.0733		骶前神经切除术		手术	
04.1100		闭合性［经皮］［针吸］颅或周围神经或神经节的活组织检查		诊断性操作	
04.1101		闭合性颅神经活组织检查		诊断性操作	
04.1102		闭合性周围神经活组织检查		诊断性操作	

主要编码	附加编码	手 术 名 称	别 名	操作类别	备 注
04.1103		闭合性神经节活组织检查术		诊断性操作	
04.1200		开放性颅或周围神经或神经节的活组织检查		手术	
04.1201		颅神经活组织检查		手术	
04.1202		周围神经活组织检查		手术	
04.1203		神经节活组织检查术		手术	
04.1900		颅和周围神经和神经节的其他诊断性操作		诊断性操作	
04.2x00		颅和周围神经的破坏术		手术	
04.2x01		颅神经破坏术		手术	
04.2x02		周围神经破坏术		手术	
04.2x03		周围神经烧灼术		手术	
04.2x04		脊神经破坏术		手术	
04.2x05		脊髓神经根射频消融术		手术	
04.2x06		椎间孔镜下经侧后路脊神经内侧支射频消融术		手术	
04.2x07		三叉神经射频消融术		治疗性操作	
04.2x08		三叉神经半月节射频热凝术		治疗性操作	三叉神经半月节射频热凝术是一种微创介入手术治疗，是治疗三叉神经痛的重要方法。手术利用 CT 或 "C" 形臂等影像引导定位，应用间断脉冲电流感觉刺激及运动刺激测试刺激区与患者疼痛发作区是否吻合，使治疗变得更加精细和安全。由于传导痛觉的无髓鞘细纤维在 70~75℃ 时就发生变性，而传导触觉的有髓鞘粗纤维能耐受更高的温度，温控热凝是将毁损温度控制在 75℃，这样就能利用不同神经纤维对温度耐受的差异性，有选择性地破坏半月神经节内传导面部痛觉的细纤维，而保存对热力抵抗力较大的传导触觉的粗纤维。达到即刻镇痛、又保留面部的感觉的目的
04.2x09		翼腭神经节破坏术		治疗性操作	
04.2x10		肋间神经冷冻术		治疗性操作	肋间神经冷冻术多用于胸部手术后的镇痛
04.2x11		肋间神经射频消融术		治疗性操作	
04.2x12		内脏神经无水酒精注射术		治疗性操作	
04.2x13		神经感觉支乙醇注射术		治疗性操作	

主要编码 附加编码	手 术 名 称	别 名	操作类别	备 注
04.3x00	颅和周围神经的缝合术		手术	
04.3x01	颅神经缝合术		手术	
04.3x02	面神经缝合术		手术	
04.3x03	迷走神经缝合术		手术	
04.3x04	喉返神经缝合术		手术	
04.3x05	周围神经缝合术		手术	
04.3x06	臂丛神经缝合术		手术	
04.3x07	腰丛神经缝合术		手术	
04.3x08	骶丛神经缝合术		手术	
04.3x09	肌皮神经缝合术		手术	
04.3x10	正中神经缝合术		手术	
04.3x11	尺神经缝合术		手术	
04.3x12	桡神经缝合术		手术	
04.3x13	指神经缝合术		手术	
04.3x14	闭孔神经缝合术		手术	
04.3x15	坐骨神经缝合术		手术	
04.3x16	股神经缝合术		手术	
04.3x17	胫神经缝合术		手术	
04.3x18	腓神经缝合术		手术	
04.4100	三叉神经根的减压术		手术	
04.4101	三叉神经微血管减压术		手术	微血管减压术（microvascular decompression, MVD）是找到压迫神经的责任血管并将其移位固定。此类手术具有创伤小、安全性好、治愈率高及并发症发生率低的特点，特别是能完全保留血管、神经功能，成为目前面肌痉挛、三叉神经痛和舌咽神经痛最有效的治疗方法。查：减压-三叉（神经根）
04.4102	内镜下三叉神经微血管减压术		手术	
04.4200	其他脑神经减压术		手术	
04.4201	视神经减压术		手术	
04.4202	内镜下视神经减压术		手术	
04.4203	面神经减压术		手术	
04.4204	面神经微血管减压术		手术	
04.4205	内镜下面神经微血管减压术		手术	
04.4206	听神经减压术		手术	
04.4207	听神经根粘连松解术		手术	

主要编码	附加编码	手术名称	别名	操作类别	备注
04.4208		舌咽神经减压术		手术	
04.4209		舌咽神经微血管减压术		手术	
04.4210		内镜下舌咽神经微血管减压术		手术	
04.4211		迷走神经减压术		手术	
04.4212		喉返神经松解术		手术	
04.4213		副神经减压术		手术	
04.4300		腕管松解术		手术	腕管松解术的适应证有：①手麻痛，夜间麻醒，影响工作生活者；②桡侧3个半手指痛觉减退或手指感觉完全丧失者；③鱼际肌有萎缩，拇对掌肌力减弱或不能者；④电生理提示正中神经腕部卡压者。查：减压-腕管
04.4301		关节镜下腕管松解术		手术	
04.4400		跗管松解术		手术	
04.4900		其他周围神经或神经节粘连的减压术或松解术		手术	
04.4901		臂丛神经松解术		手术	
04.4902		舌神经根松解术		手术	
04.4903		神经根管松解术		手术	
04.4904		腰丛神经松解术		手术	
04.4905		骶神经松解术		手术	
04.4906		马尾神经松解术		手术	
04.4907		正中神经松解术		手术	
04.4908		尺神经松解术		手术	
04.4909		桡神经松解术		手术	
04.4910		指神经松解术		手术	
04.4911		坐骨神经松解术		手术	
04.4912		下肢外周神经减压术	Dellon 术	手术	美国霍普金斯大学医学院神经外科 Dellon 教授率先应用外周神经减压术治疗糖尿病周围神经病
04.4913		股神经松解术		手术	
04.4914		胫神经松解术		手术	
04.4915		腓总神经松解术		手术	
04.4916		腓神经松解术		手术	
04.4917		足神经松解术		手术	
04.4918		跖间神经松解术		手术	
04.4919		趾间神经松解术		手术	

主要编码	附加编码	手术名称	别名	操作类别	备注
04.5x00		颅或周围神经移植术		手术	神经移植术及神经转移术适用于：①神经缺损过大，用一般克服缺损的方法不能达到对端吻合。②神经缺损伴邻近关节损伤强直或活动度受限，无法克服缺损。神经移植时，多取用自体次要的皮神经修复指神经或其他较大神经，常用的有腓肠神经、隐神经、前臂内侧皮神经、股外侧皮神经及桡神经浅支等。其中最常用的是腓肠神经。以上神经的直径均 2～3mm。可取 20～40cm 长的神经做移植用。但不可用同侧桡神经浅支修复尺神经，以免患手麻木区过大
04.5x01		面神经移植术		手术	
04.5x02		臂丛神经移植术		手术	臂丛神经探查和神经移植术适用于伤后 3 个月麻痹的肌肉方开始恢复，抑或伤后 6 个月时肱二头肌肌力尚未恢复正常者
04.5x03		正中神经移植术		手术	
04.5x04		尺神经移植术		手术	
04.5x05		桡神经移植术		手术	
04.5x06		指神经移植术		手术	
04.5x07		坐骨神经移植术		手术	
04.5x08		股神经移植术		手术	
04.5x09		腓总神经移植术		手术	腓总神经是坐骨神经的分支，由于腓总神经在腓骨颈部，位置表浅，并在骨的表面，周围软组织少，移动性差，易在该处受损
04.5x10		腓肠神经移植术		手术	腓肠神经是感觉神经，在小腿后面，走行表浅，行程长且束数适宜，易于切取。查：移植物，移植术–神经（颅的）（周围的）
04.6x00		颅和周围神经的移位术		手术	神经移位术是将神经从原解剖位置移到一个新的位置的手术。为达到松弛神经减除张力或弥补缺损的目的，该手术常单独进行，但亦可与其他修复神经的手术合并应用。查：移植物，移植–神经（颅的）（周围的）
04.6x01		副神经移位术		手术	
04.6x02		耳大神经移位术		手术	
04.6x03		下牙槽神经移位术		手术	
04.6x04		颈丛神经移位术		手术	
04.6x05		健侧颈 7 神经移位术		手术	
04.6x06		肋间神经移位术		手术	
04.6x07		胸背神经移位术		手术	
04.6x08		正中神经移位术		手术	
04.6x09		桡神经移位术		手术	

主要编码	附加编码	手术名称	别名	操作类别	备注
04.6x10		尺神经移位术		手术	
04.6x11		指神经移位术		手术	
04.6x12		膈神经移位术		手术	
04.7100		舌下神经-面神经吻合术		手术	面神经是人体内居于骨管中最长的神经，其穿行骨管 3.1~3.3cm，也是最易遭受损伤的神经
04.7200		副神经-面神经吻合术		手术	最早记录的面神经-副神经交叉吻合术是由 Drobnik（1897）完成的。面神经-副神经交叉吻合术适用于：①陈旧性中枢性面瘫或贝尔面瘫，面神经周围支结构尚存在，面部表情肌尚未严重萎缩；②手术损伤或炎症所致面神经岩骨内段至颈面干、颞面干的损害或缺损，面部表情肌尚未严重萎缩；③没有其他脑神经损害
04.7300		副神经-舌下神经吻合术		手术	
04.7400		颅或周围神经的其他吻合术		手术	
04.7401		颅神经吻合术		手术	
04.7402		面神经吻合术		手术	
04.7403		面神经膈神经吻合术		手术	
04.7404		舌下神经吻合术		手术	
04.7405		牙槽神经吻合术		手术	
04.7406		迷走神经吻合术		手术	
04.7407		周围神经吻合术		手术	
04.7408		指神经吻合术		手术	
04.7409		尺神经吻合术		手术	
04.7410		桡神经吻合术		手术	
04.7411		臂丛神经吻合术		手术	
04.7412		正中神经吻合术		手术	
04.7413		肌皮神经吻合术		手术	
04.7414		闭孔神经吻合术		手术	
04.7415		坐骨神经吻合术		手术	
04.7416		股神经吻合术		手术	
04.7417		胫神经吻合术		手术	
04.7418		腓神经吻合术		手术	
04.7500		颅和周围神经以前修补术的修复术		手术	
04.7501		颅神经修复术		手术	
04.7502		周围神经修复术		手术	
04.7503		正中神经修复术		手术	

主要编码	附加编码	手 术 名 称	别　名	操作类别	备　注
04.7600		颅和周围神经陈旧性创伤的修补术		手术	
04.7900		其他神经成形术		手术	
04.8000		周围神经注射		治疗性操作	
04.8100		周围神经麻醉药注射，为了镇痛		治疗性操作	
04.8101		周围神经阻滞术		治疗性操作	
04.8102		三叉神经阻滞术		治疗性操作	三叉神经为脑神经中粗大者，主要由感觉纤维构成，只一小部分由运动纤维构成。此神经广泛的分布于面、头部，发生神经痛率高
04.8103		下颌神经阻滞术		治疗性操作	
04.8104		肋间神经阻滞术		治疗性操作	
04.8105		腹腔神经阻滞术		治疗性操作	
04.8106		股神经阻滞术		治疗性操作	
04.8900		其他物质注射，除外神经破坏药		治疗性操作	
04.9100		神经牵伸术		手术	查：伸长-神经（颅的）（周围的）NEC
04.9200		周围神经刺激器导线的置入或置换		手术	
04.9201		周围神经刺激器置入术		手术	
04.9202		周围神经刺激器置换术		手术	
04.9203		骶神经神经刺激器置入术		手术	
04.9300		去除周围神经刺激器导线		手术	
04.9301		骶神经刺激电极取出术		手术	
04.9900		颅和周围神经的其他手术		手术	
05.0x00		交感神经或神经节的切断术		手术	交感神经是自主神经（植物性神经）的一部分，由中枢部、交感干、神经节、神经和神经丛组成。中枢部位于脊髓胸段全长及腰髓1~3节段的灰质侧角。交感干位于脊柱两侧，由交感干神经节和节间支连接而成，可分颈、胸、腰、骶和尾5部分
05.0x01		胸腔镜下交感神经切断术		手术	
05.1100		交感神经或神经节的活组织检查		手术	

主要编码	附加编码	手术名称	别名	操作类别	备注
05.1101		交感神经活组织检查		手术	
05.1102		交感神经节活组织检查		手术	
05.1900		交感神经或神经节的其他诊断性操作		诊断性操作	
05.2100		蝶腭神经节切除术		手术	
05.2200		颈交感神经切除术		手术	
05.2300		腰交感神经切除术		手术	
05.2301		腹腔镜腰交感神经切除术		手术	
05.2400		骶前交感神经切除术		手术	
05.2401		腹腔镜骶前神经切断术		手术	
05.2402		骶前神经切断术		手术	
05.2500		动脉周围交感神经切除术		手术	
05.2900		其他交感神经切除术和神经节切除术		手术	
05.2901		交感神经切除术		手术	
05.2902		交感神经病损切除术		手术	
05.2903		胸交感神经切除术		手术	
05.2904		胸腔镜下胸交感神经部分切除术		手术	
05.3100		麻醉药交感神经注射，为了镇痛		治疗性操作	
05.3101		腹腔无水酒精神经阻滞术		治疗性操作	
05.3200		神经破坏药交感神经注射		治疗性操作	
05.3900		交感神经或神经节的其他注射		治疗性操作	
05.8100		交感神经或神经节的修补术		手术	
05.8101		交感神经修补术		手术	
05.8102		交感神经节修补术		手术	
05.8900		交感神经或神经节的其他手术		手术	
05.9x00		神经系统的其他手术		手术	
06.0100		甲状腺区抽吸	甲状腺穿刺抽吸	治疗性操作	
06.0200		甲状腺区伤口的再切开		手术	

主要编码	附加编码	手术名称	别名	操作类别	备注
06.0201		甲状腺术后止血术		手术	甲状腺术后出血是常见的危及生命的并发症，多发生在术后24小时内，常为急性、进行性加重的临床过程。术后止血的操作是：拆除缝线，敞开切口，清除血肿，结扎止血，解除对气管的压迫
06.0900		甲状腺区的其他切开术		手术	
06.0901		甲状腺切开探查术		手术	
06.0902		甲状腺切开引流术		手术	
06.0903		甲状旁腺探查术		手术	
06.1100		闭合性［经皮］［针吸］甲状腺活组织检查		诊断性操作	
06.1101		超声引导下经皮甲状腺活组织检查术		诊断性操作	
06.1200		开放性甲状腺活组织检查		手术	开放性活组织检查，由于穿刺活组织检查有一定的失败率，部分学者主张手术探查甲状腺，能取得足量可靠的标本，且止血方便
06.1300		甲状旁腺活组织检查		诊断性操作	
06.1301		开放性甲状旁腺活组织检查		手术	
06.1302		经皮甲状旁腺活组织检查		诊断性操作	
06.1303		超声引导下甲状旁腺活组织检查		诊断性操作	
06.1900		甲状腺和甲状旁腺的其他诊断性操作		诊断性操作	
06.2x00		单侧甲状腺叶切除术		手术	
06.2x01		腔镜下单侧甲状腺切除术		手术	
06.2x02		单侧甲状腺切除伴甲状腺峡部切除术		手术	
06.2x03		单侧甲状腺切除伴他叶部分切除术		手术	
06.2x04		单侧甲状腺切除伴峡部和其他叶部分切除术		手术	
06.3100		甲状腺病损切除术		手术	
06.3101		腔镜下甲状腺病损切除术		手术	
06.3900		其他部分甲状腺切除术		手术	
06.3901		甲状腺大部切除术		手术	

主要编码	附加编码	手 术 名 称	别　名	操作类别	备　注
06.3902		腔镜下甲状腺大部切除术		手术	
06.3903		异位甲状腺切除术		手术	
06.3904		甲状腺楔形切除术		手术	
06.3905		甲状腺峡部切除术		手术	
06.3906		甲状腺峡部部分切除术		手术	
06.3907		腔镜下甲状腺峡部切除术		手术	
06.3908		腔镜下甲状腺部分切除术		手术	
06.4x00		甲状腺全部切除术		手术	
06.4x01		残余甲状腺切除术		手术	
06.4x02		腔镜下甲状腺全部切除术		手术	
06.5000		胸骨下甲状腺切除术		手术	
06.5100		胸骨下甲状腺部分切除术		手术	
06.5101		胸骨后甲状腺病损切除术		手术	
06.5200		胸骨下甲状腺全部切除术		手术	
06.6x00		舌部甲状腺切除术		手术	
06.7x00		甲状舌管切除术		手术	
06.7x01		甲状舌管病损切除术		手术	
06.7x02		甲状舌管瘘切除术		手术	
06.8100		甲状旁腺全部切除术		手术	
06.8900		其他甲状旁腺切除术		手术	
06.8901		异位甲状旁腺切除术		手术	
06.8902		甲状旁腺部分切除术		手术	
06.8903		甲状旁腺病损切除术		手术	
06.8904		腔镜下甲状旁腺病损切除术		手术	
06.8905		移植甲状旁腺切除术		手术	
06.9100		切断甲状腺峡部		手术	
06.9200		甲状腺血管结扎术		手术	
06.9300		甲状腺缝合术		手术	
06.9400		甲状腺组织再植入		手术	
06.9401		甲状腺自体移植术		手术	
06.9500		甲状旁腺组织再植入		手术	
06.9501		甲状旁腺自体移植术		手术	

主要编码	附加编码	手 术 名 称	别 名	操作类别	备 注
06.9502		甲状旁腺异体移植术		手术	
06.9800		甲状腺其他手术		手术	
06.9900		甲状旁腺其他手术		手术	
07.0000		肾上腺区探查术		手术	
07.0100		单侧肾上腺区探查术		手术	
07.0200		双侧肾上腺区探查术		手术	
07.1100		闭合性［经皮］［针吸］肾上腺活组织检查		诊断性操作	
07.1101		腹腔镜肾上腺活组织检查术		手术	
07.1200		开放性肾上腺活组织检查		手术	
07.1300		垂体腺活组织检查，经前额入路		手术	
07.1400		垂体腺活组织检查，经蝶骨入路		手术	
07.1500		垂体腺活组织检查，未特指入路		手术	
07.1600		胸腺活组织检查		手术	
07.1700		松果腺活组织检查		手术	
07.1900		肾上腺、垂体、松果腺和胸腺的其他诊断性操作		诊断性操作	
07.2100		肾上腺病损切除术		手术	
07.2101		经皮肾上腺病损射频消融术		治疗性操作	
07.2102		腹腔镜肾上腺病损切除术		手术	
07.2200		单侧肾上腺切除术		手术	
07.2201		腹腔镜单侧肾上腺切除术		手术	
07.2900		其他部分肾上腺切除术		手术	
07.2901		肾上腺大部切除术		手术	
07.2902		腹腔镜肾上腺部分切除术		手术	
07.3x00		双侧肾上腺切除术		手术	
07.3x01		腹腔镜双侧肾上腺切除术		手术	
07.4100		肾上腺切开术		手术	
07.4101		肾上腺探查术		手术	

主要编码	附加编码	手术名称	别名	操作类别	备注
07.4102		腹腔镜肾上腺探查术		手术	
07.4103		肾上腺切开引流术		手术	
07.4200		肾上腺神经切断		手术	
07.4300		肾上腺血管结扎术		手术	
07.4400		肾上腺修补术		手术	
07.4500		肾上腺组织再植入		手术	
07.4501		肾上腺自体移植术		手术	
07.4900		肾上腺、神经和血管的其他手术		手术	
07.4901		肾上腺病损激光汽化术		手术	激光是一种不可见光，可被水吸收转为热，手术时可使病体组织在1500℃高温下汽化而使病损消失，此即为激光切除术
07.5100		松果腺区探查术		手术	
07.5200		松果腺切开术		手术	
07.5300		松果腺部分切除术		手术	
07.5301		松果体病损切除术		手术	
07.5400		松果腺全部切除术		手术	
07.5900		松果腺其他手术		手术	
07.6100		垂体腺部分切除术，经前额入路		手术	垂体腺切除术首先要确定部分或是全部切除，其次还要区分手术入路是经额部或是经蝶部
07.6200		垂体腺部分切除术，经蝶骨入路		手术	
07.6201		经蝶骨垂体病损切除术		手术	
07.6202		经蝶入路内镜下垂体部分切除术		手术	
07.6300		垂体腺部分切除术		手术	
07.6301		垂体病损切除术		手术	
07.6400		垂体腺全部切除术，经前额入路		手术	
07.6500		垂体腺全部切除术，经蝶骨入路		手术	
07.6501		经蝶入路内镜下垂体全部切除术		手术	
07.6800		垂体腺全部切除术，其他特指入路		手术	
07.6900		垂体腺全部切除术		手术	
07.7100		垂体窝探查术		手术	
07.7200		垂体腺切开术		手术	
07.7201		经蝶骨垂体血肿清除术		手术	

主要编码	附加编码	手术名称	别名	操作类别	备注
07.7202		经蝶骨垂体切开引流术		手术	
07.7203		经蝶骨垂体脓肿清除术		手术	
07.7204		颅咽管瘤穿刺抽吸术		治疗性操作	颅咽管瘤的治疗方式有下列三种：①外科手术：首选，彻底切除肿瘤解除压迫，挽救视力，颅高压明显而又双目失明可做分流术。②放射治疗：单纯放疗疗效差，多为手术后的辅助治疗，有时可采用穿刺抽囊液，注入放射性核素治疗。③化学疗法：争先霉素直接注入肿瘤囊内，对囊性肿瘤可有较好疗效。查：抽吸-颅咽管瘤
07.7900		垂体其他手术		手术	
07.7901		蝶鞍填塞	鞍底重建术	手术	内镜下经蝶空蝶鞍填充术是治疗空蝶鞍综合征的微创、安全、有效的一种方法
07.8000		胸腺切除术		手术	
07.8001		胸腔镜下胸腺切除术		手术	
07.8100		胸腺部分切除术		手术	
07.8101		胸腺病损切除术		手术	
07.8200		胸腺其他全部切除术		手术	
07.8201		胸腺扩大切除术		手术	
07.8300		胸腔镜下胸腺部分切除术		手术	
07.8400		胸腔镜下胸腺全部切除术		手术	
07.8401		胸腔镜下胸腺扩大切除术		手术	
07.9100		胸腺区探查术		手术	
07.9200		胸腺其他切开术		手术	
07.9300		胸腺修补术		手术	
07.9400		胸腺移植术		手术	
07.9500		胸腔镜下胸腺切开术		手术	胸腔镜外科手术（电视辅助胸腔镜手术）使用现代电视摄像技术和高科技手术器械装备，在胸壁套管或微小切口下完成胸内复杂手术的微创胸外科新技术
07.9800		胸腺其他和未特指的胸腔镜手术		手术	胸腔镜外科手术（电视辅助胸腔镜手术）使用现代电视摄像技术和高科技手术器械装备，在胸壁套管或微小切口下完成胸内复杂手术的微创胸外科新技术
07.9900		其他和未特指的胸腺手术		手术	
07.9901		胸腺固定术		手术	
08.0100		睑缘切开术		手术	

主要编码	附加编码	手　术　名　称	别　　名	操作类别	备　　注
08.0200		睑缝合后切开术		手术	
08.0900		眼睑其他切开术		手术	
08.0901		眼睑切开探查术		手术	
08.0902		眼睑切开引流术		手术	
08.0903		眼睑粘连松解术		手术	
08.0904		眼睑切开异物取出术		手术	
08.1100		眼睑活组织检查		手术	
08.1900		眼睑其他诊断性操作		诊断性操作	
08.2000		去除眼睑病损		手术	08.2分类要特别注意区分眼睑切除术和破坏术。同时还应注意区分切除范围为睑缘、板层或是全层
08.2001		眉部病损切除术		手术	
08.2002		睑板腺切除术		手术	
08.2003		眦病损切除		手术	
08.2100		睑板腺囊肿切除术		手术	
08.2200		眼睑其他较小的病损切除术		手术	
08.2201		睑板腺病损切除术		手术	
08.2300		眼睑较大的病损切除术，板层		手术	
08.2400		眼睑较大的病损切除术，全层		手术	
08.2500		眼睑病损破坏术		手术	
08.3100		上睑下垂修补术，用额肌法伴缝合术		手术	
08.3101		上睑下垂额肌瓣悬吊术		手术	
08.3102		额肌缝线睑下垂修补术		手术	
08.3200		上睑下垂修补术，用额肌法伴筋膜吊带法		手术	
08.3201		硬脑膜异体额肌悬吊术		手术	用于修补重度上睑下垂，指使用异体硬脑膜作悬吊材料，将额肌与上睑相连。查：修补术－睑下垂－－通过－－－额肌法（伴）－－－－筋膜悬吊
08.3202		眼阔筋膜悬吊术		手术	阔筋膜悬吊术的材料可取自体的，也可用同种异体筋膜，也有用异种的小牛筋膜。眼成形术所用的筋膜都是采用阔筋膜。阔筋膜可作为上睑下垂、面神经麻痹所致下睑外翻手术的理想悬吊材料。筋膜也可折叠数层作为充填材料
08.3300		上睑下垂修补术，用部分切除术或上睑肌或腱膜前徙术		手术	

主要编码	附加编码	手术名称	别名	操作类别	备注
08.3400		上睑下垂修补术，用其他提上睑肌法		手术	
08.3500		上睑下垂修补术，用睑板法		手术	
08.3600		上睑下垂修补术，用其他方法		手术	
08.3700		上睑下垂矫正过度复位术		手术	
08.3800		睑退缩矫正术		手术	
08.4100		睑内翻或睑外翻的修补术，用热灼法		手术	
08.4101		睑外翻热灼修补术		手术	睑外翻是下睑结膜向外翻转，导致眼睑与眼球不能密切接触，睑裂闭合不全。按其发生原因可分为瘢痕性、麻痹性、老年性、痉挛性四类。手术方式分为：①瘢痕性：彻底切除瘢痕，做植皮术；②麻痹性：轻者涂眼膏及眼垫包扎，重者应行眼睑缝合术以保护角膜；③老年性：轻者，应嘱其向上擦泪，以减少或防止外翻加剧。重者手术矫正，以缩短睑缘为原则，最简易的方法是在结膜睑板层及皮肤肌肉层各做一个三角形切除，然后缝合之
08.4102		睑内翻热灼修补术		手术	睑内翻矫正术是矫正睑缘内卷、恢复眼睑正常位置的一种常见手术。手术的原则是消除睑板因瘢痕收缩而导致内翻的牵引力，使睑缘保持正常位置
08.4200		睑内翻或睑外翻的修补术，用缝合术法		手术	
08.4201		睑外翻缝合修补术		手术	
08.4202		睑内翻缝合修补术		手术	
08.4203		睑轮匝肌缩短睑内翻修补术		手术	
08.4204		睑轮匝肌重叠，睑外翻修补术		手术	
08.4300		睑内翻或睑外翻的修补术伴楔形部分切除术		手术	
08.4301		睑外翻楔形切除修补术		手术	
08.4302		睑内翻楔形切除修补术		手术	
08.4400		睑内翻或睑外翻的修补术伴睑重建术		手术	
08.4401		睑内翻矫正伴睑重建术		手术	

主要编码	附加编码	手术名称	别名	操作类别	备注
08.4402		睑外翻矫正伴睑重建术		手术	
08.4403		Wheeler睑内翻修补术	惠勒睑内翻修补术	手术	
08.4900		睑内翻或睑外翻的其他修补术		手术	
08.4901		睑外翻矫正术		手术	
08.4902		睑内翻矫正术		手术	
08.5100		眦切开术		手术	
08.5101		睑裂增大术	睑裂开大术、睑裂扩大术	手术	适用于睑裂窄小，如先天性小睑裂、倒向性内眦赘皮综合征
08.5200		睑缝合术	睑裂缝合术、眦缝合术、睑缘缝合术	手术	睑缝合术是用于闭合睑裂、保护角膜的一种手术
08.5900		其他眼睑位置调整术		手术	
08.5901		内眦赘皮修补术		手术	
08.5902		眦成形术		手术	内眦成形内眦赘皮整形适合内眼角间距过大的患者，使眼睛变宽
08.5903		眶距增宽矫正术	眶距过窄矫正术	手术	
08.5904		眦韧带悬吊术	眦韧带修复术、眦韧带固定术	手术	查：眦成形术
08.6100		用皮瓣或移植物的眼睑重建术		手术	
08.6101		局部皮瓣转位眼睑重建术		手术	
08.6102		眼睑皮片移植重建术		手术	
08.6103		带蒂头皮瓣眉再造术		手术	
08.6200		用黏膜瓣或移植物的眼睑重建术		手术	
08.6201		黏膜瓣移植眼睑重建术		手术	
08.6300		用毛囊移植片的眼睑重建术		手术	
08.6301		头皮移植法眉毛再造术		手术	
08.6400		用结膜睑板移植片的眼睑重建术		手术	
08.6900		用皮瓣或移植物的其他眼睑重建术		手术	
08.7000		眼睑重建术		手术	
08.7001		眉重建术		手术	

主要编码	附加编码	手 术 名 称	别 名	操作类别	备 注
08.7100		涉及睑缘，板层的眼睑重建术		手术	
08.7200		其他板层的眼睑重建术		手术	
08.7300		涉及睑缘全层的眼睑重建术		手术	
08.7400		其他全层眼睑重建术		手术	
08.8100		眼睑或眉裂伤的线形修补术		手术	
08.8101		眼睑裂伤缝合术		手术	
08.8102		眉裂伤缝合术		手术	
08.8200		涉及睑缘板层裂伤的修补术		手术	
08.8300		眼睑板层裂伤的其他修补术		手术	
08.8400		涉及睑缘全层裂伤的修补术		手术	
08.8500		眼睑全层裂伤的其他修补术		手术	
08.8600		下眼睑皱纹切除术	眼袋切除术	手术	下睑松弛症俗称"眼袋"，为生理性退行性改变，出于外观的考虑可以施行该手术
08.8700		上眼睑皱纹切除术		手术	上睑松弛属老年退行性变化。随着年龄的增长，面部皮肤老化、皮肤松弛、眉下垂等症状随之加重。严重者感觉上睑厚重、睁眼困难或内翻倒睫等眼部不适
08.8900		其他眼睑修补术		手术	
08.8901		外眦皱纹切除术	鱼尾纹除皱术	手术	
08.8902		重睑术	双眼皮手术	手术	
08.8903		眉修补术		手术	
08.9100		电子外科眼睑拔睫毛术	睫毛电解术	治疗性操作	
08.9200		冷冻外科眼睑拔睫毛术	睫毛冷冻术	治疗性操作	
08.9300		其他眼睑拔睫毛术		治疗性操作	
08.9900		眼睑其他手术		手术	
08.9901		睫毛重建术	睫毛移植术	手术	
09.0x00		泪腺切开术		手术	
09.1100		泪腺活组织检查		手术	
09.1200		泪囊活组织检查		手术	
09.1900		泪器系统其他诊断性操作		诊断性操作	
09.2000		泪腺切除术		手术	

主要编码	附加编码	手 术 名 称	别　名	操作类别	备　注
09.2100		泪腺病损切除术		手术	
09.2200		其他部分泪腺切除术		手术	
09.2300		全部泪腺切除术		手术	
09.3x00		泪腺其他手术		手术	
09.3x01		泪腺修复术		手术	
09.3x02		泪腺加固术		手术	
09.4100		泪点探通术	泪点扩张术	治疗性操作	
09.4200		泪小管探通术	泪小管扩张术	治疗性操作	
09.4300		鼻泪管探通术	鼻泪管阻塞钻切术、鼻泪管阻塞环钻术	治疗性操作	鼻泪管探通术适用于慢性泪囊炎鼻泪管阻塞
09.4400		鼻泪管插管术		治疗性操作	
09.4401		鼻泪管支架植入术		手术	
09.4402		鼻泪管激光探通插管术		手术	
09.4403		鼻泪道扩张模置入术		手术	
09.4404		人工泪管置入术		手术	人工泪管置入术用于治疗泪道阻塞性疾病
09.4405		泪小管穿线插管术		手术	泪道穿线插管术适用于：①泪小管阻塞。②总泪小管阻塞
09.4900		泪道其他操作		治疗性操作	
09.4901		泪道挂线术	吴氏泪道挂线术	手术	用于治疗泪小管及泪总管阻塞引起的泪溢
09.5100		泪点切开术	三剪式泪点切开术	手术	
09.5200		泪小管切开术		手术	
09.5300		泪囊切开术		手术	
09.5900		泪道其他切开术		手术	
09.6x00		泪囊和泪道切除术		手术	
09.6x01		泪囊切除术		手术	
09.6x02		泪囊病损切除术		手术	
09.6x03		泪道病损切除术		手术	
09.6x04		泪小管切除术		手术	
09.7100		泪点外翻矫正术		手术	
09.7200		泪点其他修补术		手术	
09.7201		泪点重建术		手术	
09.7300		泪小管修补术		手术	
09.7301		泪小管吻合术		手术	
09.8100		泪囊鼻腔吻合术[DCR]	鼻腔泪囊吻合手术	手术	鼻腔泪囊吻合手术（dacryorhinocystostomy，DCR）可以分 External（透过鼻侧进入）或者 Endoscopic（透过鼻腔内镜进入）两种

主要编码	附加编码	手术名称	别名	操作类别	备注
09.8101		内镜下鼻－泪管吻合术		手术	
09.8200		结膜泪囊鼻腔吻合术		手术	
09.8300		结膜鼻腔吻合术伴置入管或支架		手术	
09.8301		结膜－鼻腔吻合插管术		手术	
09.9100		泪点封闭术	泪点栓塞术	治疗性操作	泪点封闭术是治疗干眼症最常用手术，可以保存患者自身分泌的自然泪液，使其在眼表面停留时间延长
09.9900		泪器系统其他手术		手术	
10.0x00		切开术去除嵌入结膜异物		手术	
10.1x00		结膜其他切开术		手术	
10.2100		结膜活组织检查		手术	
10.2900		结膜其他诊断性操作		诊断性操作	
10.2901		结膜刮片检查术		诊断性操作	
10.3100		结膜病损或结膜组织的切除术		手术	
10.3101		结膜病损切除术		手术	
10.3102		结膜环切除术		手术	
10.3200		结膜病损破坏术		治疗性操作	
10.3201		结膜冷冻术		治疗性操作	
10.3300		结膜其他破坏性操作		治疗性操作	
10.3301		沙眼滤泡去除术		治疗性操作	
10.3302		沙眼摩擦挤压术	沙眼滤泡挤压术	治疗性操作	沙眼滤泡挤压术是将滤泡挤压器一叶伸入结膜穹隆部，另一叶在睑结膜面夹住穹隆结膜及睑结膜，再向前牵拉滤泡挤压器，将滤泡内容物挤出，反复操作直至滤泡消失。查：刮除－沙眼滤泡
10.4100		用游离移植物的睑球粘连修补术		手术	
10.4101		睑球粘连羊膜移植修补术		手术	羊膜是胎盘的最内层，与人眼结膜组织结构相似，含有眼表上皮细胞，包括结膜细胞和角膜上皮细胞生长所需要的物质。传统的角膜移植术常因发生严重的排斥反应而致手术失败，利用羊膜则可以促进上皮黏附生长及增殖、减轻炎症、抑制新生血管形成、减少瘢痕增生、抗粘连等
10.4102		睑球粘连口唇黏膜移植修补术		手术	
10.4200		用游离移植物的结膜穹隆重建术		手术	

主要编码	附加编码	手 术 名 称	别 名	操作类别	备 注
10.4201		结膜穹隆羊膜移植重建术		手术	
10.4202		结膜穹隆口唇黏膜移植重建术		手术	
10.4300		结膜穹隆其他重建术		手术	
10.4400		结膜其他游离移植		手术	
10.4401		自体结膜移植术		手术	
10.4402		异体结膜移植术		手术	
10.4900		其他结膜成形术		手术	
10.4901		结膜滤过泡瘘修补术		手术	
10.4902		羊膜移植结膜修补术		手术	
10.4903		结膜囊成形术		手术	结膜囊由结膜形成的囊状间隙称为结膜囊
10.5x00		结膜和眼睑粘连松解术		手术	
10.5x01		睑球粘连分离术		手术	
10.6x00		结膜裂伤修补术		手术	
10.9100		结膜下注射		治疗性操作	
10.9900		结膜其他手术		手术	
10.9901		结膜松弛矫正术		手术	结膜松弛症常见于眼球下方中央部,也有的在内、外侧,松弛的结膜有的突出甚至跨在下睑缘上。患者可出现流泪、异物感、灼痛等症状。对症状较重的结膜松弛症困扰患者生活,松弛结膜使泪液流动及排泄出现障碍、泪膜改变等情况,就要考虑进行手术治疗
11.0x00		磁吸法去除嵌入角膜异物	角膜异物磁吸术	治疗性操作	
11.1x00		角膜切开术		手术	
11.1x01		角膜切开异物去除术		手术	
11.2100		刮角膜做涂片或培养		诊断性操作	
11.2200		角膜活组织检查		手术	
11.2900		角膜其他诊断性操作		诊断性操作	
11.2901		角膜印迹细胞检查	CIC	诊断性操作	角膜印迹细胞检查是采用醋酸纤维素滤纸或生物孔膜获取角膜表层细胞标本的一种检查
11.3100		胬肉移位术	翼状胬肉转位术	手术	
11.3200		胬肉切除术伴角膜移植术		手术	
11.3201		翼状胬肉切除伴自体干细胞移植术		手术	
11.3202		翼状胬肉切除术伴异体干细胞移植术		手术	

主要编码	附加编码	手 术 名 称	别 名	操作类别	备 注
11.3203		翼状胬肉切除伴羊膜植片移植术		手术	
11.3204		翼状胬肉切除术伴丝裂霉素注入		手术	
11.3900		胬肉其他切除术		手术	
11.3901		翼状胬肉切除伴结膜移植术		手术	
11.4100		机械性去除角膜上皮	角膜上皮刮除术	手术	
11.4200		角膜病损的热灼术		手术	
11.4300		角膜病损的冷冻疗法		手术	
11.4900		角膜病损的其他去除或破坏术		手术	
11.4901		板层角膜切除术		手术	
11.4902		准分子激光治疗性角膜切削术〔LASIK〕		手术	
11.4903		角膜病损切除术		手术	
11.5100		角膜裂伤缝合术		手术	
11.5101		角巩膜瘘缝合术		手术	
11.5200		角膜手术后伤口裂开修补术		手术	
11.5300		用结膜瓣的角膜裂伤或伤口修补术		手术	
11.5900		角膜其他修补术		手术	
11.5901		角膜缝线调整术		手术	
11.6000		角膜移植		手术	
11.6100		用自体移植物的板层角膜成形术		手术	
11.6200		其他板层角膜成形术		手术	
11.6300		用自体移植物的穿透性角膜成形术		手术	
11.6400		其他穿透性角膜成形术		手术	
11.6900		其他角膜移植		手术	
11.6901		角膜干细胞移植		手术	
11.6902		角膜内皮移植术		手术	
11.7100		角膜磨镶术		手术	
11.7101		准分子原位角膜磨镶术		手术	查：矫正术-角膜--折射的---屈光性角膜成形术，角膜磨镶术
11.7102		前弹力层下角膜磨镶术〔SBK〕		手术	

主要编码	附加编码	手 术 名 称	别　名	操作类别	备　注
11.7103		微型角膜刀法准分子激光角膜上皮瓣下磨镶术〔EPI-LASIK〕		手术	EPI-LASIK 技术采用特制的角膜上皮刀，制作的角膜上皮瓣厚度仅 60～80μm，完全由机械控制制作的上皮瓣特别平整，而且完全不需要使用酒精。完成激光切削后将上皮瓣复位即可
11.7104		准分子激光角膜上皮瓣下磨镶术〔LASEK〕		手术	先用一种微型刀在角膜上切出一个带蒂的薄层角膜瓣，掀开此瓣，在瓣下行激光切削，然后将瓣复于原位。可用于低、中、高度近视
11.7200		角膜镜片术		手术	
11.7300		人工角膜	人工角膜移植术	手术	
11.7400		角膜热成形术		手术	角膜热成形术是一种以射频能量为热源的传导性角膜成形术，可用于治疗圆锥角膜和远视
11.7500		放射性角膜切开术		治疗性操作	
11.7600		表面角膜镜片术		手术	查：矫正术-角膜--折射的---表层角膜镜片术
11.7900		角膜其他重建术和折射手术		手术	
11.7901		不规则散光矫正术		手术	
11.7902		角膜植片更换术		手术	
11.7903		羊膜移植眼表重建术		手术	
11.7904		全飞秒微小切口基质透镜切除术〔SMILE〕		手术	采用 VisuMax 仪器首先完成角膜基质透镜和一个微小的角膜切口（2～4mm），无需制作角膜瓣。第二步通过小切口取出角膜基质透镜组织，因为没有制作角膜瓣，所以角膜周边的神经没有被切断、角膜的生物力学和病理损伤，较传统 LASIK 治疗有极大的改善。第三步取出基质透镜后，角膜屈光力就得到了精确的重塑
11.9100		角膜鲸墨法		治疗性操作	
11.9200		去除角膜人工植入物		手术	
11.9900		角膜其他手术		手术	
11.9901		角巩膜割烙术		手术	可治疗角膜溃疡
12.0000		去除眼前节眼内异物		手术	
12.0100		用磁吸法去除眼前节眼内异物	眼前节异物磁吸术	手术	眼前节包括全部角膜、虹膜、睫状体、前房、后房、晶体状悬韧带、房角、部分晶体状、周边玻璃体、视网膜及眼外肌附着点部和结膜等
12.0200		不用磁吸法的去除眼前节眼内异物	眼前节切开异物取出术	手术	
12.1100		虹膜切开术伴贯穿术		手术	

主要编码	附加编码	手术名称	别名	操作类别	备注
12.1101		虹膜激光打孔术		手术	应用 YAG 眼科激光机行周边虹膜激光打孔术，是目前国内外最先进的方法，既安全而又疗效确切。YAG 眼科激光机可成功地治疗白内障手术后出现的并发症，从而避免再次手术。YAG 激光机治疗青光眼和后发性白内障不但疗效独特，而且激光时不需切开眼球，不需麻醉，从而将复杂精细的眼科手术变成门诊治疗，且疗效更佳
12.1200		其他虹膜切开术		手术	
12.1201		瞳孔缘剪开术		手术	查：括约肌切开术-虹膜
12.1202		虹膜激光切开术		手术	
12.1203		虹膜括约肌切断术		手术	括约肌指分布人体某些管腔壁的一种环形肌肉
12.1300		虹膜脱出切除术		手术	
12.1400		其他虹膜切除术		手术	
12.1401		虹膜全切除术		手术	
12.1402		虹膜激光切除术		手术	是治疗闭角性青光眼的一种方法，用激光技术切除虹膜。原则上，凡是适应做周边虹膜切除术的均宜行虹膜激光切除术
12.1403		虹膜周边切除术		手术	包括虹膜激光切除术和虹膜周边激光切除术
12.1404		虹膜周边激光切除术		手术	目前虹膜周边激光切除术基本上被虹膜激光切除术替代
12.2100		眼前房诊断性抽吸术		诊断性操作	
12.2200		虹膜活组织检查		手术	
12.2900		虹膜、睫状体、巩膜和前房其他诊断性操作		诊断性操作	
12.3100		虹膜前房角粘连松解术		手术	是治疗闭角型青光眼的一种方法
12.3200		其他虹膜前粘连松解术		手术	
12.3300		虹膜后粘连松解术		手术	
12.3301		虹膜粘连松解术		手术	适应证：①虹膜膨隆；②虹膜与角膜有束状、带状粘连；③虹膜与角膜有束状、带状粘连，并有纤维束与玻璃体粘连，有牵拉性视网膜脱离危险者；④虹膜粘连影响瞳孔形状
12.3400		角膜玻璃体粘连松解术		手术	
12.3500		瞳孔成形术	造瞳术	手术	白内障摘除术后或人工晶体植入术后，为防止瞳孔变形而进行瞳孔成形术
12.3501		瞳孔膜穿刺术		手术	

主要编码	附加编码	手术名称	别名	操作类别	备注
12.3502		瞳孔粘连松解术		手术	瞳孔粘连松解术是用于治疗：急性虹膜睫状体炎未接受合理治疗，陈旧性虹膜睫状体炎不断复发而形成的瞳孔粘连的手术
12.3503		瞳孔切开术		手术	
12.3504		瞳孔残膜切除术		手术	瞳孔残膜是一种葡萄膜先天异常疾病，分丝状和膜状两种，轻者不影响视力。该患者双眼瞳膜面积大、致密，已严重影响视力，并造成散光、视野缺损、斜视、弱视发生，应尽早切除。体会手术成功的关键在于粘弹剂注入部位，如不能将残膜托起、剥离残膜必将伤及晶状体
12.3505		滤过泡针拨术		手术	滤过泡针拨术主要是用于对小梁切除术后滤过道中纤维增殖和瘢痕形成，致使部分患者尤其具有高危因素者滤过失败而进行的积极干预，有助于防止滤过失败或挽回滤过功能，形成和维持足够滤过功能的房水通道，进而改善手术的整体效果
12.3900		其他虹膜成形术		手术	
12.3901		虹膜离断缝合术		手术	
12.3902		虹膜复位术		手术	
12.4000		去除眼前节病损		手术	
12.4100		虹膜病损破坏术，非切除法		手术	
12.4200		虹膜病损切除术		手术	
12.4201		前房机化膜切除术		手术	
12.4300		睫状体病损破坏术，非切除法		手术	
12.4400		睫状体病损切除术		手术	适用于：①睫状体或虹膜睫状体的良性肿物；②全身没有其他系统的恶性肿瘤；③手术眼尚有视力；④病人拒绝眼球摘除
12.4401		虹膜睫状体切除术		手术	适用于：①睫状体或虹膜睫状体的良性肿物；②全身没有其他系统的恶性肿瘤；③手术眼尚有视力；④病人拒绝眼球摘除
12.5100		眼前房角穿刺不伴眼前房角切开		治疗性操作	在颞上角角膜缘内 1mm 用尖刀做一半穿透的水平切口，用针头连接 1mm 的注射器刺入前房，取出 0.2~0.3ml 房水，用于检测房水
12.5200		眼前房角切开不伴眼前房角穿刺		手术	是治疗闭角型青光眼的方法
12.5300		眼前房角切开伴眼前房角穿刺		手术	
12.5400		外路小梁切开术	小梁切开术	手术	是治疗先天性青光眼的方法
12.5500		睫状体分离术	睫状体剥离术	手术	

主要编码	附加编码	手 术 名 称	别 名	操作类别	备 注
12.5501		睫状体切开术	睫状体肌切开术	手术	
12.5900		其他促进眼内循环		手术	
12.5901		前房角成形术		手术	前房内注入空气，平衡盐溶液或眼内粘弹剂充填或扩张前房
12.6100		巩膜环钻术伴虹膜切除术		手术	
12.6200		巩膜热灼术伴虹膜切除术	Scheie 手术、谢氏手术	手术	
12.6300		虹膜钳顿术和虹膜牵引术		手术	
12.6301		虹膜嵌顿术		手术	
12.6400		外路小梁切除术	滤帘切除术	手术	
12.6401		氩激光小梁成形术［KLP］		手术	治疗药物不能控制的开角型青光眼
12.6402		小梁消融术		手术	
12.6403		氩激光小梁成形术［ALP］		手术	是治疗开角型青光眼的一种方法
12.6404		小梁切除术伴丝裂霉素注入		手术	
12.6405		非穿透性小梁切除术		手术	是新型抗青光眼手术，不切除小梁组织，术中未穿破眼球壁
12.6406		小梁切除术伴羊膜移植		手术	
12.6407		小梁切除术伴移植物		手术	小梁切除术伴移植物是防止小梁切除后瘢痕形成
12.6408		非穿透小梁切除术伴移植物		手术	
12.6500		其他巩膜造口术伴虹膜切除术		手术	
12.6501		巩膜切除术		手术	
12.6502		巩膜下巩膜咬切术		手术	
12.6503		虹膜巩膜切除术		手术	
12.6600		巩膜造口术后修复术		手术	
12.6601		滤泡修复术		手术	
12.6700		眼房水引流装置置入		手术	
12.6701		青光眼阀取出术		手术	青光眼采用阀置入治疗，效果较为理想，特别是针对人工晶体眼无晶体眼的患者治疗时更为适应，减少了术后浅前房发生率，加强并发症的积极防控，对改善预后、确保患者生存质量有非常积极的临床意义。青光眼引流阀置入术后暴露脱出相对少见

主要编码	附加编码	手 术 名 称	别 名	操作类别	备 注
12.6702		青光眼阀修复调位术		手术	
12.6703		前房导管术		手术	
12.6704		青光眼阀置入术		手术	
12.6900		其他造口术		手术	
12.6901		脉络膜上腔巩膜内引流术		手术	
12.7100		睫状体透热凝固术	睫状体透热术	治疗性操作	
12.7200		睫状体冷冻疗法		治疗性操作	
12.7300		睫状体光凝固法		治疗性操作	
12.7400		缩减睫状体		手术	
12.7401		睫状体贫血术		手术	凡是破坏部分睫状体或睫状后长动脉、减少睫状体供血量、使房水分泌减少的手术统称睫状体贫血术
12.7900		其他青光眼操作		手术	
12.7901		苏林管切开术		手术	苏林管（Schlemm 管）是围绕前房角一周的环状管，是房水排出通道，内壁有一层内皮细胞与小梁网相隔，外侧壁有一条集液管，房水经此处流入巩膜内静脉（房水静脉），最后流入睫状前静脉。苏林管切开联合小梁切除术主要用于治疗先天性青光眼。查：松解术-眼内压
12.7902		眼压调节器置入术		手术	
12.7903		眼压调节器修正术		手术	
12.7904		眼压调节器置换术		手术	
12.8100		巩膜裂伤缝合术		手术	
12.8200		巩膜造口修补术		手术	
12.8300		眼前节手术伤口修复术		手术	
12.8301		结膜瓣修补术		手术	
12.8302		巩膜瓣剥离术		手术	
12.8303		巩膜缝线调整术		手术	
12.8304		巩膜环扎带修正术		手术	
12.8400		巩膜病损切除术或破坏术		手术	
12.8401		巩膜灼烙术		手术	
12.8402		巩膜透热术		手术	
12.8403		巩膜病损切除术		手术	
12.8404		巩膜冷冻术		手术	
12.8500		用移植物的巩膜葡萄肿修补术		手术	
12.8600		巩膜葡萄肿其他修补术		手术	

主要编码	附加编码	手 术 名 称	别　　名	操作类别	备　　注
12.8700		用移植物的巩膜加固术		手术	
12.8701		巩膜异体羊膜填充术		手术	
12.8702		巩膜生物胶植入术		手术	
12.8703		巩膜外加压术伴填充		手术	
12.8800		其他巩膜加固术		手术	
12.8801		巩膜外加压术		手术	视网膜脱离的治疗大体可以分为外路和内路。所谓外路就是指巩膜外加压或巩膜环扎术。巩膜外加压术和巩膜环扎术统称为巩膜外加压术。查：环扎术，巩膜的
12.8802		后巩膜加固术		手术	后巩膜加固术是眼球外手术，手术时将加固的材料剪成各种需要的形状，通过球结膜的切口分离开眼外肌，一直放置到眼球最薄弱地方的外表面，通常是眼球后极部和有葡萄肿的部位固定，然后缝合结膜切口。查：加固-巩膜
12.8900		巩膜其他手术		手术	
12.8901		巩膜修补术		手术	
12.8902		巩膜成形术		手术	
12.8903		巩膜切开探查术		手术	
12.8904		巩膜切开放液术		手术	
12.9100		前房治疗性排空术		治疗性操作	
12.9101		前房穿刺术		治疗性操作	主要适用于外伤、炎症粘连等因素导致的前房疾患
12.9102		前房冲洗术		治疗性操作	主要治疗外伤性前房积血、炎症的方法
12.9200		前房注射		治疗性操作	
12.9201		前房注气术	前房空气注射法	治疗性操作	前房注射空气时应当形成一个大的空气泡，小气泡容易进入后房，使虹膜根部推向前，贴近前房角
12.9202		前房注液术		治疗性操作	
12.9203		前房药物注射术		治疗性操作	
12.9300		前房上皮衍生物的去除或破坏术		手术	
12.9301		前房上皮衍生物去除术		手术	前房上皮植入性囊肿系由角膜、角膜缘部位的外伤或内眼手术引起，以角膜上皮为多见，在前房内逐渐生长，甚至充满前房，产生瞳孔变形、虹膜睫状体炎、周边虹膜前粘连、继发性青光眼等，造成视力下降、疼痛等症状，严重者需摘除眼球以改善症状
12.9302		前房上皮衍生物破坏		手术	
12.9700		虹膜其他手术		手术	
12.9701		人工虹膜隔取出术		手术	

主要编码	附加编码	手术名称	别名	操作类别	备注
12.9702		人工虹膜隔置入术		手术	
12.9703		虹膜缩短术		手术	
12.9800		睫状体其他手术		手术	
12.9801		睫状体缝合术		手术	
12.9802		睫状体固定术		手术	
12.9803		睫状体复位术		手术	
12.9900		前房其他手术		手术	
12.9901		放射敷贴器取出术		手术	
12.9902		放射敷贴器置入术		手术	
12.9903		前房成形术		手术	
12.9904		前房导管修正术		手术	
12.9905		前房导管取出术		手术	
13.0000		去除晶状体异物		手术	
13.0100		用磁吸法的去除晶状体异物		手术	
13.0200		不使用磁吸法的去除晶状体异物		手术	
13.0201		晶状体切开异物取出术		手术	
13.1100		经颞下入路晶状体囊内摘出术		手术	
13.1900		晶状体的其他囊内摘出术		手术	
13.1901		白内障囊内冷凝摘出术		手术	
13.1902		白内障囊内摘除术		手术	
13.2x00		晶状体囊外摘出术，用线形摘出法		手术	
13.2x01		晶状体刮匙摘除术		手术	
13.3x00		晶状体囊外摘出术，用单纯抽吸［和冲洗术］法		手术	
13.3x01		创伤性白内障冲洗术		手术	
13.4100		白内障晶状体乳化和抽吸		手术	超声乳化白内障吸除术的原理是通过超声乳化手柄经角膜或巩膜的切口进入眼内，其前端的超声针头在术眼内产生超声能量将晶状体粉碎成乳糜状，并借助能保持眼内恒定液流的灌注抽吸系统，吸除乳化的晶状体组织
13.4101		飞秒激光白内障超声乳化抽吸术		手术	
13.4200		白内障晶状体机械性碎裂术和抽吸，用后入路		手术	

主要编码	附加编码	手 术 名 称	别 名	操作类别	备 注
13.4300		白内障晶状体机械性碎裂术和其他抽吸		手术	
13.5100		经颞下入路晶状体囊外摘出术		手术	
13.5900		晶状体其他囊外摘出术		手术	
13.6400		后发膜刺开术［复发性白内障］		手术	
13.6500		后发膜切除术［复发性白内障］		手术	
13.6501		晶状体前囊膜切除术		手术	
13.6502		晶状体后囊膜切除术		手术	
13.6503		晶状体后囊膜激光切开术		手术	晶状体后囊膜激光切开术用于囊外白内障摘除术术后后囊膜浑浊的处理
13.6600		后发膜机械性碎裂术［复发性白内障］		手术	
13.6900		其他白内障摘出术		手术	
13.6901		残留晶状体皮质切除术		手术	
13.7000		置入人工晶状体		手术	
13.7100		眼内人工晶状体置入伴白内障摘出术，一期		手术	
13.7200		眼内人工晶状体二期置入		手术	
13.8x00		去除置入的晶状体	人工晶状体取出术	手术	
13.9000		晶状体手术		手术	
13.9001		人工晶状体复位术		手术	
13.9002		人工晶状体悬吊术		手术	
13.9003		晶状体囊袋张力环置入术		手术	晶状体囊袋张力环在高度近视白内障手术中的应用能防止晶状体悬韧带离断，使人工晶体居中，进而能有效防止后发性白内障和视网膜脱离的发生
13.9100		眼内镜假体置入		手术	
14.0000		去除眼后节异物		手术	
14.0100		用磁吸法去除眼后节异物		手术	
14.0101		玻璃体异物磁吸术		手术	
14.0200		不用磁吸法去除眼后节异物		手术	
14.0201		脉络膜切开异物取出术		手术	

主要编码	附加编码	手 术 名 称	别 名	操作类别	备 注
14.0202		后段眼球壁异物取出术		手术	
14.1100		玻璃体诊断性抽吸		诊断性操作	
14.1900		视网膜、脉络膜、玻璃体和后房的其他诊断性操作		诊断性操作	
14.1901		脉络膜活组织检查		手术	
14.1902		视网膜活组织检查		手术	
14.2100		用透热法的脉络膜视网膜病损破坏术		手术	
14.2101		脉络膜病损透热术	脉络膜视网膜病损毁坏术透热法	手术	
14.2102		视网膜病损透热术		手术	
14.2200		用冷冻疗法的脉络膜视网膜病损破坏术		手术	
14.2201		脉络膜病损冷冻术		手术	
14.2202		视网膜病损冷冻术	用冷冻疗法的视网膜脱离修补术、经结膜冷凝术	手术	
14.2300		用氙弧光凝固法的脉络膜视网膜病损破坏术		手术	
14.2301		脉络膜病损氙弧光凝固术		手术	
14.2302		视网膜病损氙弧光凝固术		手术	
14.2400		用激光光凝固法的脉络膜视网膜病损破坏术		手术	
14.2401		脉络膜病损激光凝固术		手术	
14.2402		视网膜病损激光凝固术		手术	
14.2403		黄斑光动力学治疗（PDT）		手术	光动力治疗（photodynamic treatment，PDT）将一种特异的光敏剂（光激活药物：维速达尔）注射入血管中，它能随血流达到异常的新生血管中。然后用一种特殊的非热能激光（冷激光）照射，从而破坏异常的新生血管，而对正常的视网膜神经上皮组织没有损伤
14.2500		用光凝固法的脉络膜视网膜病损破坏术		手术	

主要编码	附加编码	手术名称	别名	操作类别	备注
14.2600		用放射疗法的脉络膜视网膜病损破坏术		手术	
14.2601		脉络膜病损放射疗法		治疗性操作	
14.2602		视网膜病损放射疗法		治疗性操作	
14.2700		用放射源置入法的脉络膜视网膜病损破坏术		手术	
14.2900		脉络膜视网膜病损的其他破坏术		手术	
14.2901		脉络膜病损其他破坏术		手术	
14.2902		视网膜病损其他破坏术		手术	
14.3100		用透热疗法的视网膜裂伤修补术		手术	
14.3101		视网膜裂孔电凝术		手术	视网膜裂孔电凝术适用于巩膜板层切开后，巩膜瓣下裂孔部位巩膜床的凝固，巩膜上裂孔位置标记
14.3200		用冷冻疗法的视网膜裂伤修补术		手术	
14.3300		用氙弧光凝固法的视网膜裂伤修补术		手术	
14.3400		用激光光凝固法的视网膜裂伤修补术		手术	
14.3500		用光凝固法的视网膜裂伤修补术		手术	
14.3900		视网膜裂伤的其他修补术		手术	
14.3901		黄斑裂孔填塞术		手术	
14.4100		巩膜环扎术伴有植入物		手术	巩膜环扎能减小玻璃体腔容积，减少玻璃体牵拉，加强巩膜外压、增强封闭裂孔的作用
14.4900		其他巩膜环扎术		手术	
14.4901		巩膜环扎术伴空气填塞		手术	
14.4902		巩膜环扎术伴巩膜切除术		手术	
14.4903		巩膜环扎术伴玻璃体切除术		手术	
14.5100		用透热疗法的视网膜脱离修补术		手术	
14.5101		视网膜脱离电凝术		手术	查：电凝术-视网膜（为了）--再附着
14.5200		用冷冻疗法的视网膜脱离修补术		手术	

主要编码	附加编码	手术名称	别名	操作类别	备注
14.5300		用氙弧光凝固法的视网膜脱离修补术		手术	
14.5400		用激光光凝固法的视网膜脱离修补术		手术	
14.5500		用光凝固法的视网膜脱离修补术		手术	
14.5900		视网膜脱离其他修补术		手术	
14.5901		巩膜缩短术		手术	巩膜缩短术减少玻璃体腔容积，封闭裂孔，维持正常的眼压，可用于治疗视网膜脱离
14.5902		玻璃体硅油置入术，用于视网膜再附着		手术	硅油填充，对实现复位的视网膜给予有效顶压，防止视网膜脱离
14.5903		玻璃体腔注气，视网膜复位术		手术	由睫状体扁平部向玻璃体腔注入膨胀气体，使气泡从球内顶压封闭裂孔
14.5904		玻璃体气液交换，视网膜复位术		手术	
14.5905		玻璃体腔重水注射术，视网膜复位术		手术	重水实质上是一类纯化的全氟化碳液体，使用重水溃疡释放视网膜下液，平复脱离视网膜，压迫止血
14.6x00		去除眼后节手术植入物	眼后节手术植入物取出术	手术	
14.6x01		巩膜环扎带取出术		手术	
14.6x02		玻璃体硅油取出术		手术	
14.7100		去除玻璃体，前入路	玻璃体切割术	手术	
14.7200		玻璃体的其他去除法		手术	
14.7201		玻璃体抽吸术		治疗性操作	查：抽吸-玻璃体
14.7202		后入路玻璃体切割术伴替代物注入	去除玻璃体伴注入替代物、玻璃体切除伴注入替代物	手术	查：去除-玻璃体（伴置换）
14.7203		后入路玻璃体切割术伴人工玻璃体置入术		手术	
14.7300		经前入路的机械性玻璃体切除术		手术	
14.7400		其他机械性玻璃体切除术，后入路		手术	
14.7401		后入路玻璃体切割术		手术	查：玻璃体切除术（机械性）（后入路）
14.7500		注射玻璃体替代物		治疗性操作	常见玻璃体替代物：灌注叶、气体、硅油、全氟化碳液体、透明质酸钠、氟化硅油。查：注射-玻璃体代用品（硅）
14.7501		玻璃体硅油填充术		手术	
14.7900		玻璃体其他手术		手术	

主要编码	附加编码	手 术 名 称	别 名	操作类别	备 注
14.7901		玻璃体腔探查术		手术	
14.7902		玻璃体腔脱位晶状体取出术		手术	
14.7903		玻璃体药物注射术		治疗性操作	
14.7904		玻璃体腔残留晶体皮质取出术		手术	
14.7905		玻璃体气液交换术		手术	用于补充治疗玻璃体切割术后视网膜脱离
14.9x00		视网膜、脉络膜和后房其他手术		手术	
14.9x01		视网膜下放液术	视网膜下液引流术、视网膜下液吸出术	手术	适用于视网膜脱离较高、巩膜环扎或者外加压后影响裂孔与脉络膜闭合
14.9x02		视网膜部分剥离术	视网膜分离术	手术	视网膜的神经上皮层与色素上皮层的分离
14.9x03		视网膜切开术		手术	复杂性视网膜脱离患者行松弛性视网膜切开术，联合眼内激光和硅油或 CF 气体填充进行治疗
14.9x04		脉络膜上腔放液术		手术	
14.9x05		视网膜松解术		手术	
14.9x06		视网膜部分切除术		手术	
14.9x07		黄斑转位术		手术	通过视网膜切开或巩膜缩短将黄斑中心区视网膜转位而离开原来发生脉络膜新生血管的区域，然后使用激光光凝脉络膜新生血管。用于治疗老年性黄斑变性
14.9x08		视网膜色素上皮细胞移植术		手术	视网膜色素上皮是维持视细胞正常代谢和功能的组织，视网膜色素上皮细胞移植对视网膜、黄斑功能障碍有修复作用
15.0100		眼外肌或腱的活组织检查		手术	
15.0900		眼外肌和腱的其他诊断性操作		诊断性操作	
15.1100		一条眼外肌的后徙术		手术	外肌悬吊后徙术系借缝线悬吊，使眼肌断端在术者设计处与巩膜接触而自然粘连愈合
15.1200		一条眼外肌的前徙术		手术	正常的上斜肌附着在眼球颞上象限，有下转、外转及内旋眼球功能，眼外肌的前徙术主要是治疗上斜肌麻痹所引起的眼球外旋
15.1300		一条眼外肌的部分切除术		手术	
15.1900		一条眼外肌从眼球暂时脱离的其他手术		手术	
15.2100		一条眼外肌的延长术		手术	
15.2200		一条眼外肌的缩短术		手术	

主要编码	附加编码	手 术 名 称	别　名	操作类别	备　注
15.2900		一条眼外肌的其他手术		手术	
15.2901		一条眼外肌的悬吊术		手术	
15.3x00		两条或两条以上眼外肌暂时从眼球脱离的手术，单眼或双眼		手术	
15.3x01		两条或两条以上眼外肌的后徙术		手术	
15.3x02		两条或两条以上眼外肌的前徙术		手术	
15.4x00		两条或两条以上眼外肌的其他手术，单眼或双眼		手术	
15.4x01		两条或两条以上眼外肌缩短术		手术	
15.4x02		两条或两条以上眼外肌悬吊术		手术	
15.5x00		眼外肌移位术		手术	用于当一条眼外肌的收缩力完全丧失时，以改善眼球运动
15.6x00		眼外肌手术后的修复术		手术	
15.7x00		眼外肌损伤修补术		手术	
15.7x01		眼肌粘连松解术		手术	
15.9x00		眼外肌和肌腱的其他手术		手术	
15.9x01		眼阔筋膜切除术		手术	
16.0100		眼眶切开术伴有骨瓣		手术	
16.0101		外侧开眶术		手术	外侧开眶术是治疗球后肿瘤的一种标准手术入路
16.0200		眼眶切开术伴置入眼眶植入物		手术	
16.0900		其他眼眶切开术		手术	
16.0901		开眶探查术		手术	
16.0902		眶切开引流术		手术	
16.0903		眶减压术		手术	眶减压术是一种降低眶内压的手术，常用于甲状腺相关眼病导致的压迫性视神经病变、显著眼球突出相关的暴露性角膜炎、改善眼突外观
16.0904		内镜下眶减压术		手术	
16.1x00		去除眼穿透性异物		手术	
16.1x01		眶切开异物取出术		手术	
16.1x02		内镜下眶内异物取出术		手术	

主要编码	附加编码	手术名称	别名	操作类别	备注
16.2100		检眼镜检查法		诊断性操作	
16.2200		眼眶诊断性抽吸		诊断性操作	
16.2300		眼球和眼眶的活组织检查		手术	
16.2301		眶活组织检查		手术	
16.2302		眼球内活组织检查		手术	
16.2900		眼眶和眼球的其他诊断性操作		诊断性操作	
16.3100		去除眼内容物同时将植入物置入巩膜壳		手术	
16.3900		眼球其他内容物剜出术		手术	查：内脏取出术-眼内容物
16.4100		眼球摘除同时伴眼移植物的球囊置入并行肌肉附着术		手术	
16.4101		眼球摘除伴义眼台置入术		手术	
16.4200		眼球摘除术伴其他植入物		手术	
16.4900		眼球其他摘除术		手术	
16.4901		隐眼摘除术		手术	
16.5100		去除眼眶内容物剜出术伴去除邻近结构		手术	查：去脏术
16.5200		眼眶内容物剜出术伴治疗性去除眶骨		手术	
16.5900		其他眼眶内容物剜出术		手术	
16.5901		眼眶内容物切除伴皮瓣滑行修复术		手术	
16.5902		眼眶内容物剜出术伴颞肌移植术		手术	
16.6100		二期眼植入物置入		手术	
16.6101		二期义眼台置入术		手术	
16.6200		眼植入物的修复术和再置入术		手术	
16.6300		用移植物的眼摘除腔修复术		手术	
16.6400		眼摘除腔的其他修复术		手术	
16.6500		内容物剜出腔的二期移植物置入术		手术	
16.6600		内容物剜出腔的其他修复术		手术	

主要编码	附加编码	手术名称	别名	操作类别	备注
16.6900		眼球去除后的其他二期操作		手术	
16.7100		去除眼植入物		手术	
16.7101		义眼台取出术		手术	
16.7200		去除眼眶植入物		手术	
16.8100		眼眶伤口修补术		手术	
16.8200		眼球破裂修补术		手术	
16.8900		眼球或眼眶损伤的其他修补术		手术	
16.8901		眼球修补术		手术	不包括眼球破裂修补术分类于16.82
16.8902		内镜下眼眶修补术		手术	
16.8903		眼窝成形术		手术	眼窝是生理学上的专业术语，指眼球所在的凹陷的部分
16.8904		眼眶再造术		手术	
16.9100		球后注射治疗性药物		治疗性操作	
16.9200		眼眶病损切除术		手术	
16.9201		内镜下眶内病损切除术		手术	
16.9300		眼病损切除术		手术	
16.9800		眼眶其他手术		手术	
16.9801		眼眶清创术		手术	
16.9900		眼球其他手术		手术	
17.1100		腹腔镜腹股沟直疝修补术，伴有移植物或假体		手术	
17.1200		腹腔镜腹股沟斜疝修补术，伴有移植物或假体		手术	
17.1300		腹腔镜腹股沟疝修补术，伴有移植物或假体		手术	
17.2100		腹腔镜双侧腹股沟直疝修补术，伴有移植物或假体		手术	
17.2200		腹腔镜双侧腹股沟斜疝修补术，伴有移植物或假体		手术	
17.2300		腹腔镜双侧腹股沟疝修补术，一侧为直疝，另一侧为斜疝，伴有移植物或假体		手术	
17.2400		腹腔镜双侧腹股沟疝修补术，伴有移植物或假体		手术	

主要编码	附加编码	手 术 名 称	别　名	操作类别	备　注
17.3100		腹腔镜多段大肠切除术		手术	
17.3101		腹腔镜直肠乙状结肠部分切除术		手术	
17.3200		腹腔镜盲肠切除术		手术	
17.3300		腹腔镜右半结肠切除术		手术	
17.3400		腹腔镜横结肠切除术		手术	
17.3401		腹腔镜横结肠部分切除术		手术	
17.3500		腹腔镜左半结肠切除术		手术	
17.3600		腹腔镜乙状结肠切除术		手术	
17.3900		其他腹腔镜大肠部分切除术		手术	
17.3901		腹腔镜巨结肠切除术		手术	
	17.4100	机器人援助操作			
	17.4200	腹腔镜机器人援助操作			
	17.4300	经皮机器人援助操作			
	17.4400	内镜机器人援助操作			
	17.4500	胸腔镜机器人援助操作			
	17.4900	其他和未特指的机器人援助操作			
17.5100		置入可充电的心脏收缩力调节［CCM］装置，全系统		治疗性操作	
17.5200		仅置入或置换心脏收缩力调节［CCM］可充电的脉冲发生器		治疗性操作	
17.5300		经皮颅外血管粥样硬化切除术		治疗性操作	
17.5301		经皮颈动脉粥样斑块切除术		治疗性操作	
17.5400		颅内血管经皮粥样硬化切除术		治疗性操作	
17.5500		经管腔冠状动脉粥样硬化切除术		治疗性操作	
17.5501		经皮冠状动脉旋磨术		治疗性操作	
17.5600		其他非冠状血管粥样硬化切除术		治疗性操作	

主要编码	附加编码	手术名称	别名	操作类别	备注
17.6100		诱导下脑组织或脑损害的激光间质热疗法〔LITT〕		治疗性操作	
17.6200		头和颈部损害或组织在诱导下的激光间质热疗法〔LITT〕		治疗性操作	
17.6300		诱导下肝组织或肝损害的激光间质热疗法〔LITT〕		治疗性操作	
17.6900		诱导下其他和未特指部位组织或部位损害的激光间质热疗法〔LITT〕		治疗性操作	
17.7000		氯法拉滨静脉内灌注		治疗性操作	氯法拉滨是用于治疗急性淋巴细胞性白血病
17.7100		手术中非冠状动脉荧光血管造影术〔IFVA〕		诊断性操作	
17.8100		抗菌外膜置入		治疗性操作	
18.0100		耳垂造孔（扎耳朵眼）		治疗性操作	
18.0101		耳郭造孔		治疗性操作	
18.0200		外耳道切开术		手术	
18.0201		外耳道切开引流术		手术	
18.0202		外耳道切开异物取出术		手术	
18.0900		外耳其他切开术		手术	
18.0901		耳前切开引流术		手术	
18.0902		耳郭切开引流术		手术	
18.1100		耳镜检查		诊断性操作	
18.1200		外耳活组织检查		手术	
18.1900		外耳其他诊断性操作		诊断性操作	
18.2100		耳前窦道切除术		手术	
18.2101		耳前病损切除术		手术	
18.2900		外耳其他病损切除术或破坏术		手术	
18.2901		外耳病损切除术		手术	
18.2902		外耳病损烧灼术		治疗性操作	
18.2903		外耳病损冷冻术		治疗性操作	
18.2904		外耳病损刮除术		治疗性操作	
18.2905		外耳病损电凝术		治疗性操作	
18.2906		外耳病损激光手术		治疗性操作	

主要编码	附加编码	手 术 名 称	别 名	操作类别	备 注
18.2907		副耳切除术		手术	
18.3100		外耳病损根治性切除术		手术	
18.3900		外耳其他切除术		手术	
18.3901		外耳切断术		手术	
18.4x00		外耳裂伤缝合术		手术	
18.5x00		耳前突矫正术	招风耳矫正术	手术	
18.6x00		外耳道重建术		手术	
18.6x01		外耳道成形术		手术	查：耳成形术（外）-耳道或口
18.6x02		外耳道植皮术		手术	
18.7100		耳郭建造术		手术	
18.7101		杯状耳矫正术		手术	手术是矫正这一畸形的有效方法。主要是设法增加耳轮和耳舟的长度，以使卷曲的耳郭复原。有条件时可结合招风耳的手术方法进行全面修复。手术效果较为良好
18.7102		耳郭支架置入术		手术	
18.7103		全耳再造术		手术	耳再造术：各种原因引起的耳朵缺损都可以通过全耳再造手术来修复。通常全耳再造手术分两期进行：一期手术主要目的是制备出耳朵再造所需的皮肤。全耳再造术手术方法把一个可充水的扩张囊埋入耳再造部位的皮下，埋入后按一定时间频率向囊内注水，使包裹扩张囊的皮肤扩张，一般经过3个月的时间可制备出二期手术所需皮肤。二期手术主要是制备耳朵所需的支架（也就是类似正常耳朵软骨），支架目前多使用自身的肋软骨雕刻而成。支架做好后将其填埋到已经扩张好的皮肤下，即完成耳朵再造手术
18.7104		隐耳矫正术		手术	隐耳矫正术的手术原则主要是将此处皮肤切开，使埋入皮下的耳郭软骨充分显露出来，由此产生的创面应用游离皮片移植或局部皮瓣转移等方法覆盖
18.7105		耳郭缺损修补术		手术	
18.7200		断耳再接术		手术	
18.7900		外耳其他整形术		手术	
18.7901		外耳成形术	耳整形术	手术	
18.7902		耳郭植皮术		手术	
18.7903		耳软骨整形术		手术	
18.7904		外耳上提术		手术	
18.7905		耳后皮肤移植术		手术	
18.7906		耳甲腔成形术		手术	
18.9x00		外耳其他手术		手术	

主要编码	附加编码	手　术　名　称	别　　名	操作类别	备　　注
18.9x01		外耳道记忆合金支架置入术		手术	
18.9x02		外耳道记忆合金支架置换术		手术	
18.9x03		外耳道记忆合金支架取出术		手术	
19.0x00		镫骨撼动术		手术	镫骨是镫形的小骨，位于鼓膜后面的中耳腔内，负责把振动传给内耳耳蜗的卵圆窗，撼动时使前足在病灶上折断，足板在病灶之后断裂，使后足与折断的足板连在一起，形成新的生理性传声结构
19.0x01		镫骨脚切开术		手术	
19.0x02		耳硬化分离术		手术	
19.0x03		镫骨再撼动术		手术	
19.1100		镫骨切除术伴砧骨置换		手术	在足板中1/3钻一小孔，用自体的残余镫骨或其他处的骨或骨小柱或各种人工镫骨放置于砧骨长突与前庭之间代替镫骨
19.1900		其他镫骨切除术		手术	
19.1901		镫骨部分切除术		手术	
19.2100		镫骨切除术伴砧骨置换的修复术		手术	
19.2900		镫骨切除术的其他修复术		手术	
19.2901		镫骨粘连松解术		手术	
19.2902		镫骨重建术		手术	
19.3x00		听骨链的其他手术		手术	
19.3x01		听骨切除术		手术	
19.3x02		砧镫关节复位术		手术	
19.3x03		听骨链重建术		手术	
19.3x04		异体听骨置入术		手术	
19.4x00		鼓膜成形术		手术	
19.4x01		鼓室成形术，Ⅰ型		手术	
19.5200		鼓室成形术，Ⅱ型		手术	
19.5300		鼓室成形术，Ⅲ型		手术	
19.5400		鼓室成形术，Ⅳ型		手术	
19.5500		鼓室成形术，Ⅴ型		手术	
19.6x00		鼓室成形术的修复术		手术	
19.9x00		中耳其他修补术		手术	
19.9x01		耳后瘘管修补术		手术	
19.9x02		中耳成形术		手术	
19.9x03		乳突肌成形术		手术	

主要编码	附加编码	手 术 名 称	别 名	操作类别	备 注
19.9x04		乳突腔内植皮术		手术	
19.9x05		乳突瘘闭合术		手术	
20.0100		鼓膜切开术伴置管		手术	
20.0900		其他鼓膜切开术		手术	
20.0901		鼓膜切开引流术		手术	
20.0902		鼓膜穿刺术		治疗性操作	
20.1x00		去除鼓室造口术置管		治疗性操作	
20.1x01		鼓膜通气管取出术		治疗性操作	
20.2100		乳突切开术		手术	
20.2101		乳突切开引流术		手术	
20.2200		岩锥气房切开术		手术	
20.2201		岩尖凿开术		手术	查：切开（和引流）-岩部（气房）（尖）（乳突）
20.2300		中耳切开术		手术	
20.2301		鼓室探查术		手术	
20.2302		中耳切开异物取出术		手术	
20.2303		中耳粘连松解术		手术	
20.3100		耳蜗电图		诊断性操作	
20.3200		中耳和内耳活组织检查		手术	
20.3201		中耳活组织检查		手术	
20.3202		内耳活组织检查		手术	
20.3900		中耳和内耳其他诊断性操作		诊断性操作	
20.3901		中耳镜检查		诊断性操作	
20.4100		单纯乳突切除术		手术	在保留完整的外耳道后壁的情况下，切除乳突腔内全部气房及病变组织，不触动鼓室结构，以保持原有听力
20.4200		根治性乳突切除术		手术	彻底根除乳突、鼓室和鼓室内的病变，尽量保留与传声功能有关的中耳结构
20.4900		其他乳突切除术		手术	
20.4901		乳突改良根治术		手术	在清除乳突腔、鼓室入口及上鼓室病变组织的前提下保持听骨链的完整，不损伤或少损伤中、下鼓室结构，从而保持或增进听力
20.4902		乳突病损切除术		手术	
20.5100		中耳病损切除术		手术	
20.5101		颈静脉球瘤切除术		手术	
20.5102		鼓膜病损切除术		手术	
20.5900		中耳其他切除术		手术	
20.5901		岩锥病损切除术		手术	

主要编码	附加编码	手　术　名　称	别　名	操作类别	备　注
20.5902		鼓膜切除术		手术	
20.5903		内镜下岩尖病损切除术		手术	
20.6100		内耳开窗术〔初次〕		手术	在骨性半规管造一小窗，使声波改道传入内耳，从而提高患者听力
20.6101		半规管开窗术		手术	半规管是维持姿势和平衡有关的内耳感受器官
20.6102		迷路开窗术		手术	
20.6103		前庭开窗术		手术	
20.6200		内耳开窗术的修复术		手术	
20.7100		内淋巴分流术		手术	内淋巴是存在于人体和哺乳动物中的一种淋巴结构，分散在全身各处淋巴回流的通路上。用器械经过圆窗穿透骨螺旋板，使积聚的内淋巴液从骨孔中溢出鼓室，从而解除膜迷路积水
20.7200		内耳注射		治疗性操作	
20.7900		内耳其他切开术、切除术和破坏术		手术	
20.7901		内耳切开术		手术	
20.7902		内耳病损切除术		手术	
20.7903		内淋巴减压术		手术	
20.7904		迷路部分切除术		手术	
20.7905		内耳切开引流术		手术	
20.7906		前庭切除术		手术	
20.8x00		咽鼓管手术		手术	
20.8x01		咽鼓管通气术	咽鼓管吹张法	治疗性操作	查：吹入法-咽鼓管
20.8x02		咽鼓管成形术		手术	
20.8x03		咽鼓管注药术		手术	
20.8x04		咽鼓管置管术		手术	
20.8x05		咽鼓管扩张术		手术	
20.9100		鼓室交感神经切除术		手术	
20.9200		乳突切除术的修复术		手术	
20.9201		乳突术后清创术		手术	
20.9300		卵圆窗和圆窗修补术		手术	
20.9301		卵圆窗修补术		手术	
20.9302		圆窗修补术		手术	
20.9303		半规管瘘修补术		手术	
20.9400		鼓室注射		治疗性操作	
20.9500		电磁助听器置入		手术	
20.9501		骨锚式助听器置入术	骨传导助听器置入术	手术	

主要编码	附加编码	手 术 名 称	别 名	操作类别	备 注
20.9502		中耳振动声桥置入术		手术	
20.9600		耳蜗假体装置置入或置换术		手术	
20.9601		人工耳蜗置入术		手术	
20.9602		人工耳蜗置换术		手术	
20.9700		耳蜗假体装置置入或置换术，单道		手术	
20.9701		单道人工耳蜗置入术		手术	
20.9702		单道人工耳蜗置换术		手术	
20.9800		耳蜗假体装置置入或置换术，多道		手术	
20.9801		多道人工耳蜗置入术		手术	
20.9802		多道人工耳蜗置换术		手术	
20.9900		中耳和内耳其他手术		手术	
20.9901		人工耳蜗取出术		手术	
20.9902		人工耳蜗电极取出术		手术	
20.9903		人工耳蜗电极修正术		手术	
21.0000		控制鼻出血		治疗性操作	
21.0100		控制鼻出血，用前鼻孔填塞		治疗性操作	
21.0200		控制鼻出血，用后鼻孔［和前鼻孔］填塞		治疗性操作	
21.0300		控制鼻出血，用烧灼术［和填塞术］		治疗性操作	
21.0301		鼻出血激光烧灼术		治疗性操作	
21.0302		鼻出血电凝术		治疗性操作	
21.0400		控制鼻出血，用筛动脉结扎术		手术	
21.0500		控制鼻出血，用［经上颌窦］颌动脉结扎术		手术	
21.0501		内镜下蝶腭动脉结扎术		手术	
21.0600		控制鼻出血，用颈外动脉结扎术		手术	
21.0700		控制鼻出血，用切除鼻黏膜并在鼻中隔和鼻侧壁植皮		手术	
21.0900		控制鼻出血，用其他方法		手术	
21.0901		鼻出血冷冻术		治疗性操作	
21.0902		鼻出血血管缝合术		手术	

主要编码	附加编码	手 术 名 称	别　名	操作类别	备　注
21.0903		内镜下颌内动脉栓塞［用于鼻出血］		手术	
21.0904		内镜下鼻中隔黏膜划痕术		手术	
21.1x00		鼻切开术		手术	
21.1x01		鼻腔切开引流术		手术	
21.1x02		鼻腔切开异物取出术		手术	
21.1x03		鼻皮肤切开术		手术	
21.1x04		内镜下鼻中隔异物取出术		手术	
21.2100		鼻镜检查		诊断性操作	
21.2200		鼻活组织检查		手术	
21.2900		鼻其他诊断性操作		诊断性操作	
21.3000		鼻病损切除术或破坏术		手术	
21.3100		鼻内病损局部切除术或破坏术		手术	
21.3101		鼻息肉切除术		手术	
21.3102		内镜下鼻息肉切除术		手术	
21.3103		鼻内病损切除术		手术	
21.3104		内镜下鼻内病损切除术		手术	
21.3105		鼻内病损破坏术		治疗性操作	
21.3106		内镜下鼻内病损破坏术		治疗性操作	
21.3107		鼻息肉激光烧灼术		治疗性操作	
21.3108		鼻内病损激光烧灼术		治疗性操作	
21.3109		内镜下鼻内病损射频消融术		治疗性操作	
21.3200		鼻其他病损局部切除术或破坏术		手术	
21.3201		鼻部皮肤病损切除术		手术	
21.4x00		鼻部分切除术		手术	
21.4x01		鼻切断术		手术	
21.5x00		鼻中隔黏膜下切除术	鼻中隔偏曲矫正术	手术	
21.5x01		内镜下鼻中隔黏膜下切除术		手术	
21.6100		用透热疗法或冷冻手术的鼻甲切除术		手术	
21.6101		鼻甲电烧术		手术	
21.6102		鼻甲激光切除术		手术	

主要编码	附加编码	手 术 名 称	别 名	操作类别	备 注
21.6103		鼻甲微波烧灼术		手术	
21.6104		鼻甲冷冻切除术		手术	
21.6200		鼻甲骨折术		手术	
21.6900		其他鼻甲切除术		手术	
21.6901		鼻甲部分切除术		手术	
21.6902		鼻甲切除术		手术	
21.6903		内镜下鼻甲部分切除术		手术	
21.6904		内镜下鼻甲射频消融术		手术	
21.7100		鼻骨折闭合性复位术		治疗性操作	
21.7200		鼻骨折开放性复位术		手术	
21.8100		鼻裂伤缝合术		手术	
21.8200		鼻瘘修补术		手术	
21.8201		鼻咽瘘管切除术		手术	
21.8202		鼻唇瘘管切除术		手术	
21.8203		口鼻瘘管切除术		手术	
21.8300		全鼻重建术		手术	
21.8301		额部皮瓣鼻重建术		手术	
21.8302		前臂皮瓣鼻重建术		手术	
21.8400		修正性鼻成形术		手术	
21.8401		弯鼻鼻成形术		手术	
21.8402		驼峰鼻矫正术		手术	
21.8500		增补性鼻成形术		手术	
21.8501		肋骨移植隆鼻术		手术	
21.8502		硅胶支架置入隆鼻术		手术	
21.8503		鼻甲移植物置入术		手术	
21.8504		人造植入物隆鼻术		手术	
21.8505		单纯鞍鼻矫治术［隆鼻术］		手术	
21.8600		局限性鼻成形术		手术	
21.8601		鼻翼矫正术		手术	
21.8602		鼻唇沟皮瓣修补术		手术	
21.8603		鼻尖成形术		手术	
21.8700		其他鼻成形术		手术	
21.8701		后鼻孔成形术		手术	
21.8702		前鼻孔成形术		手术	
21.8800		其他中隔成形术		手术	不包括同时伴鼻中隔黏膜下切除术编码于 21.5

主要编码	附加编码	手 术 名 称	别 名	操作类别	备 注
21.8801		鼻中隔穿孔修补术		手术	
21.8802		鼻中隔软骨移植术		手术	
21.8900		鼻其他修补术和整形术		手术	
21.8901		鼻翼上提术		手术	鼻翼上提整形术主要是改善和治疗前部、后部或全部鼻翼缘下垂，侧面观可遮住鼻小柱症状的鼻型，修整鼻翼软骨外侧脚及中隔软骨下缘使鼻翼上提，这样可以有效地使鼻子美观大方。查：修补术-鼻
21.9100		鼻粘连松解术		手术	
21.9101		内镜下鼻腔粘连松解术		手术	
21.9900		鼻其他手术		手术	
21.9901		鼻腔扩张术		手术	
21.9902		鼻植入物取出术		手术	
22.0000		鼻窦抽吸和灌洗		治疗性操作	
22.0100		鼻窦穿刺，为抽吸或灌洗		治疗性操作	
22.0101		鼻窦穿刺抽吸术		治疗性操作	
22.0102		鼻窦穿刺冲洗术		治疗性操作	该手术步骤为确定穿刺针进入窦腔后，将连有橡皮管的 20ml 注射器内吸入生理盐水，连接于穿刺针上。先回抽，若有空气及脓液则证实穿刺针在上颌窦腔内，缓缓注入生理盐水，即有脓液自中鼻道上颌窦自然开口处流出，至洗净为止，放入针芯，拔出穿刺针，下鼻道敷以麻黄素棉片
22.0200		经自然孔的鼻窦抽吸或灌洗		治疗性操作	
22.1100		鼻窦闭合性［内镜的］［针吸］活组织检查		诊断性操作	
22.1200		鼻窦开放性活组织检查		手术	
22.1900		鼻窦其他诊断性操作		诊断性操作	
22.1901		内镜下鼻窦检查		诊断性操作	
22.2x00		鼻内上颌窦切开术	鼻内上颌窦开窗术	手术	在下鼻道外侧壁凿开一较大窗口，通入上颌窦，使窦内脓液易于引流，为一种保守的引流手术
22.2x01		内镜下上颌窦开窗术	内镜下上颌窦开放术	手术	
22.2x02		内镜下上颌窦探查术		手术	
22.3100		根治性上颌窦切开术	上颌窦根治术	手术	查：Caldwell-Luc 手术-伴膜衬切除术或窦切开术-上颌--外部入路---根治性

主要编码	附加编码	手 术 名 称	别 名	操作类别	备 注
22.3900		其他经鼻外上颌窦切开术	Caldwell-Luc 手术（柯-陆手术）	手术	查：Caldwell-Luc 手术（上颌窦切开术）
22.4100		额窦切开术		手术	
22.4101		内镜下额窦开窗术	内镜下额窦开放术	手术	
22.4200		额窦切除术		手术	
22.4201		额窦病损切除术		手术	
22.4202		内镜下额窦病损切除术		手术	
22.5000		鼻窦切开术		手术	
22.5001		鼻窦探查术		手术	
22.5002		内镜下鼻窦扩大术		手术	
22.5100		筛窦切开术		手术	
22.5101		筛窦探查术		手术	
22.5102		内镜下筛窦开窗术	内镜下筛窦开放术	手术	
22.5103		内镜下筛窦切开异物取出术		手术	
22.5200		蝶窦切开术		手术	
22.5201		蝶窦探查术		手术	
22.5202		蝶窦开窗术	蝶窦开放术	手术	
22.5203		内镜下蝶窦开窗术	内镜下蝶窦开放术	手术	该手术的优点在于手术进路简捷，损伤小，避免了经鼻外筛窦入路的颜面切口。较以往经鼻腔直达蝶窦前壁的手术有良好的安全性
22.5204		内镜下蝶窦探查术		手术	
22.5205		内镜下蝶窦切开异物取出术		手术	
22.5300		多个鼻窦切开术		手术	
22.5301		内镜下全组鼻窦开窗术	FESS、内镜下全组鼻窦开放术	手术	
22.6000		鼻窦切除术		手术	
22.6001		鼻窦病损切除术		手术	开放所有的筛窦气房，开放鼻窦管，将所有息肉样变组织及感染灶去除，使之与鼻腔相通
22.6002		内镜下鼻窦病损切除术		手术	
22.6100		经考德威尔-卢克入路上颌窦病损切除术		手术	查：窦切除术-窦--伴考德威尔-卢克入路
22.6200		经其他入路上颌窦病损切除术		手术	

主要编码	附加编码	手 术 名 称	别　名	操作类别	备　注
22.6201		内镜下上颌窦病损切除术		手术	
22.6300		筛窦切除术		手术	查：窦切除术-筛的
22.6301		内镜下筛窦切除术		手术	
22.6302		筛窦病损切除术		手术	
22.6303		内镜下筛窦病损切除术		手术	
22.6400		蝶窦切除术		手术	
22.6401		内镜下蝶窦切除术		手术	
22.6402		蝶窦病损切除术		手术	
22.6403		内镜下蝶窦病损切除术		手术	
22.7100		鼻窦瘘闭合术		手术	
22.7101		口腔鼻窦瘘修补术		手术	
22.7102		内镜下鼻窦瘘修补术		手术	
22.7900		鼻窦其他修补术		手术	
22.7901		鼻窦骨修补术		手术	
22.7902		额鼻管重建术		手术	
22.7903		鼻窦成形术		手术	
22.9x00		鼻窦其他手术		手术	
22.9x01		额窦置管引流术	额窦钻孔术、额窦钻孔置管引流术	手术	该手术是在额窦底部钻一小孔，放入引流管，以利引流或冲洗，达到治愈急性额窦阻塞的目的
22.9x02		鼻窦造口术		手术	
23.0100		拔除乳牙		治疗性操作	
23.0900		拔除其他牙		治疗性操作	
23.1100		拔除残根		治疗性操作	
23.1900		其他手术拔牙		治疗性操作	牙拔除术是口腔颌面外科最基本的手术，也是最常用的治疗技术之一，通过拔除病源牙治疗某些全身或局部性疾病。查：去除-牙--外科手术的
23.1901		全口牙拔除术		治疗性操作	
23.1902		阻生牙拔除术	智齿拔除术	治疗性操作	
23.2x00		牙齿填充修复		治疗性操作	
23.3x00		牙齿镶嵌修复		治疗性操作	
23.4100		安装牙冠		治疗性操作	
23.4200		置入固定桥		治疗性操作	
23.4300		置入活动桥		治疗性操作	
23.4900		其他牙修复		治疗性操作	
23.5x00		种植牙		治疗性操作	该手术是在牙槽骨内植入种植体，待种植体与牙槽骨形成骨结合后再在种植体上镶牙。但种植牙要求患者全身健康状况好，牙槽骨有一定的高度和宽度

主要编码	附加编码	手 术 名 称	别 名	操作类别	备 注
23.5x01		自体牙再植术		治疗性操作	自体牙再植是指因外伤等原因而将完全脱出牙槽窝的牙经适当处理后，重新植入原来的牙槽窝内
23.6x00		假牙置入		治疗性操作	查：植入-牙--假体
23.7000		根管治疗		治疗性操作	查：疗法-根管
23.7001		牙髓切除术		治疗性操作	该手术是将全部牙髓摘除，再将髓腔用根管充填材料严密充填，保留患牙的一种方法
23.7002		根管填充术		治疗性操作	查：填充，牙（汞合金）（塑料）（硅酸盐）-根管
23.7100		根管治疗，冲洗术		治疗性操作	该手术是牙医学中治疗牙髓坏死和牙根感染的一种手术。该手术保留了牙齿，因而与拔牙术互补。查：疗法-根管--伴---冲洗
23.7200		根管治疗伴根尖切除术		手术	查：疗法-根管--伴---根尖切除术
23.7300		根尖切除术		手术	该手术是切除牙齿的根尖，并刮除根尖周病变组织的手术。适用于根管治疗失败而无法除去根管充填材料、根管弯曲狭窄、根管器械折断在根管内堵塞不通、根尖折断已形成慢性根尖周炎、慢性根尖周炎合并难于取出的超填根管充填材料等情况
23.7301		根尖搔刮术		手术	该手术是先将牙齿进行根管治疗，治疗后在唇侧的牙龈做切口，暴露牙槽骨，在牙槽骨上开窗暴露根尖，用刮匙将根尖部的囊肿或肉芽组织刮除干净，再将根尖凿掉很小的部分，完全消毒后缝合
24.0x00		牙龈或牙槽骨的切开术		手术	
24.0x01		根尖囊肿切开引流术		手术	
24.0x02		牙龈切开引流术		手术	
24.0x03		牙槽切开引流术		手术	
24.0x04		牙髓管切开引流术		手术	
24.1100		牙龈活组织检查		手术	
24.1200		牙槽活组织检查		手术	
24.1900		牙、牙龈和牙槽的其他诊断性操作		诊断性操作	
24.2x00		牙龈成形术		手术	
24.2x01		牙龈成形术伴移植		手术	
24.3100		牙龈病损或组织的切除术		手术	
24.3101		牙周病损切除术		手术	
24.3200		牙龈裂伤缝合术		手术	

主要编码	附加编码	手 术 名 称	别　　名	操作类别	备　注
24.3900		牙龈其他手术		手术	
24.4x00		颌骨上牙病损切除术		手术	查：切除术-病损--骨---颌骨----齿的
24.4x01		颌骨上牙囊肿切除术		手术	
24.4x02		牙齿囊肿袋形缝合术	帕特施手术、Partsch手术	手术	查：袋形缝合术-囊肿--牙齿的
24.4x03		牙周囊肿切除术		手术	查：切除术-囊肿--牙周的（牙尖的）（侧的）
24.4x04		根尖囊肿切除术		手术	查：切除术-囊肿--牙根端
24.4x05		牙槽病损切除术		手术	
24.4x06		牙源性皮瘘切除术		手术	牙源性皮瘘又称牙齿窦道，是由慢性根尖周炎发生脓肿、脓液从皮肤开口排出，形成瘘孔或炎症性结节的疾病
24.5x00		牙槽成形术		手术	
24.5x01		牙槽修补术		手术	
24.5x02		牙槽嵴植骨修复术		手术	查：重建术-龈，齿槽的（突）（嵴）（伴移植物或植入物）
24.5x03		牙槽部分切除术		手术	查：牙槽切除术（根间的）（牙槽间隔内的）（根治）（单纯）（伴移植物）（伴植入物）
24.5x04		牙槽骨修整术		手术	
24.5x05		牙槽嵴裂植骨术		手术	
24.6x00		牙暴露		手术	
24.6x01		牙导萌术		手术	查：萌出，牙，外科手术的
24.6x02		牙冠龈盖切除术		手术	查：牙冠龈盖切除术
24.6x03		牙嵌顿结扎术		手术	查：结扎-牙--嵌顿
24.7x00		牙矫正器的应用		治疗性操作	
24.7x01		安装牙齿矫正器		治疗性操作	查：采用-齿矫形器
24.7x02		牙钢丝矫形术		治疗性操作	查：安装-齿矫形--钢丝
24.7x03		安装牙齿弓形杆		治疗性操作	查：安装-弓形杆（正牙的）
24.7x04		安装牙周夹板矫形		治疗性操作	查：安装-牙周夹板（齿矫形）牙弓夹板固定
24.8x00		其他牙矫形手术		治疗性操作	
24.8x01		去除牙齿矫形器		治疗性操作	查：去除-弓形杆（齿矫形）
24.8x02		咬合调整		治疗性操作	查：调节-咬合面
24.8x03		牙弓修补术		手术	查：修补术-牙齿弓
24.8x04		牙间隙裂闭合术		手术	查：闭合-间隙裂（牙槽）（牙的）
24.9100		唇颊沟或舌沟的延伸或加深术		手术	
24.9101		唇颊沟牵伸术	Caldwell手术	手术	查：Caldwell手术
24.9102		唇颊沟加深术		手术	
24.9103		舌沟牵伸术	Caldwell手术	手术	查：Caldwell手术

主要编码	附加编码	手术名称	别名	操作类别	备注
24.9104		舌沟加深术		手术	
24.9105		口腔前庭成形术		手术	查：口腔前庭成形术（唇颊沟）（舌沟）
24.9900		其他牙手术		手术	
25.0100		闭合性［针吸］舌活组织检查		诊断性操作	
25.0200		开放性舌活组织检查		手术	
25.0201		舌楔形活组织检查		手术	
25.0900		舌其他诊断性操作		诊断性操作	
25.1x00		舌病损或组织切除术或破坏术		手术	
25.1x01		舌病损切除术		手术	
25.1x02		舌病损破坏术		手术	查：破坏术-病损（局部的）--舌
25.1x03		舌射频治疗术		手术	
25.1x04		支撑喉镜下舌根部病损切除术		治疗性操作	
25.1x05		支撑喉镜下舌病损激光烧灼术		治疗性操作	
25.2x00		舌部分切除术		手术	
25.2x01		半舌切除术		手术	
25.3x00		舌全部切除术		手术	
25.4x00		根治性舌切除术		手术	
25.5100		舌裂伤缝合术		手术	
25.5900		舌其他修补术和整形术		手术	
25.5901		舌筋膜悬吊术		手术	查：手术-悬带--舌（筋膜）
25.5902		舌悬吊术		手术	
25.5903		道格拉斯手术	Douglas 手术	手术	查：Douglas 手术（舌与唇缝合，用于小颌）
25.5904		舌根牵引伴舌骨悬吊术	Repose 手术	手术	此手术是治疗因舌根部引起的 OSAS/鼾症的一线治疗方法
25.5905		舌移植皮瓣修补术		手术	查：成形术，伴皮瓣移植
25.5906		舌体舌根减容术		手术	
25.9100		舌系带切开术		手术	查：舌切开术-用于舌系带
25.9101		舌系带整形术		手术	
25.9200		舌系带切除术		手术	
25.9300		舌粘连松解术		手术	
25.9400		其他舌切开术		手术	
25.9900		舌的其他手术		手术	
26.0x00		涎腺或管的切开术		手术	
26.0x01		腮腺切开引流术		手术	
26.1100		闭合性［针吸］涎腺或管的活组织检查		诊断性操作	

主要编码	附加编码	手术名称	别名	操作类别	备注
26.1200		开放性涎腺或管的活组织检查		手术	
26.1900		涎腺和管的其他诊断性操作		诊断性操作	
26.2100		涎腺囊肿袋形缝术[造袋术]		手术	
26.2101		颌下囊肿袋形缝合术		手术	
26.2900		涎腺病损的其他切除术		手术	
26.2901		腮腺病损切除术		手术	
26.2902		涎腺病损切除术		手术	
26.2903		舌下腺病损切除术		手术	
26.2904		颌下腺病损切除术		手术	
26.2905		颌下腺导管结石去除术		手术	
26.2906		副腮腺病损切除术		手术	
26.3000		涎腺切除术		手术	
26.3100		部分涎腺切除术		手术	
26.3101		腮腺部分切除术		手术	
26.3102		腮腺叶切除术		手术	
26.3103		舌下腺部分切除术		手术	
26.3104		颌下腺部分切除术		手术	
26.3105		副腮腺切除术		手术	
26.3200		全部涎腺切除术		手术	
26.3201		腮腺切除术		手术	
26.3202		舌下腺切除术		手术	
26.3203		颌下腺切除术		手术	
26.4100		涎腺裂伤缝合术		手术	
26.4200		涎腺瘘闭合术		手术	由于外伤或者外科手术损伤涎腺或涎腺导管造成涎液外流者称为涎瘘,临床表现为面部皮肤有小瘘口,时常有清亮唾液流出。涎腺区损伤以后的清创缝合是预防本病的关键
26.4900		涎腺或管的其他修补术和整形术		手术	
26.4901		颌下腺自体移植术		手术	该手术对患有重症角膜干燥症的患者有着良好的临床效果
26.4902		腮腺管吻合术		手术	腮腺管从腮腺前缘突出,在颧弓下方一横指处,横过咬肌表面,在咬肌前缘处以直角转向内,穿过面颊部,开口于平对上颌第二磨牙的颊黏膜处。腮腺导管由于外伤或手术等原因,造成的导管损伤或缺损都会形成腮瘘,因此必须积极行导管重建。腮腺管吻合术适用于导管锐性损伤、导管并无缺损的情况

主要编码	附加编码	手 术 名 称	别 名	操作类别	备 注
26.4903		腮腺导管重建术		手术	
26.4904		颌下腺导管重建术		手术	
26.4905		腮腺管移植术		手术	
26.4906		腮腺脱细胞异体真皮 补片修补术		手术	
26.9100		涎腺管探通术		治疗性操作	
26.9101		腮腺导管探查术		诊断性操作	
26.9900		涎腺或管的其他手术		手术	查：手术-腮腺或管 NEC
26.9901		腮腺导管结扎术		手术	查：手术-腮腺或管 NEC
27.0x00		面和口底引流术		手术	
27.0x01		颌间隙引流术		手术	
27.0x02		面部引流术		手术	
27.0x03		颌下切开引流术		手术	
27.0x04		颊部切开引流术		手术	
27.0x05		颏下切开引流术		手术	查：引流-颏下隙
27.0x06		口底切开引流术		手术	
27.0x07		舌下腺切开引流术		手术	
27.0x08		咽旁间隙切开引流术		手术	
27.0x09		唇切开引流术		手术	
27.0x10		面部脓肿引流术		手术	
27.1x00		腭切开术		手术	
27.1x01		腭切开探查术		手术	
27.1x02		翼腭窝切开异物取 出术		手术	翼腭窝位于颞下窝前内侧、上颌骨与翼突 之间，为一狭窄的骨性间隙，前界为上颌 骨，后界为翼突及蝶骨大翼之前界，顶为 蝶骨体下面，内侧壁为腭骨的垂直部
27.2100		硬腭活组织检查		手术	
27.2101		内镜下硬腭活组织 检查		手术	
27.2200		悬雍垂和软腭的活组 织检查		手术	
27.2201		悬雍垂活组织检查		手术	
27.2202		软腭活组织检查		手术	
27.2300		唇活组织检查		手术	
27.2400		口活组织检查		手术	
27.2401		颊黏膜活组织检查		手术	
27.2402		口腔颌面部活组织 检查		手术	
27.2900		口腔其他诊断性操作		诊断性操作	
27.2901		上颚穿刺术		诊断性操作	

主要编码	附加编码	手 术 名 称	别　名	操作类别	备　注
27.3100		硬腭病损或组织的局部切除术或破坏术		手术	查：切除术－病损（局部的）－－腭（骨性）
27.3101		硬腭病损切除术		手术	
27.3102		硬腭射频消融术		手术	超声引导下经皮热消融是一项在实时超声监测下通过穿刺设备使定位病灶产生热凝固坏死的微创治疗新技术，根据热消融原理和设备的不同，分为射频消融、微波消融和激光消融
27.3103		腭囊肿切除术		手术	
27.3104		硬腭部分切除术		手术	
27.3200		硬腭病损或组织的广泛切除术或破坏术		手术	查：切除术－病损（局部的）－－腭（骨性）－－－经广泛切除术
27.3201		牙槽骨隆突切除修整术		手术	查：切除术－牙槽突和腭（整块）
27.3202		腭广泛切除术		手术	
27.3203		腭全切除术		手术	
27.4100		唇系带切除术		手术	
27.4200		唇病损广泛切除术		手术	查：切除术－病损－－嘴唇－－－经广泛切除术
27.4300		唇病损或组织的其他切除术		手术	
27.4301		唇病损切除术		手术	查：切除术－病损－－嘴唇
27.4302		唇病损激光烧灼术		治疗性操作	
27.4303		厚唇成形术		手术	
27.4900		口的其他切除术		手术	查：切除术－病损－－口 NEC
27.4901		口腔黏膜病损切除术		手术	
27.4902		颌下区病损切除术		手术	颌下区主要位于颌下三角，为颈深筋膜浅层所形成的腺鞘深浅两层之间的潜在间隙
27.4903		颊内部病损切除术		手术	
27.4904		软腭病损切除术		手术	查：切除术－病损－－腭（骨性）－－－软
27.4905		鼻唇病损切除术		手术	
27.4906		口腔病损切除术		手术	
27.4907		口病损射频消融术		治疗性操作	
27.4908		口病损激光烧灼术		治疗性操作	激光烧灼术是利用高能量光能使被照射的组织立即烧灼后凝固、炭化和汽化，从而消除病变
27.4909		软腭射频消融术		手术	
27.4910		软腭切除术		手术	查：切除术－腭（骨性）（局部的）－－软
27.5100		唇裂伤缝合术		手术	
27.5200		口的其他部分裂伤缝合术		手术	
27.5300		口瘘管闭合术		手术	查：闭合－瘘－－口（外的）

主要编码	附加编码	手术名称	别名	操作类别	备注
27.5301		腭瘘管修补术		手术	
27.5302		唇瘘修补术		手术	查：闭合-瘘--口（外的）
27.5303		颊部瘘修补术		手术	
27.5400		裂唇修补术		手术	
27.5401		唇裂二期修复术		手术	婴幼儿期进行了唇裂的修复手术，但随着生长发育鼻唇部仍会出现不同程度的畸形，称为唇裂术后继发畸形，需要进一步整形
27.5500		唇和口的全层皮肤移植		手术	查：移植物-口，除外腭--全层
27.5600		唇和口的其他皮肤移植		手术	查：移植物-皮肤（板层）（中厚皮片)--游离（自体的）NEC---唇
27.5601		口内皮肤移植术		手术	查：移植物-口，除外腭
27.5700		唇和口的带蒂皮瓣或皮瓣移植		手术	皮瓣是一具有血液供应的皮肤和附着的皮下脂肪组织所形成。在皮瓣形成与转移过程中必须有一部分与本体（供皮瓣区）相连，此相连的部分称为蒂部，作用是保持血液供应。其他在面及深面均与本体分离，转移到另一创面后（受皮瓣区），暂时仍由蒂部血运供应营养，等受皮瓣区创面血管长入皮瓣，建立了新的血运后再将蒂部切断，完成皮瓣转移的全过程，故又名带蒂皮瓣。但局部皮瓣或岛状皮瓣转移后不需要断蒂。查：移植物-皮肤（板层）（中厚皮片)--蒂（皮瓣）（管)---附着至部位（前移的）（双）（旋转的）（滑动的)----唇----口
27.5701		唇皮瓣移植术		手术	查：移植物-皮肤（板层）（中厚皮片)--蒂（皮瓣）（管)---附着至部位（前移的）（双）（旋转的）（滑动的)----唇
27.5702		口内皮瓣移植术		手术	查：移植物-皮肤（板层）（中厚皮片)--蒂（皮瓣）（管)---附着至部位（前移的）（双）（旋转的）（滑动的)----口
27.5703		唇带蒂皮瓣移植术		手术	
27.5900		口的其他整形修补术		手术	
27.5901		口角缝合术		手术	
27.5902		交叉唇瓣断蒂术		手术	
27.5903		唇成形术		手术	
27.5904		口轮匝肌功能重建术		手术	
27.5905		口鼻通道成形术		手术	
27.5906		上颌重建术		手术	
27.5907		小口开大术		手术	

主要编码	附加编码	手术名称	别名	操作类别	备注
27.5908		口内重建术		手术	
27.5909		唇瘢痕松解术		手术	
27.5910		口成形术		手术	
27.5911		下唇缺损修复术		手术	
27.5912		口底重建术		手术	
27.5913		唇外翻矫正术		手术	查：修补术-唇 NEC
27.5914		巨口矫形术		手术	查：修补术-口 NEC
27.5915		唇缺损修复术		手术	
27.6100		腭裂伤缝合术		手术	查：缝合-腭
27.6200		腭裂矫正术		手术	查：缝合-腭--裂
27.6201		腭裂修补术伴悬雍垂修补术		手术	查：修补术-悬雍垂--同时伴腭裂修补术
27.6300		腭裂修补术后的修复术		手术	
27.6301		腭裂二期修复术		手术	查：腭成形术-用于腭裂--二期或随后的
27.6302		腭裂上提术		手术	查：修复术-腭裂修补术
27.6400		腭植入物置入术		手术	查：插入-腭植入
27.6900		腭的其他整形术		手术	查：修补术-腭 NEC
27.6901		腭垂-软腭成形术[LAUP]		手术	
27.6902		腭咽成形术		手术	
27.6903		硬腭成形术		手术	查：修补术-腭 NEC
27.6904		软腭成形术		手术	
27.6905		腭瓣修复术		手术	
27.6906		悬雍垂腭咽成形术	UPPP 术	手术	UPPP 通过切除部分肥厚软腭组织、腭垂、多余的咽侧壁软组织及肥大的腭扁桃体，达到扩大咽腔、解除腭后平面阻塞的目的。查：UPPP
27.6907		腭咽激光成形术		手术	查：修补术-腭 NEC
27.6908		腭瘘修补术		手术	
27.6909		腭咽射频成形术		手术	
27.7100		腭垂切开术	悬雍垂切开术	手术	查：切开-悬雍垂
27.7200		腭垂切除术	悬雍垂切除术	手术	
27.7201		腭垂部分切除术		手术	
27.7202		悬雍垂激光切除术		手术	
27.7300		腭垂修补术		手术	查：修补术-悬雍垂
27.7301		二氧化碳激光双下甲咽侧索汽化术		治疗性操作	二氧化碳激光医疗上可用于对病灶组织的汽化，烧灼或切割病灶组织
27.7900		腭垂的其他手术		手术	查：手术-悬雍垂 NEC
27.7901		悬雍垂病损切除术		手术	查：手术-悬雍垂 NEC

主要编码	附加编码	手术名称	别名	操作类别	备注
27.9100		唇系带切开术		手术	查：切断-唇系带
27.9101		唇系带整形术		手术	
27.9200		口切开术		治疗性操作	查：切开（引流）-口 NEC
27.9201		口内切开引流术		治疗性操作	
27.9900		口腔其他手术		手术	查：手术-口，口腔 NEC
27.9901		颊部病损切除术		手术	查：手术-颊腔 NEC
27.9902		颏下病损切除术		手术	查：手术-口腔 NEC
27.9903		颊脂垫修复术		手术	一般所说的颊脂肪垫指的是颊部一块脂肪组织突起形成的三角形颊脂肪体，是近年来兴起通过取出颊脂肪垫来达到完美脸形的整形手术
27.9904		颅颌面裂矫形术		手术	查：手术-面 NEC
28.0x00		扁桃体和扁桃体周围结构的切开引流术		手术	
28.0x01		咽后组织切开引流术		手术	
28.0x02		扁桃体切开引流术		手术	
28.0x03		咽旁切开引流术		手术	
28.1100		扁桃体和腺样增殖体的活组织检查		手术	
28.1101		扁桃体活组织检查		手术	
28.1102		腺样增殖体活组织检查		手术	
28.1900		扁桃体和腺样增殖体的其他诊断性操作		诊断性操作	
28.2x00		扁桃体切除术不伴腺样增殖体切除术		手术	查：扁桃腺切除术
28.2x01		扁桃体射频消融术		治疗性操作	扁桃体是属于口腔内部的淋巴组织团块，它位于口咽部上皮下方，在舌根咽部周围的上皮下部有好几群淋巴组织。按照口腔中的位置分别称为腭扁桃体咽扁桃体和舌扁桃体。而扁桃体也是容易感染的部位，在医疗技术发达的现在就有射频消融术扁桃体这种新型的治疗方式
28.2x02		扁桃体激光切除术		治疗性操作	
28.2x03		扁桃体等离子切除术		治疗性操作	
28.2x04		内镜下扁桃体切除术		手术	
28.3x00		扁桃体切除术伴腺样增殖体切除术		手术	查：扁桃腺切除术-伴腺样体切除术
28.3x01		扁桃体伴腺样体切除术		手术	
28.3x02		扁桃体部分切除伴腺样体切除术		手术	

主要编码	附加编码	手术名称	别名	操作类别	备注
28.3x03		扁桃体伴腺样体等离子切除术		手术	
28.4x00		扁桃腺残体切除术		手术	
28.5x00		舌扁桃体切除术		手术	
28.5x01		舌扁桃体激光消融术		手术	
28.5x02		内镜下舌扁桃体部分切除术		手术	
28.5x03		舌扁桃体射频消融术		手术	
28.6x00		腺样增殖体切除术不伴扁桃体切除术		手术	
28.6x01		腺样体等离子切除术		手术	
28.6x02		内镜下腺样体切除术		手术	
28.6x03		内镜下残余腺样增殖体切除术		手术	
28.7x00		扁桃体切除术和腺样增殖体切除术后出血的控制		治疗性操作	查：控制-出血--扁桃腺（手术后）或控制-出血--腺样增殖体（手术后）
28.7x01		扁桃体切除术后止血		治疗性操作	
28.7x02		腺样增殖体切除术后止血		治疗性操作	
28.9100		扁桃体和腺样增殖体切开去除异物		手术	查：去除-异物--扁桃体---经切开
28.9200		扁桃体和腺样增殖体病损的切除术		手术	查：切除术-病损（局部的）--扁桃腺；或切除术-病损（局部的）--腺样增殖体
28.9201		扁桃体病损切除术		手术	
28.9202		腺样增殖体病损切除术		手术	
28.9900		扁桃体和腺样增殖体的其他手术		手术	查：手术-扁桃体 NEC
29.0x00		咽切开术		手术	
29.0x01		咽囊引流术		手术	
29.1100		咽镜检查		手术	
29.1200		咽活组织检查		手术	
29.1201		声门上病损活组织检查		手术	
29.1202		鼻咽活组织检查		手术	
29.1203		内镜下鼻咽活组织检查		手术	
29.1204		支撑喉镜下咽部活组织检查		手术	
29.1900		咽的其他诊断性操作		诊断性操作	
29.2x00		鳃裂囊肿或遗迹切除术		手术	

主要编码	附加编码	手术名称	别名	操作类别	备注
29.3100		环咽肌切开术		手术	
29.3200		咽憩室切除术		手术	
29.3201		咽食管憩室切除术		手术	
29.3300		咽切除术［部分］		手术	
29.3301		梨状窝切除术		手术	会厌、杓会厌壁和杓状软骨所围成的入口称喉口，喉口两侧各有一较深的陷窝成为梨状窝，属于下咽的一部分。查：切除术-咽（部分的）
29.3900		咽病损或组织的其他切除术或破坏术		手术	
29.3901		咽部病损切除术		手术	
29.3902		咽旁病损切除术		手术	
29.3903		翼腭窝病损切除术		手术	
29.3904		咽部分切除术		手术	
29.3905		支撑喉镜下咽部病损切除术		手术	
29.3906		支撑喉镜下咽部病损激光切除术		手术	
29.3907		支撑喉镜下咽部病损射频消融术		手术	
29.3908		内镜下鼻咽病损切除术		手术	
29.3909		内镜下梨状窝病损切除术		手术	
29.4x00		咽整形术	咽成形术	手术	
29.4x01		咽重建术		手术	
29.4x02		鼻咽腔闭锁矫正术		手术	
29.4x03		咽射频减容术		手术	该手术是近几年新开展的治疗阻塞性睡眠呼吸暂停低通气综合征的一种微创技术，通过缩小下鼻甲、软腭、悬雍垂、扁桃体和舌根等组织体积，解除上呼吸道阻塞以治疗鼾症和 OSAHS。它以在低温下消融组织，并利用瘢痕组织重建和收缩达到减容目的。查：咽成形术
29.4x04		鼻咽成形术		手术	
29.5100		咽裂伤缝合术		手术	查：修补术-咽 NEC--撕裂（经缝合）
29.5200		鳃裂瘘修补术		手术	
29.5300		咽其他瘘管的闭合术		手术	
29.5301		咽瘘修补术		手术	
29.5302		咽食管瘘切除术		手术	
29.5400		咽粘连松解术		手术	
29.5900		咽的其他修补术		手术	

主要编码	附加编码	手术名称	别名	操作类别	备注
29.5901		咽后壁修补术		手术	
29.9100		咽扩张		手术	
29.9101		鼻咽扩张术		手术	
29.9200		舌咽神经切断		手术	
29.9900		咽的其他手术		手术	
30.0100		喉囊肿的袋形缝合术〔造袋术〕		手术	
30.0900		喉病损或组织的其他切除术或破坏术		手术	
30.0901		声带病损切除术		手术	
30.0902		喉病损切除术		手术	
30.0903		内镜下会厌病损切除术		手术	
30.0904		内镜下会厌病损激光切除术		手术	
30.0905		内镜下声带病损切除术		手术	
30.0906		内镜下声带病损激光切除术		手术	
30.0907		内镜下声带病损射频消融术		手术	
30.0908		内镜下声带剥离术		手术	
30.0909		内镜下喉病损射频消融术		手术	
30.0910		支撑喉镜下声带显微缝合术		手术	对声带病变采用显微镜下切除病变组织并缝合创面。查：切除术-病损--喉
30.0911		支撑喉镜下喉病损切除术		手术	
30.1x00		半喉切除术		手术	查：偏侧喉切除术（前的）（侧的）（垂直的）
30.2100		会厌切除术		手术	
30.2101		会厌扩大切除术		手术	
30.2200		声带切除术		手术	
30.2201		声带部分切除术		手术	
30.2202		声带扩大切除术		手术	
30.2203		内镜下声带部分切除术		手术	
30.2204		内镜下声带切除术		手术	
30.2900		其他部分喉切除术		手术	查：喉切除术-部分的（额侧的）（声门声门上的）（外侧的）（黏膜下）（声门上）（垂直的）
30.2901		舌骨切除术		手术	

主要编码	附加编码	手术名称	别名	操作类别	备注
30.2902		舌骨部分切除术		手术	
30.2903		室带部分切除术		手术	
30.2904		喉软骨切除术		手术	
30.2905		喉软骨部分切除术		手术	
30.2906		喉裂开术		手术	
30.2907		额侧喉部分切除术		手术	
30.2908		声门上喉部分切除术		手术	
30.2909		垂直喉部分切除术		手术	
30.2910		外侧喉部分切除术		手术	
30.2911		喉次全切除术		手术	
30.2912		支撑喉镜下杓状软骨切除术		手术	
30.3x00		全部喉切除术		手术	
30.3x01		全喉扩大切除术		手术	
30.3x02		喉咽切除术		手术	
30.3x03		喉咽食管切除术		手术	
30.3x04		残余喉切除术		手术	
30.4x00		根治性喉切除术		手术	查：喉切除术-伴根治颈清扫术（同时伴有甲状腺切除术）（同时伴有气管造口）
31.0x00		喉注射		治疗性操作	
31.0x01		声带注射		治疗性操作	
31.0x02		声带脂肪移植术		手术	声带内注射脂肪，用来治疗声带麻痹或声带闭合不良。查：植入-惰性材料--声带
31.0x03		内镜下声带脂肪移植术		手术	声带内注射脂肪，用来治疗声带麻痹或声带闭合不良。查：植入-惰性材料--声带
31.0x04		支撑喉镜下声带注射术		治疗性操作	
31.0x05		支撑喉镜下声带充填		手术	
31.1x00		暂时性气管造口术		治疗性操作	
31.2100		纵隔气管造口术		治疗性操作	
31.2900		其他永久性气管造口术		治疗性操作	
31.3x00		喉或气管的其他切开术		治疗性操作	
31.3x01		喉探查术		手术	
31.3x02		气管探查术		手术	
31.3x03		气管切开异物取出术		手术	
31.3x04		内镜下声带切开术		手术	

主要编码	附加编码	手术名称	别名	操作类别	备注
31.4100		气管镜检查，经人工造口		诊断性操作	
31.4200		喉镜检查和其他气管镜检查		诊断性操作	
31.4201		喉镜检查		诊断性操作	
31.4202		气管镜检查		诊断性操作	
31.4300		闭合性［内镜］喉活组织检查		诊断性操作	
31.4301		内镜下声带活组织检查术		诊断性操作	
31.4400		闭合性［内镜］气管活组织检查		诊断性操作	
31.4500		开放性喉或气管活组织检查		手术	
31.4501		开放性气管活组织检查术		手术	
31.4502		开放性喉活组织检查术		手术	
31.4800		喉的其他诊断性操作		诊断性操作	
31.4900		气管的其他诊断性操作		诊断性操作	
31.5x00		气管病损或组织的局部切除术或破坏术		手术	
31.5x01		气管病损切除术		手术	
31.5x02		气管部分切除术		手术	
31.5x03		气管楔形切除术		手术	
31.5x04		内镜下气管病损切除术		手术	
31.6100		喉裂伤缝合术		手术	
31.6200		喉瘘闭合术		手术	
31.6201		喉气管瘘管切除术		手术	
31.6202		喉气管瘘修补术		手术	
31.6300		喉造口修复术		手术	
31.6400		喉骨骨折修补术		手术	查：复位术-骨折--喉
31.6900		喉的其他修补术		手术	
31.6901		喉结成形术		手术	
31.6902		喉成形术		手术	
31.6903		喉功能重建术		手术	查：修补术-喉
31.6904		喉双蒂双肌瓣修复术		手术	
31.6905		环甲膜缩短术		手术	
31.6906		会厌成形术		手术	查：修补术-会厌

主要编码	附加编码	手术名称	别名	操作类别	备注
31.6907		甲状软骨成形术		手术	
31.6908		声门成形术		手术	
31.6909		声带外移术	声带固定术	手术	声带外移术的目的不是改善发声，而是解决呼吸障碍，手术后嗓音往往变差。声带外移术适用于双侧声带麻痹或双侧环杓关节固定引起声带固定不动、声门裂小影响呼吸的患者
31.6910		声带成形术		手术	
31.6911		内镜下声带成形术		手术	
31.6912		内镜下环杓关节复位术		手术	
31.6913		内镜下喉成形术		手术	
31.7100		气管裂伤缝合术		手术	查：修补术-气管--撕裂（经缝合）
31.7200		气管外瘘管闭合术		手术	
31.7201		气管造口闭合术		手术	
31.7300		气管其他瘘管的闭合术		手术	
31.7301		气管食管瘘修补术		手术	查：闭合术（瘘）-气管食管的
31.7302		内镜下气管瘘封堵术		手术	
31.7400		气管造口修复术		手术	查：修复术-造口--气管
31.7500		气管重建术和人工喉建造术		手术	
31.7501		发音重建术		手术	查：建造术-喉，人工
31.7502		发音钮置入术		手术	
31.7503		气管重建术		手术	
31.7504		人工喉建造术		手术	
31.7900		气管其他修补术和整形术		手术	
31.7901		气管成形术		手术	
31.7902		人造气管移植术		手术	
31.7903		气管狭窄修复术		手术	
31.7904		气管膜部修补术		手术	
31.9100		喉神经切断术		手术	
31.9200		气管或喉粘连的松解术		手术	
31.9201		气管粘连松解术		手术	
31.9202		声带粘连松解术		手术	
31.9203		喉粘连松解术		手术	
31.9204		内镜下声带粘连松解术		手术	
31.9300		喉或气管支架置换术		手术	

主要编码	附加编码	手 术 名 称	别　名	操作类别	备　注
31.9301		气管支架置换术		手术	
31.9302		喉支架置换术		手术	
31.9303		内镜下气管支架置换术		手术	
31.9304		内镜下喉支架置换术		手术	
31.9400		气管注入局部作用的治疗性物质		治疗性操作	
31.9500		气管食管造口术		手术	
31.9501		内镜下气管食管造口术		手术	
31.9800		喉的其他手术		手术	
31.9801		声门扩大术		手术	
31.9802		喉扩张术		手术	
31.9803		喉T形管置入术		手术	
31.9804		喉支架调整术		治疗性操作	
31.9805		喉支架取出术		治疗性操作	查：去除-支架--喉
31.9806		喉模取出术		治疗性操作	
31.9807		内镜下喉扩张术		治疗性操作	
31.9808		支撑喉镜下喉蹼切除术		手术	
31.9900		气管的其他手术		手术	
31.9901		气管硅胶管置入术		手术	
31.9902		气管扩张管去除术		治疗性操作	
31.9903		气管球囊扩张术		治疗性操作	
31.9904		气管人工假体置入术		手术	
31.9905		气管悬吊术		手术	
32.0100		内镜下支气管病损或组织切除术或破坏术		手术	
32.0101		内镜下支气管病损切除术		手术	
32.0102		内镜下支气管病损破坏术		手术	
32.0103		胸腔镜下支气管病损切除术		手术	
32.0900		支气管病损或组织的其他局部切除术或破坏术		手术	
32.0901		支气管病损切除术		手术	
32.0902		支气管病损破坏术		手术	
32.1x00		支气管的其他切除术		手术	
32.1x01		支气管袖状切除术		手术	

主要编码	附加编码	手术名称	别名	操作类别	备注
32.1x02		支气管楔形切除术		手术	
32.1x03		支气管部分切除术		手术	
32.1x04		胸腔镜下支气管部分切除术		手术	
32.2000		胸腔镜下肺组织或病损的切除术		手术	
32.2001		胸腔镜下肺楔形切除术		手术	
32.2002		胸腔镜下肺大疱切除术		手术	
32.2003		胸腔镜下肺病损切除术		手术	
32.2004		胸腔镜下肺病损氩氦刀冷冻术		手术	查：破坏-病损（局部的）--肺---内镜----胸腔镜
32.2100		肺大疱折叠术		手术	
32.2101		胸腔镜下肺大疱折叠术		手术	
32.2200		肺容量减少术	肺减容术	手术	查：减缩术，复位术-肺容量
32.2201		胸腔镜下肺减容术		手术	
32.2300		开放性消融肺的病损或肺组织		手术	
32.2400		经皮消融肺的病损或肺组织		治疗性操作	
32.2500		胸腔镜下消融肺的病损或肺组织		手术	
32.2600		肺病损或肺组织的其他和未特指的消融		手术	
32.2700		支气管镜支气管热成形术，气道平滑肌消融		手术	
32.2800		内镜下肺病损或肺组织的切除术或破坏术		手术	
32.2801		内镜下肺病损切除术		手术	
32.2802		内镜下肺大疱切除术		手术	
32.2803		内镜下肺病损激光切除术		手术	
32.2804		内镜下肺病损电凝切除术		手术	
32.2900		肺病损或组织的其他局部切除术或破坏术		手术	
32.2901		肺病损切除术		手术	
32.2902		肺大疱切除术		手术	
32.2903		肺袖式切除术		手术	

主要编码	附加编码	手术名称	别名	操作类别	备注
32.2904		肺楔形切除术		手术	
32.2905		肺部分切除术		手术	
32.3000		胸腔镜肺叶节段切除术		手术	
32.3001		胸腔镜下肺叶部分切除术		手术	查：叶切除术-肺--部分的---胸腔镜的
32.3900		其他和未特指的肺叶节段切除术		手术	
32.3901		肺节段切除术		手术	
32.3902		肺叶部分切除术		手术	查：叶切除术-肺（完全）--部分的
32.4100		胸腔镜下肺叶切除术		手术	查：叶切除术-肺（完全）--胸腔镜的
32.4101		胸腔镜下肺叶伴邻近肺叶节段切除术		手术	查：叶切除术-肺（完全）--节段的（伴邻近叶切除术）---胸腔镜的
32.4900		其他肺叶切除术		手术	
32.4901		肺叶伴邻近肺叶节段切除术		手术	查：叶切除术-肺肺（完全）--节段的（伴邻近叶切除术）
32.4902		肺叶切除术		手术	查：叶切除术-肺（完全）
32.4903		肺叶袖状切除术	袖状肺叶切除术、袖型肺叶切除术	手术	肺叶袖状切除术简称袖切。可分为支气管袖状肺叶切除术和支气管袖状、肺动脉袖状肺叶切除术。部分肺癌患者癌变位于一个肺叶内，但已侵及局部主支气管或中间支气管，为了保留正常的邻近肺叶，避免做一侧全肺切除术，可以切除病变的肺叶及一段受累的支气管，再吻合支气管上下切端，临床上称为支气管袖状肺叶切除术。如果相伴的肺动脉局部受侵，也可以同时做部分切除，端端吻合，称为支气管袖状、肺动脉袖状肺叶切除术。手术中，应同时行系统性肺门及纵隔淋巴结清除术
32.5000		胸腔镜下肺切除术		手术	
32.5001		胸腔镜下全肺切除术伴纵隔淋巴清扫		手术	
32.5900		其他和未特指的肺切除术		手术	
32.5901		全肺切除术伴纵隔淋巴结清扫术		手术	
32.6x00		胸腔结构的根治性清扫术		手术	
32.9x00		其他的肺切除术		手术	
33.0x00		支气管切开术		手术	
33.0x01		支气管造口术		手术	
33.0x02		支气管切开引流术		治疗性操作	
33.0x03		支气管切开异物取出术		手术	

主要编码	附加编码	手术名称	别名	操作类别	备注
33.0x04		支气管血肿清除术		手术	
33.1x00		肺切开术		手术	
33.1x01		肺大疱外引流术		手术	
33.1x02		肺切开血肿清除术		手术	
33.1x03		肺切开引流术		手术	
33.1x04		肺内异物取出术		手术	
33.1x05		胸腔镜下肺切开引流术		手术	
33.1x06		胸腔镜下肺切开血肿清除术		手术	
33.2000		胸腔镜肺活组织检查		手术	
33.2100		经人工造口的支气管镜检查		诊断性操作	
33.2200		光导纤维支气管镜检查	纤维支气管镜检查	诊断性操作	
33.2300		其他支气管镜检查		诊断性操作	
33.2301		超声支气管镜检查		诊断性操作	超声支气管镜是一种在支气管镜前端安装超声探头的设备（EBUS）。一些位于气管或支气管外的病变是常规纤维支气管镜检查的"盲区"，因为常规气管镜只能看到位于气管、支气管内的病变，而对管外的病变常常无能为力。EBUS能通过超声定位支气管外的病变的具体位置，并在彩色多普勒的引导下避开血管，通过针吸和活组织检查获得相应部位的细胞和组织，从而达到确诊疾病的目的。查：支气管镜检查NEC
33.2302		电子支气管镜检查		诊断性操作	
33.2400		闭合性［内镜的］支气管活组织检查		诊断性操作	
33.2401		支气管镜下肺泡灌洗术		诊断性操作	查：冲洗，灌洗-肺（全部）（整个）--诊断性（内镜的）支气管肺泡灌洗
33.2402		超声内镜下支气管穿刺活组织检查术		诊断性操作	
33.2403		纤维支气管镜检查伴肺泡灌洗术		诊断性操作	
33.2404		气管镜肺泡灌洗术		诊断性操作	
33.2405		气管镜刷检术		诊断性操作	
33.2500		开放性支气管活组织检查		手术	
33.2600		闭合性［经皮］［针吸］肺活组织检查		诊断性操作	
33.2700		闭合性肺内镜活组织检查		诊断性操作	

主要编码	附加编码	手 术 名 称	别　名	操作类别	备　注
33.2701		气管镜透壁针吸活组织检查		诊断性操作	
33.2702		超声支气管镜下肺活组织检查		诊断性操作	
33.2703		支气管镜肺穿刺抽吸术		诊断性操作	
33.2704		支气管超声内镜肺活组织检查		诊断性操作	
33.2800		开放性肺活组织检查		手术	
33.2900		肺和支气管的其他诊断性操作		诊断性操作	
33.3100		膈神经破坏术用于肺萎陷		手术	
33.3200		人工气胸用于肺萎陷		手术	
33.3201		胸膜腔注气术	人工气胸	手术	查：气胸（人工的）（外科手术的）-胸膜内的
33.3202		胸腔镜下胸腔注气术		手术	
33.3300		气腹用于肺萎陷		手术	
33.3400		胸廓成形术		手术	胸廓成形术是将不同数目的肋骨节段行骨膜下切除，使该部分胸壁下陷后靠近纵隔，并使其下面的肺得到萎陷，因而是一种萎陷疗法
33.3401		部分胸廓成形术		手术	
33.3402		胸廓改良成形术		手术	
33.3403		胸膜外胸廓成形术		手术	胸膜外胸廓成形术是在骨膜下切除一组肋骨，使局部胸壁塌陷，以缩小该部位胸腔的手术。术后6～8周从骨膜新生的肋骨将保持局部胸壁塌陷，使胸腔永远缩小
33.3900		肺的其他手术性萎陷		手术	
33.3901		肺粘连松解术		手术	
33.3902		胸膜粘连松解术		手术	
33.3903		胸腔镜下胸膜粘连松解术		手术	
33.4100		支气管裂伤缝合术		手术	
33.4200		支气管瘘闭合术		手术	
33.4201		内镜下支气管食管瘘闭合术		手术	
33.4300		肺裂伤闭合术	肺裂伤修补术	手术	
33.4800		支气管的其他修补术和整形术		手术	
33.4801		胸腔镜下支气管成形术		手术	
33.4802		支气管成形术		手术	

主要编码	附加编码	手术名称	别名	操作类别	备注
33.4803		支气管吻合术		手术	
33.4804		气管支气管吻合术		手术	
33.4805		支气管修补术		手术	
33.4900		肺其他修补术和整形术		手术	
33.4901		肺修补术		手术	
33.4902		胸腔镜下肺修补术		手术	
33.5000		肺移植术		手术	
33.5100		单侧肺移植术		手术	
33.5200		双侧肺移植术		手术	
33.6x00		心脏-肺联合移植术		手术	
33.7100		内镜支气管瓣膜置入或置换，单叶		手术	
33.7101		经内镜支气管瓣膜置入，单叶		手术	
33.7102		经内镜支气管瓣膜置换，单叶		手术	
33.7200		内镜肺气道流量测量		诊断性操作	
33.7300		经内镜置入或置换支气管瓣膜，多叶		手术	
33.7301		经内镜支气管瓣膜置入，多叶		手术	
33.7302		经内镜支气管瓣膜置换，多叶		手术	
33.7800		内镜下去除支气管装置或物质		治疗性操作	
33.7801		内镜下支气管异物取出术		治疗性操作	
33.7802		气管镜支气管支架取出术		治疗性操作	
33.7900		内镜下置入其他支气管装置或物质		治疗性操作	
33.7901		气管镜支气管支架置入术		治疗性操作	
33.9100		支气管扩张		治疗性操作	
33.9101		支气管球囊扩张术		治疗性操作	
33.9200		支气管结扎术		手术	
33.9300		肺穿刺		治疗性操作	
33.9301		肺穿刺抽吸术		治疗性操作	
33.9302		肺穿刺引流术		治疗性操作	
33.9800		支气管的其他手术		手术	

主要编码	附加编码	手术名称	别名	操作类别	备注
33.9900		肺的其他手术		手术	
33.9901		肺灌洗术		治疗性操作	查：冲洗，灌洗-肺（全部）（整个）
33.9902		胸壁粘连松解术		手术	
33.9903		气管镜肺灌洗术		治疗性操作	
34.0100		胸壁切开术		手术	
34.0101		胸壁切开引流术		手术	
34.0102		胸壁切开异物取出术		手术	
34.0103		胸壁切开血肿清除术		手术	
34.0200		探查性胸廓切开术		手术	
34.0300		近期胸廓切开部位的再切开		手术	
34.0301		胸腔术后再切开止血术		手术	查：控制-出血--胸膜，胸膜腔---手术后（复发性）
34.0400		肋间导管置入用于引流		治疗性操作	
34.0401		胸腔闭式引流术	胸腔置管引流术	治疗性操作	查：导管插入术-胸
34.0402		胸腔闭式引流管调整术		治疗性操作	
34.0500		创建胸膜腹膜分流术		手术	
34.0600		胸腔镜胸膜腔引流		手术	
34.0900		胸膜其他切开术		手术	
34.0901		胸膜切开血肿清除术		手术	
34.0902		胸腔切开脓肿清除术		手术	
34.0903		胸腔切开引流术		手术	
34.0904		开胸异物取出术		手术	
34.0905		胸腔镜下胸腔切开异物取出术		手术	
34.0906		胸腔镜下胸腔切开止血术		手术	查：控制-出血--胸膜，胸膜腔
34.1x00		纵隔切开术		手术	
34.1x01		纵隔切开引流术		手术	
34.1x02		纵隔探查术		手术	
34.1x03		纵隔切开异物取出术		手术	
34.1x04		纵隔血肿清除术		手术	
34.1x05		胸腔镜下纵隔切开引流术		手术	
34.2000		胸腔镜胸膜活组织检查		手术	
34.2100		经胸膜胸腔镜检查	胸腔镜检查术	手术	
34.2200		纵隔镜检查		手术	

主要编码	附加编码	手 术 名 称	别 名	操作类别	备 注
34.2300		胸壁活组织检查		手术	
34.2301		胸腔镜下胸壁活组织检查术		手术	
34.2400		其他胸膜活组织检查		手术	
34.2500		闭合性纵隔［经皮］［针吸］活组织检查		手术	
34.2501		内镜下纵隔活组织检查		诊断性操作	
34.2502		胸腔镜下纵隔活组织检查		诊断性操作	
34.2600		开放性纵隔活组织检查		手术	
34.2700		横膈活组织检查		手术	
34.2800		胸壁、胸膜和横膈的其他诊断性操作		诊断性操作	
34.2900		纵隔其他诊断性操作		诊断性操作	
34.3x00		纵隔病损或组织的切除术或破坏术		手术	
34.3x01		经皮纵隔病损射频消融术		治疗性操作	
34.3x02		纵隔病损切除术		手术	
34.3x03		纵隔病损射频消融术		手术	
34.3x04		胸腔镜下纵隔病损切除术		手术	
34.3x05		纵隔镜下纵隔病损切除术		手术	
34.4x00		胸壁病损的切除术或破坏术		手术	
34.4x01		胸壁病损切除术		手术	
34.4x02		胸壁部分切除术		手术	
34.4x03		胸腔镜下胸壁病损切除术		手术	
34.5100		肺皮质剥除术		手术	
34.5101		胸膜剥脱术		手术	查：去皮质术-肺
34.5200		胸腔镜肺剥离	胸腔镜下胸膜剥脱术	手术	
34.5900		胸膜其他切除术		手术	
34.5901		胸膜部分切除术		手术	
34.5902		胸膜病损切除术		手术	
34.5903		胸膜切除术		手术	
34.5904		胸腔镜下胸膜病损切除术		手术	

主要编码	附加编码	手术名称	别名	操作类别	备注
34.6x00		胸膜划痕术	胸膜磨擦术	手术	查：磨擦-胸膜
34.6x01		胸膜硬化术		手术	
34.6x02		胸腔镜下胸膜划痕术	胸腔镜下胸膜磨擦术	手术	查：磨擦-胸膜
34.7100		胸壁裂伤缝合术		手术	
34.7101		胸壁清创缝合术		手术	
34.7200		胸廓造口闭合术		手术	
34.7300		胸其他瘘管闭合术		手术	
34.7301		支气管胸膜瘘闭合术	支气管胸膜瘘修补术	手术	
34.7302		胸壁瘘管闭合术	胸壁瘘管修补术	手术	
34.7303		支气管镜下支气管胸膜瘘修补术		手术	
34.7400		胸变形修补术		手术	
34.7401		漏斗胸畸形矫正术	胸骨反转术、胸骨上抬术	手术	查：修补术-漏斗胸
34.7402		胸腔镜下漏斗胸矫正术		手术	
34.7403		胸腔镜下胸廓畸形矫正术		手术	
34.7900		胸壁其他修补术		手术	
34.8100		横膈病损或横膈组织切除术		手术	
34.8101		横膈病损切除术		手术	
34.8102		横膈部分切除术		手术	
34.8200		横膈裂伤缝合术		手术	
34.8300		横膈瘘闭合术		手术	
34.8301		胸腹瘘管切除术		手术	
34.8302		胸胃瘘管切除术		手术	
34.8303		胸肠瘘管切除术		手术	
34.8400		横膈其他修补术		手术	
34.8500		横膈起搏器置入		手术	查：置入-起搏器--横膈
34.8900		横膈其他手术		手术	
34.9100		胸腔穿刺术		治疗性操作	
34.9101		胸腔穿刺抽液术		治疗性操作	
34.9102		胸腔穿刺抽气术		治疗性操作	
34.9103		超声引导下胸腔穿刺术		治疗性操作	
34.9104		CT引导下胸腔穿刺术		治疗性操作	
34.9200		胸腔内注射		治疗性操作	

主要编码	附加编码	手术名称	别名	操作类别	备注
34.9201		化学胸膜固定术		治疗性操作	查：胸膜粘连术-化学的
34.9202		胸膜腔药物注射治疗		治疗性操作	
34.9203		胸腔镜下化学胸膜固定术		手术	查：胸膜粘连术-化学的
34.9300		胸膜修补术		手术	
34.9301		带蒂大网膜胸腔移植术		手术	
34.9302		胸腔镜下胸膜修补术		手术	
34.9900		胸其他手术		手术	
34.9901		胸腔粘连松解术		手术	
34.9902		胸膜固定术		手术	
34.9903		纵隔松解术		手术	
34.9904		胸腔镜下胸腔粘连松解术		手术	
34.9905		胸腔镜下胸膜固定术		手术	
35.0000		闭合性心脏瓣膜切开术		手术	这里的"闭合"是相对于"开放性直视手术"而言，它的入路指的是切开胸骨、切开心包。查：瓣膜切除术，心脏-瓣膜切开术，心脏（闭合性心脏技术）
35.0100		闭合性心脏瓣膜切开术，主动脉瓣		手术	
35.0101		主动脉瓣闭式扩张术	主动脉瓣闭式成形术	手术	
35.0200		闭合性心脏瓣膜切开术，二尖瓣		手术	
35.0201		二尖瓣闭式扩张术	二尖瓣闭式成形术	手术	
35.0300		闭合性心脏瓣膜切开术，肺动脉瓣		手术	
35.0301		肺动脉瓣闭式扩张术	肺动脉瓣闭式成形术	手术	
35.0400		闭合性心脏瓣膜切开术，三尖瓣		手术	
35.0401		三尖瓣闭式扩张术	三尖瓣闭式成形术	手术	
35.0500		血管内主动脉瓣置换		手术	
35.0501		经导管主动脉瓣置入术	TAVI手术	手术	
35.0502		经导管主动脉瓣置换术	TAVR手术	手术	
35.0600		经心尖主动脉瓣置换		手术	
35.0601		胸腔镜下主动脉瓣生物瓣膜置换术		手术	

主要编码	附加编码	手 术 名 称	别　名	操作类别	备　注
35.0602		胸腔镜下主动脉瓣机械瓣膜置换术		手术	
35.0603		胸腔镜下主动脉瓣成形术		手术	
35.0700		血管内肺动脉瓣置换		手术	
35.0701		经导管肺动脉瓣置入术	PPVI手术	手术	
35.0800		经心尖肺动脉瓣置换		手术	
35.0801		胸腔镜下肺动脉瓣生物瓣膜置换术		手术	
35.0802		胸腔镜下肺动脉瓣机械瓣膜置换术		手术	
35.0803		胸腔镜下肺动脉瓣成形术		手术	
35.0900		心脏瓣膜的血管内置换	经导管心脏瓣膜置换术	手术	瓣膜置换术是指心脏瓣膜病病人的心脏瓣膜结构受到严重的破坏，如二尖瓣的瓣叶增厚、钙化、纤维化、腱索缩短、主动脉瓣的狭窄或丧失功能的关闭不全时，需要切除已遭病变破坏的瓣膜，然后将一种人工制成的机械瓣膜、生物瓣膜或同种的瓣膜通过手术缝合的方法固定在原来的瓣膜的位置上，人工心脏瓣膜将替代原来心脏瓣膜的功能，这种手术方法就叫做瓣膜置换术
35.1000		无置换的开放性心脏瓣膜成形术		手术	心脏瓣膜成形术，即在不损害心脏瓣膜自身结构完整性的前提下，通过特殊的修复技术对瓣膜病变进行修复，使之改善和恢复瓣膜以及心脏功能。查：瓣膜成形术-心脏（开放性心脏技术）（不伴有瓣膜置换）
35.1100		无置换的开放性主动脉瓣成形术		手术	
35.1101		主动脉瓣成形术		手术	
35.1200		无置换的开放性二尖瓣成形术		手术	
35.1201		二尖瓣成形术		手术	
35.1202		胸腔镜下二尖瓣成形术		手术	
35.1300		无置换的开放性肺动脉瓣成形术		手术	
35.1301		肺动脉瓣成形术		手术	
35.1400		无置换的开放性三尖瓣成形术		手术	
35.1401		三尖瓣成形术		手术	

主要编码	附加编码	手术名称	别名	操作类别	备注
35.1402		胸腔镜下三尖瓣成形术		手术	
35.2000		心脏瓣膜切开和其他置换术		手术	
35.2100		主动脉瓣切开和其他置换伴有组织移植物		手术	
35.2101		主动脉瓣生物瓣膜置换术		手术	
35.2200		主动脉瓣切开和其他置换术		手术	
35.2201		主动脉瓣机械瓣膜置换术		手术	
35.2300		二尖瓣切开和其他置换术伴有组织移植物		手术	
35.2301		二尖瓣生物瓣膜置换术		手术	
35.2302		胸腔镜下二尖瓣生物瓣置换术		手术	
35.2400		二尖瓣切开和其他置换术		手术	
35.2401		二尖瓣机械瓣膜置换术		手术	
35.2402		胸腔镜下二尖瓣机械瓣膜置换术		手术	
35.2500		肺动脉瓣切开和其他置换术伴有组织移植物		手术	
35.2501		肺动脉瓣生物瓣膜置换术		手术	
35.2600		肺动脉瓣切开和其他置换术		手术	
35.2601		肺动脉瓣机械瓣膜置换术		手术	
35.2700		三尖瓣切开和其他置换术伴有组织移植物		手术	
35.2701		三尖瓣生物瓣膜置换术		手术	
35.2702		胸腔镜下三尖瓣生物瓣膜置换术		手术	
35.2800		三尖瓣切开和其他置换术		手术	
35.2801		三尖瓣机械瓣膜置换术		手术	
35.2802		胸腔镜下三尖瓣机械瓣膜置换术		手术	

主要编码	附加编码	手术名称	别名	操作类别	备注
35.3100		乳头肌手术		手术	
35.3101		心脏乳头肌修补术		手术	
35.3200		腱索手术		手术	
35.3201		腱索修补术		手术	
35.3202		腱索切断术		手术	
35.3300		瓣环成形术		手术	
35.3400		动脉圆锥切除术	右室流出道疏通术、右心室漏斗部肥厚肌束切除术	手术	动脉圆锥或漏斗部又称"右室流出道"，在右心室前上方，内壁光滑无肉柱，呈锥状体，其上端借肺动脉中通肺动脉干。手术经过：胸部正中切口入路，纵行切开心包，建立体外循环，做右室流出道斜切口或纵切口，显露漏斗部肥厚肌束，切除肥厚的隔束、壁束及肥厚的室上嵴和漏斗部前壁肥厚的肌肉。术毕若流出道仍有狭窄，则需用自体心包片或人工血管片加宽右室流出道
35.3500		心肉柱手术	右室流入道疏通术	手术	
35.3501		主动脉瓣膜下环切除术		手术	
35.3900		心脏瓣膜其他邻近结构的手术		手术	
35.3901		主动脉窦修补术	Valsalva 窦修补术、瓦尔萨尔瓦窦修补术	手术	主动脉瓣与主动脉壁之间形成的袋状间隙称主动脉窦，又叫 Valsalva 窦或瓦尔萨尔瓦窦。查：修补术-窦--瓦尔萨尔瓦的（动脉瘤）
35.4100		已存在的房间隔缺损扩大术		手术	查：房间隔造口术（心房）
35.4200		建造心脏间隔缺损		手术	
35.4201		布莱洛克-汉隆手术	Blalock-Hanlon 手术	手术	
35.5000		心脏间隔缺损的假体修补术		手术	
35.5100		心房间隔缺损的假体修补术，切开法		手术	
35.5101		卵圆孔未闭假体修补术		手术	
35.5200		心房间隔缺损假体修补术，闭合法		手术	
35.5201		房间隔缺损闭式封堵术		手术	查：闭合-房间隔缺损--伴伞状装置（KingMills 型）
35.5202		卵圆孔未闭闭式封堵术		手术	
35.5300		心室间隔缺损假体修补术，切开法		手术	

主要编码	附加编码	手 术 名 称	别 名	操作类别	备 注
35.5301		室间隔缺损假体修补术		手术	
35.5400		心内膜垫缺损假体修补术		手术	
35.5500		假体心室间隔修补术,闭合法	闭式室间隔假体修补术	手术	
35.5501		室间隔缺损闭式封堵术	闭式室间隔缺损封堵术	手术	
35.6000		心脏间隔缺损修补术,用组织移植物		手术	
35.6100		用组织移植物的心房间隔缺损修补术		手术	
35.6101		房间隔缺损组织补片修补术		手术	
35.6102		卵圆孔未闭组织补片修补术		手术	
35.6200		用组织移植物的心室间隔缺损修补术	室间隔缺损组织补片修补术	手术	
35.6201		室间隔缺损组织补片修补术		手术	
35.6300		用组织移植物的心内膜垫缺损修补术	心内膜垫缺损组织补片修补术	手术	
35.7000		心脏间隔缺损的其他和未特指的修补术		手术	
35.7100		心房间隔缺损的其他和未特指的修补术		手术	
35.7101		胸腔镜下房间隔缺损修补术		手术	
35.7200		心室间隔缺损的其他和未特指的修补术		手术	
35.7201		胸腔镜下室间隔缺损修补术		手术	
35.7300		心内膜垫缺损的其他和未特指的修补术		手术	
35.7301		胸腔镜下心内膜垫缺损修补术		手术	
35.8100		法洛四联症全部修补术	法洛四联症根治术	手术	法洛四联症是一种常见的先天性心脏畸形,其基本病理为室间隔缺损、肺动脉狭窄、主动脉骑跨和右心室肥厚。手术一般主张应用体外循环,心内矫正操作包括室间隔缺损修补、妥善解除右室流出道梗阻
35.8200		全部异常肺静脉连接的修补术	肺静脉异位引流矫正术	手术	
35.8201		完全肺静脉异位引流矫正术		手术	查:修补术-肺动静脉异常连接--全部的

主要编码	附加编码	手 术 名 称	别 名	操作类别	备 注
35.8300		动脉干全部修补术		手术	
35.8301		肺动脉干全部修补术		手术	
35.8302		肺动脉干全部矫正术伴室间隔缺损假体修补术		手术	
35.8303		肺动脉干全部修补术伴右室代替肺动脉供血建造术		手术	
35.8304		主动脉-肺动脉间隔缺损修补术		手术	该手术常规在体外循环下进行。在主-肺动脉间隔缺损上方阻断主动脉，心搏停止后切开缺损前壁，探查缺损情况。若缺损小可直接缝合。当缺损较大时，可经缺损前壁切口应用补片修补。查：修补术-主动脉肺动脉开窗术
35.8305		肺动脉干加宽术		手术	
35.8306		主动脉弓离断矫治术		手术	主动脉弓离断是一种少见的先天性心脏病，最早于1778年由Steidele所记载并定义为升主动脉与降主动脉间缺乏交通性连接。矫治方法采用升主动脉或锁骨下动脉下转和降主动脉间直接吻合，或补片加宽吻合以及人工血管移植吻合。一期矫治术在非体外循环下经侧开胸重建主动脉弓与降主动脉连续性并肺动脉环缩术；二期体外循环下正中切口矫治合并心内畸形及肺动脉环缩拆除术。查：修补术-动脉干--全部的
35.8307		完全动脉干矫正术		手术	
35.8308		完全动脉干矫正伴室间隔缺损假体置入术		手术	
35.8309		共同动脉干矫正术	永存动脉干修复术	手术	永存动脉干又名共同动脉干，是一种非常少见的先天性心脏畸形，其特征是一单根的动脉干起源于两个心室腔的基底部，极少情况也有一侧肺动脉起源于共干，而对侧肺的供血则来自肺动脉侧支或动脉导管未闭。绝大多数伴有室间隔缺损。共同动脉干矫正术手术：经胸骨正中切口，体外循环下进行，但在体外转流阻断主动脉前，先要钳夹左、右肺动脉，以免发生急性肺水肿，然后从动脉干上切断肺动脉。如肺动脉有两个分开的开口，则将两个开口连同一片主动脉壁一起切下，动脉干后壁的缺损和室间隔缺损用补片修补，使动脉干只与左心室相通。应用带瓣外导管建立右心室与肺动脉连接。查：分流-右心室和肺动脉（末端）--于修补术的---动脉干

主要编码	附加编码	手 术 名 称	别　　名	操作类别	备　　注
35.8400		大血管移位的全部矫正术		手术	
35.9100		心房内静脉回流转位术		手术	
35.9101		马斯塔德手术	Mustard 手术	手术	
35.9102		心房内调转术	Senning 手术	手术	
35.9200		建立右心室和肺动脉通道		手术	查：形成-通道--右心室和肺动脉
35.9201		拉斯特里手术	Rastelli 术、右心室-肺动脉分流术	手术	
35.9202		REV 手术		手术	REV 手术是指将主动脉、肺动脉充分游离后切断，将肺动脉提至主动脉前方，重新吻合主动脉，用肺动脉重建右心室流出道。查：分流-右心室和肺动脉
35.9300		建立左心室和主动脉间通道		手术	
35.9301		左心室双出口直视修复术		手术	两根大动脉（主动脉、肺动脉）完全或大部分起源于左心室称为左心室双出口。查：形成-通道--左心室和主动脉
35.9302		左心室尖-主动脉分流术		手术	
35.9400		建立心房和肺动脉间通道		手术	查：形成-通道--右心房和肺动脉
35.9401		方坦手术	Fontan 手术，肺动脉下心室旷置术	手术	是治疗三尖瓣闭锁、单心室、肺动脉闭锁、多脾症、无脾症等复杂心内畸形的手术方法，1971 年法国学者 Fontan 首先报道，故名为"Fontan 手术"，手术基本方法是施行右心房-肺动脉转流。仅行右房与肺动脉之间的带瓣管道或直接吻合，称为改良的 Fontan 手术
35.9402		改良方坦手术	改良 Fontan 手术	手术	
35.9500		心脏矫正性操作的修复术		手术	
35.9501		心脏间隔补片再缝合术		手术	
35.9502		人工瓣膜瓣周漏修补术		手术	
35.9600		经皮球囊瓣膜成形术		手术	
35.9601		经导管肺动脉瓣球囊扩张成形术		手术	
35.9602		经导管主动脉瓣球囊扩张成形术		手术	

主要编码	附加编码	手 术 名 称	别　名	操作类别	备　注
35.9603		经导管三尖瓣球囊扩张成形术		手术	
35.9604		经导管二尖瓣球囊扩张成形术		手术	
35.9700		经皮二尖瓣修补伴植入		手术	
35.9800		心脏间隔的其他手术		手术	
35.9900		心脏瓣膜的其他手术		手术	
36.0300		开胸冠状动脉血管成形术		手术	
36.0301		冠状动脉内膜切除术		手术	
36.0302		冠状动脉内膜切除伴补片修补术		手术	
36.0303		冠状动脉血栓切除术		手术	查：血栓动脉内膜切除术-冠状动脉--开胸入路
36.0400		冠状动脉内血栓溶解药输注		治疗性操作	
36.0600		非-药物洗脱冠状动脉支架置入		治疗性操作	查：插入-冠状动脉--支架，非药物洗脱
36.0601		冠状动脉药物涂层支架置入术		治疗性操作	查：插入-支架--动脉---冠状（药物涂层）
36.0602		冠状动脉裸支架置入术		治疗性操作	查：插入-支架--动脉---冠状（裸）
36.0700		药物洗脱冠状动脉支架置入		治疗性操作	查：插入-冠状动脉--支架，药物洗脱
36.0701		冠状动脉生物可吸收支架置入术		治疗性操作	血管支架是外科手术放入人体血管或其他管内以扩充血管，防止或减少阻塞的器件。传统的支架用金属制造，但用金属支架容易出现一些缺点：如可能形成血栓，阻碍血运重建，不利多层 CT 造影等。为克服这些缺点，故研究生物可吸收支架。目前，该类材料应用较多的为胶原或明胶蛋白包埋的或表面处理的可降解材料的无纺网，例如：聚乳酸、聚羟基酸和多肽等的无纺布或无纺网等。值得一提的是，由于内皮细胞在抗血栓形成、抑制血小板聚集、分泌血管活性因子等方面的重要作用，于是将新鲜获取或体外培养的内皮细胞直接种植于人工血管的内表面，成为首选的努力方向。查：插入-冠状动脉--支架，药物洗脱
36.0900		冠状动脉梗阻的其他去除术		治疗性操作	
36.1000		主动脉冠状动脉旁路移植，为心脏血管再形成术		手术	

主要编码	附加编码	手　术　名　称	别　名	操作类别	备　注
36.1100		一根冠状动脉的（主动脉）冠状动脉旁路移植		手术	
36.1200		二根冠状动脉的（主动脉）冠状动脉旁路移植		手术	
36.1300		三根冠状动脉的（主动脉）冠状动脉旁路移植		手术	
36.1400		四根或以上冠状动脉的（主动脉）冠状动脉旁路移植		手术	
36.1500		单乳房内动脉-冠状动脉旁路移植		手术	
36.1600		双乳房内动脉-冠状动脉旁路移植		手术	
36.1700		腹动脉-冠状动脉旁路移植		手术	
36.1900		其他搭桥吻合术，为心脏血管再形成术		手术	
36.2x00		动脉植入的心脏血管再形成术		手术	
36.3100		开胸经心肌的血管再形成术		手术	
36.3200		其他经心肌的血管再形成术		手术	
36.3300		内镜下经心肌血管再形成术		治疗性操作	
36.3400		经皮经心肌血管再形成术		治疗性操作	
36.3900		其他心脏血管再形成术		手术	
36.3901		心肌细胞移植术		手术	
36.9100		冠状血管动脉瘤修补术		手术	
36.9900		心脏血管的其他手术		手术	
36.9901		冠状动脉肺动脉瘘封堵术		手术	查：修补术-动静脉瘘--经或伴---结扎----冠状
36.9902		冠状动脉结扎术		手术	
36.9903		冠状动脉瘘修补术		手术	
37.0x00		心包穿刺术		治疗性操作	
37.0x01		超声引导下心包穿刺引流术		治疗性操作	

主要编码	附加编码	手术名称	别名	操作类别	备注
37.1000		心脏切开术，未特指部位		手术	37.10 心脏切开术 NOS，NOS 的含义为未特指具体部位。分类时不应使用此编码，应按照实际情况具体分类至 37.11-37.12
37.1100		心脏切开术		手术	
37.1101		心肌切开术		手术	
37.1102		心内膜切开术		手术	
37.1103		心室切开术		手术	
37.1104		心房切开术		手术	
37.1200		心包切开术		手术	
37.1201		心包粘连松解术		手术	
37.1202		心包异物取出术		手术	
37.1203		心包开窗术		手术	
37.1204		心包切开引流术		手术	
37.2000		非侵入性程序化电刺激〔NIPS〕		诊断性操作	查：刺激（电的）-除颤器--非入侵性程序化电刺激（NIPS）
37.2100		右心导管置入		诊断性操作	查：导管插入术-心的--右
37.2200		左心导管置入		诊断性操作	
37.2300		联合的右心和左心导管置入		诊断性操作	
37.2400		心包活组织检查		手术	
37.2401		胸腔镜下心包活组织检查		手术	
37.2500		心脏活组织检查		手术	
37.2501		心肌活组织检查		手术	
37.2600		侵入性电生理测定导管术		诊断性操作	查：EPS（电生理测定）-导管侵入性电生理测定
37.2700		心脏标测图		诊断性操作	
37.2800		心内超声心动图		诊断性操作	
37.2900		心脏和心包的其他诊断性操作		诊断性操作	
37.2901		希氏束电图		诊断性操作	从希氏束部位描记到的心电活动图形称为希氏束电图，常用其英文缩写 HBE 表示。查：希氏束描记
37.3100		心包切除术		手术	
37.3101		心包剥脱术		手术	心包剥脱术适用于慢性缩窄性心包炎。查：去皮质术-心包
37.3102		心包部分切除术		手术	
37.3103		心包病损切除术		手术	
37.3104		胸腔镜下心包病损切除术		手术	
37.3200		心脏动脉瘤切除术		手术	查：动脉瘤切除术-心脏

主要编码	附加编码	手 术 名 称	别 名	操作类别	备 注
37.3201		心室动脉瘤折叠术	室壁瘤折叠术	手术	
37.3202		心脏动脉瘤修补术		手术	
37.3300		心脏其他病损或组织的切除术或破坏术,开放性入路		手术	
37.3301		心房病损切除术		手术	
37.3302		心脏射频消融术		治疗性操作	射频消融这种介入性非手术治疗是目前治疗心律失常的一个较为完美的方法,心律失常与心肌组织的内部变异有着密切的关系,这也成为射频消融治疗心律失常的病理解剖基础,这种方法是将某种形式的能量经过心脏导管送到心脏内的待消融部位,破坏或切除这些异常的心肌组织
37.3303		心脏微波消融术		治疗性操作	微波消融术是利用专门的治疗针（微波天线或微波"刀头"）,在超声引导下经皮肤穿刺直接进入肿瘤病灶,利用热效应原理,使肿瘤组织局部在几分钟内达到60~100℃的高温,达到"烧死"肿瘤细胞的目的,而周围组织极少或不发生损伤,达到治疗的效果
37.3304		心房部分切除术		手术	
37.3305		心室病损切除术		手术	
37.3306		心脏射频消融改良迷宫术		治疗性操作	
37.3307		心肌部分切除术		手术	
37.3308		传导束切断术		手术	
37.3400		心脏其他病损或组织的切除术或破坏术,血管内入路		手术	
37.3401		经导管心脏射频消融术		治疗性操作	查:消融（切除）-病损--心脏---经周围血管插入导管
37.3402		经导管心脏射频消融改良迷宫术		治疗性操作	
37.3403		经导管心脏冷冻消融术		治疗性操作	查:破坏-病损--心脏---经导管消融,切除
37.3404		经导管心脏化学消融术		治疗性操作	
37.3405		经导管心脏微波消融术		治疗性操作	
37.3500		部分心室切除术		手术	
37.3501		改良 Morrow 手术		手术	
37.3502		心室减容术	Batista 手术	手术	
37.3600		左心耳破坏或切除术[LAA]		手术	

主要编码	附加编码	手术名称	别名	操作类别	备注
37.3700		其他心脏组织或病损消融、切除或破坏，胸腔镜入路		手术	
37.3701		胸腔镜下心房病损切除术		手术	
37.3702		胸腔镜下心脏射频消融术		手术	
37.3703		胸腔镜下心脏射频消融改良迷宫术		手术	
37.3704		胸腔镜下心脏病损切除术		手术	
37.4100		围绕心脏的心脏假体支持装置置入术		手术	
37.4900		心脏和心包的其他修补术		手术	
37.4901		心包缝合术		手术	
37.4902		心脏缝合术		手术	
37.4903		心房折叠术		手术	心房折叠术根据巨大左心房的分型而定。Ⅰ型作左心耳根部（结扎或缝闭左心耳），Ⅱ型在左心房后壁沿左心耳行二尖瓣环旁折叠，Ⅲ型施行综合折叠术
37.5100		心脏移植术		手术	查：移植物，移植-心脏
37.5200		全部内置式双心室心脏置换系统置入		手术	
37.5300		置换或修补全部置换心脏系统的胸腔装置		手术	
37.5400		全部置换心脏系统的其他可置入成分置换或修补术		手术	
37.5500		去除内置的双心室心脏置换系统		手术	
37.6000		植入或置入双心室心脏外置式辅助系统		治疗性操作	
37.6100		搏动性球囊置入		治疗性操作	
37.6101		主动脉球囊反搏置入术	IABP手术、主动脉球囊反搏术	治疗性操作	主动脉球囊反搏的工作原理为将动脉收缩压力波的相位延迟到舒张期，从而增加冠状动脉的血流。查：插入-球囊--心脏（搏动型）（康特洛维兹）
37.6200		暂时性非植入型体外循环辅助系统的置入		治疗性操作	查：插入-循环支持装置--暂时性非植入型循环辅助装置
37.6201		心脏泵置入术		治疗性操作	查：插入-康特洛维兹--心脏泵
37.6300		心脏辅助系统修补术		治疗性操作	
37.6301		心脏辅助系统置换术		治疗性操作	
37.6400		去除外置式心脏辅助系统或装置		治疗性操作	

主要编码	附加编码	手 术 名 称	别　名	操作类别	备　注
37.6500		单心室［体外］外置式心脏辅助系统置入		治疗性操作	
37.6600		置入可植入型心脏的辅助系统		治疗性操作	查：植入-心脏--辅助系统---可植入型心脏辅助系统
37.6700		置入心脏刺激系统		治疗性操作	查：植入-心脏刺激系统
37.6800		经皮置入外部心脏辅助装置		治疗性操作	查：插入-循环支持系统--外部心脏辅助装置---经皮的
37.7000		首次置入导线［电极］		治疗性操作	查：植入-电极--心脏
37.7100		首次经静脉入心室置入导线［电极］		治疗性操作	
37.7200		首次经静脉入心房和心室置入导线［电极］		治疗性操作	
37.7300		首次经静脉入心房置入导线［电极］		治疗性操作	
37.7400		置入或置换心外膜导线［电极］		治疗性操作	
37.7401		心外膜电极置入术		治疗性操作	
37.7402		心外膜电极置换术		治疗性操作	
37.7500		导线［电极］修复术		治疗性操作	
37.7501		心脏起搏器电极调整术		治疗性操作	
37.7600		经静脉心房和（或）心室导线［电极］的置换		治疗性操作	
37.7700		去除导线［电极］，不伴置换		治疗性操作	
37.7701		心脏电极去除术		治疗性操作	
37.7800		暂时性经静脉起搏器系统的置入		治疗性操作	临时心脏起搏是一种非永久性置入起搏电极导线的临时性或暂时性人工心脏起搏术。起搏电极导线放置时间一般不超过2周，起搏器放置在体外，等达到诊断、治疗和预防目的后就撤出起搏电极导线。查：植入-起搏器--心的---暂时性经静脉起搏器系统
37.7900		心脏装置的囊袋修复术或再定位术		治疗性操作	
37.7901		心脏起搏器囊袋清创术		治疗性操作	查：清创术-切除的--皮肤或皮下组织---起搏器囊袋
37.7902		心脏起搏器囊袋修补术		治疗性操作	查：修补术-起搏器--心的---囊袋
37.8000		首次或置换永久起搏器置入		治疗性操作	查：插入-起搏器--心的
37.8001		心脏起搏器置入术		治疗性操作	

主要编码	附加编码	手 术 名 称	别　名	操作类别	备　注
37.8100		首次单腔装置置入		治疗性操作	查：插入-起搏器--心的---单室装置
37.8101		单腔永久起搏器置入术		治疗性操作	
37.8200		首次单腔装置置入，节律反应		治疗性操作	查：插入-起搏器--心的---单室装置----节律反应
37.8201		频率应答单腔永久起搏器置入术		治疗性操作	
37.8300		首次置入双腔装置		治疗性操作	查：插入-起搏器--心的（永久性）---双室装置（初始的）
37.8301		双腔永久起搏器置入术		治疗性操作	
37.8500		置换任何类型的带有单腔装置的起搏装置		治疗性操作	
37.8501		单腔永久起搏器置换术		治疗性操作	查：插入-起搏器--心的（永久性）---单室装置（初始的）----置换
37.8600		置换任何类型带有单腔装置的起搏器装置，节律反应		治疗性操作	
37.8601		频率应答单腔永久起搏器置换术		治疗性操作	
37.8700		置换任何类型带有双腔装置的起搏器装置		治疗性操作	
37.8701		双腔永久起搏器置换术		治疗性操作	
37.8900		起搏器装置的校正或去除		治疗性操作	
37.8901		起搏器装置去除术		治疗性操作	
37.8902		起搏器装置修复术		治疗性操作	查：修复术-心脏起搏器--装置
37.8903		起搏器装置调整术		治疗性操作	
37.9000		左心附加装置的置入		手术	查：插入-装置--左心房附加装置
37.9100		开胸心脏按摩		手术	
37.9200		治疗性物质注入心脏		治疗性操作	
37.9300		治疗性物质注入心包		治疗性操作	
37.9400		自动心脏复律器或除颤器的置入或置换，全系统［AICD］		治疗性操作	查：植入-复律器/除颤器（自动的）--全系统
37.9401		心脏除颤器置入术		治疗性操作	
37.9402		自动心脏复律器置入术		治疗性操作	
37.9403		心脏除颤器置换术		治疗性操作	查：置换-复律器/除颤器（全系统）
37.9404		自动心脏复律器置换术		治疗性操作	
37.9500		仅自动心脏复律器或除颤器导线的置入术		治疗性操作	

主要编码	附加编码	手 术 名 称	别 名	操作类别	备 注
37.9600		仅自动心脏复律器或除颤器脉冲发生器的置入术		治疗性操作	
37.9700		仅自动心脏复律器或除颤器导线的置换术		治疗性操作	
37.9800		仅自动心脏复律器或除颤器脉冲发生器的置换		治疗性操作	
37.9900		心脏和心包的其他手术		手术	
37.9901		左心耳结扎术		手术	
38.0000		血管切开术		手术	38 这一节不包括冠状血管的切开、切除和闭合，为传统手术（用手术刀切开）；38 有共用的细目，除外 38.4（有自己专属细目）。扩展码的顺序按照由内而外、由上而下、由动脉到静脉的排列顺序
38.0100		颅内血管切开术		手术	
38.0200		头和颈部的其他血管切开术		手术	
38.0201		颈动脉取栓术		手术	
38.0202		颈静脉取栓术		手术	
38.0300		上肢血管切开术		手术	
38.0301		上肢静脉取栓术		手术	
38.0302		上肢动脉取栓术		手术	
38.0400		主动脉切开术		手术	
38.0401		主动脉取栓术		手术	
38.0500		其他胸部血管切开术		手术	
38.0501		锁骨下动脉取栓术		手术	
38.0502		上腔静脉取栓术		手术	
38.0503		肺动脉取栓术		手术	
38.0504		胸主动脉取栓术		手术	
38.0600		腹动脉切开术		手术	
38.0601		肠系膜动脉取栓术		手术	
38.0602		髂动脉取栓术		手术	
38.0603		肾动脉取栓术		手术	
38.0700		腹静脉切开术		手术	
38.0701		髂静脉取栓术		手术	
38.0702		下腔静脉取栓术		手术	
38.0703		肾静脉取栓术		手术	
38.0704		门静脉取栓术		手术	
38.0705		肠系膜静脉取栓术		手术	
38.0800		下肢动脉切开术		手术	
38.0801		股动脉取栓术		手术	

主要编码	附加编码	手术名称	别名	操作类别	备注
38.0802		腘动脉取栓术		手术	
38.0900		下肢静脉切开术		手术	
38.0901		股静脉取栓术		手术	
38.0902		腘静脉取栓术		手术	
38.1000		动脉内膜切除术		手术	
38.1100		颅内动脉内膜切除术		手术	
38.1200		头和颈部其他血管内膜切除术		手术	动脉内膜切除过程中涉及栓子、血栓切除术或使用补片移植或临时血管搭桥，不需另编码
38.1201		颈动脉内膜切除术	颈动脉内膜剥脱术	手术	颈动脉内膜剥脱术（CEA）是切除增厚的颈动脉内膜粥样硬化斑块，预防由于斑块脱落引起脑卒中的一种方法，已被证明是防治缺血性脑血管疾病的有效方法。查：内膜切除术
38.1202		颈动脉内膜切除伴补片修补术		手术	
38.1300		上肢血管内膜切除术		手术	
38.1400		主动脉内膜切除术	主动脉内膜剥脱术	手术	
38.1401		主动脉内膜切除伴补片修补术		手术	
38.1500		其他胸部血管内膜切除术		手术	
38.1501		肺动脉内膜切除术	肺动脉内膜剥脱术	手术	
38.1600		腹动脉内膜切除术		手术	
38.1601		肾动脉内膜切除伴补片修补术		手术	
38.1602		髂动脉内膜切除术	髂动脉内膜剥脱术	手术	
38.1603		髂动脉内膜切除伴补片修补术		手术	
38.1604		肾动脉内膜切除术		手术	
38.1605		腹主动脉内膜切除术		手术	
38.1800		下肢动脉内膜切除术		手术	
38.1801		股动脉内膜切除术	股动脉内膜剥脱术	手术	
38.1802		股动脉内膜切除伴补片修补术		手术	
38.1803		腘动脉内膜切除术	腘动脉内膜剥脱术	手术	
38.1804		腘动脉内膜切除伴补片修补术		手术	

主要编码	附加编码	手术名称	别名	操作类别	备注
38.2100		血管活组织检查		手术	
38.2200		经皮血管镜检查		诊断性操作	
38.2300		血管内光谱分析		诊断性操作	各种结构性物质都具有自己的特征光谱，利用特征光谱研究物质结构或进行定性、定量分析的方法，称为光谱分析法。心血管外科手术过程中，特别是颈动脉手术，体外循环以及心脏手术等过程中，进行脑血氧代谢的监测、动态监测脑血氧合状况的改变，能够准确反映脑组织的氧供情况，对于患者的实时监护效果明显高于一般的监护手段
38.2400		经光学相干断层扫描的冠状血管血管内影像［OCT］	opticalcoherence tomography，OCT	诊断性操作	光学相干断层成像：是一种新的高分辨率断层成像模式，它将光学技术与超灵敏探测器合为一体，应用现代计算机图像处理，是一种新兴的断层成像诊断技术，OCT以其优良的分辨率为临床医生提供精确的冠状动脉解剖和病理学信息。最大的特点在于对组织结构和性质的识别具有高分辨力，其高达10μm的分辨率几乎超过了所有的血管内影像学技术，又被称为"光学组织学检查"。它能从组织水平清晰显示动脉粥样硬化斑块，有助于更准确地评价斑块性质，指导支架治疗
38.2500		经光学相干断层扫描的非冠状血管血管内影像［OCT］		诊断性操作	
38.2600		置入或置换无导线的压力传感器，用于心内或大血管血流动力学监测		诊断性操作	
38.2601		置入无导线的压力传感器，用于心内或大血管血流动力学监测		诊断性操作	
38.2602		置换无导线的压力传感器，用于心内或大血管血流动力学监测		诊断性操作	
38.2900		血管其他诊断性操作		诊断性操作	
38.3000		血管部分切除术伴吻合术		手术	亚目38.3是指血管切除部分后两端直接吻合，具有共用细目（以解剖部位为轴心）。查：动脉切除术-伴--吻合术
38.3100		颅内血管部分切除伴吻合术		手术	
38.3101		颅内血管畸形切除伴吻合术		手术	
38.3200		头和颈部的其他血管切除伴吻合术		手术	

主要编码	附加编码	手 术 名 称	别 名	操作类别	备 注
38.3201		颈动脉动脉瘤切除伴吻合术		手术	
38.3202		颈动脉部分切除伴吻合术		手术	
38.3300		上肢血管部分切除伴吻合术		手术	
38.3301		上肢动脉动脉瘤切除伴吻合术		手术	
38.3400		主动脉部分切除术伴吻合术		手术	
38.3401		主动脉动脉瘤切除伴吻合术		手术	
38.3500		其他胸部血管部分切除术伴吻合术		手术	
38.3501		肺动脉部分切除伴吻合术		手术	
38.3600		腹动脉部分切除术伴吻合术		手术	
38.3601		腹主动脉动脉瘤切除伴吻合术		手术	
38.3700		腹静脉部分切除术伴吻合术		手术	
38.3701		肾静脉部分切除伴吻合术		手术	
38.3800		下肢动脉部分切除术伴吻合术		手术	
38.3900		下肢静脉部分切除术伴吻合术		手术	
38.4000		血管部分切除术伴置换术		手术	亚目38.4是指血管局部切除后，选择自体血管或人工血管原位移植修补，细目以解剖部位为轴心，具有共用细目。查：动脉切除术-伴--移植物置换
38.4100		颅内血管部分切除术伴置换术		手术	
38.4200		头和颈部的其他血管部分切除术伴置换术		手术	
38.4201		颈动脉部分切除伴置换术		手术	
38.4202		椎动脉瘤切除伴置换术		手术	
38.4203		颈动脉动脉瘤切除伴置换术		手术	

主要编码	附加编码	手 术 名 称	别 名	操作类别	备 注
38.4300		上肢血管部分切除术伴置换术		手术	
38.4301		桡动脉部分切除伴置换术		手术	
38.4302		肱动脉部分切除伴置换术		手术	
38.4303		腋静脉部分切除伴置换术		手术	
38.4400		腹主动脉血管部分切除术伴置换术		手术	
38.4401		腹主动脉瘤切除伴置换术		手术	
38.4500		胸部血管部分切除术伴置换术		手术	
38.4501		主动脉部分切除伴置换术		手术	
38.4502		胸主动脉瘤切除伴置换术		手术	
38.4503		主动脉瓣和升主动脉置换和冠脉移植术	Bentall 手术	手术	该术式是治疗主动脉根部病变的经典术式，用于主动脉根部明显扩张病变、双侧冠状动脉开口移位、主动脉瓣无法成形修复的患者。该术式即应用带瓣人造血管替代升主动脉根部和主动脉瓣膜，并将左右冠状动脉开口移植于人造血管根部侧孔的手术。为完整地表达该术式，应再附加编码：35.2200 主动脉瓣切开和其他置换术（注意：另编体外循环术 39.61）
38.4504		全主动脉弓人工血管置换并支架象鼻手术	Sun 手术	手术	用于治疗复杂型主动脉夹层、累及主动脉弓和弓降部的广泛主动脉病变。基本手术方法：剖开主动脉弓，横断头臂血管，选择合适型号的支架象鼻经主动脉弓远端口置入降主动脉真腔；选择直径与支架象鼻相当的分叉人工血管，其主血管远端与带支架象鼻的降主动脉吻合，将对应的头臂血管分支先与左颈总动脉吻合，再将人工血管主血管近端与主动脉近端吻合，最后吻合无名动脉和左锁骨下动脉分支。主动脉近端的处理依赖于其病理改变，要阅读手术记录，根据其病变可能行主动脉窦成形术（编码：35.3901 主动脉窦修补术）、可能行主动脉瓣置换或成形（根据情况选择编码：35.21 或 35.22 或 35.1101）；为体现支架象鼻手术根据病变情况再编码：39.7301 胸主动脉支架置入术和（或）39.7101 腹主动脉支架置入术（注意：另编体外循环术 39.61）

主要编码	附加编码	手 术 名 称	别 名	操作类别	备 注
38.4505		保留主动脉窦的主动脉瓣和升主动脉替换术	Wheat 手术	手术	保留主动脉窦的主动脉瓣和升主动脉替换术,用于主动脉窦无明显病变,但无法保留主动脉瓣,且升主动脉明显扩张者手术方法:切除主动脉瓣叶,保留围绕左、右冠状动脉开口处的主动脉窦壁,切除其余窦壁,用人工心脏瓣膜替换主动脉瓣,取一段人工血管修剪至合适形状替换病变的升主动脉。再附加编码:35.2101 主动脉瓣生物瓣膜置换术或 35.2201 主动脉瓣机械瓣膜置换术(注意:另编体外循环术 39.61)
38.4506		主动脉瓣和升主动脉置换术	Cabrol 手术	手术	是在 Bentall 手术基础上的改良,二者不同之处是左右冠状动脉开口吻合方法不同。手术方法:缝合带瓣人工血管与主动脉环完成后,取一段人工血管分别与左右冠状动脉开口处吻合,再将这根人工血管与带瓣人工血管行侧侧吻合。应再附加编码:35.2200 主动脉瓣切开和其他置换术(注意:另编体外循环术 39.61)
38.4507		保留主动脉瓣主动脉根部置换加冠状动脉移植术	David 手术	手术	是保留主动脉瓣的主动脉根部替换术。手术方法:切除主动脉根部,切除主动脉窦,将人工血管裁成相应大小的 3 片,修剪成主动脉窦相应形状,进行主动脉窦成形。附加编码:35.3901 主动脉窦修补术(注意另编体外循环术 39.61)
38.4508		锁骨下动脉瘤切除伴置换术		手术	
38.4509		锁骨下动脉部分切除伴置换术		手术	
38.4510		上腔静脉部分切除伴置换术		手术	
38.4511		胸腔镜升主动脉置换术		手术	
38.4600		腹动脉部分切除术伴置换术		手术	
38.4601		肾动脉瘤切除伴置换术		手术	
38.4602		脾动脉瘤切除伴置换术		手术	
38.4603		髂动脉部分切除伴置换术		手术	
38.4604		髂动脉瘤切除伴置换术		手术	
38.4700		腹部静脉血管部分切除术伴置换术		手术	
38.4701		门静脉瘤切除伴置换术		手术	

主要编码	附加编码	手术名称	别名	操作类别	备注
38.4702		下腔静脉部分切除伴置换术		手术	查：静脉切除术-伴--移植物置换---腹的
38.4800		下肢动脉部分切除术伴置换术		手术	
38.4801		腘动脉部分切除伴置换术		手术	查：动脉切除术-伴--移植物置换---下肢
38.4802		股动脉部分切除伴置换术		手术	
38.4803		胫动脉部分切除伴置换术		手术	
38.4804		腘动脉瘤切除伴置换术		手术	查：动脉瘤切除术-伴--移植物置换---下肢----动脉
38.4805		股动脉瘤切除伴置换术		手术	
38.4900		下肢静脉部分切除术伴置换术		手术	
38.5000		静脉曲张的结扎术和剥脱术		手术	38.5有共用细目，以解剖部位为轴心，不包括食管和胃的静脉曲张结扎术
38.5100		颅内血管静脉曲张的结扎术和剥脱术		手术	
38.5200		头和颈部其他血管静脉曲张的结扎术和剥脱术		手术	
38.5201		头部静脉曲张的结扎术和剥脱术		手术	
38.5202		颈部静脉曲张的结扎术和剥脱术		手术	
38.5300		上肢血管静脉曲张的结扎术和剥脱术		手术	
38.5500		胸部血管静脉曲张的结扎术和剥脱术		手术	
38.5700		腹部静脉静脉曲张的结扎术和剥脱术		手术	
38.5701		十二指肠静脉曲张结扎术		手术	
38.5702		阴茎静脉曲张结扎术		手术	
38.5900		下肢静脉曲张的结扎术和剥脱术		手术	
38.5901		大隐静脉高位结扎和剥脱术		手术	查：剥脱术-隐静脉，静脉曲张
38.5902		大隐静脉曲张结扎术		手术	查：结扎-静脉--静脉曲张---下肢
38.5903		大隐静脉曲张剥脱术		手术	
38.5904		小隐静脉曲张结扎术		手术	
38.5905		小隐静脉曲张剥脱术		手术	
38.5906		小隐静脉高位结扎和剥脱术		手术	

主要编码	附加编码	手术名称	别名	操作类别	备注
38.5907		大隐静脉曲张分段切除术		手术	
38.6000		血管的其他切除术		手术	
38.6100		颅内血管其他切除术		手术	
38.6101		颅内血管畸形切除术		手术	查：切除术-病损--血管---颅内的 NEC
38.6102		脑血管瘤切除术		手术	
38.6200		头和颈部其他血管的其他切除术		手术	
38.6201		颈部血管瘤切除术		手术	查：切除术-病损（局部的）--静脉---头和颈 NEC
38.6300		上肢血管的其他切除术		手术	
38.6301		上肢动脉瘤切除术		手术	
38.6302		上肢血管病损切除术		手术	查：切除术-病损--血管---上肢（动脉）（静脉）
38.6400		主动脉的其他切除术		手术	
38.6401		主动脉病损切除术		手术	
38.6402		主动脉瘤切除术		手术	
38.6500		胸部血管的其他切除术		手术	
38.6501		无名静脉病损切除术		手术	
38.6600		腹部动脉的其他切除术		手术	
38.6601		脾动脉瘤切除术		手术	查：动脉瘤切除术-腹--动脉
38.6602		肾动脉瘤切除术		手术	
38.6700		腹部静脉的其他切除术		手术	
38.6701		下腔静脉病损切除术		手术	查：切除术-病损（局部的）--静脉---腹的
38.6702		门静脉病损切除术		手术	
38.6703		肾静脉病损切除术		手术	
38.6704		肝静脉病损切除术		手术	
38.6705		肠系膜上静脉病损切除术		手术	
38.6706		髂静脉病损切除术		手术	
38.6800		下肢动脉的其他切除术		手术	
38.6801		腘动脉瘤切除术		手术	
38.6802		股动脉瘤切除术		手术	
38.6900		下肢静脉的其他切除术		手术	
38.6901		下肢静脉病损切除术		手术	
38.7x00		腔静脉截断		手术	
38.7x01		腔静脉结扎术		手术	查：结扎-腔静脉，下

主要编码	附加编码	手术名称	别名	操作类别	备注
38.7x02		腔静脉折叠术		手术	
38.7x03		上腔静脉滤器置入术		手术	是一种医用过滤器,用于已知肺动脉栓塞、深静脉血栓又不适应抗凝治疗者。置入的目的是阻拦和捕捉游离血栓。查:插入-滤网,腔静脉
38.7x04		下腔静脉滤器置入术		手术	
38.8000		血管的其他手术闭合		手术	
38.8100		颅内血管的其他手术闭合		手术	此类目是除外对血管病变部位进行切除或切除伴置换,通过其他手术方式如钳夹、结扎、切断等方式进行的血管手术
38.8101		颅内血管畸形夹闭术		手术	查:结扎-血管--颅内的 NEC
38.8200		头和颈部其他血管的其他手术闭合		手术	
38.8201		颈动脉结扎术		手术	
38.8202		颈静脉结扎术		手术	
38.8203		舌动脉结扎术		手术	
38.8300		上肢血管的其他手术闭合		手术	
38.8301		尺动脉结扎术		手术	
38.8302		肱动脉结扎术		手术	
38.8303		桡动脉结扎术		手术	
38.8400		主动脉的其他手术闭合		手术	
38.8401		主动脉结扎术		手术	
38.8500		胸部血管的其他手术闭合		手术	
38.8501		肺动脉环缩术		手术	肺动脉环缩术:是治疗室间隔缺损等大量左向右分流的一种姑息性手术。应用该手术可提高左心室压力,减少左至右分流,减轻左、右心负荷,以控制充血性心衰,预防或阻止肺的进行性改变。手术过程:开胸后补片环缩主肺动脉,测右室压和左室压,调整环缩至合适位置,钢丝固定胸骨,关胸。查:绑扎-肺动脉
38.8502		肺动脉结扎术		手术	
38.8503		肋间动脉结扎术		手术	
38.8504		锁骨下动脉结扎术		手术	
38.8505		动脉导管未闭结扎术		手术	查:结扎-动脉导管未闭
38.8600		腹动脉的其他手术闭合		手术	
38.8601		大网膜动脉结扎术		手术	查:结扎-动脉--腹
38.8602		胃动脉结扎术		手术	
38.8603		胆囊动脉结扎术		手术	

主要编码	附加编码	手　术　名　称	别　名	操作类别	备　注
38.8604		肠系膜动脉结扎术		手术	
38.8605		肝动脉结扎术		手术	
38.8606		脾动脉结扎术		手术	
38.8607		髂动脉结扎术		手术	
38.8608		肾动脉结扎术		手术	
38.8609		子宫动脉结扎术		手术	
38.8700		腹静脉的其他手术闭合		手术	
38.8701		肠系膜静脉结扎术		手术	
38.8702		子宫静脉高位结扎术		手术	
38.8703		肾静脉结扎术		手术	
38.8704		门静脉结扎术		手术	
38.8705		阴茎静脉结扎术		手术	
38.8800		下肢动脉的其他手术闭合		手术	
38.8801		下肢动脉结扎术		手术	
38.8900		下肢静脉的其他手术闭合		手术	
38.8901		下肢静脉结扎术		手术	
38.9100		动脉导管插入术		治疗性操作	
38.9200		脐静脉导管插入术		治疗性操作	
38.9300		静脉导管插入术		治疗性操作	
38.9301		经外周静脉穿刺中心静脉置管术	PICC	治疗性操作	查：导管插入术-中心静脉 NEC--经周围静脉插入中心静脉导管
38.9302		颈内静脉穿刺中心静脉置管术		治疗性操作	
38.9303		锁骨下静脉穿刺中心静脉置管术		治疗性操作	
38.9304		股静脉穿刺置管术		治疗性操作	
38.9400		静脉缩短		治疗性操作	
38.9500		静脉导管插入术，为肾透析		治疗性操作	
38.9501		为肾透析半永久静脉插管术		治疗性操作	查：导管插入术-静脉 NEC--用于肾透析
38.9502		为肾透析的临时静脉插管术		治疗性操作	
38.9700		中心静脉导管置换伴有诱导		治疗性操作	
38.9800		动脉其他穿刺		治疗性操作	
38.9900		静脉其他穿刺		治疗性操作	
39.0x00		体动脉至肺动脉的分流术		手术	

主要编码	附加编码	手 术 名 称	别 名	操作类别	备 注
39.0x01		升主动脉-肺动脉吻合术		手术	查：分流-升主动脉与肺动脉
39.0x02		锁骨下动脉-肺动脉吻合术		手术	查：吻合术-肺动脉--锁骨下动脉
39.0x03		无名动脉-肺动脉吻合术		手术	
39.0x04		主动脉-肺动脉吻合术		手术	
39.0x05		降主动脉-肺动脉吻合术		手术	
39.1x00		腹内静脉分流术		手术	
39.1x01		肠系膜静脉-腔静脉吻合术		手术	
39.1x02		肠系膜上静脉-下腔静脉-右心房搭桥术		手术	
39.1x03		门静脉-腔静脉吻合术		手术	
39.1x04		肾静脉-腔静脉吻合术		手术	查：旁路-血管的 NEC--腹内
39.1x05		肠系膜上静脉-下腔静脉吻合术		手术	
39.1x06		脾静脉-腔静脉吻合术		手术	
39.1x07		脾静脉-肾静脉吻合术		手术	
39.1x08		肝圆韧带架桥门静脉-下腔静脉吻合术		手术	
39.1x09		肝圆韧带架桥肠系膜上静脉-下腔静脉吻合术		手术	
39.1x10		经颈静脉肝内门体静脉吻合术	TIPS	治疗性操作	经颈静脉肝内门体分流术（TIPS）是在 DSA 下，穿刺导管经皮进入颈内静脉，然后依次进入上腔静脉、右心房、下腔静脉和右肝静脉，将门静脉系统血流转移到体循环，从而形成门体分流的介入操作技术。它的目的是在肝静脉和门静脉右支之间建立一个通道，并通过一个可扩张的金属支架保持通畅，从而使门静脉血流迅速减少，门静脉高压得到缓解。查：分流-经颈静脉肝内门静脉体的（TIPS）
39.2100		腔静脉-肺动脉吻合术		手术	
39.2101		腔静脉-右心房搭桥术		手术	查：旁路-血管的 NEC--腹内
39.2102		上腔静脉-右肺动脉吻合术	格伦术［Glenn 术］	手术	查：分流-腔静脉与肺动脉

主要编码	附加编码	手术名称	别名	操作类别	备注
39.2200		主动脉-锁骨下-颈动脉搭桥		手术	
39.2201		主动脉-锁骨下动脉-肱动脉搭桥术		手术	
39.2202		锁骨下动脉-肱动脉搭桥术		手术	
39.2203		主动脉-颈动脉搭桥术		手术	
39.2204		主动脉-锁骨下动脉搭桥术		手术	
39.2205		颈动脉-颈动脉搭桥术		手术	
39.2206		颈动脉-腋动脉搭桥术		手术	
39.2207		主动脉-颈动脉-腋动脉搭桥术		手术	
39.2208		颈动脉-锁骨下动脉搭桥术		手术	
39.2209		颈动脉-锁骨上动脉搭桥术		手术	
39.2210		锁骨下动脉-锁骨下动脉搭桥术		手术	
39.2211		颈动脉-肱动脉搭桥术		手术	查：分流-颈动脉-锁骨下
39.2212		主动脉-肱动脉搭桥术		手术	
39.2300		其他胸内血管分流术或搭桥		手术	
39.2301		升主动脉-降主动脉搭桥术		手术	
39.2302		升主动脉-腹主动脉搭桥术		手术	
39.2303		降主动脉-胸主动脉搭桥术		手术	
39.2304		无名静脉-上腔静脉搭桥术		手术	
39.2305		上腔静脉-右心房搭桥术		手术	
39.2306		下腔静脉-右肺静脉搭桥术		手术	
39.2307		右心房-右肺静脉搭桥术		手术	查：吻合-胸内血管 NEC
39.2308		颈静脉-锁骨下静脉搭桥术		手术	

主要编码	附加编码	手　术　名　称	别　名	操作类别	备　注
39.2400		主动脉-肾动脉搭桥		手术	
39.2401		腹主动脉-肾动脉搭桥术		手术	
39.2500		主动脉-髂动脉-股动脉搭桥		手术	
39.2501		髂动脉-腘动脉搭桥术		手术	
39.2502		腹主动脉-髂动脉搭桥术		手术	
39.2503		腹主动脉-股动脉-髂动脉搭桥术		手术	
39.2504		髂动脉-髂动脉搭桥术		手术	查：分流-髂髂的
39.2505		腹主动脉-股动脉搭桥术		手术	查：旁路-血管的 NEC--主动脉股动脉
39.2506		髂动脉-股动脉搭桥术		手术	
39.2507		升主动脉-髂动脉搭桥术		手术	
39.2508		髂动脉-股动脉-腘动脉搭桥术		手术	
39.2509		胸主动脉-髂动脉搭桥术		手术	
39.2510		腹主动脉-腘动脉搭桥术		手术	查：旁路-血管的 NEC--主动脉腘动脉
39.2600		其他腹内血管分流术或搭桥		手术	
39.2601		右心房-肠系膜上静脉搭桥术		手术	查：旁路-血管的 NEC--腹内（动脉）NEC
39.2602		髂动脉-肠系膜上动脉搭桥术		手术	
39.2603		右心房-颈静脉搭桥术		手术	查：旁路-血管的 NEC--腹内（动脉）NEC
39.2604		肾动脉-股动脉搭桥术		手术	查：旁路-血管的 NEC--腹内（动脉）NEC
39.2605		肾动脉-脾动脉搭桥术		手术	查：分流-脾肾的--动脉
39.2606		腹主动脉-肠系膜上动脉搭桥术		手术	
39.2607		肠系膜上动脉-髂动脉搭桥术		手术	
39.2700		为肾透析，动静脉吻合术		手术	

主要编码	附加编码	手术名称	别名	操作类别	备注
39.2800		颅外-颅内〔EC-IC〕血管搭桥		手术	
39.2801		颞浅动脉-大脑中动脉搭桥术		手术	1967年Yasargil首先成功地将颞浅动脉吻合于大脑中动脉以治疗脑缺血疾病。此后许多国家均开展了此手术，并衍生出多种方式的颅外-颅内动脉吻合术
39.2802		脑硬膜动脉血管融通术		手术	是治疗烟雾病的一种间接血管重建方法。查：分流-颅外--颅内的
39.2900		其他〔周围〕血管分流术或搭桥		手术	
39.2901		髂静脉-股静脉搭桥术		手术	
39.2902		股动脉-股动脉搭桥术		手术	查：旁路-血管的NEC--股动脉-股动脉
39.2903		腋动脉-股动脉搭桥术		手术	查：分流-腋的--股的
39.2904		肱动脉-肱动脉搭桥术		手术	
39.2905		肱动脉-头静脉搭桥术		手术	
39.2906		股动脉-腓动脉搭桥术		手术	
39.2907		股动脉-腘动脉搭桥术		手术	
39.2908		股动脉-胫动脉搭桥术		手术	查：旁路-血管的NEC--股胫的
39.2909		肱动脉-尺动脉搭桥术		手术	查：旁路-血管的NEC
39.2910		腋动脉-腋动脉搭桥术		手术	
39.2911		腘动脉-腓动脉搭桥术		手术	
39.2912		腘动脉-胫动脉搭桥术		手术	查：旁路-血管的NEC--腘动脉-胫动脉
39.2913		腋动脉-腘动脉搭桥术		手术	查：旁路-血管的NEC--周围动脉NEC
39.2914		腘动脉-足背动脉搭桥术		手术	查：旁路-血管的NEC--股胫的
39.2915		腋动脉-肱动脉搭桥术		手术	
39.2916		腘动脉-腘动脉搭桥术		手术	查：旁路-血管的NEC--股腘动脉（逆转的隐静脉）（隐静脉）
39.3100		动脉缝合术		手术	

主要编码	附加编码	手术名称	别名	操作类别	备注
39.3101		胫动脉缝合术		手术	查：缝合-血管--动脉
39.3102		股动脉缝合术		手术	
39.3103		腋动脉缝合术		手术	
39.3104		肋间动脉缝合术		手术	
39.3105		足背动脉缝合术		手术	
39.3106		髂动脉缝合术		手术	
39.3107		肺动脉缝合术		手术	
39.3108		肾动脉缝合术		手术	
39.3109		颈动脉缝合术		手术	
39.3110		十二指肠动脉缝合术		手术	
39.3111		腘动脉缝合术		手术	
39.3112		肱动脉缝合术		手术	
39.3113		桡动脉缝合术		手术	查：缝合-血管--动脉
39.3200		静脉缝合术		手术	
39.3201		肠系膜静脉缝合术		手术	查：缝合-血管 NEC--静脉
39.3202		肱静脉缝合术		手术	
39.3203		下腔静脉缝合术		手术	
39.3204		颈静脉缝合术		手术	
39.3205		上腔静脉缝合术		手术	
39.3206		股静脉缝合术		手术	
39.3207		肝静脉缝合术		手术	
39.4100		血管手术后的出血控制		手术	
39.4200		动静脉分流术的修复术，为肾透析		手术	
39.4300		去除动静脉分流，为肾透析		手术	
39.4301		前臂动静脉瘘管拔除术		手术	前臂皮下动静脉瘘是在前臂下段将桡动脉与头静脉作吻合，使头静脉动脉化，从而使尿毒症患者便于穿刺，进行血液透析。查：去除-动静脉分流（装置）
39.4900		血管操作的其他修复术		手术	
39.4901		上腔静脉滤器取出术		治疗性操作	查：去除-血管移植或假体
39.4902		下腔静脉滤器取出术		治疗性操作	
39.4903		体-肺分流再校正术		手术	查：修复-吻合术--血管
39.4904		体-肺分流去除术		手术	
39.5000		其他非冠状血管成形术		治疗性操作	血管成形术通常是用球囊扩张。查：血管成形术
39.5001		锁骨下动脉球囊血管成形术		治疗性操作	

主要编码	附加编码	手 术 名 称	别　　名	操作类别	备　　注
39.5002		肾动脉球囊血管成形术		治疗性操作	
39.5003		升主动脉球囊血管成形术		治疗性操作	
39.5004		股动脉球囊血管成形术		治疗性操作	
39.5005		髂动脉球囊血管成形术		治疗性操作	
39.5006		肝静脉球囊血管成形术		治疗性操作	
39.5007		髂静脉球囊血管成形术		治疗性操作	
39.5008		无名动脉球囊血管成形术		治疗性操作	
39.5009		腘动脉球囊血管成形术		治疗性操作	
39.5010		腹主动脉球囊血管成形术		治疗性操作	
39.5011		胫动脉球囊血管成形术		治疗性操作	
39.5012		腔静脉球囊血管成形术		治疗性操作	
39.5013		桡动脉球囊血管成形术		治疗性操作	
39.5014		腋动脉球囊血管成形术		治疗性操作	
39.5015		腓动脉球囊血管成形术		治疗性操作	
39.5016		肱动脉球囊血管成形术		治疗性操作	
39.5017		门静脉球囊扩张成形术		治疗性操作	
39.5100		钳夹动脉瘤		手术	查：钳夹-动脉瘤
39.5101		颈动脉瘤夹闭术		手术	
39.5102		大脑前动脉瘤夹闭术		手术	
39.5103		大脑中动脉瘤夹闭术		手术	
39.5104		后交通动脉瘤夹闭术		手术	
39.5105		基底动脉瘤夹闭术		手术	
39.5106		椎动脉瘤夹闭术		手术	
39.5107		前交通动脉瘤夹闭术		手术	
39.5108		小脑上动脉瘤夹闭术		手术	
39.5200		动脉瘤其他修补术		手术	

主要编码	附加编码	手术名称	别名	操作类别	备注
39.5201		动脉瘤包裹术		手术	查：动脉瘤缝合术-经或伴--包裹术
39.5202		动脉瘤缝扎术		手术	查：修补术-动脉瘤--通过或伴---缝合
39.5203		动脉瘤折叠术		手术	查：修补术-动脉瘤--通过或伴---缝合
39.5300		动静脉瘘修补术		手术	
39.5301		动静脉瘘栓塞术		治疗性操作	
39.5302		动静脉瘘切断术		手术	查：修补术-动静脉瘘--经或伴---切断
39.5303		动静脉瘘结扎术		手术	
39.5304		动静脉瘘夹闭术		手术	
39.5400		再进入手术［主动脉］		手术	
39.5500		迷走肾血管的再置入		手术	
39.5600		用组织补片移植物的血管修补术		手术	
39.5601		动脉组织补片修补术		手术	查：修补术-动脉--伴---补片移植----组织
39.5602		静脉组织补片修补术		手术	
39.5700		用合成补片移植物的血管修补术		手术	
39.5701		静脉合成补片修补术		手术	查：修补术-静脉--伴---补片移植----人造的
39.5702		动脉合成补片修补术		手术	查：修补术-动脉--伴---补片移植----人造的
39.5800		用其他类型补片移植物的血管修补术		手术	
39.5900		血管其他修补术		手术	
39.6100		体外循环辅助开放性心脏手术		手术	
39.6200		低温［全身性］下开放性心脏手术		手术	
39.6300		心麻痹		手术	
39.6400		手术中心脏起搏器		治疗性操作	包括：术中使用临时心脏起搏器。查：起搏器-心的--手术中的
39.6500		体外膜氧合［ECMO］		治疗性操作	是近年来抢救危重患者采取的新技术之一，代替肺脏和心脏作用进行气体交换和血液循环。ECMO运转时，血液从静脉引出，通过膜肺氧合，排出二氧化碳后在泵的推动下将血液回至静脉（称静脉—静脉通路），或回至动脉（称静脉—动脉通路）。前者用于呼吸支持；后者在血泵推动下既可用于体外的呼吸支持，也可用于体外心脏支持
39.6600		经皮心肺搭桥		治疗性操作	

主要编码	附加编码	手术名称	别名	操作类别	备注
39.7100		腹主动脉其他血管内移植物的置入		治疗性操作	利用介入方法，经皮将导管或通过导管将微导管送至血管病变部位注入栓塞剂栓塞病变或送入支架血管，既能封闭动脉瘤夹层破口、扩大动脉真腔，又能修复动脉瘤达到治疗目的。查：修补术－动脉－－经－－－血管内入路－－－－腹主动脉
39.7101		腹主动脉支架置入术		治疗性操作	
39.7102		腹主动脉覆膜支架腔内隔绝术		治疗性操作	覆膜支架指的是金属支架上涂覆特殊膜性材料（聚四氟乙烯、涤纶、聚酯、聚氨基甲酸乙酯等）的支架。既保留了金属支架的功能，又具有膜性材料的特性
39.7103		腹主动脉分支覆膜支架置入术		治疗性操作	
39.7200		头和颈部血管内修补或闭合		治疗性操作	血管内修补或闭合包括动脉瘤、动静脉畸形、动静脉瘘等
39.7201		头部血管内修补或闭合术		治疗性操作	
39.7202		颈部血管内修补或闭合术		治疗性操作	
39.7203		经导管颅内动脉瘤栓塞术		治疗性操作	栓塞术是使用弹簧圈或液体组织栓塞剂（超液化碘油、明胶海绵、无水酒精、碘油乳剂）来治疗血管瘤、动静脉瘘、动静脉畸形及其他器官疾病或肿瘤。动脉栓塞术编码时区分部位、材料，如头颈部血管内裸弹簧圈39.75，生物活性弹簧圈39.76，子宫动脉明胶海绵栓塞68.25
39.7204		经导管颅内动脉瘤弹簧圈栓塞术		治疗性操作	
39.7205		经导管颅内动脉瘤支架辅助栓塞术		治疗性操作	用支架辅助可将以前无法获得致密栓塞甚至无法栓塞的颅内宽颈、微小、索形动脉瘤获得良好的治疗效果；其作用保护载瘤动脉，使弹簧圈能很好地在动脉瘤内填塞，防止因载瘤动脉狭窄或闭塞造成的脑梗死并能增加瘤颈栓塞密度、完全覆盖动脉瘤颈等
39.7206		经导管颈动脉瘤栓塞术		治疗性操作	查：栓塞－动脉－－经－－－血管内入路－－－－头和颈血管
39.7207		经导管颈动脉瘤弹簧圈栓塞术		治疗性操作	
39.7208		经导管颈动脉瘤支架辅助栓塞术		治疗性操作	
39.7209		经导管颅内血管栓塞术		治疗性操作	
39.7210		经导管颅内血管弹簧圈栓塞术		手术	

主要编码	附加编码	手术名称	别名	操作类别	备注
39.7211		经导管颈部血管栓塞术		治疗性操作	
39.7212		经导管颈部血管弹簧圈栓塞术		治疗性操作	
39.7213		经导管椎动脉栓塞术		治疗性操作	
39.7214		经导管椎动脉弹簧圈栓塞术		治疗性操作	
39.7215		经导管硬脑膜血管栓塞术		治疗性操作	
39.7216		经导管颈内动脉海绵窦瘘栓塞术		治疗性操作	
39.7300		胸主动脉移植物的血管内植入术		治疗性操作	查：移植物-动脉瘤--血管内---胸主动脉
39.7301		胸主动脉支架置入术		治疗性操作	
39.7302		胸主动脉分支覆膜支架置入术		治疗性操作	
39.7303		胸主动脉覆膜支架腔内隔绝术		治疗性操作	
39.7400		头和颈部血管梗阻的血管内去除术		治疗性操作	
39.7401		经导管颅内血管血栓去除术		治疗性操作	
39.7402		经导管入脑前血管血栓去除术		治疗性操作	
39.7500		头、颈部血管内裸弹簧圈栓塞或闭合		治疗性操作	
39.7501		经导管颅内血管裸弹簧圈栓塞术		治疗性操作	
39.7502		经导管入脑前血管裸弹簧圈栓塞术		治疗性操作	
39.7600		头、颈部血管生物活性弹簧圈血管内栓塞或闭合		治疗性操作	
39.7601		经导管颅内动脉瘤生物活性弹簧圈栓塞术		治疗性操作	
39.7602		经导管入脑前血管生物活性弹簧圈栓塞术		治疗性操作	
39.7603		经导管颈动脉瘤生物活性弹簧圈栓塞术		治疗性操作	
39.7604		经导管颈部血管生物活性弹簧圈栓塞术		治疗性操作	
39.7605		经导管椎动脉生物活性弹簧圈栓塞术		治疗性操作	

主要编码	附加编码	手 术 名 称	别　名	操作类别	备　注
39.7700		血管暂时［部分的］治疗性血管内闭合		治疗性操作	
39.7701		腹主动脉球囊阻断术		治疗性操作	经股动脉穿刺将主动脉球囊导管放置于腹主动脉下端，术中间隙性扩张球囊，造成血流暂时阻断，使手术视野有效减少或控制出血，增加手术安全性，多用于骨盆、盆腔大手术。查：栓塞-动脉--经---血管内入路----部分闭合（球囊）（暂时性）
39.7800		主动脉分支的血管内植入或开窗式移植物		治疗性操作	
39.7900		其他血管的其他血管内修补术		治疗性操作	查：栓塞-动脉--经---血管内入路
39.7901		经导管肾血管栓塞术		治疗性操作	
39.7902		经导管支气管动脉栓塞术		治疗性操作	不包括：支气管动脉化疗栓塞
39.7903		经导管肝动脉栓塞术		治疗性操作	不包括：肝动脉化疗栓塞
39.7904		经导管脾动脉栓塞术		治疗性操作	
39.7905		经导管下肢血管栓塞术		治疗性操作	
39.7906		经导管髂内动脉栓塞术		治疗性操作	
39.7907		经导管上肢血管栓塞术		治疗性操作	
39.7908		经导管硬脊膜血管栓塞术		治疗性操作	
39.7909		经导管脊髓血管栓塞术		治疗性操作	
39.7910		经导管动静脉畸形介入栓塞术		治疗性操作	
39.8100		颈动脉窦刺激装置的置入或置换，全系统		手术	是治疗难治性高血压的一种介入治疗方法。其装置由一个脉冲发生器、两根电极导线和一个体外程控装置组成。通过外科手术将脉冲发生器埋藏在锁骨下方皮下组织，两根导线顶端环绕颈动脉窦，电极片缝合固定在颈动脉窦外模。术后脉冲发生器持续发射能量，刺激颈动脉窦部压力感受器，将冲动上传至中枢神经系统，中枢反馈性抑制交感神经，兴奋迷走神经，降低血压
39.8101		颈动脉窦刺激装置的置入		手术	
39.8102		颈动脉窦刺激装置的置换		手术	
39.8200		单纯颈动脉窦刺激导线的置入或置换		手术	

主要编码	附加编码	手术名称	别名	操作类别	备注
39.8201		颈动脉窦刺激导线的置入		手术	
39.8202		颈动脉窦刺激导线的置换		手术	
39.8300		单纯颈动脉窦刺激脉冲发生器的置入或置换		手术	
39.8301		颈动脉窦刺激脉冲发生器的置入		手术	
39.8302		颈动脉窦刺激脉冲发生器的置换		手术	
39.8400		单纯颈动脉窦刺激导线修复		手术	
39.8500		颈动脉窦刺激脉冲发生器修复		手术	
39.8600		颈动脉窦刺激装置去除术，全系统		手术	
39.8700		单纯颈动脉窦刺激导线去除术，全系统		手术	
39.8800		单纯颈动脉窦刺激脉冲发生器去除术，全系统		手术	
39.8900		其他颈动脉体、颈动脉窦和其他血管体手术		手术	
39.8901		颈动脉体瘤切除术		手术	查：切除术-颈动脉体（部分）（病损）（全部）
39.9000		周围［非冠状的］血管非药物洗脱支架置入		治疗性操作	
39.9001		肠系膜上动脉支架置入术		治疗性操作	查：插入-支架--动脉---周围的----裸，药物涂层
39.9002		腹腔干动脉支架置入术		治疗性操作	
39.9003		门静脉支架置入术		治疗性操作	
39.9004		髂动脉支架置入术		治疗性操作	
39.9005		上腔静脉支架置入术		治疗性操作	
39.9006		肝静脉支架置入术		治疗性操作	
39.9007		无名动脉支架置入术		治疗性操作	
39.9008		锁骨下动脉支架置入术		治疗性操作	
39.9009		股动脉支架置入术		治疗性操作	
39.9010		下腔静脉支架置入术		治疗性操作	

主要编码	附加编码	手术名称	别名	操作类别	备注
39.9011		胫动脉支架置入术		治疗性操作	
39.9012		肝动脉支架置入术		治疗性操作	
39.9013		腘动脉支架置入术		治疗性操作	
39.9014		无名静脉支架置入术		治疗性操作	
39.9015		腓动脉支架置入术		治疗性操作	
39.9016		肾动脉支架置入术		治疗性操作	查：插入-支架--动脉---非冠状血管----周围的
39.9100		血管松解		手术	
39.9200		静脉注射硬化药		治疗性操作	
39.9300		血管-血管的套管的置入术		治疗性操作	
39.9400		血管-血管套管的置换术		治疗性操作	
39.9401		血管-血管套管的修复术		治疗性操作	查：修复-套管，血管血管（动静脉）
39.9500		血液透析		治疗性操作	血液透析是利用透析器的渗透、弥散和超滤纠正患者的代谢紊乱。透析机的作用是将血液和透析液引入透析器内分别从半透膜的两侧流过，利用血液和透析液之间产生的弥散和对流作用，来清除血液中代谢废物和补充缺乏物质，达到治疗目的。血液透析适用于急、慢性肾功能衰竭的治疗，是晚期尿毒症病人维持生命的重要措施之一
39.9600		全身灌注法		治疗性操作	
39.9700		其他灌注术		治疗性操作	
39.9800		出血控制		治疗性操作	
39.9801		手术后伤口止血术		治疗性操作	查：控制-出血--手术后
39.9900		血管其他手术		手术	
40.0x00		淋巴结构切开术		手术	
40.0x01		淋巴管探查术		手术	
40.1100		淋巴结构的活组织检查		手术	
40.1101		颈淋巴结活组织检查		手术	
40.1102		锁骨上淋巴结活组织检查		手术	
40.1103		腋窝淋巴结活组织检查		手术	
40.1104		腹股沟淋巴结活组织检查		手术	
40.1105		前哨淋巴结活组织检查		手术	前哨淋巴结：是原发肿瘤引流区域淋巴结中的特殊淋巴结，是原发肿瘤发生淋巴结转移所必经的第一批淋巴结

主要编码	附加编码	手 术 名 称	别　名	操作类别	备　注
40.1106		内镜淋巴结活组织检查		手术	
40.1900		淋巴结构的其他诊断性操作		诊断性操作	
40.2100		深部颈淋巴结切除术		手术	
40.2200		乳房内淋巴结切除术		手术	
40.2300		腋淋巴结切除术		手术	
40.2400		腹股沟淋巴结切除术		手术	
40.2900		其他淋巴结构单纯性切除术		手术	
40.2901		锁骨上淋巴结切除术		手术	
40.2902		肺门淋巴结切除术		手术	
40.2903		肺门纵隔淋巴结切除术		手术	
40.2904		纵隔淋巴结切除术		手术	
40.2905		腹主动脉旁淋巴结切除术		手术	
40.2906		腹腔淋巴结切除术		手术	
40.2907		腹膜淋巴结切除术		手术	
40.2908		肠系膜淋巴结切除术		手术	
40.2909		盆腔淋巴结切除术		手术	
40.2910		淋巴管瘤切除术	水囊状淋巴管切除术、囊状水瘤切除术	手术	淋巴管瘤：是一种淋巴管的良性过度增生。临床及病理上可分为单纯性淋巴管瘤、海绵状淋巴管瘤及囊性淋巴管瘤三型。囊状淋巴管瘤又称囊状水瘤
40.3x00		区域性淋巴结切除术		手术	扩大区域淋巴结切除：包括皮肤、皮下组织、脂肪切除
40.4000		根治性颈淋巴结清扫		手术	
40.4100		根治性颈淋巴结清扫，单侧		手术	
40.4200		根治性颈淋巴结清扫，双侧		手术	
40.5000		其他淋巴结根治性切除术		手术	
40.5100		腋下淋巴结根治性切除术		手术	
40.5101		腔镜腋下淋巴结清扫术		手术	
40.5200		主动脉旁淋巴结根治性切除术		手术	
40.5300		髂淋巴结根治性切除术		手术	

主要编码	附加编码	手 术 名 称	别 名	操作类别	备 注
40.5301		腹腔镜髂淋巴结清扫术		手术	
40.5400		根治性腹股沟清扫术		手术	
40.5900		其他淋巴结根治性切除术		手术	
40.5901		颌下淋巴结清扫术		手术	
40.5902		食管旁淋巴结清扫术		手术	
40.5903		锁骨上淋巴结清扫术		手术	
40.5904		胸内淋巴结清扫术		手术	
40.5905		肺门淋巴结清扫术		手术	
40.5906		纵隔淋巴结清扫术		手术	
40.5907		腹膜后淋巴结清扫术		手术	
40.5908		腹腔淋巴结清扫术		手术	
40.5909		肠系膜淋巴结清扫术		手术	
40.5910		盆腔淋巴结清扫术		手术	
40.5911		腹腔镜腹腔淋巴结清扫术		手术	
40.5912		腹腔镜盆腔淋巴结清扫术		手术	
40.5913		胸腔镜胸内淋巴结清扫术		手术	
40.5914		胸腔镜纵隔淋巴结清扫术		手术	
40.6100		胸导管套管置入术		手术	查：套管插入-胸管（颈入路）（胸入路）
40.6200		胸导管造瘘术		手术	
40.6300		胸导管瘘口闭合术		手术	
40.6301		胸腔镜淋巴瘘修补术		手术	查：闭合-瘘--淋巴管，左（胸）
40.6400		胸导管结扎术		手术	
40.6401		胸腔镜胸导管结扎术		手术	
40.6900		胸导管其他手术		手术	
40.6901		胸导管颈内静脉吻合术		手术	胸导管：是全身最大的淋巴管，主要功能是收集淋巴液进入淋巴循环的重要器官。查：修补术-淋巴的（管道）（周围的)--管，左（胸的）
40.6902		胸导管奇静脉吻合术		手术	
40.9x00		淋巴结构其他手术		手术	
40.9x01		腹腔淋巴管修补术		手术	
40.9x02		周围淋巴管结扎术		手术	
40.9x03		周围淋巴管闭合术		手术	查：修补术-淋巴的（管道）（周围的）
40.9x04		周围淋巴管扩张术		手术	
40.9x05		周围淋巴管吻合术		手术	

主要编码	附加编码	手 术 名 称	别　　名	操作类别	备　　注
40.9x06		周围淋巴管移植术		手术	
40.9x07		周围淋巴管重建术		手术	
40.9x08		淋巴水肿矫正术	Charles 手术、Thompson 手术、Homan 手术	手术	
40.9x09		淋巴管静脉吻合术		手术	
41.0000		骨髓移植		治疗性操作	
41.0100		自体骨髓移植不伴净化		治疗性操作	
41.0200		异体骨髓移植伴净化		治疗性操作	
41.0300		异体骨髓移植不伴净化		治疗性操作	
41.0400		自体造血干细胞移植不伴净化		治疗性操作	造血干细胞来自于自身或他人，分别成为自体造血干细胞移植和异体（又称异基因）造血干细胞移植，造血干细胞移植有多种分类方法，按移植物种类分为外周血造血干细胞移植、骨髓移植和脐带血造血干细胞移植
41.0401		自体外周血干细胞移植术		治疗性操作	外周血干细胞（PBSC）：干细胞由骨髓大量生成，其中少量的干细胞被释放到血液中，这就是外周血干细胞。通过使用一种叫做 Filgrastim 的药物（重组人粒细胞集落刺激因子），我们能够增加释放到血液中的干细胞数量，从而有可能直接从血液中采集到干细胞移植所需的足量的干细胞
41.0500		异体造血干细胞移植不伴净化		治疗性操作	
41.0600		脐血干细胞移植		治疗性操作	新生婴儿的脐带血中含有丰富的干细胞，将其采集后在特定的条件下保存，可用于异体干细胞移植
41.0700		自体造血干细胞移植伴净化		治疗性操作	
41.0701		自体外周血干细胞移植伴净化		治疗性操作	
41.0800		异体造血干细胞移植		治疗性操作	
41.0900		自体骨髓移植伴净化		治疗性操作	
41.1x00		脾穿刺		诊断性操作	
41.2x00		脾切开术		手术	
41.2x01		脾切开探查术		手术	
41.2x02		脾切开引流术		手术	
41.2x03		腹腔镜脾切开引流术		手术	
41.2x04		腹腔镜脾囊肿开窗术		手术	

主要编码	附加编码	手术名称	别名	操作类别	备注
41.3100		骨髓活组织检查		诊断性操作	
41.3200		闭合性［抽吸］［经皮］脾活组织检查		诊断性操作	
41.3300		开放性脾活组织检查		手术	
41.3800		骨髓其他诊断性操作		诊断性操作	
41.3900		脾其他诊断性操作		诊断性操作	
41.4100		脾囊肿袋形缝术［造袋术］		手术	
41.4200		脾病损或组织切除术		手术	
41.4300		部分脾切除术	脾次全切除术	手术	
41.4301		腹腔镜脾部分切除术		手术	
41.5x00		全脾切除术		手术	
41.5x01		腹腔镜全脾切除术		手术	
41.9100		供者骨髓抽吸，为了移植	骨髓采集术	治疗性操作	查：采集-骨髓
41.9200		骨髓注入		治疗性操作	
41.9201		肱骨断端骨髓注射术		治疗性操作	
41.9202		股骨断端骨髓注射术		治疗性操作	
41.9203		胫骨断端骨髓注射术		治疗性操作	
41.9300		副脾切除术		手术	
41.9301		腹腔镜副脾切除术		手术	
41.9400		脾移植术		手术	
41.9500		脾修补术和整形术		手术	
41.9501		脾修补术		手术	
41.9502		脾固定术		手术	
41.9503		脾缝合术		手术	
41.9504		腹腔镜脾修补术		手术	
41.9800		骨髓其他手术		手术	
41.9900		脾其他手术		手术	
41.9901		脾内无水酒精注入治疗术		治疗性操作	无水酒精注射术也叫化学消融术，是利用现代高科技技术进行的一种微创性治疗，是在医学影像设备的引导下，将特制的导管/导丝等精密器械引入人体，对体内病变进行诊断和局部治疗。查：手术-脾NEC
42.0100		食管蹼切开术		手术	
42.0900		食管其他切开术		手术	
42.0901		食管切开异物取出术		手术	查：去除-异物--食管（腔内）---通过切开
42.0902		食管切开探查术		手术	
42.1000		食管造口术		手术	

主要编码	附加编码	手术名称	别名	操作类别	备注
42.1100		颈部食管造口术		手术	
42.1200		食管憩室外置术		手术	查：外置术-食管凹
42.1900		食管其他外造口术		手术	
42.1901		胸部食管造口术		手术	
42.2100		经手术切开的食管镜检查		诊断性操作	
42.2200		经人工造口的食管镜检查		诊断性操作	
42.2300		其他食管镜检查		诊断性操作	
42.2400		闭合性［内镜的］食管活组织检查		诊断性操作	
42.2500		开放性食管活组织检查		手术	
42.2900		食管的其他诊断性操作		诊断性操作	
42.3100		食管憩室局部切除术		手术	
42.3101		胸腔镜食管憩室切除术		手术	
42.3200		食管的其他病损或食管组织的局部切除术或破坏术		手术	
42.3201		食管病损切除术		手术	
42.3300		内镜食管病损或食管组织切除术或破坏术		治疗性操作	
42.3301		内镜食管病损切除术		治疗性操作	
42.3302		内镜食管病损氩离子凝固术		治疗性操作	氩离子凝固术（APC）：氩气是一种比较稳定的气体，在经过高频电离后，会产生高能量的氩离子束，具有烧灼的效果，主要适应证为：消化道小息肉，成熟型痘疹，白斑，黄色疣以及小血管渗血等微小的病灶。查：凝固，电凝术-另见破坏，破坏-病损--食管---内镜
42.3303		内镜黏膜下隧道食管病损切除术		治疗性操作	内镜黏膜下隧道切除（ESTD）：是在消化道黏膜层与肌层之间建立隧道，在该隧道空间中进行内镜操作
42.3304		内镜食管息肉切除术		治疗性操作	
42.3305		内镜食管黏膜下剥离术		治疗性操作	内镜黏膜下剥离术（ESD）：主要应用于治疗癌前病变和早癌患者
42.3306		内镜食管黏膜切除术		治疗性操作	内镜下黏膜切除术（EMR）：是在息肉电切术和黏膜注射术的基础上发展起来的一种新的治疗手段。利用此技术可完整切除病变组织，减少出血、穿孔并发症的发生
42.3307		内镜食管静脉曲张结扎术		治疗性操作	

主要编码	附加编码	手术名称	别名	操作类别	备注
42.3308		内镜食管静脉曲张硬化剂注射术		治疗性操作	查：注射-硬化性物质 NEC--食管静脉曲张（内镜）
42.3309		内镜食管静脉曲张组织胶注射术		治疗性操作	
42.3310		内镜食管出血止血术		治疗性操作	查：控制-出血--食管---内镜的
42.3311		胸腔镜食管病损切除术		手术	
42.3900		食管病损或食管组织的其他破坏术		手术	
42.4000		食管切除术		手术	
42.4100		部分食管切除术		手术	
42.4101		胸腹联合切口食管部分切除术		手术	
42.4102		颈胸腹三切口食管部分切除术		手术	
42.4103		胸腔镜食管部分切除术		手术	
42.4104		胸腔镜经腹切口食管部分切除术		手术	
42.4200		全食管切除术		手术	
42.4201		胸腹联合切口全食管切除术		手术	
42.4202		颈胸腹三切口全食管切除术		手术	
42.4203		胸腔镜全食管切除术		手术	
42.5100		胸内食管食管吻合术		手术	
42.5200		胸内食管胃吻合术		手术	
42.5201		食管胃弓上吻合术		手术	
42.5202		食管胃弓下吻合术		手术	
42.5300		胸内食管吻合术伴小肠间置术		手术	
42.5400		其他胸内食管小肠吻合术		手术	
42.5401		食管十二指肠吻合术		手术	
42.5402		食管回肠吻合术		手术	
42.5403		食管空肠吻合术		手术	
42.5500		胸内食管吻合术伴结肠间置术		手术	
42.5600		其他胸内食管结肠吻合术		手术	
42.5800		胸内食管吻合术伴其他间置术		手术	

主要编码	附加编码	手术名称	别名	操作类别	备注
42.5801		人工食管建造术		手术	
42.5802		胃-咽吻合术		手术	
42.5803		胃-喉吻合术		手术	
42.5900		食管其他胸内吻合术		手术	
42.6100		胸骨前食管食管吻合术		手术	
42.6200		胸骨前食管胃吻合术		手术	
42.6300		胸骨前食管吻合术伴小肠间置术		手术	
42.6400		其他胸骨前食管小肠吻合术		手术	
42.6401		胸骨前食管十二指肠吻合术		手术	
42.6402		胸骨前食管回肠吻合术		手术	
42.6403		胸骨前食管空肠吻合术		手术	
42.6500		胸骨前食管吻合术伴结肠间置术		手术	
42.6600		其他胸骨前食管结肠吻合术		手术	
42.6601		胸骨前食管结肠吻合术		手术	
42.6800		其他胸骨前食管吻合术伴间置术		手术	
42.6900		其他胸骨前食管吻合术		手术	
42.7x00		食管肌层切开术	Heller 手术	手术	
42.7x01		改良食管肌层切开术 [改良 Heller 手术]		手术	
42.7x02		腹腔镜食管贲门肌层切开术		手术	
42.7x03		内镜下贲门肌切开术 [POEM]		手术	
42.7x04		胸腔镜食管肌层切开术		手术	
42.8100		食管置入永久性管		治疗性操作	
42.8101		内镜下食管支架置入术		治疗性操作	
42.8200		食管裂伤缝合术		手术	
42.8300		食管造口闭合术		手术	
42.8400		食管瘘修补术		手术	

主要编码	附加编码	手术名称	别名	操作类别	备注
42.8500		食管狭窄修补术		手术	
42.8501		食管吻合口狭窄修补术		手术	
42.8502		食管镜食管狭窄整复术		治疗性操作	
42.8600		皮下隧道制造不伴食管吻合术		手术	
42.8700		食管其他移植术		手术	
42.8701		食管膈肌瓣修补术		手术	
42.8900		食管其他修补术		手术	
42.9100		食管静脉曲张结扎术		手术	
42.9200		食管扩张术		手术	
42.9201		贲门括约肌球囊扩张术		手术	
42.9202		内镜下食管扩张术		治疗性操作	
42.9900		食管其他手术		手术	
42.9901		食管支架调整术		治疗性操作	
43.0x00		胃切开术		手术	
43.0x01		胃切开取石术		手术	
43.0x02		胃切开异物取出术		手术	
43.0x03		腹腔镜下胃切开异物取出术		手术	
43.1100		经皮［内镜的］胃造口术［PEG］		治疗性操作	
43.1900		其他胃造口术		手术	
43.3x00		幽门肌切开术		手术	
43.3x01		腹腔镜下幽门肌层切开术		手术	
43.4100		内镜下胃病损或胃组织切除术或破坏术		治疗性操作	
43.4101		内镜下胃病损氩离子凝固术		治疗性操作	
43.4102		内镜下胃病损套扎治疗术		治疗性操作	
43.4103		内镜下胃肠吻合口病损切除术		治疗性操作	
43.4104		内镜下胃病损光动力疗法		治疗性操作	
43.4105		内镜下胃息肉切除术		治疗性操作	
43.4106		内镜下经黏膜下隧道胃病损切除术［STER］		治疗性操作	

主要编码	附加编码	手 术 名 称	别 名	操作类别	备 注
43.4107		内镜下胃黏膜下剥离术［ESD］		治疗性操作	
43.4108		内镜下胃黏膜切除术［EMR］		治疗性操作	
43.4109		内镜下胃静脉曲张结扎术		治疗性操作	
43.4110		内镜下胃静脉曲张硬化术		治疗性操作	
43.4200		胃其他病损或组织的局部切除术		手术	
43.4201		贲门病损切除术		手术	
43.4202		胃病损切除术		手术	
43.4203		腹腔镜下胃病损切除术		手术	
43.4900		胃病损或组织的其他破坏术		手术	
43.5x00		胃部分切除术伴食管胃吻合术	近端胃切除术	手术	
43.5x01		胃大部切除伴食管胃吻合术		手术	
43.5x02		贲门切除伴食管胃弓下吻合术		手术	
43.5x03		腹腔镜下胃大部切除伴食管-胃吻合术		手术	
43.6x00		胃部分切除术伴胃十二指肠吻合术	远端胃切除术，毕罗特 I 式手术	手术	
43.6x01		胃大部切除伴胃十二指肠吻合术		手术	
43.6x02		腹腔镜胃大部切除伴胃十二指肠吻合术		手术	
43.7x00		胃部分切除术伴胃空肠吻合术	毕罗特 II 式手术	手术	
43.7x01		残胃部分切除伴胃空肠吻合术		手术	
43.7x02		胃肠吻合口切除伴胃空肠吻合术		手术	
43.7x03		腹腔镜胃大部切除伴胃空肠吻合术		手术	
43.8100		胃部分切除术伴空肠移位术	亨利空肠移位术	手术	
43.8200		腹腔镜垂直（袖状）胃切除术	腹腔镜缩胃手术	手术	腹腔镜垂直（袖状）胃切除术是在腹腔镜下沿胃大弯的走行方向切除胃的大部，缩小胃的容积，主要用于减重和2型糖尿病的治疗

主要编码	附加编码	手　术　名　称	别　　名	操作类别	备　　注
43.8201		腹腔镜胃部分切除术		手术	
43.8900		其他胃部分切除术		手术	
43.8901		胃部分切除术		手术	
43.8902		胃底横断术		手术	胃底横断术是将胃大、小弯的左静脉和胃短静脉尽量全部结扎切断，直达食管下段，横断胃底部并楔形切除一段胃壁，缝扎胃壁上的曲张静脉，吻合重建胃断端。主要用于胃底静脉曲张破裂出血、门静脉高压的手术治疗
43.8903		胃袖状切除术		手术	
43.8904		腹腔镜胃楔形切除术		手术	
43.9100		胃全部切除术伴肠间置术		手术	
43.9101		全胃切除伴空肠间置术	全胃切除空肠代胃术	手术	
43.9102		腹腔镜辅助全胃切除伴空肠间置术		手术	
43.9900		其他胃全部切除术		手术	
43.9901		全胃切除伴食管空肠吻合术		手术	
43.9902		残胃切除，食管空肠吻合术		手术	
43.9903		全胃切除伴食管十二指肠吻合术		手术	
43.9904		腹腔镜辅助全胃切除伴食管–十二指肠吻合术		手术	
43.9905		腹腔镜辅助全胃切除伴食管–空肠吻合术		手术	
44.0000		迷走神经切断术		手术	迷走神经切断术是将迷走神经横断，阻断其感觉、分泌和运动神经冲动。切断后可使胃酸排出量下降，主要用于消化性溃疡的治疗
44.0001		腹腔镜下迷走神经切断术		手术	
44.0100		迷走神经干切断术		手术	
44.0200		高选择性迷走神经切断术		手术	
44.0300		其他选择性迷走神经切断术		手术	
44.1100		经腹胃镜检查		手术	
44.1101		经腹胃镜检查［手术中］		手术	

主要编码	附加编码	手术名称	别名	操作类别	备注
44.1200		经人工造口胃镜检查		诊断性操作	
44.1300		其他胃镜检查		诊断性操作	
44.1301		超声内镜下胃检查		诊断性操作	
44.1400		闭合性［内镜的］胃活组织检查		诊断性操作	
44.1401		胃镜下活组织检查		诊断性操作	
44.1402		超声内镜下胃活组织检查		诊断性操作	
44.1500		开放性胃活组织检查		手术	
44.1900		胃其他诊断性操作		诊断性操作	
44.1901		胃电图		诊断性操作	胃电图（EGG）可检测异常胃电节律，主要适用于胃功能障碍、胃轻瘫、改变胃肌电活动的药物疗效等的检测
44.2100		经切开术的幽门扩张术		手术	
44.2200		内镜下幽门扩张		治疗性操作	
44.2201		内镜下幽门球囊扩张术		治疗性操作	
44.2202		内镜下幽门支架置入术		治疗性操作	查：扩张-幽门--内镜
44.2900		其他幽门成形术		手术	
44.2901		幽门粘连松解术		手术	查：修复术-幽门成形术
44.3100		高位胃搭桥术		手术	查：旁路-分流--胃---高位胃
44.3200		经皮［内镜的］胃空肠吻合术		手术	
44.3201		内镜下胃空肠吻合术		手术	
44.3800		腹腔镜下胃肠吻合术		手术	
44.3801		腹腔镜下胃空肠吻合术		手术	
44.3802		腹腔镜下胃十二指肠吻合术		手术	
44.3803		腹腔镜下幽门旷置术		手术	
44.3804		腹腔镜下胃转流术［LRYGB］		手术	查：旁路-分流--胃---腹腔镜的
44.3900		其他胃肠吻合术		手术	
44.3901		胃转流术［胃-肠搭桥吻合术］		手术	查：旁路-胃肠吻合术
44.3902		胃十二指肠吻合术［旁路］		手术	
44.3903		胃空肠吻合术［旁路］		手术	
44.3904		幽门旷置术		手术	
44.4000		消化性溃疡缝合术		手术	

主要编码	附加编码	手术名称	别名	操作类别	备注
44.4100		胃溃疡部位的缝合术		手术	
44.4101		胃溃疡修补术		手术	
44.4102		腹腔镜胃溃疡穿孔修补术		手术	
44.4200		十二指肠溃疡部位的缝合术		手术	
44.4201		十二指肠溃疡修补术		手术	
44.4202		腹腔镜十二指肠溃疡修补术		手术	
44.4300		内镜下胃或十二指肠出血控制		治疗性操作	
44.4301		内镜下胃氩气刀止血术		治疗性操作	
44.4302		内镜下胃钛夹止血术		治疗性操作	
44.4303		内镜下十二指肠钛夹止血术		治疗性操作	
44.4400		经导管栓塞，用于胃或十二指肠出血		治疗性操作	
44.4401		十二指肠动脉栓塞术		治疗性操作	
44.4402		经导管胃静脉栓塞术		治疗性操作	
44.4403		经导管胃动脉栓塞术		治疗性操作	
44.4900		其他胃或十二指肠出血的控制		手术	止血术的主导词查找"控制"
44.4901		胃切开止血术		手术	
44.4902		十二指肠切开止血术		手术	
44.5x00		胃吻合术的修复术		手术	
44.5x01		胃肠吻合口修补术		手术	查：修复术-吻合术--胃，胃肠的（伴空肠间置术）
44.5x02		食管胃吻合口成形术		手术	
44.5x03		内镜下胃肠吻合口修补术		治疗性操作	
44.5x04		内镜下胃肠吻合口扩张术		治疗性操作	
44.5x05		内镜下食管胃吻合口扩张术		治疗性操作	
44.5x06		内镜下胃肠吻合口支架置入术		治疗性操作	
44.5x07		内镜下胃咽吻合口扩张术		治疗性操作	
44.6100		胃裂伤缝合术		手术	
44.6200		胃造口闭合术		手术	
44.6300		其他胃瘘闭合术	其他胃瘘修补术	手术	

主要编码	附加编码	手术名称	别名	操作类别	备注
44.6301		胃结肠瘘修补术		手术	查：闭合-瘘--胃结肠的
44.6302		胃空肠瘘修补术		手术	
44.6400		胃固定术		手术	
44.6401		腹腔镜下胃固定术		手术	
44.6500		胃十二指肠成形术		手术	
44.6501		贲门成形术		手术	
44.6600		其他操作，用于创建食管胃括约肌功能		手术	
44.6601		胃底折叠术	Nissen术、胃瓣膜成形术	手术	胃底折叠术有Toupet、Dor、Belsey等术式，目前常用的是Nissen和Toupet术式。主要是用胃底完全包绕食管下段，形成单向活瓣，食物可以由食管进入胃，但不可由胃反流入食管。主要用于胃食管反流病的手术治疗
44.6700		腹腔镜操作用于创建食管胃括约肌功能		手术	
44.6701		腹腔镜胃底折叠术		手术	
44.6800		腹腔镜下胃成形术		手术	
44.6801		腹腔镜垂直束带胃成形术〔VBG〕		手术	运用腹腔镜微创技术，将一条柔性硅胶束带环绕于胃体的上部，把胃分隔成两部分，两部分之间有一个小开口允许食物通过。进食时，食物快速填满较小的胃上部，当这部分胃填满扩张后，会刺激胃的神经向大脑饱食中心传递信号，大脑调节中枢会让人有饱腹感，从而限制了进食量。该手术用于治疗单纯性肥胖和2型糖尿病
44.6900		胃的其他修补术		手术	
44.6901		胃修补术		手术	
44.6902		腹腔镜胃修补术		手术	
44.9100		胃静脉曲张结扎术		手术	
44.9101		胃底静脉结扎术		手术	
44.9200		胃的手术中操作		手术	
44.9201		胃扭转复位术		手术	
44.9300		胃泡〔球囊〕置入		治疗性操作	当球囊被放置胃内时，注入氯化钠溶液，最多达500ml，此时球囊展开。撑起的球囊会引起一种饱胀感，可以有效地减轻体重。查：插入-球囊--胃的
44.9400		胃泡〔球囊〕去除		治疗性操作	
44.9500		腹腔镜下胃限制性操作		手术	
44.9501		腹腔镜下可调节胃束带术〔LAGB〕		手术	查：插入-带（可调节性）--胃的，腹腔镜的

主要编码	附加编码	手术名称	别名	操作类别	备注
44.9502		垂直绑带式胃减容术〔VGB〕		手术	
44.9600		腹腔镜下胃限制性操作的修复术		手术	
44.9601		腹腔镜可调节胃束带置换术		手术	
44.9602		腹腔镜可调节胃束带修正术		手术	查：修复术-胃带，腹腔镜
44.9700		腹腔镜下去除胃限制性装置		手术	
44.9701		腹腔镜可调节胃束带去除术		手术	
44.9800		腹腔镜调节可调节的胃限制性装置的体积		手术	
44.9801		腹腔镜可调节胃束带放松术		手术	查：调节-胃限制性装置（腹腔镜）
44.9802		腹腔镜下可调节胃束带紧缩术		手术	
44.9900		胃的其他手术		手术	
45.0000		肠切开术		手术	
45.0001		肠切开取石术		手术	
45.0002		肠切开异物取出术		手术	
45.0100		十二指肠切开术		手术	
45.0101		十二指肠切开异物取出术		手术	
45.0102		十二指肠切开取石术		手术	
45.0200		小肠的其他切开术		手术	
45.0201		小肠切开异物取出术		手术	
45.0202		小肠切开取石术		手术	
45.0203		小肠切开减压术		手术	查：肠切开术-小肠
45.0204		腹腔镜小肠切开减压术		手术	
45.0300		大肠切开术		手术	
45.0301		大肠切开取石术		手术	
45.0302		大肠切开异物取出术		手术	
45.0303		大肠切开减压术		手术	
45.1100		经腹的小肠内镜检查		手术	
45.1101		术中小肠内镜检查		手术	
45.1200		小肠内镜检查，经人工造口		诊断性操作	
45.1300		小肠其他内镜检查		诊断性操作	

主要编码	附加编码	手术名称	别名	操作类别	备注
45.1301		十二指肠镜检查术		诊断性操作	
45.1302		胶囊内镜检查术		诊断性操作	查：内镜检查-肠 NEC--小的
45.1400		闭合性［内镜］小肠活组织检查		诊断性操作	
45.1401		内镜下小肠活组织检查		诊断性操作	
45.1402		内镜下回肠活组织检查		诊断性操作	
45.1500		开放性小肠活组织检查		手术	
45.1600		食管胃十二指肠镜检查［EGD］伴活组织检查		诊断性操作	
45.1900		小肠其他诊断性操作		诊断性操作	
45.2100		经腹大肠内镜检查		手术	
45.2101		经腹大肠内镜检查［手术中］		手术	
45.2200		大肠内镜检查，经人工造口		诊断性操作	
45.2300		结肠镜检查		诊断性操作	
45.2301		可曲性光学纤维结肠镜检查		诊断性操作	
45.2302		电子结肠镜检查		诊断性操作	
45.2303		超声结肠镜检查		诊断性操作	
45.2400		可曲性乙状结肠镜检查		诊断性操作	
45.2401		乙状结肠镜检查		诊断性操作	
45.2500		闭合性［内镜的］大肠活组织检查		诊断性操作	
45.2501		结肠镜下大肠活组织检查		诊断性操作	
45.2600		开放性大肠活组织检查		手术	
45.2700		肠活组织检查		手术	
45.2800		大肠其他诊断性操作		诊断性操作	
45.2900		肠的其他诊断性操作		诊断性操作	
45.3000		内镜下十二指肠病损切除术或破坏术		治疗性操作	
45.3001		内镜下十二指肠病损切除术		治疗性操作	
45.3002		内镜下十二指肠病损氩离子凝固治疗术		治疗性操作	查：破坏-病损--十二指肠---内镜

主要编码	附加编码	手 术 名 称	别　名	操作类别	备　注
45.3003		内镜下十二指肠病损光动力治疗［PDT］		治疗性操作	
45.3004		内镜下十二指肠黏膜下剥离术［ESD］		治疗性操作	
45.3005		内镜下十二指肠黏膜切除术［EMR］		治疗性操作	
45.3006		内镜下十二指肠病损射频消融术		治疗性操作	
45.3007		内镜下经黏膜下隧道十二指肠病损切除术［STER］		治疗性操作	
45.3100		十二指肠病损的其他局部切除术		手术	
45.3101		十二指肠病损切除术		手术	
45.3102		十二指肠憩室切除术		手术	
45.3200		十二指肠病损的其他破坏术		手术	
45.3300		小肠病损或组织的局部切除术，除外十二指肠		手术	
45.3301		小肠病损切除术		手术	
45.3302		小肠憩室切除术		手术	
45.3303		腹腔镜小肠病损切除术		手术	
45.3304		腹腔镜麦克尔憩室切除术		手术	麦克尔憩室属回肠远端憩室，是胃肠道先天性畸形中最常见的一种，也是憩室中最常见的类型之一。查：切除术-憩室--肠---小的
45.3305		内镜下小肠病损切除术		治疗性操作	
45.3400		小肠病损的其他破坏术，除外十二指肠		手术	
45.3401		内镜下空肠病损氩气刀治疗术［APC］		治疗性操作	查：破坏术-病损（局部的）--肠（大）---小
45.3402		内镜下回肠病损氩气刀治疗术［APC］		治疗性操作	
45.4100		大肠病损或组织的切除术		手术	
45.4101		结肠病损切除术		手术	
45.4102		横结肠病损切除术		手术	
45.4103		降结肠病损切除术		手术	
45.4104		乙状结肠病损切除术		手术	
45.4105		盲肠病损切除术		手术	

主要编码	附加编码	手 术 名 称	别　名	操作类别	备　注
45.4106		阑尾病损切除术		手术	
45.4107		升结肠病损切除术		手术	
45.4108		盲肠憩室切除术		手术	
45.4200		内镜下大肠息肉切除术		治疗性操作	
45.4201		内镜下乙状结肠息肉切除术		治疗性操作	
45.4300		内镜下大肠其他病损或组织破坏术		治疗性操作	
45.4301		内镜下乙状结肠病损切除术		治疗性操作	
45.4302		内镜下结肠病损切除术		治疗性操作	
45.4303		内镜下盲肠病损切除术		治疗性操作	
45.4304		内镜下结肠止血术		治疗性操作	
45.4305		内镜下直肠止血术		治疗性操作	
45.4306		内镜下直肠钛夹止血术		治疗性操作	
45.4900		大肠病损的其他破坏术		手术	
45.4901		结肠袋形缝合术		手术	查：破坏-病损--肠（大）
45.5000		肠段分离术		手术	查：切除术-肠--用于间置术
45.5100		小肠段分离术		手术	查：分离术-肠段或带蒂皮瓣--小的
45.5101		小肠部分切除用于间置术		手术	
45.5200		大肠段分离术		手术	
45.5201		结肠部分切除术用于间置术		手术	
45.6100		小肠多节段部分切除术		手术	
45.6200		小肠其他部分切除术		手术	
45.6201		小肠部分切除术		手术	
45.6202		十二指肠部分切除术		手术	
45.6203		十二指肠切除术		手术	
45.6204		空肠部分切除术		手术	
45.6205		空肠切除术		手术	
45.6206		回肠部分切除术		手术	
45.6207		回肠切除术		手术	
45.6208		腹腔镜下小肠部分切除术		手术	

主要编码	附加编码	手术名称	别名	操作类别	备注
45.6300		小肠全部切除术		手术	
45.7100		开放性和其他大肠多节段切除术		手术	
45.7200		开放性和其他盲肠切除术		手术	
45.7201		回盲部分切除术		手术	
45.7202		盲肠切除术		手术	
45.7300		开放性和其他右半结肠切除术		手术	
45.7301		回肠结肠切除术		手术	
45.7302		右半结肠根治性切除术		手术	
45.7303		升结肠部分切除术		手术	
45.7304		升结肠切除术		手术	
45.7400		开放性和其他横结肠切除术		手术	
45.7401		横结肠部分切除术		手术	
45.7500		左半结肠切除术		手术	
45.7501		左半结肠根治性切除术		手术	
45.7600		开放性和其他乙状结肠切除术		手术	
45.7601		乙状结肠部分切除术		手术	
45.7602		降结肠切除术		手术	
45.7603		降结肠部分切除术		手术	
45.7900		其他和未特指大肠部分切除术		手术	
45.7901		结肠部分切除术		手术	
45.7902		小肠结肠部分切除术		手术	
45.8100		腹腔镜腹内全结肠切除术		手术	
45.8200		开放性腹内全结肠切除术		手术	
45.8300		其他和未特指的腹内全结肠切除术		手术	
45.9000		肠吻合术		手术	
45.9100		小肠小肠吻合术		手术	
45.9101		空肠空肠吻合术		手术	
45.9102		回肠回肠吻合术		手术	
45.9103		十二指肠空肠吻合术		手术	
45.9104		空肠回肠吻合术		手术	

主要编码	附加编码	手 术 名 称	别 名	操作类别	备 注
45.9200		小肠直肠残端吻合术		手术	
45.9300		其他小肠－大肠吻合术		手术	
45.9301		回肠-横结肠吻合术		手术	
45.9302		回肠-降结肠吻合术		手术	
45.9303		回肠-盲肠吻合术		手术	
45.9304		回肠-升结肠吻合术		手术	
45.9305		回肠－乙状结肠吻合术		手术	
45.9306		回肠-直肠吻合术		手术	
45.9307		空肠-横结肠吻合术		手术	
45.9308		空肠-降结肠吻合术		手术	
45.9309		空肠-升结肠吻合术		手术	
45.9310		空肠－乙状结肠吻合术		手术	
45.9400		大肠-大肠吻合术		手术	
45.9401		横结肠－降结肠吻合术		手术	
45.9402		横结肠-乙状结肠吻合术		手术	
45.9403		降结肠-直肠吻合术		手术	
45.9404		结肠-直肠吻合术		手术	
45.9405		乙状结肠－直肠吻合术		手术	
45.9406		升结肠－横结肠吻合术		手术	
45.9407		升结肠－降结肠吻合术		手术	
45.9408		升结肠-直肠吻合术		手术	
45.9500		肛门吻合术		手术	
45.9501		结肠-肛门吻合术		手术	
45.9502		回肠-肛门吻合术		手术	
45.9503		降结肠-肛门吻合术		手术	
45.9504		乙状结肠－肛门吻合术		手术	
46.0100		小肠外置术		手术	肠外置术是一种肠急诊手术的术式之一，一般用于患者病情较重不能一次完成手术的情况。一期先将肠吻合口或者部分肠段外置于体外，二期再行肠段的切除或肠造口的关闭
46.0101		十二指肠外置术		手术	
46.0102		襻式回肠造口术		手术	查：回肠造口术-襻式

主要编码	附加编码	手 术 名 称	别 名	操作类别	备 注
46.0200		小肠外置段切除术		手术	
46.0300		大肠外置术		手术	
46.0301		肠外置术［一期］	Mikulicz 手术	手术	肠外置术一期是指将肠吻合口外置于体外
46.0302		襻式结肠造口术		手术	
46.0400		大肠外置段的切除术		手术	
46.0401		肠外置术［二期］		手术	查：手术－米库利奇（肠外置术）（一期）－－二期切除肠的外置段
46.0402		结肠襻切除术		手术	查：切除术（部分）－肠－－外置的（大肠）
46.1000		结肠造口术		手术	
46.1100		暂时性结肠造口术		手术	多用双腔造口，适用于高位直肠肛门闭锁、无肛门患儿、先天性巨结肠、结肠或直肠肛门损伤等时，为保证手术成功，常在术前行乙状结肠造口或横结肠造口术。注意襻式结肠造口术分类于46.03
46.1300		永久性结肠造口术		手术	多用单腔造口，因治疗需要，利用外科手术方法在腹壁上人为开口，将近端结肠固定于腹壁外，不再还纳恢复，以用于排便。注意：不包括伴腹会阴直肠切除术48.5和伴直肠前切除术48.62
46.1301		腹腔镜乙状结肠永久性造口术		手术	
46.1400		结肠造口的延迟性切开		手术	
46.2000		回肠造口术		手术	
46.2001		腹腔镜回肠造口术		手术	
46.2100		暂时性回肠造口术		手术	适用于结肠损伤，在修补结肠损伤后做暂时性回肠造口，使结肠得到充分休息，减少结肠瘘发生
46.2200		节制性回肠造口术		手术	
46.2300		其他永久性回肠造口术		手术	
46.2301		腹腔镜永久性回肠造口术		手术	
46.2400		回肠造口的延迟性切开		手术	
46.3100		其他肠造口的延迟性切开		手术	
46.3200		经皮［内镜的］空肠造口术［PEJ］		手术	
46.3201		空肠穿刺置管造口术		治疗性操作	
46.3900		其他肠造口术		手术	
46.3901		空肠［营养性］造口术		手术	

主要编码	附加编码	手术名称	别名	操作类别	备注
46.3902		十二指肠造口术		手术	
46.3903		输入襻造口术		手术	输入襻：毕罗特Ⅱ式手术后十二指肠盲端那一侧是输入襻，空肠侧是输出襻。为缓解因输入襻梗阻而造成的胆汁和胰液的淤滞引起的一系列症状，而进行的该部位的造口术
46.3904		小肠造口术		手术	
46.3905		腹腔镜空肠造口术		手术	
46.4000		肠造口修复术		手术	包括肠造口整形扩大术、肠造口重建术、肠造口修补术、肠造口瘢痕组织切除术
46.4100		小肠造口修复术		手术	
46.4101		回肠造口修复术		手术	
46.4102		空肠造口修复术		手术	
46.4103		回肠造口周围疝修补术		手术	
46.4200		结肠造口周围疝修补术		手术	
46.4201		腹腔镜结肠造口周围疝修补术		手术	
46.4202		腹腔镜结肠造口周围疝无张力成形术		手术	
46.4300		大肠造口的其他修复术		手术	
46.4301		结肠造口修复术		手术	
46.4302		横结肠造口修复术		手术	
46.4303		降结肠造口修复术		手术	
46.5000		肠造口闭合术		手术	
46.5100		小肠造口闭合术		手术	
46.5101		回肠造口闭合术		手术	
46.5102		空肠造口闭合术		手术	
46.5200		大肠造口闭合术		手术	
46.5201		盲肠造口闭合术		手术	
46.5202		结肠造口闭合术		手术	
46.5203		乙状结肠造口闭合术		手术	
46.5204		横结肠造口闭合术		手术	
46.6000		肠固定术		手术	肠固定术分为外固定术和内固定术，其目的都是将排列整齐的肠固定，以防止手术后排列肠襻在腹内摆动扭转，造成再次梗阻
46.6100		小肠固定至腹壁		手术	
46.6101		回肠固定术		手术	

主要编码	附加编码	手术名称	别名	操作类别	备注
46.6200		小肠其他固定术		手术	
46.6201		小肠折叠术［Noble手术］	小肠诺布尔折叠术、小肠排列术	手术	是将粘连的排列紊乱的肠排列整齐并加以固定，以防止手术后排列肠襻在腹内摆动扭转，用于治疗粘连性肠梗阻，并预防肠梗阻的复发。查：Noble手术（小肠折叠术）
46.6300		大肠固定至腹壁		手术	
46.6301		盲肠-升结肠固定术		手术	
46.6302		乙状结肠-腹壁固定术［Moschowitz手术］	莫斯科维茨手术	手术	
46.6400		大肠其他固定术		手术	
46.6401		盲肠固定术		手术	
46.6402		乙状结肠固定术		手术	
46.6403		结肠固定术		手术	
46.7100		十二指肠裂伤缝合术		手术	
46.7200		十二指肠瘘的闭合术		手术	
46.7300		小肠裂伤缝合术，除外十二指肠		手术	
46.7301		空肠裂伤修补术		手术	
46.7302		回肠裂伤修补术		手术	
46.7303		腹腔镜小肠裂伤修补术		手术	
46.7400		小肠瘘修补术，除外十二指肠		手术	
46.7401		小肠-小肠吻合口瘘修补术		手术	
46.7402		小肠-大肠吻合口瘘修补术		手术	
46.7403		空肠瘘修补术		手术	
46.7404		小肠腹壁瘘切除术		手术	
46.7405		小肠-乙状结肠瘘切除术		手术	
46.7500		大肠裂伤缝合术		手术	
46.7501		横结肠裂伤修补术		手术	
46.7502		乙状结肠裂伤修补术		手术	
46.7503		盲肠裂伤修补术		手术	
46.7504		升结肠裂伤修补术		手术	
46.7505		降结肠裂伤修补术		手术	
46.7506		腹腔镜下结肠裂伤修补术		手术	
46.7600		大肠瘘修补术		手术	

主要编码	附加编码	手 术 名 称	别 名	操作类别	备 注
46.7601		乙状结肠瘘修补术		手术	
46.7602		盲肠瘘修补术		手术	
46.7603		结肠瘘修补术		手术	
46.7604		腹腔镜下结肠瘘修补术		手术	
46.7900		肠的其他修补术		手术	
46.7901		肠穿孔修补术		手术	
46.7902		十二指肠成形术		手术	
46.7903		小肠浆膜修补术		手术	
46.7904		十二指肠憩室修补术		手术	
46.8000		腹内肠操作		手术	
46.8001		肠系膜扭转复位术		手术	
46.8002		肠套叠复位术		手术	
46.8100		小肠腹内操作		手术	
46.8101		小肠扭转复位术		手术	
46.8102		小肠套叠复位术		手术	
46.8200		大肠腹内操作		手术	
46.8201		大肠扭转复位术		手术	
46.8202		大肠套叠复位术		手术	
46.8500		肠扩张		治疗性操作	
46.8501		十二指肠球囊扩张术		治疗性操作	
46.8502		结肠球囊扩张术		治疗性操作	
46.8503		十二指肠支架置入术		治疗性操作	
46.8504		直肠吻合口球囊扩张术		治疗性操作	
46.8505		空肠支架置入术		治疗性操作	
46.8506		空肠吻合口球囊扩张术		治疗性操作	
46.8507		小肠球囊扩张术		治疗性操作	
46.8508		回肠支架置入术		治疗性操作	
46.8509		输入襻支架置入术		治疗性操作	
46.8510		内镜下十二指肠球囊扩张术		治疗性操作	
46.8511		内镜下结肠球囊扩张术		治疗性操作	
46.8600		内镜下结肠支架置入		治疗性操作	
46.8700		结肠支架的其他非内镜置入术		手术	
46.9100		乙状结肠肌切开术		手术	
46.9200		结肠其他部分肌切开术		手术	

主要编码	附加编码	手术名称	别名	操作类别	备注
46.9201		结肠隔膜切开术		手术	
46.9300		小肠吻合口修复术		手术	
46.9301		空肠回肠吻合口切除术		手术	
46.9400		大肠吻合口修复术		手术	
46.9401		直肠吻合口狭窄切开术		手术	
46.9500		小肠局部灌注		手术	此处的小肠局部灌注是指开腹的操作
46.9501		小肠灌洗		治疗性操作	
46.9600		大肠局部灌注		手术	此处的大肠局部灌注是指开腹的操作
46.9601		空气灌肠复位术		治疗性操作	
46.9602		大肠灌洗		治疗性操作	
46.9700		肠移植		手术	
46.9900		肠的其他手术		手术	
47.0100		腹腔镜下阑尾切除术		手术	
47.0900		其他阑尾切除术		手术	
47.0901		阑尾切除术		手术	
47.0902		阑尾残端切除术		手术	
47.1100		腹腔镜下附带阑尾切除术		手术	
47.1900		其他的附带阑尾切除术		手术	
47.2x00		阑尾脓肿引流术		手术	
47.2x01		腹腔镜下阑尾脓肿引流术		手术	
47.9100		阑尾造口术		手术	
47.9200		阑尾瘘管闭合术		手术	
47.9900		阑尾其他手术		手术	
47.9901		阑尾内翻包埋术		手术	阑尾内翻包埋术操作要点：切除阑尾系膜，用探针将阑尾由尖端向阑尾腔内翻至阑尾根部处的回盲肠，将阑尾根部埋入盲肠壁内。此种手术即能满足切除阑尾的需要，又可避免肠腔被污染的可能
48.0x00		直肠切开术		手术	
48.0x01		直肠减压术		手术	
48.0x02		肛门闭锁减压术		手术	
48.0x03		直肠直线切开术	帕纳手术[PANAS]	手术	
48.0x04		直肠脓肿切开引流术		手术	
48.1x00		直肠造口		手术	
48.2100		经腹直肠乙状结肠镜检查		手术	

主要编码	附加编码	手术名称	别名	操作类别	备注
48.2101		手术中直肠乙状结肠镜检查术		手术	
48.2200		直肠乙状结肠镜检查经人工造口		诊断性操作	
48.2300		硬式直肠乙状结肠镜检查		诊断性操作	
48.2301		直肠乙状结肠超声内镜检查		诊断性操作	
48.2400		闭合性［内镜的］直肠活组织检查		诊断性操作	
48.2401		直肠乙状结肠镜下直肠活组织检查		诊断性操作	
48.2500		开放性直肠活组织检查		手术	
48.2600		直肠周围组织活组织检查		手术	
48.2900		直肠、直肠乙状结肠和直肠周围组织的其他诊断性操作		诊断性操作	
48.3100		直肠病损或组织的根治性电凝固术		手术	
48.3101		直肠病损根治性电凝固术		手术	
48.3200		直肠病损或组织的其他电凝固术		手术	
48.3201		直肠病损电切术		手术	
48.3300		直肠病损或组织的激光破坏术		手术	
48.3301		直肠病损激光切除术		手术	
48.3400		直肠病损或组织的冷冻破坏术		手术	
48.3401		直肠病损冷冻术		手术	
48.3500		直肠病损或组织的局部切除术		手术	
48.3501		直肠病损切除术		手术	
48.3502		经肛门直肠病损切除术		手术	
48.3503		经骶尾直肠病损切除术		手术	
48.3504		经阴道直肠病损切除术		手术	
48.3505		直肠后壁病损切除术		手术	

主要编码	附加编码	手 术 名 称	别　名	操作类别	备　注
48.3506		Kraske 术	经骶尾部入路的肛门直肠手术	手术	查：切除术-病损（局部的）--直肠
48.3507		腹腔镜直肠病损切除术		手术	
48.3508		内镜下直肠病损切除术		治疗性操作	
48.3509		内镜下直肠黏膜下剥离术［ESD］		治疗性操作	
48.3510		内镜下直肠黏膜切除术［EMR］		治疗性操作	
48.3511		内镜下直肠病损光动力治疗术［PDT］		治疗性操作	
48.3512		内镜下经黏膜下隧道直肠病损切除术［STER］		治疗性操作	
48.3513		经肛门内镜下直肠病变微创手术［TEM］		治疗性操作	
48.3514		经肛门内镜直肠显微手术［TaTEM］		治疗性操作	
48.3600		直肠［内镜的］息肉切除术		治疗性操作	
48.3601		直肠息肉切除术		手术	
48.3602		直肠-乙状结肠镜下直肠息肉切除术		治疗性操作	
48.3603		内镜下直肠息肉氩离子凝固术［APC］		治疗性操作	
48.4000		直肠拖出切除术		手术	是低位直肠癌手术治疗中保留肛门的一种方法。查：直肠切除术（部分）-拖出--其他方面未特指的
48.4100		索夫直肠黏膜下切除术	Soave 术	手术	黏膜下切除术指在不破坏肠壁的情况下保证了黏膜下病损部位的切除。预后较好
48.4101		直肠黏膜下切除术		手术	
48.4102		经肛门直肠黏膜环切术		手术	
48.4103		直肠黏膜下环切术		手术	
48.4104		直肠内拖出切除术		手术	
48.4105		直肠黏膜切除术		手术	
48.4106		腹腔镜直肠黏膜下切除术		手术	
48.4200		腹腔镜直肠拖出切除术		手术	
48.4300		开放性直肠拖出切除术		手术	

主要编码	附加编码	手 术 名 称	别 名	操作类别	备 注
48.4900		直肠其他拖出切除术		手术	
48.4901		会阴-直肠拖出术	Altemeier 手术	手术	
48.4902		经前会阴超低位直肠切除术	APPEAR 术	手术	
48.4903		腹腔镜辅助经前会阴超低位直肠切除术	腹腔镜辅助APPEAR术	手术	
48.4904		斯文森直肠切除术	Swenson 术、斯温森手术、斯温逊手术、翻出型肛门外吻合巨结肠根治术、结肠直肠切除肛门外吻合术	手术	Swenson 手术用于先天性巨结肠的手术治疗
48.4905		Bacon-Black 术		手术	
48.5000		腹会阴直肠切除术	Miles 手术	手术	Miles 手术作为直肠下段癌和肛管癌的根治性手术，普遍应用于临床
48.5100		腹腔镜下腹会阴直肠切除术		手术	
48.5200		开放性腹会阴直肠切除术		手术	
48.5201		肛提肌外腹会阴直肠联合切除术	ELAPE 术	手术	
48.5900		其他腹会阴直肠切除术		手术	
48.6100		经骶直肠乙状结肠切除术		手术	
48.6101		腹腔镜下经骶直肠乙结肠切除术		手术	
48.6200		直肠前切除术同时伴结肠造口术		手术	
48.6201		腹腔镜下直肠前切除伴结肠造口术		手术	
48.6300		其他直肠前切除术		手术	
48.6301		直肠前切除术	Dinox 手术	手术	直肠前切除术（Dixon 术）：经腹直肠癌切除、结肠直肠端端吻合、保留肛门术。是保留肛门比较理想的术式，是目前应用最多的直肠癌根治术。查：切除术（部分)-直肠--前的
48.6302		腹腔镜下直肠前切除术		手术	
48.6303		腹腔镜低位直肠前切除术		手术	
48.6400		直肠后切除术		手术	

主要编码	附加编码	手术名称	别名	操作类别	备注
48.6500		杜哈梅尔直肠切除术		手术	
48.6900		直肠其他切除术		手术	
48.6901		经骶经肛门括约肌直肠病损切除术	Mason 手术	手术	
48.6902		直肠部分切除术		手术	
48.6903		直肠–乙状结肠切除术		手术	
48.6904		直肠乙状结肠部分切除术		手术	
48.6905		直肠切除术		手术	
48.6906		残余直肠切除术		手术	
48.6907		全结肠直肠［包括肛门］切除术		手术	
48.6908		残余直肠肛管切除术		手术	
48.6909		腹腔镜下直肠部分切除术		手术	
48.6910		腹腔镜直肠切除术		手术	
48.6911		腹腔镜直肠–乙状结肠部分切除术		手术	
48.6912		腹腔镜全结肠直肠［包括肛门］切除术		手术	
48.6913		腹腔镜帕克术（Park 术）		手术	
48.7100		直肠裂伤缝合术		手术	
48.7101		腹腔镜直肠破裂修补术		手术	
48.7200		直肠造口闭合术		手术	
48.7300		其他直肠瘘修补术		手术	
48.7301		会阴直肠瘘修补术		手术	
48.7302		肛门直肠瘘修补术		手术	
48.7303		直肠瘘修补术		手术	
48.7400		直肠直肠吻合术		手术	
48.7401		经肛门吻合器直肠切除术	STARR 术	手术	经肛吻合器直肠切除术又称为"智能STARR 微创术"，是一种前沿治痔技术
48.7500		腹直肠固定术		手术	
48.7501		直肠脱垂里普斯坦修补术	Ripstein 修补术	手术	查：手术–里普斯坦（直肠脱垂修补术）
48.7600		其他直肠固定术		手术	
48.7601		直肠脱垂注射术		手术	
48.7602		直肠脱垂德洛姆修补术	Delorme 修补术	手术	
48.7603		直肠脱垂悬吊术		手术	查：悬带–直肠（耻骨直肠）

主要编码	附加编码	手 术 名 称	别 名	操作类别	备 注
48.7604		直肠乙状结肠固定术		手术	
48.7605		腹腔镜直肠悬吊术		手术	
48.7900		直肠其他修补术		手术	
48.7901		陈旧性产科直肠裂伤修补术		手术	
48.8100		直肠周围组织切开术		手术	
48.8101		直肠周围脓肿切开引流术		手术	
48.8102		直肠阴道隔膜切开术		手术	
48.8200		直肠周围组织切除术		手术	
48.8201		直肠阴道隔病损切除术		手术	
48.8202		直肠-阴道隔切除术		手术	
48.8203		经阴直肠阴道隔病损切除术		手术	
48.8204		盆腔直肠病损切除术		手术	
48.8205		腹腔镜下直肠阴道隔病损切除术		手术	
48.8206		腹腔镜下直肠后囊肿切除术		手术	
48.9100		直肠狭窄切开术		手术	
48.9200		肛门直肠肌切开术		手术	
48.9201		肛门直肠肌部分切除术		手术	
48.9300		直肠周围瘘的修补术		手术	
48.9900		直肠和直肠周围组织的其他手术		手术	
49.0100		肛周脓肿切开术		手术	
49.0101		肛周脓肿穿刺抽吸术		手术	
49.0200		肛周组织的其他切开术		手术	
49.0201		肛门周围组织切开术		手术	
49.0300		肛周皮赘切除术		手术	
49.0400		肛周组织的其他切除术		手术	
49.0401		肛周脓肿切除术		手术	
49.0402		肛门周围组织切除术		手术	
49.1100		肛门瘘管切开术		手术	
49.1200		肛门瘘管切除术		手术	
49.2100		肛门镜检查		诊断性操作	
49.2200		肛周组织的活组织检查		手术	

主要编码	附加编码	手 术 名 称	别 名	操作类别	备 注
49.2300		肛门活组织检查		手术	
49.2900		肛门和肛周组织的其他诊断性操作		诊断性操作	
49.3100		内镜下肛门病损或组织切除术或破坏术		治疗性操作	
49.3101		内镜下肛门病损切除术		治疗性操作	
49.3900		肛门病损或组织的其他局部切除术或破坏术		手术	
49.3901		肛裂切除术		手术	
49.3902		肛窦切除术		手术	
49.3903		肛裂切开挂线术		手术	肛裂切开挂线术主要用于肛瘘的手术治疗，是指用探针将橡皮筋从瘘管的外口向内口穿过，然后提起橡皮筋，切开瘘管内外口之间的皮肤层，拉紧橡皮筋，使病损部位逐渐长好。查：破坏术-病损（局部的)--肛门
49.3904		肛门病损激光切除术		手术	
49.3905		肛门病损切除术		手术	
49.3906		肛乳头切除术		手术	
49.3907		肛管病损切除术		手术	
49.4100		痔复位术		治疗性操作	
49.4200		痔注射		治疗性操作	
49.4300		痔烧灼术		手术	
49.4301		痔夹闭术		手术	查：钳夹和烧灼，痔
49.4400		痔冷冻破坏术		手术	
49.4500		痔结扎术		手术	
49.4501		超声引导下痔结扎术		手术	
49.4600		痔切除术		手术	
49.4601		痔切除术伴肛门成形术		手术	
49.4700		血栓性痔清除术		手术	查：排空术-痔（形成血栓的）
49.4701		血栓痔剥离术		手术	
49.4900		痔的其他操作		手术	
49.4901		痔上直肠黏膜环形切除吻合术［PPH术］	痔吻合器直肠黏膜环切	手术	查：破坏术-痔
49.4902		肛垫悬吊术		手术	肛垫悬吊术指通过各种方法悬吊肛垫，这种方法不但对痔的治疗效果满意，而且最大限度地减少对直肠肛管解剖结构的破坏和保护直肠肛管生理功能。查：手术-痔 NEC

主要编码	附加编码	手术名称	别名	操作类别	备注
49.4903		开环式微创肛肠吻合器手术		手术	
49.5100		左侧肛门括约肌切开术		手术	
49.5200		后肛门括约肌切开术		手术	
49.5900		其他肛门括约肌切开术		手术	
49.5901		肛管内括约肌切开术		手术	
49.5902		肛门括约肌切断术		手术	
49.5903		肛门括约肌切开术		手术	
49.6x00		肛门切除术		手术	
49.6x01		肛门括约肌切除术		手术	
49.7100		肛门裂伤缝合术		手术	
49.7200		肛门环扎术		手术	
49.7300		肛门瘘管闭合术		手术	
49.7301		肛瘘挂线术		手术	查：闭合术-瘘--肛门
49.7302		肛瘘结扎术		手术	
49.7400		股薄肌移植，用于肛门失禁		手术	
49.7500		人工肛门括约肌植入术或修复术		手术	
49.7501		人工肛门括约肌植入术		手术	
49.7502		人工肛门括约肌修复术		手术	
49.7600		人工肛门括约肌去除		手术	
49.7900		肛门括约肌的其他修补术		手术	
49.7901		肛门陈旧性产科裂伤修补术		手术	查：缝合（撕裂）-肛门--产科撕裂伤（近期）---陈旧性
49.7902		肛门括约肌成形术		手术	
49.7903		肛门成形术		手术	
49.7904		腹腔镜下肛门成形术		手术	
49.9100		肛门隔膜切开术		手术	
49.9200		皮下电子肛门刺激器的置入		手术	查：植入-电刺激器--肛门（皮下）
49.9300		肛门的其他切开术		手术	
49.9301		肛门挂线去除术		治疗性操作	
49.9302		肛门切开异物取出术		手术	
49.9400		肛门脱垂复位术		治疗性操作	
49.9500		肛门［手术后］出血控制		手术	

主要编码	附加编码	手术名称	别名	操作类别	备注
49.9900		肛门的其他手术		手术	
49.9901		肛管皮肤移植术		手术	
50.0x00		肝切开术		手术	
50.0x01		肝切开引流术		手术	
50.0x02		肝切开异物取出术		手术	
50.0x03		腹腔镜下肝囊肿开窗引流术		手术	
50.0x04		腹腔镜下肝脓肿切开引流术		手术	
50.0x05		腹腔镜下肝异物去除术		手术	
50.1100		闭合性［经皮］［针吸］肝活组织检查		诊断性操作	
50.1101		超声内镜下细针穿刺肝活组织检查［FNA］		诊断性操作	
50.1200		开放性肝活组织检查		手术	
50.1300		经颈静脉肝活组织检查		诊断性操作	
50.1400		腹腔镜下肝活组织检查		手术	
50.1900		肝的其他诊断性操作		诊断性操作	
50.2100		肝病损的袋形缝合术［造袋术］		手术	
50.2200		部分肝切除术		手术	
50.2201		肝楔形切除术		手术	
50.2202		肝段切除术		手术	
50.2203		腹腔镜下肝段切除术		手术	
50.2204		腹腔镜下肝楔形切除术		手术	
50.2205		腹腔镜下肝部分切除术		手术	
50.2206		腹腔镜下活体取肝术		手术	
50.2300		肝病损或组织的直视消融术		手术	ICD-9-CM-3 原 2011 中文版为"切除术"，现 2011 修订版修改为"消融术"
50.2301		肝病损微波消融术		手术	
50.2302		肝病损射频消融术		手术	
50.2303		胆囊床病损射频消融术		手术	
50.2400		肝病损或组织的经皮消融术		治疗性操作	ICD-9-CM-3 原 2011 中文版为"切除术"，现 2011 修订版修改为"消融术"
50.2401		CT 引导下肝病损射频消融术		治疗性操作	

主要编码	附加编码	手 术 名 称	别 名	操作类别	备 注
50.2402		CT 引导下肝病损微波消融术		治疗性操作	
50.2403		超声引导下肝病损微波消融术		治疗性操作	
50.2404		超声引导下肝病损射频消融术		治疗性操作	
50.2500		肝病损或组织的腹腔镜下消融术		手术	ICD-9-CM-3 原 2011 中文版为"切除术"，现 2011 修订版修改为"消融术"
50.2501		腹腔镜下肝病损微波消融术		手术	
50.2502		腹腔镜下肝病损射频消融术		手术	
50.2503		腹腔镜超声引导下肝病损射频消融术		手术	
50.2600		肝病损或组织的其他和未特指消融术		手术	ICD-9-CM-3 原 2011 中文版为"切除术"，现 2011 修订版修改为"消融术"
50.2900		肝病损的其他破坏术		手术	
50.2901		肝病损氩氦刀治疗术		手术	
50.2902		肝病损冷冻治疗术		手术	
50.2903		肝病损酒精固化治疗术		手术	查：破坏-病损（局部的）--肝
50.2904		肝病损离体切除术		手术	
50.2905		肝病损破坏术		手术	
50.2906		肝病损超声刀治疗		手术	
50.2907		肝病损微波治疗		手术	
50.2908		肝病损切除术		手术	
50.2909		腹腔镜下肝病损切除术		手术	
50.2910		腹腔镜下肝病损烧灼术		手术	
50.3x00		肝叶切除术		手术	
50.3x01		右半肝切除术		手术	
50.3x02		左半肝切除术		手术	
50.3x03		肝叶部分切除术		手术	
50.3x04		全肝叶切除术伴其他肝叶部分切除术		手术	查：叶切除术-肝（伴邻近叶部分切除术）
50.3x05		腹腔镜下肝叶切除术		手术	
50.3x06		腹腔镜下半肝切除术		手术	
50.4x00		全肝切除术		手术	
50.5100		辅助肝移植		手术	受者的肝仍保留在原位，将供体肝异位或原位植入受体内。查：移植物，移植-肝--辅助的

主要编码	附加编码	手术名称	别名	操作类别	备注
50.5900		肝的其他移植术		手术	
50.5901		原位肝移植		手术	肝移植术按照肝移植部位不同可分为原位肝移植和异位肝移植术。原位肝移植是指将病肝切除后，将供肝植入原病肝切除的位置，按照供肝的静脉与受体下腔静脉的吻合方式不同，可分为经典肝移植和背驮式肝移植
50.5902		劈离式肝移植术		手术	劈裂式肝移植术是将一个供体肝脏劈分为两部分，分别移植给两个受体。是一种理想的扩大供肝利用和缓解供肝短缺矛盾的方法
50.6100		肝裂伤闭合术		手术	
50.6101		肝破裂修补术		手术	
50.6900		肝其他修补术		手术	
50.6901		肝固定术		手术	
50.9100		经皮肝抽吸术		治疗性操作	
50.9101		经皮肝穿刺引流术		治疗性操作	
50.9102		肝脓肿穿刺引流术		治疗性操作	
50.9103		肝囊肿穿刺引流术		治疗性操作	
50.9200		体外肝辅助		治疗性操作	
50.9201		肝透析		治疗性操作	
50.9300		肝局部灌注		治疗性操作	
50.9400		肝注射其他治疗性物质		治疗性操作	
50.9401		肝内无水酒精注射术		治疗性操作	
50.9402		肝囊肿硬化剂注射术		治疗性操作	
50.9900		肝的其他手术		手术	
51.0100		经皮胆囊抽吸		治疗性操作	
51.0101		胆囊穿刺术		治疗性操作	
51.0102		经皮经肝胆囊置管引流术		治疗性操作	
51.0103		超声引导下胆囊穿刺引流术		治疗性操作	
51.0200		套管胆囊造口术		手术	
51.0300		其他胆囊造口术		手术	
51.0301		腹腔镜下胆囊造口术		手术	
51.0400		其他胆囊切开术		手术	
51.0401		胆囊切开取石术		手术	
51.0402		胆囊切开引流术		手术	
51.0403		胆囊切开异物取出术		手术	
51.0404		腹腔镜下胆囊切开引流术		手术	

主要编码	附加编码	手 术 名 称	别 名	操作类别	备 注
51.1000		内镜逆行胰胆管造影[ERCP]		诊断性操作	
51.1100		内镜逆行胆管造影[ERC]		诊断性操作	
51.1101		术中胆道镜检查		诊断性操作	
51.1102		胆道镜检查术		诊断性操作	
51.1103		电子子母胆道镜检查		诊断性操作	
51.1104		腹腔镜下胆总管探查术		手术	
51.1105		腹腔镜下胆道造影术		手术	
51.1200		经皮胆囊或胆管活组织检查		诊断性操作	
51.1201		经皮胆囊活组织检查		诊断性操作	
51.1202		经皮胆管活组织检查		诊断性操作	
51.1300		开放性胆囊或胆管活组织检查		手术	
51.1301		开放性胆囊活组织检查		手术	
51.1302		开放性胆管活组织检查		手术	
51.1400		其他闭合性[内镜的]胆管或奥狄括约肌活组织检查		诊断性操作	
51.1401		内镜下胆管活组织检查		诊断性操作	
51.1402		内镜下胆囊活组织检查		诊断性操作	
51.1403		内镜下奥狄括约肌活组织检查		诊断性操作	
51.1404		内镜下壶腹活组织检查		诊断性操作	
51.1500		奥狄括约肌的压力测量		诊断性操作	
51.1900		胆管的其他诊断性操作		诊断性操作	
51.2100		部分胆囊切除术		手术	
51.2101		胆囊病损切除术		手术	
51.2200		胆囊切除术		手术	
51.2201		残余胆囊切除术		手术	
51.2300		腹腔镜下胆囊切除术		手术	
51.2301		腹腔镜下残余胆囊切除术		手术	

主要编码	附加编码	手术名称	别名	操作类别	备注
51.2400		腹腔镜下部分胆囊切除术		手术	
51.2401		腹腔镜下胆囊病损切除术		手术	
51.3100		胆囊肝管吻合术		手术	
51.3200		胆囊肠吻合术		手术	
51.3201		胆囊空肠吻合术		手术	
51.3202		胆囊十二指肠吻合术		手术	
51.3203		腹腔镜下胆囊空肠吻合术		手术	
51.3204		腹腔镜下胆囊十二指肠吻合术		手术	
51.3300		胆囊胰腺吻合术		手术	
51.3301		腹腔镜下胆胰转流术		手术	
51.3400		胆囊胃吻合术		手术	
51.3500		其他胆囊吻合术		手术	
51.3600		胆总管肠吻合术		手术	
51.3601		胆总管空肠吻合术		手术	
51.3602		胆总管十二指肠吻合术		手术	
51.3700		肝管胃肠道吻合术		手术	
51.3701		肝总管空肠吻合术		手术	
51.3702		肝管胃吻合术		手术	
51.3703		肝管十二指肠吻合术		手术	
51.3704		肝管空肠吻合术		手术	
51.3900		其他胆管吻合术		手术	
51.3901		胆管空肠吻合术		手术	
51.3902		胆管十二指肠吻合术		手术	
51.3903		胆总管胃空肠吻合术		手术	
51.3904		胆管肝管空肠吻合术		手术	
51.3905		胆总管胃吻合术		手术	
51.3906		胆管胃吻合术		手术	
51.3907		腹腔镜下胆管空肠吻合术		手术	
51.4100		胆总管探查术，用于去除结石		手术	
51.4200		胆总管探查术，用于解除其他梗阻		手术	
51.4201		胆总管切开异物取出术		手术	
51.4202		胆总管切开减压术		手术	

主要编码	附加编码	手 术 名 称	别　名	操作类别	备　注
51.4300		胆总管肝管的导管置入，用于减压术		手术	
51.4301		肝胆总管吻合术		手术	指胆总管与肝门部的胆管的吻合
51.4302		肝管支架置入术		手术	
51.4303		胆总管支架置入术		手术	
51.4304		胆管支架置入术		手术	
51.4900		其他胆管切开术，用于解除梗阻		手术	
51.4901		肝管切开取石术		手术	
51.4902		胆肠吻合口切开取石术		手术	
51.4903		胆管切开取石术［伴T管引流］		手术	
51.4904		肝总管切开取石术		手术	
51.4905		胆管切开取栓术		手术	
51.5100		胆总管探查术		手术	
51.5101		胆总管切开引流术		手术	
51.5102		胆总管切开支架取出术		手术	
51.5900		其他胆管的切开术		手术	
51.5901		肝管切开引流术		手术	
51.5902		肝管切开探查术		手术	
51.5903		胆管切开探查术		手术	
51.5904		肝总管切开探查术		手术	
51.6100		胆囊管残端切除术		手术	
51.6200		法特壶腹切除术［伴胆总管再植入］		手术	
51.6201		法特壶腹病损切除术		手术	
51.6300		胆总管的其他切除术		手术	
51.6301		胆总管病损切除术		手术	
51.6302		胆总管部分切除术		手术	
51.6303		胆总管切除术		手术	
51.6400		内镜下胆管或奥狄括约肌病损的切除术或破坏术		手术	
51.6401		腹腔镜下胆管病损切除术		手术	
51.6402		腹腔镜下胆总管病损切除术		手术	
51.6900		其他胆管切除术		手术	
51.6901		胆管病损切除术		手术	

主要编码	附加编码	手术名称	别名	操作类别	备注
51.6902		胆管部分切除术		手术	
51.6903		肝管切除术		手术	
51.6904		肝管病损切除术		手术	
51.6905		肝总管部分切除术		手术	
51.7100		胆总管单纯缝合术		手术	
51.7101		胆总管裂伤缝合术		手术	
51.7200		胆总管成形术		手术	
51.7201		胆总管瘘修补术		手术	
51.7202		胆总管-肠吻合口拆除术		手术	
51.7203		胆总管球囊扩张术		手术	
51.7204		胆总管扩张术		手术	
51.7900		其他胆管的修补术		手术	
51.7901		肝管成形术		手术	
51.7902		胆管空肠吻合口闭合术	胆管-空肠吻合口拆除术	手术	
51.7903		带蒂肠片肝管成形术		手术	
51.7904		胆管瘘修补术		手术	
51.7905		胆管造口闭合术		手术	
51.7906		肝总管修补术		手术	
51.7907		胆管人工造口闭合术		手术	
51.7908		肝管扩张术		手术	
51.7909		腹腔镜下胆管瘘口修补术		手术	
51.7910		腹腔镜下胆管修补术		手术	
51.8100		奥狄括约肌扩张		手术	
51.8101		法特壶腹扩张术		手术	
51.8200		胰括约肌切开术		手术	
51.8201		十二指肠乳头肌切开术	奥狄括约肌切开术	手术	
51.8300		胰括约肌成形术		手术	
51.8301		十二指肠括约肌成形术	奥狄括约肌成形术	手术	
51.8400		内镜下壶腹和胆管扩张术		治疗性操作	
51.8401		内镜下肝管气囊扩张术		治疗性操作	查：扩张-胆管--经皮（内镜检查）
51.8402		内镜下胆管扩张术		治疗性操作	
51.8403		内镜下奥狄括约肌扩张术		治疗性操作	

主要编码	附加编码	手术名称	别名	操作类别	备注
51.8404		内镜下胆总管球囊扩张术		治疗性操作	
51.8500		内镜括约肌切开术和十二指肠乳头切开术		治疗性操作	
51.8501		内镜下胰管括约肌切开术		治疗性操作	
51.8502		内镜下胆管括约肌切开术		治疗性操作	
51.8503		内镜下十二指肠乳头肌切开术［EST］		治疗性操作	
51.8600		内镜下鼻胆引流管置入		治疗性操作	
51.8700		内镜支架［管］置入至胆管		治疗性操作	
51.8701		腹腔镜下胆总管T管引流术		手术	
51.8702		内镜下肝管支架置入术		治疗性操作	
51.8800		内镜去除胆管结石		治疗性操作	
51.8801		胆道镜下胆管取石术		治疗性操作	
51.8802		十二指肠镜下胆总管切开取石术		治疗性操作	
51.8803		腹腔镜下胆总管切开取石术		手术	
51.8804		胆道镜下肝内胆管结石取出术		治疗性操作	
51.8805		腹腔镜-胆道镜联合探查取石术		手术	
51.8806		胆道镜下胆管结石取出术		治疗性操作	
51.8807		经胆囊管行胆总管取石术		手术	
51.8808		腹腔镜下胆囊切开取石术		手术	
51.8900		奥狄括约肌的其他手术		手术	
51.9100		胆囊裂伤的修补术		手术	
51.9101		腹腔镜下胆囊破裂修补术		手术	
51.9200		胆囊造口闭合术		手术	
51.9300		其他胆瘘的闭合术		手术	
51.9301		胆囊瘘修补术		手术	
51.9302		胆囊空肠瘘修补术		手术	

主要编码	附加编码	手 术 名 称	别 名	操作类别	备 注
51.9303		胆囊十二指肠瘘修补术		手术	
51.9304		胆囊结肠瘘修补术		手术	
51.9305		胆囊胃瘘修补术		手术	
51.9400		胆道吻合的修复术		手术	
51.9401		胆管吻合口重建术		手术	
51.9500		胆管假体装置去除		手术	
51.9501		经皮胆总管支架去除术		治疗性操作	
51.9600		经皮抽吸胆总管结石		治疗性操作	
51.9601		经T管胆道镜下胆总管取石术		治疗性操作	
51.9800		其他经皮胆道操作		治疗性操作	
51.9801		经皮肝穿刺胆管支架置入术		治疗性操作	
51.9802		经人工造口胆道镜检查术		诊断性操作	
51.9803		经皮经肝胆管球囊扩张术		治疗性操作	
51.9804		经皮经肝胆管引流术		治疗性操作	查：减压-胆管--通过插管法---经皮的
51.9805		经皮经肝肝管支架置入术		治疗性操作	
51.9806		经皮胆管扩张术		治疗性操作	
51.9807		经胆道镜胆管扩张术		治疗性操作	
51.9808		经T管胆道支架置入术		治疗性操作	
51.9809		经T管胆道镜检查		诊断性操作	
51.9900		胆管的其他手术		手术	
51.9901		胆道内假体置换术		手术	
52.0100		胰囊肿导管引流术		手术	
52.0101		腹腔镜下胰腺周围脓肿外引流术		手术	
52.0102		腹腔镜下胰腺囊肿外引流术		手术	
52.0900		其他胰腺切开术		手术	
52.0901		胰腺切开探查术		手术	
52.0902		胰腺切开取石术		手术	
52.0903		胰腺切开引流术		手术	
52.0904		腹腔镜下胰腺切开引流术		手术	

主要编码	附加编码	手 术 名 称	别 名	操作类别	备 注
52.1100		闭合性［抽吸］［针吸］［经皮］胰腺活组织检查		诊断性操作	
52.1101		超声内镜下胰腺细针穿刺活组织检查		诊断性操作	
52.1200		开放性胰腺活组织检查		手术	
52.1300		内镜逆行胰管造影［ERP］		诊断性操作	
52.1301		胰管内镜检查术		诊断性操作	
52.1302		腹腔镜下胰腺探查		手术	
52.1303		胆道镜逆行胰管造影［ERP］		诊断性操作	
52.1400		闭合性［内镜的］胰管活组织检查		诊断性操作	
52.1900		胰腺的其他诊断性操作		诊断性操作	
52.2100		内镜下胰管病损或组织的切除术或破坏术		手术	
52.2101		腹腔镜下胰腺病损切除术		手术	
52.2102		超声内镜下胰腺无水酒精注射术		治疗性操作	
52.2200		胰腺或胰管病损或组织的其他切除术或破坏术		手术	
52.2201		胰腺病损切除术		手术	
52.2202		胰腺病损射频消融术		治疗性操作	
52.3x00		胰囊肿袋形缝合术［造袋术］		手术	
52.4x00		胰囊肿内引流术		手术	
52.4x01		胰腺囊肿十二指肠吻合术	胰腺囊肿-十二指肠内引流术	手术	
52.4x02		胰腺囊肿胃吻合术		手术	
52.4x03		胰腺囊肿空肠吻合术		手术	
52.4x04		腹腔镜下胰腺囊肿胃肠吻合术		手术	
52.4x05		腹腔镜下胰腺囊肿十二指肠吻合术		手术	
52.4x06		腹腔镜下胰腺囊肿空肠吻合术		手术	
52.4x07		腹腔镜下胰腺囊肿内引流术		手术	

主要编码	附加编码	手术名称	别名	操作类别	备注
52.5100		近端胰腺切除术		手术	
52.5101		胰头切除术		手术	
52.5102		胰头伴部分胰体切除术		手术	
52.5103		胰头十二指肠切除术		手术	
52.5104		胰头部分切除术		手术	
52.5200		远端胰腺切除术		手术	
52.5201		胰尾切除术		手术	
52.5202		胰尾伴部分胰体切除术		手术	
52.5203		胰尾部分切除术		手术	
52.5204		腹腔镜下胰尾切除术		手术	
52.5205		腹腔镜下胰尾伴部分胰体切除术		手术	
52.5206		腹腔镜下胰体胰尾病损切除术		手术	
52.5300		根治性胰腺次全切除术		手术	
52.5301		腹腔镜根治性胰体尾切除术		手术	
52.5900		其他部分胰腺切除术		手术	
52.5901		胰腺部分切除术		手术	
52.5902		胰腺十二指肠部分切除术		手术	
52.5903		胰腺节段切除术		手术	
52.5904		胰体尾切除术		手术	
52.5905		腹腔镜胰腺部分切除术		手术	
52.5906		腹腔镜胰腺中段切除术		手术	
52.6x00		全胰切除术		手术	
52.6x01		胰腺全部切除伴十二指肠切除术	Child 手术	手术	
52.6x02		腹腔镜下全胰切除术		手术	
52.6x03		腹腔镜下胰十二指肠切除术		手术	
52.7x00		根治性胰十二指肠切除术	Whipple 手术	手术	
52.7x01		腹腔镜下胰十二指肠根治术		手术	
52.8000		胰腺移植		手术	

主要编码	附加编码	手术名称	别名	操作类别	备注
52.8100		胰腺组织再植入		手术	
52.8200		胰腺同种移植		手术	
52.8300		胰腺异种移植		手术	
52.8400		朗格汉斯胰岛细胞自体移植		手术	
52.8500		朗格汉斯胰岛细胞异体移植		手术	
52.8600		朗格汉斯胰岛细胞移植		手术	
52.9200		胰管套管置入术		手术	
52.9201		胰管支架置入术		手术	
52.9300		内镜下胰管支架［管］置入		治疗性操作	
52.9301		腹腔镜下经十二指肠切开胰管开口整形支架引流术		手术	
52.9400		内镜下胰管结石去除术		治疗性操作	
52.9500		胰腺的其他修补术		手术	
52.9501		胰腺裂伤缝合术		手术	
52.9502		胰管修补术		手术	
52.9503		胰腺瘘修补术		手术	
52.9504		胰腺修补术		手术	
52.9600		胰腺吻合术		手术	
52.9601		胰腺管空肠吻合术		手术	
52.9602		胰腺管胃吻合术		手术	
52.9603		胰腺管回肠吻合术		手术	
52.9604		胰腺管十二指肠吻合术		手术	
52.9605		腹腔镜下胰胃吻合术		手术	
52.9700		内镜下鼻胰引流管置入		治疗性操作	
52.9800		内镜下胰管扩张	内镜下维尔松管扩张术	治疗性操作	
52.9900		胰腺其他手术		手术	
52.9901		胰管扩张术		手术	
53.0000		腹股沟疝单侧修补术		手术	
53.0001		单侧腹股沟疝修补术		手术	
53.0002		腹腔镜下单侧腹股沟疝修补术		手术	此处为无补片和移植物的疝的修补术
53.0100		其他和开放性腹股沟直疝修补术		手术	

主要编码	附加编码	手 术 名 称	别 名	操作类别	备 注
53.0101		单侧腹股沟直疝修补术		手术	
53.0102		单侧腹股沟直疝斜疝修补术		手术	
53.0200		其他和开放性腹股沟斜疝修补术		手术	
53.0201		单侧腹股沟斜疝修补术		手术	
53.0202		单侧腹股沟斜疝疝囊高位结扎术		手术	
53.0203		腹腔镜下单侧腹股沟斜疝修补术		手术	此处为无补片和移植物的疝的修补术
53.0204		腹腔镜下单侧腹股沟斜疝疝囊高位结扎术		手术	
53.0300		用移植物或假体的其他和开放性腹股沟直疝修补术		手术	
53.0301		单侧腹股沟直疝斜疝无张力修补术		手术	
53.0302		单侧腹股沟直疝无张力修补术		手术	
53.0400		用移植物或假体的其他和开放性腹股沟斜疝修补术		手术	
53.0401		单侧腹股沟斜疝无张力修补术		手术	
53.0500		用移植物或假体的腹股沟疝修补术		手术	
53.0501		单侧腹股沟疝无张力修补术		手术	
53.1000		双侧腹股沟疝修补术		手术	
53.1100		其他和开放性双侧腹股沟直疝修补术		手术	
53.1101		双侧腹股沟直疝修补术		手术	
53.1200		其他和开放性双侧腹股沟斜疝修补术		手术	
53.1201		双侧腹股沟斜疝修补术		手术	
53.1202		双侧腹股沟斜疝疝囊高位结扎术		手术	
53.1203		腹腔镜下双侧腹股沟斜疝修补术		手术	此处为无补片和移植物的疝的修补术

主要编码	附加编码	手 术 名 称	别 名	操作类别	备 注
53.1300		其他和开放性双侧腹股沟疝修补术,一侧直疝和一侧斜疝		手术	
53.1301		腹股沟疝修补术,一侧直疝一侧斜疝		手术	
53.1400		用移植物或假体的其他和开放性双侧腹股沟直疝修补术		手术	
53.1401		双侧腹股沟直疝无张力修补术		手术	
53.1500		用移植物或假体的其他和开放性双侧腹股沟斜疝修补术		手术	
53.1501		双侧腹股沟斜疝无张力修补		手术	
53.1600		用移植物或假体的其他和开放性双侧腹股沟疝修补术,一侧直疝和一侧斜疝		手术	
53.1601		腹股沟疝无张力修补术,一侧直疝,一侧斜疝		手术	
53.1700		用移植物或假体的双侧腹股沟疝修补术		手术	
53.1701		双侧腹股沟疝无张力修补术		手术	
53.2100		用移植物或假体的单侧股疝修补术		手术	
53.2101		单侧股疝无张力修补术		手术	
53.2900		其他单侧股疝缝合术		手术	
53.2901		单侧股疝修补术		手术	
53.3100		用移植物或假体的双侧股疝修补术		手术	
53.3101		双侧股疝无张力修补术		手术	
53.3900		其他双侧股疝缝合术		手术	
53.3901		双侧股疝修补术		手术	
53.4100		其他和开放性脐疝修补术伴假体		手术	
53.4101		脐疝无张力修补术		手术	
53.4200		腹腔镜下脐疝移植物或假体修补术		手术	

主要编码	附加编码	手术名称	别名	操作类别	备注
53.4201		腹腔镜下脐疝无张力修补术		手术	
53.4300		其他腹腔镜脐疝修补术		手术	
53.4301		腹腔镜下脐疝修补术		手术	
53.4900		其他开放性脐疝缝合术		手术	
53.4901		脐疝修补术		手术	
53.4902		脐重建术		手术	查：重建术-脐--其他开放性
53.5100		切口疝修补术		手术	
53.5101		腹腔镜下切口疝修补术		手术	
53.5900		其他前腹壁疝的修补术		手术	
53.5901		腹壁疝修补术		手术	
53.5902		腹腔镜下腹壁疝修补术		手术	
53.6100		其他开放性切口疝伴假体修补术		手术	
53.6101		腹壁切口疝无张力修补术		手术	
53.6200		腹腔镜下移植物或假体的前腹壁切口疝修补术		手术	
53.6300		其他前腹壁疝伴有移植物或假体的其他腹腔镜下修补术		手术	
53.6301		腹腔镜下切口疝无张力修补术		手术	
53.6302		腹腔镜下腹壁疝无张力修补术		手术	
53.6900		其他和开放性前腹壁疝伴假体修补术		手术	
53.6901		腹壁疝无张力修补术		手术	包括腹壁白线疝、半月线疝
53.7100		腹腔镜腹入路横膈疝修补术		手术	
53.7101		腹腔镜经腹食管裂孔疝修补术		手术	
53.7200		其他和开放性腹入路横膈疝修补术		手术	
53.7201		经腹膈疝修补术		手术	
53.7202		经腹食管裂孔疝修补术		手术	
53.7500		腹入路横膈疝修补术		手术	

主要编码	附加编码	手　术　名　称	别　　名	操作类别	备　　注
53.8000		横膈疝修补术，经胸入路		手术	
53.8001		经胸食管裂孔疝修补术		手术	
53.8002		经胸腹横膈疝修补术		手术	
53.8100		横膈折叠术		手术	横膈折叠术是一种通过将横膈的膜状中心腱与肌肉成分缝合起来，从而使松弛的半膈绷紧的操作。可能使肺活量、用力1秒呼气量及肺总量增加达20%，而且使呼吸困难好转
53.8200		胸骨旁疝修补术		手术	
53.8300		腹腔镜横膈疝修补术，胸入路		手术	
53.8301		胸腔镜下食管裂孔疝修补术		手术	
53.8400		其他和开放性横膈疝修补术，胸入路		手术	
53.9x00		其他疝修补术		手术	
53.9x01		坐骨孔疝修补术		手术	
53.9x02		腰疝修补术		手术	
53.9x03		闭孔疝修补术		手术	
53.9x04		坐骨直肠窝疝修补术		手术	
53.9x05		腹膜后疝修补术		手术	
53.9x06		网膜疝修补术		手术	
54.0x00		腹壁切开术		手术	
54.0x01		腹股沟探查术		手术	
54.0x02		腹壁切开引流术		手术	
54.0x03		腹壁异物取出术		手术	
54.0x04		腹股沟切开引流术		手术	
54.0x05		脐切开引流术		手术	
54.0x06		髂窝切开引流术		手术	
54.0x07		腹膜外切开引流术		手术	
54.0x08		腹膜后切开引流术		手术	
54.1100		开腹探查术		手术	
54.1101		腹腔镜中转剖腹探查术		手术	
54.1200		近期开腹手术部位的再切开		手术	
54.1201		再开腹探查术		手术	
54.1202		近期开腹术后腹腔止血术		手术	

主要编码	附加编码	手 术 名 称	别　名	操作类别	备　注
54.1900		其他开腹手术		手术	
54.1901		腹膜后血肿清除术		手术	
54.1902		腹膜血肿清除术		手术	
54.1903		腹腔切开引流术		手术	
54.1904		膈下脓肿切开引流术		手术	
54.1905		男性盆腔切开引流术		手术	
54.1906		网膜切开术		手术	
54.1907		腹腔出血止血术		手术	
54.1908		膈下血肿清除术		手术	
54.1909		肠系膜血肿清除术		手术	
54.2100		腹腔镜检查		手术	
54.2200		腹壁或脐的活组织检查		手术	
54.2201		腹壁活组织检查		手术	
54.2202		脐活组织检查		手术	
54.2300		腹膜活组织检查		手术	
54.2301		开放性腹膜活组织检查		手术	
54.2302		开放性网膜活组织检查		手术	
54.2303		开放性肠系膜活组织检查		手术	
54.2400		闭合性［经皮］［针吸］腹内肿块活组织检查		诊断性操作	
54.2401		经皮腹腔肿物活组织检查		诊断性操作	
54.2402		腹腔镜下肠系膜活组织检查		手术	
54.2403		经皮腹膜活组织检查		诊断性操作	
54.2404		经皮腹膜后活组织检查		诊断性操作	
54.2405		腹腔镜下网膜活组织检查		手术	
54.2406		腹腔镜下腹膜活组织检查		手术	
54.2500		腹膜灌洗		诊断性操作	
54.2900		腹部其他诊断性操作		诊断性操作	
54.3x00		腹壁或脐病损或组织的切除术或破坏术		手术	
54.3x01		腹壁病损切除术		手术	

主要编码	附加编码	手 术 名 称	别 名	操作类别	备 注
54.3x02		腹腔镜下腹壁病损切除术		手术	
54.3x03		腹股沟病损切除术		手术	
54.3x04		脐切除术		手术	
54.3x05		盆腔壁病损切除术		手术	
54.3x06		腹壁清创术		手术	
54.3x07		腹壁脐尿管囊肿切除术		手术	
54.3x08		腹壁瘢痕切除术		手术	
54.4x00		腹膜组织的切除术或破坏术		手术	
54.4x01		腹膜病损切除术		手术	
54.4x02		腹膜后病损切除术		手术	
54.4x03		网膜部分切除术		手术	
54.4x04		网膜切除术		手术	
54.4x05		网膜病损切除术		手术	
54.4x06		肠系膜病损切除术		手术	
54.4x07		骶前病损切除术		手术	
54.4x08		盆腔腹膜切除术		手术	
54.4x09		经阴道腹膜后病损切除术		手术	
54.4x10		腹腔镜下盆腔腹膜病损切除术		手术	
54.4x11		腹腔镜下腹膜病损切除术		手术	
54.4x12		腹腔镜下网膜病损切除术		手术	
54.4x13		腹腔镜下肠系膜病损切除术		手术	
54.4x14		腹腔镜下网膜部分切除术		手术	
54.4x15		腹腔镜下腹膜后病损切除术		手术	
54.4x16		腹腔镜下网膜切除术		手术	
54.5100		腹腔镜下腹膜粘连松解术		手术	
54.5101		腹腔镜下肠粘连松解术		手术	
54.5102		腹腔镜下网膜粘连松解术		手术	
54.5103		腹腔镜下盆腔腹膜粘连松解术		手术	

主要编码	附加编码	手 术 名 称	别 名	操作类别	备 注
54.5900		腹膜粘连的其他松解术		手术	
54.5901		腹腔粘连松解术		手术	
54.5902		腹膜粘连松解术		手术	
54.5903		肠粘连松解术		手术	
54.5904		盆腔粘连松解术		手术	
54.5905		网膜粘连松解术		手术	
54.5906		阑尾周围粘连松解术		手术	
54.6100		腹壁手术后裂开再闭合术		手术	
54.6101		腹壁切口裂开缝合术	腹壁二期缝合术	手术	
54.6200		肉芽性腹部伤口的延迟性闭合术	腹壁三期缝合术	手术	
54.6300		其他腹壁缝合术		手术	
54.6301		腹壁裂伤缝合术		手术	
54.6400		腹膜缝合术		手术	
54.6401		网膜裂伤缝合术		手术	
54.7100		腹裂［畸形］修补术		手术	
54.7200		腹壁其他修补术		手术	
54.7300		腹膜其他修补术		手术	
54.7301		腹膜后组织修补术		手术	
54.7302		胃结肠韧带缝合术		手术	
54.7400		网膜其他修补术		手术	
54.7401		网膜固定术		手术	
54.7402		网膜缝合术		手术	
54.7403		网膜移植术		手术	
54.7404		网膜扭转复位术		手术	
54.7405		异体大网膜移植术		手术	
54.7500		肠系膜其他修补术		手术	
54.7501		肠系膜固定术		手术	
54.7502		肠系膜折叠术		手术	
54.9100		经皮腹部引流术		治疗性操作	
54.9101		腹腔穿刺引流术		治疗性操作	
54.9102		盆腔穿刺引流术		治疗性操作	
54.9103		髂窝穿刺引流术		治疗性操作	
54.9104		腹膜后穿刺引流术		治疗性操作	
54.9105		腹腔穿刺术		治疗性操作	
54.9106		盆腔穿刺术		治疗性操作	
54.9200		腹腔异物去除		手术	

主要编码	附加编码	手 术 名 称	别 名	操作类别	备 注
54.9201		腹腔切开异物取出术		手术	
54.9202		腹腔镜下腹腔异物取出术		手术	
54.9300		皮肤腹膜造口术		手术	
54.9400		腹腔血管分流术		手术	
54.9401		腹腔颈静脉分流术		手术	
54.9402		腹腔静脉分流术		手术	
54.9500		腹膜切开术		手术	
54.9501		拉德手术	LADD 手术	手术	LADD 手术是治疗先天性肠扭转不良的基本术式，小肠复位后可见盲肠位于上腹部，覆盖于十二指肠上，或者连接盲肠和结肠的腹膜带压迫十二指肠第 2、3 部而引起十二指肠梗阻，因此需将盲肠右侧的腹膜带剪开，并向左侧游离盲肠及结肠，使被覆盖的十二指肠得到显露
54.9502		脑室－腹腔分流修复术		手术	
54.9600		空气注入腹膜腔		治疗性操作	
54.9700		腹膜腔注入局部作用的治疗性物质		治疗性操作	
54.9701		腹腔内无水酒精注射		治疗性操作	
54.9702		腹腔穿刺药物注射		治疗性操作	
54.9703		腹腔镜下腹腔局部注射		治疗性操作	
54.9800		腹膜透析		治疗性操作	
54.9801		腹膜透析管置入术		治疗性操作	
54.9802		腹膜透析管调整		治疗性操作	
54.9900		腹部的其他手术		手术	
54.9901		盆腔病损切除术［男性］		手术	
54.9902		腹腔病损切除术		手术	
54.9903		腹腔镜下盆腔病损切除术［男性］		手术	
54.9904		腹腔镜下腹腔病损切除术		手术	
55.0100		肾切开术		手术	
55.0101		肾探查术		手术	
55.0102		肾切开取石术		手术	
55.0103		肾切开异物取出术		手术	
55.0104		肾切开引流术		手术	
55.0105		肾囊肿去顶术	肾囊肿切开减压术、肾囊肿开窗减压术、肾囊肿揭盖术	手术	查：排空术-囊肿--肾

主要编码	附加编码	手 术 名 称	别 名	操作类别	备 注
55.0106		腹腔镜下肾囊肿去顶术		手术	查：排空术-囊肿--肾
55.0107		肾血肿清除术		手术	
55.0108		移植肾探查术		手术	
55.0109		腹腔镜下肾探查术		手术	
55.0110		腹腔镜下肾切开引流术		手术	
55.0111		腹腔镜下肾切开取石术		手术	
55.0200		肾造口术		手术	
55.0201		腹腔镜下肾造口术		手术	
55.0300		经皮肾造口术不伴碎裂术		手术	
55.0301		经皮肾盂造口取石术		手术	
55.0302		经皮肾镜取石术		手术	
55.0400		经皮肾造口术伴碎裂术		手术	
55.0401		经皮肾镜气压弹道碎石术		手术	
55.0402		经皮肾镜碎石术[PCNL]		手术	
55.0403		经皮肾镜超声碎石术		手术	
55.0404		经皮肾镜激光碎石术		手术	
55.0405		经肾造口碎石术		手术	
55.1100		肾盂切开术		手术	
55.1101		肾盂切开取石术		手术	
55.1102		肾盂切开引流术		手术	
55.1103		肾盂造口结石切除术		手术	
55.1104		肾窦切开取石术		手术	
55.1105		肾盏切开取石术		手术	
55.1106		肾盏切开探查术		手术	
55.1107		肾盂囊肿开窗术		手术	
55.1108		腹腔镜下肾盂旁囊肿去顶术		手术	
55.1109		腹腔镜下肾盂切开取石术		手术	
55.1200		肾盂造口术		手术	
55.2100		肾内镜检查		手术	
55.2101		经皮肾镜检查术		手术	
55.2200		肾盂对比X线透视检查		诊断性操作	

主要编码	附加编码	手术名称	别名	操作类别	备注
55.2300		闭合性［经皮］［针吸］肾活组织检查		诊断性操作	
55.2301		肾穿刺活组织检查		诊断性操作	
55.2302		内镜下肾盂活组织检查		诊断性操作	
55.2400		开放性肾活组织检查		手术	
55.2900		肾其他诊断性操作		诊断性操作	
55.3100		肾病损袋形缝合术［造袋术］		手术	
55.3200		肾病损或组织的开放性消融术		手术	ICD-9-CM-3 中文版索引翻译成消融术，在类目表中翻译为切除术，现统一使用消融术
55.3300		肾病损或组织的经皮消融术		治疗性操作	ICD-9-CM-3 中文版索引翻译成消融术，在类目表中翻译为切除术，现统一使用消融术
55.3301		超声引导下肾病损射频消融术		治疗性操作	
55.3302		经皮肾镜肾病损消融术		手术	
55.3400		肾病损或组织的腹腔镜下消融术		手术	ICD-9-CM-3 中文版索引翻译成消融术，在类目表中翻译为切除术，现统一使用消融术
55.3401		腹腔镜下肾病损切除术		手术	
55.3500		肾病损或组织的其他和未特指消融术		手术	ICD-9-CM-3 中文版索引翻译成消融术，在类目表中翻译为切除术，现统一使用消融术
55.3501		输尿管镜下肾病损消融术		手术	
55.3900		肾病损或组织的其他局部破坏术或切除术		手术	
55.3901		经皮肾病损冷冻治疗术		治疗性操作	
55.3902		经尿道输尿管镜肾病损激光切除术		手术	
55.3903		经皮肾镜肾盂病损电切术		手术	
55.4x00		部分肾切除术		手术	
55.4x01		肾楔形切除术		手术	
55.4x02		肾盂部分切除术		手术	
55.4x03		腹腔镜下肾部分切除术		手术	
55.4x04		肾盂切除术		手术	

主要编码	附加编码	手 术 名 称	别 名	操作类别	备 注
55.4x05		肾盏切除术		手术	
55.4x06		肾部分切除伴部分肾上腺切除术		手术	
55.5100		肾输尿管切除术		手术	
55.5101		单侧肾切除术		手术	
55.5102		供肾取肾术		手术	
55.5103		腹腔镜下单侧肾切除术		手术	
55.5104		腹腔镜下单侧肾输尿管切除术		手术	
55.5105		腹腔镜供肾取肾术		手术	
55.5106		腹腔镜膀胱镜下肾输尿管切除术		手术	
55.5200		残留肾切除术		手术	
55.5201		孤立肾切除术		手术	孤立肾切除术切除的可能是先天性孤立的肾，也可能是后天单侧肾切除之后剩余的肾
55.5300		移植或排斥肾的切除		手术	
55.5400		双侧肾切除术		手术	
55.5401		腹腔镜下双侧肾切除术		手术	
55.6100		肾自体移植术		手术	
55.6900		其他肾移植术		手术	
55.6901		肾异体移植术		手术	
55.7x00		肾固定术		手术	
55.7x01		腹腔镜下肾固定术		手术	
55.8100		肾裂伤缝合术		手术	
55.8101		肾裂伤修补术		手术	
55.8102		移植肾破裂修补术		手术	
55.8200		肾造口术和肾盂造口闭合术		手术	
55.8201		肾盂造口闭合术		手术	
55.8202		肾造口闭合术		手术	
55.8300		其他肾瘘管闭合术		手术	
55.8301		肾瘘修补术	肾瘘切除术	手术	
55.8400		肾带蒂扭转的复位术		手术	
55.8500		马蹄形肾联合部切开术		手术	查：切断-峡--马蹄形肾
55.8501		腹腔镜马蹄肾峡部分离术		手术	
55.8600		肾吻合术		手术	

主要编码	附加编码	手术名称	别名	操作类别	备注
55.8601		移植肾输尿管膀胱吻合术		手术	
55.8602		肾盂输尿管吻合术		手术	
55.8603		肾盏输尿管吻合术		手术	
55.8604		移植肾肾盂输尿管吻合术		手术	
55.8605		肾盂输尿管膀胱吻合术		手术	
55.8606		腹腔镜下肾盂输尿管吻合术		手术	
55.8700		输尿管肾盂接合处矫正术		手术	
55.8701		肾盂成形术		手术	
55.8702		肾盂输尿管成形术		手术	
55.8703		腹腔镜下肾盂输尿管成形术		手术	
55.8704		腹腔镜下肾盂成形术		手术	
55.8900		肾的其他修补术		手术	
55.8901		肾修补术		手术	
55.8902		移植肾修补术		手术	
55.8903		肾成形术		手术	
55.9100		肾包膜剥脱术		手术	
55.9200		经皮肾〔肾盂〕抽吸术		治疗性操作	
55.9201		肾穿刺引流术		治疗性操作	
55.9202		肾包膜下积液穿刺引流术		治疗性操作	
55.9203		肾穿刺术		治疗性操作	不含伴活组织检查
55.9204		移植肾穿刺术		治疗性操作	
55.9205		经皮肾周脓肿抽吸术		治疗性操作	
55.9206		经皮肾囊肿抽吸术		治疗性操作	
55.9300		肾造口导管置换		治疗性操作	
55.9400		肾盂造口导管置换		治疗性操作	
55.9500		肾局部灌注		治疗性操作	
55.9600		其他治疗性物质注入肾		治疗性操作	
55.9601		肾囊肿硬化剂注射术		治疗性操作	
55.9700		机械肾植入或置换		手术	
55.9701		机械肾植入术		手术	
55.9702		机械肾置换术		手术	
55.9800		机械肾去除		手术	

主要编码	附加编码	手　术　名　称	别　　名	操作类别	备　　注
55.9900		肾的其他手术		手术	
55.9901		肾折叠术		手术	
55.9902		肾蒂淋巴管离断术		手术	
55.9903		腹腔镜下肾折叠术		手术	
56.0x00		经尿道输尿管和肾盂梗阻去除		手术	
56.0x01		经尿道输尿管/肾盂异物取出术		手术	
56.0x02		经尿道输尿管/肾盂取石术		手术	（输尿管/肾盂）既表示取石的部位可能在输尿管也可能在肾盂，因临床中结石部位有可能因为术式的原因而移位。"/"既代表"和"也代表"或"
56.0x03		经尿道输尿管/肾盂激光碎石术		手术	
56.0x04		经尿道输尿管/肾盂气压弹道碎石术		手术	
56.0x05		经尿道输尿管/肾盂超声碎石术		手术	
56.0x06		经尿道输尿管/肾盂激光碎石取石术		手术	
56.0x07		经尿道输尿管/肾盂气压弹道碎石取石术		手术	
56.0x08		经尿道输尿管/肾盂超声碎石取石术		手术	
56.1x00		输尿管尿道口切开术		手术	
56.1x01		膀胱镜下输尿管口切开术		手术	查：尿道外口切开术-输尿管
56.2x00		输尿管切开术		手术	
56.2x01		输尿管切开取石术		手术	
56.2x02		输尿管切开异物取出术		手术	
56.2x03		输尿管切开引流术		手术	
56.2x04		腹腔镜下输尿管切开取石术		手术	
56.2x05		输尿管镜下输尿管切开术		手术	
56.3100		输尿管镜检查		诊断性操作	
56.3200		闭合性经皮输尿管活组织检查		诊断性操作	
56.3300		闭合性内镜下输尿管活组织检查		诊断性操作	
56.3400		开放性输尿管活组织检查		手术	

主要编码	附加编码	手术名称	别名	操作类别	备注
56.3500		回肠通道内镜检查[膀胱镜检查][回肠镜检查]		诊断性操作	
56.3501		回肠通道膀胱镜检查		诊断性操作	
56.3502		回肠通道回肠镜检查		诊断性操作	
56.3900		输尿管其他诊断性操作		诊断性操作	
56.4000		输尿管切除术		手术	
56.4100		部分输尿管切除术		手术	
56.4101		输尿管病损切除术		手术	
56.4102		副输尿管切除术		手术	
56.4103		输尿管口囊肿切除术		手术	
56.4104		输尿管缩短伴再植术		手术	
56.4105		腹腔镜下输尿管部分切除术		手术	
56.4106		内镜下输尿管病损切除术		手术	
56.4107		内镜下输尿管部分切除术		手术	
56.4200		输尿管全部切除术		手术	
56.4201		腹腔镜下输尿管切除术		手术	
56.5100		建造皮肤的输尿管-回肠造口术		手术	
56.5101		乙状结肠膀胱腹壁造口术		手术	查：植入物，植入-输尿管进入--肠---外转流
56.5102		回肠输尿管皮肤造口术		手术	查：转流术，尿路的-泌尿系--输尿管回肠造口术
56.5200		皮肤的输尿管-回肠吻合的修复术		手术	
56.6100		其他皮肤输尿管吻合口的建造		手术	
56.6200		其他皮肤输尿管吻合的修复术		手术	
56.6201		输尿管-腹壁造口修复术		手术	
56.7100		尿路转流术至肠		手术	
56.7101		输尿管-回肠吻合术		手术	
56.7102		输尿管-结肠吻合术		手术	
56.7103		输尿管-直肠吻合术		手术	
56.7104		输尿管-阑尾吻合术		手术	
56.7105		输尿管-空肠吻合术		手术	

主要编码	附加编码	手术名称	别名	操作类别	备注
56.7200		输尿管肠吻合术的修复术		手术	
56.7300		肾膀胱吻合术		手术	
56.7400		输尿管膀胱吻合术		手术	
56.7401		用膀胱补片的输尿管置换术		手术	查：置换-输尿管（伴）--膀胱皮瓣
56.7402		腹腔镜下输尿管膀胱吻合术		手术	
56.7500		经输尿管输尿管吻合术		手术	
56.7501		左右输尿管吻合术		手术	左右输尿管吻合术是针对膀胱和下尿道均切除的患者，为了减少出口，将左右输尿管做一个"Y"形或搭桥式吻合，造尿袋在腹部
56.7900		输尿管其他吻合术或搭桥		手术	
56.8100		输尿管管腔内粘连松解术		手术	
56.8200		输尿管裂伤缝合术		手术	
56.8201		输尿管裂伤修补术		手术	
56.8300		输尿管造口闭合术		手术	
56.8400		输尿管其他瘘管闭合术		手术	
56.8401		输尿管阴道瘘修补术		手术	
56.8500		输尿管固定术		手术	
56.8600		输尿管结扎去除术		手术	
56.8900		输尿管其他修补术		手术	
56.8901		输尿管成形术		手术	
56.8902		输尿管移植术		手术	
56.8903		输尿管延长术		手术	查：修补术-输尿管 NEC
56.8904		输尿管复位术		手术	查：修补术-输尿管 NEC
56.8905		空肠代输尿管术		手术	
56.8906		回肠代输尿管术		手术	查：置换-输尿管（伴）--回肠段植入进入膀胱
56.8907		膀胱瓣代输尿管术		手术	
56.8908		腹腔镜下输尿管成形术		手术	
56.8909		腹腔镜下膀胱瓣代输尿管术		手术	
56.9100		输尿管口扩张		手术	
56.9101		膀胱镜下输尿管口扩张术		手术	

主要编码	附加编码	手 术 名 称	别 名	操作类别	备 注
56.9200		电子输尿管刺激器置入		治疗性操作	
56.9300		电子输尿管刺激器置换		治疗性操作	
56.9400		电子输尿管刺激器去除		治疗性操作	
56.9500		输尿管结扎术		手术	
56.9900		输尿管其他手术		手术	
57.0x00		经尿道膀胱清除术		手术	
57.0x01		经尿道膀胱引流术		手术	
57.0x02		经尿道膀胱异物取出术		手术	
57.0x03		经尿道膀胱取石术		手术	
57.0x04		经尿道膀胱血块清除术		手术	
57.0x05		经尿道膀胱超声碎石术		手术	
57.0x06		经尿道膀胱激光碎石术		手术	
57.0x07		经尿道膀胱气压弹道碎石术		手术	
57.0x08		经尿道膀胱碎石钳碎石取石术		手术	
57.1100		经皮膀胱抽吸术		治疗性操作	
57.1101		膀胱穿刺术		治疗性操作	
57.1200		膀胱切开的膀胱腔内粘连松解术		手术	
57.1700		经皮膀胱造口术		手术	
57.1701		经皮耻骨上膀胱造口导尿管插入术		治疗性操作	
57.1800		其他耻骨上膀胱造口术		手术	
57.1900		其他膀胱切开术		手术	
57.1901		膀胱探查术		手术	
57.1902		膀胱切开取石术		手术	
57.1903		膀胱切开异物取出术		手术	
57.1904		膀胱切开引流术		手术	
57.1905		膀胱切开血块清除术		手术	
57.2100		膀胱造口术		手术	
57.2200		膀胱造口修复术		手术	
57.3100		膀胱镜检查经人工造口		诊断性操作	

主要编码	附加编码	手术名称	别名	操作类别	备注
57.3200		其他膀胱镜检查		诊断性操作	
57.3300		闭合性［经尿道］膀胱活组织检查		诊断性操作	
57.3400		开放性膀胱活组织检查		手术	
57.3900		膀胱其他诊断性操作		诊断性操作	
57.4100		经尿道管腔内粘连松解术		手术	
57.4900		其他经尿道的膀胱病损或组织切除术或破坏术		手术	
57.4901		经尿道膀胱病损切除术	TURBT 手术	手术	
57.4902		经尿道膀胱颈电切术		手术	
57.4903		经尿道膀胱病损激光烧灼术		手术	
57.4904		经尿道膀胱部分切除术		手术	
57.5100		脐尿管切除术		手术	
57.5101		膀胱脐尿管瘘切除术		手术	
57.5102		腹腔镜下脐尿管切除术		手术	
57.5900		膀胱其他病损或组织的开放性切除术或破坏术		手术	
57.5901		膀胱病损切除术		手术	
57.5902		膀胱憩室切除术		手术	
57.5903		膀胱颈切除术		手术	
57.5904		膀胱病损耻骨上切除术		手术	
57.5905		膀胱内膜切除术		手术	
57.5906		膀胱病损电灼术		手术	查：电灼疗法-膀胱（经尿道）--耻骨上
57.6x00		部分膀胱切除术		手术	
57.6x01		膀胱大部切除术		手术	
57.6x02		膀胱穹隆切除术		手术	
57.6x03		膀胱楔形切除术		手术	
57.6x04		膀胱三角区切除术		手术	
57.6x05		膀胱袖状切除术		手术	
57.6x06		腹腔镜下膀胱部分切除术		手术	
57.7100		根治性膀胱切除术		手术	根治性全膀胱切除术对男性而言，就是男性盆腔内容物剜出术，包括盆腔淋巴结与整个膀胱、前列腺、精囊和脂肪一起切除。查：膀胱前列腺切除术，根治

主要编码	附加编码	手术名称	别名	操作类别	备注
57.7101		膀胱尿道全切除术		手术	
57.7102		男性盆腔脏器去除术		手术	查：去脏术-骨盆--男性
57.7103		腹腔镜下膀胱根治切除术		手术	
57.7900		其他全部膀胱切除术		手术	
57.7901		腹腔镜下全膀胱切除术		手术	
57.8100		膀胱裂伤缝合术		手术	
57.8200		膀胱造口闭合术		手术	
57.8300		膀胱肠瘘修补术		手术	
57.8301		膀胱回肠瘘修补术		手术	
57.8302		膀胱乙状结肠瘘修补术		手术	
57.8303		膀胱结肠瘘修补术		手术	
57.8304		膀胱直肠瘘修补术		手术	
57.8305		膀胱阴道直肠瘘修补术		手术	
57.8400		膀胱其他瘘管修补术		手术	
57.8401		膀胱瘘修补术		手术	查：瘘管切除术-膀胱（经尿道入路）
57.8402		膀胱阴道瘘修补术		手术	
57.8403		膀胱会阴瘘修补术		手术	
57.8404		膀胱子宫瘘修补术		手术	
57.8405		膀胱尿道阴道瘘修补术		手术	
57.8500		膀胱颈的膀胱尿道成形术和整形修补术		手术	
57.8501		膀胱颈成形术		手术	
57.8502		膀胱颈V-Y形成形术		手术	
57.8600		膀胱外翻修补术		手术	
57.8700		膀胱重建术		手术	
57.8701		回肠代膀胱术		手术	查：重建-膀胱--伴---回肠
57.8702		可控回肠膀胱术		手术	是对回肠代膀胱术的改进，该法应用回肠套叠形成抗反流乳头瓣，防止尿液外溢，以去除回肠代膀胱术所必须依赖的尿袋
57.8703		结肠代膀胱术		手术	
57.8704		直肠代膀胱术		手术	
57.8705		膀胱扩大术		手术	查：增大-膀胱
57.8706		乙状结肠代膀胱术		手术	
57.8707		乙状结肠膀胱扩大术		手术	
57.8800		膀胱其他吻合术		手术	
57.8801		膀胱肠管吻合术		手术	

主要编码	附加编码	手术名称	别名	操作类别	备注
57.8802		膀胱结肠吻合术		手术	
57.8900		膀胱其他修补术		手术	
57.8901		膀胱固定术		手术	
57.8902		陈旧性膀胱产科裂伤修补术		手术	
57.8903		膀胱悬吊术		手术	
57.8904		膀胱疝修补术		手术	
57.8905		腹腔镜下膀胱修补术		手术	
57.9100		膀胱括约肌切开术		手术	
57.9101		经尿道膀胱颈切开术		手术	
57.9102		经尿道膀胱颈切断术		手术	
57.9103		膀胱颈切断术		手术	
57.9200		膀胱颈扩张		手术	
57.9201		经尿道膀胱颈扩张术		手术	
57.9300		膀胱［手术后］出血控制		手术	
57.9301		经尿道膀胱电凝止血术		手术	
57.9400		留置导尿管的置入术		治疗性操作	
57.9500		留置导尿管的置换术		治疗性操作	
57.9600		电子膀胱刺激器置入术		治疗性操作	
57.9700		电子膀胱刺激器置换术		治疗性操作	
57.9800		电子膀胱刺激器去除术		治疗性操作	
57.9900		膀胱其他手术		手术	
58.0x00		尿道切开术		手术	
58.0x01		尿道切开取石术		手术	
58.0x02		尿道会阴造口术		手术	
58.0x03		尿道切开异物取出术		手术	
58.0x04		尿道阴道造口术		手术	
58.0x05		尿道隔膜切除术		手术	
58.1x00		尿道口切开术		手术	
58.1x01		尿道外口切开术		手术	
58.2100		会阴尿道镜检查		诊断性操作	
58.2200		其他尿道镜检查		诊断性操作	
58.2300		尿道活组织检查		手术	
58.2400		尿道周围组织活组织检查		手术	

主要编码	附加编码	手术名称	别名	操作类别	备注
58.2900		尿道和尿道周围组织的其他诊断性操作		诊断性操作	
58.3100		内镜下尿道病损或组织切除术或破坏术		手术	
58.3101		经尿道尿道病损电切术		手术	
58.3102		经尿道精阜电切术		手术	查：破坏术-病损（局部的）--尿道（切除的）---内镜
58.3103		经尿道尿道狭窄电切术		手术	
58.3900		尿道病损或组织的其他局部切除术或破坏术		手术	
58.3901		尿道病损切除术		手术	
58.3902		尿道瓣膜切除术		手术	
58.3903		尿道切除术		手术	
58.3904		尿道部分切除术		手术	
58.3905		尿道狭窄切除术		手术	
58.3906		尿道口病损切除术		手术	
58.4100		尿道裂伤缝合术		手术	
58.4200		尿道造口闭合术		手术	
58.4300		尿道其他瘘管闭合术		手术	
58.4301		尿道瘘修补术		手术	
58.4302		尿道阴道瘘修补术		手术	
58.4303		尿道直肠瘘修补术		手术	
58.4304		尿道会阴瘘修补术		手术	
58.4305		腹腔镜下尿道瘘修补术		手术	
58.4400		尿道再吻合术		手术	
58.4401		尿道吻合术		手术	
58.4500		尿道下裂或尿道上裂修补术		手术	
58.4501		尿道上裂修补术		手术	
58.4502		尿道下裂修补术		手术	
58.4503		阴茎皮条法尿道成形术		手术	在阴茎腹侧留一适当皮条作为新尿道的背侧部分，待上皮蔓延生长形成管状，手术时皮瓣不需要缝合呈管状，节约皮源，适用于各类型尿道下裂，一般在阴茎伸直术后3个月行此手术。查：修补-尿道下裂
58.4600		尿道其他重建术		手术	
58.4601		尿道建造术		手术	
58.4700		尿道口成形术		手术	

主要编码	附加编码	手术名称	别名	操作类别	备注
58.4701		尿道口紧缩术		手术	
58.4702		腹腔镜下尿道口紧缩术		手术	
58.4900		尿道其他修补术		手术	
58.4901		尿道成形术		手术	
58.4902		尿道折叠术		手术	
58.5x00		尿道狭窄松解术		手术	
58.5x01		尿道括约肌切开术		手术	查：切断-尿道括约肌
58.5x02		内镜下尿道内口切开术		手术	
58.5x03		尿道内口切开术		手术	
58.6x00		尿道扩张		治疗性操作	
58.6x01		尿道会师术		手术	
58.6x02		尿道支架置入术		手术	
58.6x03		前列腺尿道记忆金属支架置入术		手术	
58.9100		尿道周围组织切开术		手术	
58.9101		尿道球腺引流术		手术	
58.9102		尿道旁切开引流术		手术	
58.9200		尿道周围组织切除术		手术	
58.9201		尿道旁病损切除术		手术	
58.9300		人工尿道括约肌[AUS]置入		手术	人工尿道括约肌是通过置入机械括约肌装置达到控尿的目的，适用于各种尿道括约肌功能受损引起的尿失禁。查：植入-尿道括约肌，人工（可膨胀的）
58.9900		尿道和尿道周围组织的其他手术		手术	
58.9901		可膨胀的尿道括约肌去除术		手术	同时伴有人工尿道括约肌置换的编码至58.93
59.0000		腹膜后清扫术		手术	
59.0200		肾周或输尿管周围粘连的其他松解术		手术	
59.0201		输尿管狭窄松解术		手术	
59.0202		输尿管周围粘连松解术		手术	
59.0203		肾周围粘连松解术		手术	
59.0300		腹腔镜下肾周或输尿管周围粘连的松解术		手术	
59.0301		腹腔镜下输尿管狭窄松解术		手术	
59.0302		腹腔镜下肾周粘连松解术		手术	

主要编码	附加编码	手术名称	别名	操作类别	备注
59.0303		腹腔镜下输尿管周围粘连松解术		手术	
59.0900		肾周或输尿管周围组织的其他切开术		手术	
59.0901		肾周切开引流术		手术	
59.0902		肾周血肿清除术		手术	
59.0903		肾周区域探查术		手术	
59.0904		腹腔镜下肾周切开引流术		手术	
59.1100		膀胱周围粘连的其他松解术		手术	
59.1200		腹腔镜下膀胱周围粘连松解术		手术	
59.1900		膀胱周围组织其他切开术		手术	
59.1901		膀胱周围探查术		手术	
59.1902		耻骨后探查术		手术	
59.2100		肾周或膀胱周围组织的活组织检查		手术	
59.2101		肾周活组织检查		手术	
59.2102		膀胱周围活组织检查		手术	
59.2900		肾周组织、膀胱周围组织和腹膜后的其他诊断性操作		诊断性操作	
59.3x00		尿道膀胱连接处的折叠术		手术	
59.4x00		耻骨上尿道膀胱悬吊术		手术	查：修补术-应激性失禁--通过---耻骨上悬吊
59.4x01		戈-弗-斯尿道膀胱悬吊术		手术	
59.4x02		米林-里德尿道膀胱悬吊术		手术	
59.4x03		奥克斯福德尿失禁手术［OXFORD 手术］		手术	
59.4x04		经耻骨上膀胱尿道悬吊术［SPARC］		手术	
59.4x05		斯塔米膀胱颈悬吊术		手术	
59.5x00		耻骨后尿道悬吊术		手术	
59.5x01		经阴道无张力尿道悬吊术［TVT］		手术	
59.5x02		腹腔镜下尿道悬吊术		手术	
59.6x00		尿道旁悬吊术		手术	

主要编码	附加编码	手术名称	别名	操作类别	备注
59.7100		提肌手术，用于尿道膀胱悬吊术		手术	
59.7101		膀胱尿道提肌悬吊固定术		手术	
59.7200		置入物注入尿道和（或）膀胱颈		手术	是尿失禁的一种治疗方法。查：修补术-应激性失禁--通过---注射植入物（胶原质）（脂肪）（聚四氟乙烯）
59.7900		压迫性尿失禁的其他修补术		手术	
59.7901		前尿道固定术		手术	
59.7902		压迫性尿失禁修补术		手术	
59.7903		经阴道闭孔无张力尿道中段悬吊术［TVT-O］		手术	
59.7904		单切口经阴道闭孔无张力尿道中段悬吊术［TVT-S］		手术	
59.8x00		输尿管导管插入术		治疗性操作	
59.8x01		输尿管扩张术		治疗性操作	
59.8x02		肾导管引流术		治疗性操作	
59.8x03		经尿道输尿管支架置入术		治疗性操作	
59.8x04		经皮肾镜输尿管支架置入术		手术	
59.8x05		输尿管膀胱口扩张术		手术	
59.9100		肾周或膀胱周围组织切除术		手术	
59.9101		肾周病损切除术		手术	
59.9200		肾周或膀胱周围组织的其他手术		手术	
59.9201		肾周穿刺引流术		治疗性操作	
59.9300		输尿管造口导管置换术		治疗性操作	
59.9400		膀胱造口导管置换		治疗性操作	
59.9500		超声泌尿系结石碎裂术		治疗性操作	
59.9501		尿道超声碎石术		治疗性操作	
59.9502		肾超声碎石术		治疗性操作	
59.9900		泌尿系统其他手术		手术	查：手术-泌尿系 NEC
59.9901		输尿管支架置换术		治疗性操作	
59.9902		输尿管支架调整术		治疗性操作	
59.9903		尿道悬吊带部分取出术		手术	

主要编码	附加编码	手 术 名 称	别 名	操作类别	备 注
60.0x00		前列腺切开术		手术	
60.0x01		前列腺切开引流术		手术	
60.0x02		前列腺切开取石术		手术	
60.0x03		前列腺被膜切开术		手术	
60.1100		闭合性［经皮］［针吸］前列腺活组织检查		诊断性操作	
60.1101		经直肠前列腺穿刺活组织检查		诊断性操作	
60.1200		开放性前列腺活组织检查		手术	
60.1300		闭合性［经皮］精囊活组织检查		诊断性操作	
60.1400		开放性精囊活组织检查		手术	
60.1500		前列腺周围组织的活组织检查		诊断性操作	
60.1800		前列腺和前列腺周围组织的其他诊断性操作		诊断性操作	
60.1900		精囊的其他诊断性操作		诊断性操作	
60.1901		精囊镜探查术		诊断性操作	
60.2100		经尿道［超声］激光诱导前列腺切除术［TULIP］		手术	
60.2900		其他经尿道前列腺切除术		手术	
60.2901		经尿道前列腺气化电切术［TEVAP 手术］		手术	
60.2902		经尿道前列腺切除术［TURP］		手术	
60.3x00		耻骨上前列腺切除术		手术	
60.3x01		耻骨上经膀胱前列腺切除术		手术	
60.4x00		耻骨后前列腺切除术		手术	
60.4x01		耻骨后经膀胱前列腺切除术		手术	
60.5x00		根治性前列腺切除术		手术	
60.5x01		前列腺精囊切除术		手术	
60.5x02		腹腔镜下前列腺根治性切除术		手术	

主要编码	附加编码	手术名称	别名	操作类别	备注
60.6100		前列腺病损局部切除术		手术	
60.6101		腹腔镜下前列腺病损切除术		手术	
60.6200		经会阴前列腺切除术		手术	
60.6201		经会阴前列腺冷冻切除术		手术	
60.6900		其他前列腺切除术		手术	
60.7100		经皮精囊抽吸术		治疗性操作	
60.7200		精囊切开术		手术	
60.7300		精囊切除术		手术	
60.7301		苗勒管［副中肾管］囊肿切除术		手术	
60.7900		精囊其他手术		手术	
60.7901		精囊囊肿切除术		手术	查：手术-精囊 NEC
60.8100		前列腺周围组织切开术		手术	
60.8101		前列腺周围脓肿引流术		手术	
60.8200		前列腺周围组织切除术		手术	
60.8201		前列腺周围组织病损切除术		手术	
60.9100		经皮前列腺抽吸术		治疗性操作	
60.9200		前列腺注射测试连接处		治疗性操作	
60.9201		前列腺药物注射		治疗性操作	
60.9300		前列腺修补术		手术	
60.9400		控制前列腺［手术后］出血		手术	
60.9401		经尿道前列腺电凝止血术		治疗性操作	
60.9500		经尿道球囊前列腺尿道扩张		治疗性操作	
60.9600		经尿道前列腺组织破坏术，用微波热疗	TUMT	治疗性操作	查：热疗法（热包裹）（石蜡浴）NEC-前列腺--经尿道微波热疗法
60.9700		其他经尿道的前列腺组织破坏术，用其他热疗法		治疗性操作	
60.9701		经尿道前列腺射频消融术		治疗性操作	
60.9702		经尿道前列腺针吸切除术	TUNA	治疗性操作	查：破坏-前列腺--TUNA（经尿道针吸消融，切除）

主要编码	附加编码	手 术 名 称	别 名	操作类别	备 注
60.9900		前列腺的其他手术		手术	
60.9901		经尿道前列腺异物取出术		手术	
61.0x00		阴囊和睾丸鞘膜切开引流术		手术	
61.0x01		睾丸鞘膜切开引流术		手术	
61.0x02		阴囊切开引流术		手术	
61.0x03		阴囊血肿清除术		手术	
61.0x04		阴囊异物取出术		手术	
61.1100		阴囊或睾丸鞘膜的活组织检查		手术	
61.1101		阴囊活组织检查		手术	
61.1102		睾丸鞘膜活组织检查		手术	
61.1900		阴囊和睾丸鞘膜的其他诊断性操作		诊断性操作	
61.2x00		睾丸鞘膜积液切除术		手术	睾丸鞘膜积液经典的手术方式是鞘膜切除或翻转缝合术,切除多余部分鞘膜,然后将剩余鞘膜翻转与后方的筋膜缝合。查:切除术-积水--睾丸鞘膜
61.2x01		睾丸鞘膜部分切除术		手术	
61.2x02		睾丸鞘膜切除术		手术	
61.3x00		阴囊病损或阴囊组织切除术或破坏术		手术	
61.3x01		阴囊病损电灼术		手术	
61.3x02		阴囊部分切除术		手术	
61.3x03		阴囊病损切除术		手术	
61.3x04		阴囊象皮病复位术		手术	查:减缩术,复位术-象皮病,阴囊
61.4100		阴囊和睾丸鞘膜裂伤缝合术		手术	
61.4101		睾丸鞘膜裂伤缝合术		手术	
61.4102		阴囊裂伤缝合术		手术	
61.4200		阴囊瘘管修补术		手术	
61.4201		阴囊输精管瘘修补术		手术	
61.4202		阴囊皮肤瘘修补术		手术	
61.4900		阴囊和睾丸鞘膜的其他修补术		手术	
61.4901		睾丸鞘状突高位结扎术		手术	查:修补术-睾丸鞘膜。用于交通性鞘膜积液,行鞘状突高位切断并缝扎交通部分
61.4902		阴囊修补术	阴囊成形术	手术	
61.4903		阴囊再造术		手术	查:重建术-阴囊(伴带蒂皮瓣)(伴旋转皮瓣)

主要编码	附加编码	手术名称	别名	操作类别	备注
61.4904		睾丸鞘膜翻转术		手术	查：内翻-睾丸鞘膜
61.4905		腹腔镜下鞘状突高位结扎术		手术	查：修补术-睾丸鞘膜
61.9100		经皮睾丸鞘膜抽吸术		治疗性操作	
61.9101		睾丸鞘膜积液抽吸术		治疗性操作	
61.9200		睾丸鞘膜病损切除术，除外水囊肿		手术	
61.9900		阴囊和睾丸鞘膜的其他手术		手术	
62.0x00		睾丸切开术		手术	
62.0x01		腹腔镜下隐睾探查术		手术	
62.0x02		睾丸切开引流术		手术	
62.0x03		睾丸切开异物取出术		手术	
62.1100		闭合性［经皮］［针吸］睾丸活组织检查		诊断性操作	
62.1200		开放性睾丸活组织检查		手术	
62.1900		睾丸其他诊断性操作		诊断性操作	
62.2x00		睾丸病损切除术或破坏术		手术	
62.2x01		睾丸病损切除术		手术	
62.3x00		单侧睾丸切除术		手术	
62.3x01		单侧睾丸附睾切除术		手术	
62.3x02		单侧睾丸部分切除术		手术	
62.3x03		单侧隐睾切除术		手术	
62.3x04		腹腔镜下单侧隐睾切除术		手术	
62.4100		同一次手术中去除双侧睾丸	男性去势术	手术	查：阉割-男性
62.4101		双侧睾丸附睾切除术		手术	
62.4102		双侧睾丸根治性切除术		手术	
62.4103		腹腔镜下双侧睾丸切除术		手术	
62.4104		双侧隐睾切除术		手术	
62.4105		腹腔镜下双侧隐睾切除术		手术	
62.4200		残留睾丸去除		手术	
62.5x00		睾丸固定术		手术	
62.5x01		腹腔镜睾丸固定术		手术	
62.5x02		睾丸复位术		手术	
62.6100		睾丸裂伤缝合术		手术	

主要编码	附加编码	手 术 名 称	别　名	操作类别	备　注
62.6900		睾丸其他修补术		手术	
62.6901		睾丸移植术		手术	
62.7x00		睾丸假体置入		手术	
62.9100		睾丸抽吸术		治疗性操作	
62.9200		治疗性物质注入睾丸		治疗性操作	
62.9900		睾丸其他手术		手术	
63.0100		精索、附睾和输精管的活组织检查		诊断性操作	
63.0101		精索活组织检查		诊断性操作	
63.0102		附睾活组织检查		诊断性操作	
63.0103		输精管活组织检查		诊断性操作	
63.0900		精索、附睾和输精管的其他诊断性操作		诊断性操作	
63.1x00		精索静脉曲张和精索积液切除术		手术	
63.1x01		精索静脉高位结扎术		手术	
63.1x02		精索鞘膜积液切除术		手术	
63.1x04		腹腔镜精索静脉高位结扎术		手术	
63.2x00		附睾囊肿切除术		手术	
63.2x01		精液囊肿切除术		手术	
63.3x00		精索和附睾的其他病损或组织切除术		手术	
63.3x01		精索病损切除术		手术	
63.3x02		精索鞘膜囊肿切除术		手术	
63.3x03		附睾病损切除术		手术	
63.4x00		附睾切除术		手术	
63.5100		精索和附睾裂伤缝合术		手术	不包括：单纯附睾裂伤缝合术（63.81）
63.5101		精索裂伤缝合术		手术	
63.5200		睾丸或精索扭转的复位术		手术	
63.5201		睾丸扭转复位术		手术	
63.5202		精索扭转复位术		手术	
63.5203		睾丸附件扭转复位术		手术	睾丸附件是苗勒管上端退化的残留物。位于睾丸的上方，绿豆粒大小，常附着于睾丸白膜上。哺乳动物胚胎早期，生有两套原始生殖管道——一对中肾管和一对苗勒管（又称中肾旁管）。雄性，中肾管演变为雄性生殖管道，苗勒管退化；雌性，中肾管退化，苗勒管演变为雌性生殖管道（区别于附睾）

主要编码	附加编码	手术名称	别名	操作类别	备注
63.5300		精索移植术		手术	
63.5900		精索和附睾的其他修补术		手术	
63.6x00		输精管切开术		手术	此切开术专指治疗输精管疾病的一种手术方式,用于男性绝育的输精管切断术应分类于63.71
63.6x01		输精管造口术		手术	
63.7000		其他男性绝育术		手术	
63.7100		输精管结扎术		手术	
63.7101		输精管切断术		手术	
63.7200		精索结扎术		手术	
63.7300		输精管切除术		手术	
63.7301		输精管部分切除术		手术	
63.8100		输精管和附睾裂伤的缝合术		手术	
63.8101		输精管裂伤的缝合术		手术	
63.8102		附睾裂伤的缝合术		手术	
63.8200		手术切断的输精管重建术	输精管再通术	手术	
63.8300		附睾输精管吻合术		手术	
63.8400		输精管结扎去除		手术	
63.8500		输精管瓣膜去除		手术	
63.8900		输精管和附睾的其他修补术		手术	
63.9100		精液囊肿抽吸术		手术	精液囊肿又称精子囊肿或附睾囊肿
63.9200		附睾切开术		手术	
63.9300		精索切开术		手术	
63.9400		精索粘连松解术		手术	
63.9500		输精管瓣膜置入		手术	
63.9900		精索、附睾和输精管的其他手术		手术	
63.9901		附睾穿刺取精子		手术	查:手术-附睾
64.0x00		包皮环切术		手术	
64.1100		阴茎活组织检查		诊断性操作	
64.1900		阴茎的其他诊断性操作		诊断性操作	
64.2x00		阴茎病损的局部切除术或破坏术		手术	
64.2x01		阴茎病损切除术		手术	
64.3x00		阴茎截断术		手术	
64.3x01		阴茎部分切除术		手术	

主要编码	附加编码	手术名称	别名	操作类别	备注
64.3x02		阴茎全部切除术		手术	
64.4100		阴茎裂伤缝合术		手术	
64.4200		阴茎痛性勃起松解术		手术	
64.4300		阴茎建造术		手术	
64.4400		阴茎重建术		手术	
64.4500		阴茎再植术		手术	查：再附着-阴茎（截除的）
64.4900		阴茎的其他修补术		手术	
64.4901		阴茎矫直术		手术	查：修补术-阴茎 NEC
64.4902		阴茎延长术		手术	查：修补术-阴茎 NEC
64.4903		阴茎增粗术		手术	
64.4904		阴茎海绵体白膜修补术		手术	
64.4905		转移皮瓣阴茎修补术		手术	查：移植物，移植术-阴茎（肋骨）（皮肤）
64.5x00		性转变手术	易性术	手术	易性术是指改变外生殖器为异性结构并切除性腺的一组手术。该编码为残余分类，实际工作中不应该出现，分类时应对具体手术分别编码。只有在不明确具体手术时才使用该编码，编码与转换的性别无关。查：手术-性别转换 NEC
64.9100		阴茎背侧或外侧包皮切开		手术	
64.9101		包皮切开术		手术	
64.9200		阴茎切开术		手术	
64.9300		阴茎粘连切断	阴茎粘连松解术	手术	
64.9400		阴茎外部假体装配		手术	查：安装-假体，假体装置--阴茎（外）
64.9500		非可膨胀性阴茎假体的置入或置换		手术	
64.9501		非可膨胀性阴茎假体置入术		手术	查：插入-阴茎假体（非可膨胀性）（内的）
64.9502		非可膨胀性阴茎假体置换术		手术	
64.9600		去除阴茎内部假体		手术	
64.9700		膨胀性阴茎假体置入或置换		手术	
64.9701		膨胀性阴茎假体置入术		手术	查：插入-阴茎假体--可膨胀的（内的）
64.9702		膨胀性阴茎假体置换术		手术	
64.9800		阴茎的其他手术		手术	
64.9801		阴茎海绵体分流术		手术	

主要编码	附加编码	手 术 名 称	别 名	操作类别	备 注
64.9802		阴茎海绵体冲洗术		手术	
64.9900		男性生殖器官的其他手术		手术	
65.0100		腹腔镜卵巢切开术		手术	
65.0101		腹腔镜输卵管卵巢探查术		手术	
65.0102		腹腔镜卵巢造口术		手术	
65.0103		腹腔镜卵巢脓肿切开引流术		手术	
65.0104		腹腔镜卵巢妊娠切开清除术		手术	
65.0105		腹腔镜卵巢囊肿开窗术		手术	
65.0900		其他卵巢切开术		手术	
65.0901		输卵管卵巢切开探查术		手术	
65.0902		卵巢造口术		手术	
65.0903		卵巢脓肿切开引流术		手术	
65.0904		卵巢妊娠切开清除术		手术	
65.0905		卵巢囊肿开窗术		手术	
65.1100		卵巢抽吸活组织检查		诊断性操作	
65.1200		卵巢其他活组织检查		手术	
65.1201		卵巢活组织检查		手术	
65.1300		腹腔镜卵巢活组织检查		手术	
65.1400		腹腔镜卵巢的其他诊断性操作		诊断性操作	
65.1900		卵巢的其他诊断性操作		诊断性操作	
65.2100		卵巢囊肿袋形缝合术[造袋术]		手术	查：袋形缝合术-囊肿--卵巢
65.2200		卵巢楔形切除术		手术	
65.2300		腹腔镜卵巢囊肿袋形缝合术[造袋术]		手术	
65.2400		腹腔镜卵巢楔形部分切除术		手术	
65.2500		其他腹腔镜卵巢局部切除术或破坏术		手术	
65.2501		腹腔镜卵巢病损切除术		手术	
65.2502		腹腔镜卵巢病损破坏术		手术	包括通过电烧、激光、冷凝等方式对病损实施的破坏术

主要编码	附加编码	手　术　名　称	别　　名	操作类别	备　　注
65.2503		腹腔镜卵巢黄体切除术		手术	
65.2504		腹腔镜卵巢黄体破坏术		手术	
65.2505		腹腔镜卵巢部分切除术		手术	
65.2900		卵巢的其他局部切除术或破坏术		手术	
65.2901		卵巢病损切除术		手术	
65.2902		卵巢病损破坏术		手术	
65.2903		经阴道卵巢病损切除术		手术	
65.2904		经阴道卵巢病损破坏术		手术	
65.2905		卵巢黄体切除术		手术	
65.2906		卵巢部分切除术		手术	
65.3100		腹腔镜单侧卵巢切除术		手术	
65.3900		单侧卵巢的其他切除术		手术	
65.4100		腹腔镜单侧输卵管-卵巢切除术	腹腔镜单侧附件切除术	手术	
65.4900		单侧输卵管-卵巢的其他切除术		手术	
65.4901		经阴道单侧输卵管卵巢切除术		手术	
65.5100		双侧卵巢切除术	女性去势术	手术	
65.5200		残留卵巢其他切除		手术	
65.5300		腹腔镜双侧卵巢切除术		手术	
65.5400		腹腔镜残留卵巢切除术		手术	
65.6100		双侧输卵管卵巢切除术	双附件切除术	手术	
65.6101		经阴道双侧输卵管卵巢切除术		手术	
65.6200		其他残留卵巢和输卵管切除术		手术	
65.6300		腹腔镜双侧卵巢和输卵管切除术	腹腔镜双侧附件切除	手术	
65.6400		腹腔镜残留卵巢和输卵管切除术		手术	
65.7100		其他单纯卵巢缝合术		手术	

主要编码	附加编码	手 术 名 称	别 名	操作类别	备 注
65.7200		其他卵巢再植入术		手术	
65.7300		其他输卵管卵巢成形术		手术	
65.7400		腹腔镜卵巢单纯缝合术		手术	
65.7500		腹腔镜卵巢再植入		手术	
65.7600		腹腔镜输卵管卵巢成形术		手术	
65.7900		卵巢其他修补术		手术	
65.7901		卵巢成形术		手术	
65.7902		卵巢固定术		手术	
65.7903		卵巢悬吊术		手术	
65.7904		腹腔镜卵巢悬吊术		手术	
65.7905		腹腔镜卵巢成形术		手术	
65.8100		腹腔镜卵巢和输卵管粘连松解术		手术	
65.8101		腹腔镜卵巢粘连松解术		手术	
65.8102		腹腔镜输卵管粘连松解术		手术	
65.8900		卵巢和输卵管粘连的其他松解术		手术	
65.8901		卵巢粘连松解术		手术	
65.8902		输卵管粘连松解术		手术	
65.9100		卵巢抽吸术		手术	
65.9101		腹腔镜卵巢穿刺抽吸术		手术	
65.9200		卵巢移植术		手术	
65.9300		卵巢囊肿手法破裂术		手术	查：破坏-病损（局部的）--卵巢---囊肿经破裂（手压）
65.9400		卵巢去神经术		手术	
65.9500		卵巢扭转松解术		手术	
65.9900		卵巢其他手术		手术	
65.9901		卵巢打孔术		手术	查：钻孔-卵巢
65.9902		腹腔镜卵巢打孔术		手术	
66.0100		输卵管切开术		手术	
66.0101		腹腔镜输卵管探查术		手术	
66.0102		腹腔镜输卵管切开术		手术	
66.0103		腹腔镜输卵管妊娠切开去除术	腹腔镜输卵管切开取胚术	手术	
66.0200		输卵管造口术		手术	

主要编码	附加编码	手 术 名 称	别 名	操作类别	备 注
66.0201		输卵管造口去除输卵管妊娠术		手术	查：去除-异位胎儿（自）--管（经输卵管造口术）
66.0202		腹腔镜输卵管造口术		手术	
66.0203		腹腔镜输卵管造口去除输卵管妊娠术		手术	
66.1100		输卵管的活组织检查		手术	
66.1101		腹腔镜输卵管活组织检查		手术	
66.1900		输卵管的其他诊断性操作		诊断性操作	
66.2100		内镜下双侧输卵管结扎术和挤压术		手术	
66.2101		腹腔镜双侧输卵管挤压术		手术	查：破坏术-输卵管--伴---挤压术（和结扎）----通过内镜检查（腹腔镜检查）
66.2102		腹腔镜双侧输卵管结扎和挤压术		手术	查：结扎-输卵管（双侧）--伴---挤压术----经内镜检查（腹腔镜检查）
66.2200		双侧输卵管内镜下结扎术和切断术		手术	
66.2201		腹腔镜双侧输卵管结扎和切断术		手术	
66.2900		双侧输卵管内镜下其他破坏术或闭合术		手术	
66.2901		腹腔镜输卵管绝育术		手术	
66.2902		腹腔镜输卵管激光绝育术		手术	
66.2903		腹腔镜双侧输卵管结扎术		手术	
66.3100		双侧输卵管其他结扎术和挤压术		手术	
66.3200		双侧输卵管其他结扎术和切断术		手术	
66.3201		双侧输卵管抽芯包埋术		手术	输卵管抽芯包埋术是用于输卵管结扎。夹住输卵管中段的一段浆膜，在浆膜下注入盐水，然后在浆膜上做切口，游离出输卵管，以细丝线结扎后剪去一小段，再缝合浆膜，包埋输卵管近侧残端，远端留置浆膜外。查：结扎-输卵管--切断
66.3900		双侧输卵管其他破坏术或闭合		手术	
66.3901		双侧输卵管粘堵术	输卵管注药绝育术	手术	输卵管粘堵术是在选择性输卵管插管技术的基础上，将特制粘合剂直接注入到输卵管内堵塞输卵管，从而起到绝育目的。查：破坏-输卵管
66.3902		双侧输卵管套环绝育术		手术	

主要编码	附加编码	手术名称	别名	操作类别	备注
66.4x00		单侧输卵管全部切除术		手术	
66.4x01		经阴道单侧输卵管切除术		手术	
66.4x02		腹腔镜单侧输卵管切除术		手术	
66.5100		双侧输卵管切除术		手术	
66.5101		经阴道双侧输卵管切除术		手术	
66.5102		腹腔镜双侧输卵管切除术		手术	
66.5200		残留输卵管切除术		手术	
66.5201		腹腔镜残留输卵管切除术		手术	
66.6100		输卵管病损切除术或破坏术		手术	
66.6101		输卵管病损破坏术		手术	
66.6102		输卵管病损切除术		手术	
66.6103		腹腔镜输卵管病损破坏术		手术	
66.6104		腹腔镜输卵管病损切除术		手术	
66.6200		输卵管切除术伴去除输卵管妊娠		手术	
66.6201		腹腔镜输卵管切除伴输卵管妊娠去除术		手术	
66.6300		双侧输卵管部分切除术		手术	
66.6301		腹腔镜双侧输卵管部分切除术		手术	
66.6900		其他部分输卵管切除术		手术	
66.6901		单侧输卵管部分切除术		手术	
66.6902		腹腔镜单侧输卵管部分切除术		手术	
66.7100		单纯输卵管缝合术		手术	
66.7200		输卵管卵巢吻合术		手术	
66.7300		输卵管输卵管吻合术		手术	
66.7301		腹腔镜输卵管输卵管吻合术		手术	
66.7400		输卵管子宫吻合术		手术	

主要编码	附加编码	手术名称	别名	操作类别	备注
66.7401		输卵管子宫角植入术		手术	
66.7900		输卵管其他修补术		手术	
66.7901		输卵管成形术		手术	
66.7902		输卵管移植术		手术	
66.7903		输卵管结扎去除术		手术	
66.7904		输卵管切断再通术		手术	查：吻合术-输卵管--经再吻合术
66.7905		腹腔镜输卵管成形术		手术	
66.7906		腹腔镜输卵管伞端成形术		手术	
66.8x00		输卵管鼓气法		治疗性操作	查：充气-输卵管
66.8x01		输卵管通液术		治疗性操作	查：吹入法-输卵管
66.8x02		腹腔镜输卵管通液术		手术	
66.8x03		宫腔镜输卵管通液术		治疗性操作	
66.9100		输卵管抽吸术		治疗性操作	
66.9101		输卵管穿刺术		治疗性操作	
66.9200		单侧输卵管破坏或闭合		手术	
66.9201		单侧输卵管挤压术		手术	
66.9202		单侧输卵管结扎术		手术	
66.9203		腹腔镜单侧输卵管结扎术		手术	
66.9204		腹腔镜单侧输卵管切断术		手术	查：横切-输卵管（双侧）（残留）（孤立的）--单侧
66.9205		腹腔镜单侧输卵管破坏术		手术	
66.9300		输卵管假体置入或置换		手术	
66.9301		输卵管假体置入术		手术	
66.9302		输卵管假体置换术		手术	
66.9400		输卵管假体去除		手术	
66.9500		治疗性物质吹入输卵管		治疗性操作	查：吹入法-输卵管（空气）（染色）（气体）（盐水）--治疗性物质
66.9501		输卵管注药术		治疗性操作	
66.9502		腹腔镜输卵管注药术		手术	
66.9600		输卵管扩张术		手术	
66.9700		输卵管伞埋入子宫壁		手术	
66.9900		输卵管的其他手术		手术	
67.0x00		子宫颈管扩张		治疗性操作	
67.0x01		子宫颈支架置入术		治疗性操作	
67.1100		子宫颈内活组织检查		手术	

主要编码	附加编码	手 术 名 称	别 名	操作类别	备 注
67.1200		子宫颈的其他活组织检查		手术	
67.1900		子宫颈的其他诊断性操作		诊断性操作	
67.1901		子宫颈管搔刮术		诊断性操作	
67.2x00		子宫颈锥形切除术		手术	
67.2x01		宫腔镜子宫颈锥形切除术		手术	
67.3100		子宫颈囊肿袋形缝合术［造袋术］		手术	
67.3200		子宫颈病损烧灼破坏术		手术	
67.3201		子宫颈环形电切术	LEEP 手术	手术	查：子宫颈 LEEP 术（电热圈环切术）
67.3202		子宫颈锥形电切术		手术	查：电锥形切除术
67.3203		宫腔镜子宫颈病损电切术		手术	
67.3300		子宫颈病损冷冻破坏术		手术	
67.3301		子宫颈冷冻治疗术		手术	
67.3302		子宫颈冷冻锥形切除术		手术	
67.3900		子宫颈病损或组织的其他切除术或破坏术		手术	
67.3901		子宫颈内膜旋切术		手术	查：切除术-子宫--子宫颈---病损
67.3902		宫腔镜子宫颈病损切除术		手术	
67.3903		腹腔镜子宫颈病损切除术		手术	
67.3904		子宫颈病损切除术		手术	
67.3905		子宫颈肌瘤切除术		手术	
67.4x00		子宫颈截断术		手术	
67.4x01		子宫颈部分切除术		手术	
67.4x02		残余子宫颈切除术		手术	
67.4x03		经阴道子宫颈切除术		手术	
67.4x04		子宫颈切除伴阴道缝合术		手术	
67.4x05		腹腔镜子宫颈切除术		手术	
67.4x06		腹腔镜残余子宫颈切除术		手术	
67.4x07		腹腔镜阴式子宫颈切除术		手术	
67.4x08		宫腔镜子宫颈切除术		手术	

主要编码	附加编码	手　术　名　称	别　　　名	操作类别	备　　注
67.5100		经腹子宫颈环扎术		手术	
67.5101		腹腔镜子宫颈环扎术		手术	
67.5900		子宫颈内口的其他修补术		手术	
67.5901		经阴道子宫颈环扎术		手术	
67.6100		子宫颈裂伤缝合术		手术	
67.6200		子宫颈瘘管修补术		手术	
67.6201		子宫颈阴道瘘修补术		手术	
67.6202		子宫颈乙状结肠瘘修补术		手术	
67.6900		子宫颈的其他修补术		手术	
67.6901		子宫颈成形术		手术	
67.6902		子宫颈陈旧性产科裂伤修补术		手术	
68.0x00		子宫切开术		手术	
68.0x01		腹腔镜子宫切开术		手术	
68.1100		子宫指检		诊断性操作	
68.1200		子宫镜检查		诊断性操作	
68.1300		开放性子宫活组织检查		手术	
68.1400		开放性子宫韧带活组织检查		手术	
68.1500		闭合性子宫韧带活组织检查		诊断性操作	
68.1501		腹腔镜子宫韧带活组织检查		手术	
68.1600		闭合性子宫活组织检查		诊断性操作	
68.1601		腹腔镜子宫活组织检查		手术	
68.1602		宫腔镜子宫活组织检查		手术	
68.1900		子宫和支持结构的其他诊断性操作		诊断性操作	
68.1901		子宫诊断性探查术		诊断性操作	
68.2100		子宫内膜粘连切断术	子宫内膜粘连松解术	手术	
68.2101		宫腔镜子宫内膜粘连松解术		手术	
68.2200		子宫先天性隔膜切开术或切除术		手术	
68.2201		子宫隔膜切开术		手术	

主要编码	附加编码	手　术　名　称	别　名	操作类别	备　注
68.2202		子宫隔膜切除术		手术	
68.2203		腹腔镜子宫隔膜切开术		手术	
68.2204		宫腔镜子宫隔膜切开术		手术	
68.2205		腹腔镜子宫隔膜切除术		手术	
68.2206		宫腔镜子宫隔膜切除术		手术	
68.2300		子宫内膜切除术		手术	
68.2301		子宫内膜射频消融术		手术	
68.2302		宫腔镜子宫内膜切除术		手术	
68.2400		子宫动脉弹簧圈栓塞[UAE]		治疗性操作	
68.2401		腹腔镜子宫动脉弹簧圈栓塞[UAE]		手术	
68.2500		子宫动脉栓塞[UAE]不伴弹簧圈		治疗性操作	
68.2501		腹腔镜子宫动脉栓塞术		手术	
68.2900		子宫病损的其他切除术或破坏术		手术	
68.2901		子宫肌瘤切除术		手术	
68.2902		子宫内膜病损破坏术		手术	
68.2903		子宫内膜病损切除术		手术	
68.2904		子宫病损破坏术		手术	
68.2905		子宫病损射频消融术		手术	
68.2906		子宫病损切除术		手术	
68.2907		经阴道子宫病损切除术		手术	
68.2908		腹腔镜子宫内膜病损烧灼术		手术	
68.2909		腹腔镜子宫病损电凝术		手术	
68.2910		腹腔镜子宫病损射频消融术		手术	
68.2911		腹腔镜子宫病损激光切除术		手术	
68.2912		腹腔镜子宫病损切除术		手术	
68.2913		宫腔镜子宫病损电切术		手术	

主要编码	附加编码	手 术 名 称	别 名	操作类别	备 注
68.2914		宫腔镜子宫病损射频消融术		手术	
68.2915		宫腔镜子宫内膜病损切除术		手术	
68.2916		宫腔镜子宫内膜成形术		手术	
68.2917		宫腔镜子宫病损切除术		手术	
68.2918		腹腔镜辅助经阴道子宫病损切除术		手术	
68.3100		腹腔镜子宫颈上子宫切除术［LSH］		手术	
68.3101		标准子宫筋膜内子宫切除术	CISH 手术	手术	
68.3102		腹腔镜子宫次全切除术		手术	
68.3103		腹腔镜子宫楔形切除术		手术	
68.3104		腹腔镜残角子宫切除术		手术	
68.3105		腹腔镜双子宫单侧切除术		手术	查：对切-子宫切除术--腹腔镜
68.3106		腹腔镜辅助子宫颈上子宫切除术	LASH 手术	手术	
68.3900		其他和未特指的腹部次全子宫切除术		手术	
68.3901		子宫次全切除术		手术	
68.3902		子宫部分切除术		手术	
68.3903		子宫角切除术		手术	
68.3904		子宫楔形切除术		手术	
68.3905		残角子宫切除术		手术	
68.3906		双子宫单侧切除术		手术	
68.3907		双角子宫切除术		手术	
68.4100		腹腔镜经腹全子宫切除术		手术	
68.4101		腹腔镜经腹子宫扩大切除术		手术	
68.4102		腹腔镜经腹筋膜外子宫切除术		手术	
68.4103		腹腔镜经腹始基子宫切除术		手术	
68.4104		腹腔镜经腹双子宫切除术		手术	

主要编码	附加编码	手术名称	别名	操作类别	备注
68.4900		其他和未特指的腹式全子宫切除术		手术	
68.4901		经腹全子宫切除术		手术	
68.4902		经腹筋膜外全子宫切除术		手术	
68.4903		经腹扩大性全子宫切除术		手术	
68.4904		经腹子宫广泛切除术		手术	
68.4905		经腹双子宫切除术		手术	
68.5100		腹腔镜辅助阴道子宫切除术［LAVH］		手术	
68.5101		腹腔镜辅助经阴道子宫扩大切除术		手术	
68.5102		腹腔镜辅助经阴道筋膜内子宫切除术		手术	
68.5103		腹腔镜辅助经阴道子宫部分切除术		手术	
68.5900		其他和未特指的阴道子宫切除术		手术	
68.5901		经阴道子宫切除术		手术	
68.5902		经阴道子宫部分切除术		手术	
68.6100		腹腔镜根治性腹的子宫切除术	TLRH	手术	
68.6101		腹腔镜改良根治性子宫切除术		手术	
68.6900		其他和未特指的腹式根治性子宫切除术		手术	
68.6901		子宫根治性切除术		手术	
68.6902		子宫改良根治性切除术		手术	
68.7100		腹腔镜根治性阴道的子宫切除术［LRVH］		手术	
68.7900		其他和未特指的根治性阴道子宫切除术		手术	
68.7901		经阴道子宫根治性切除术		手术	
68.8x00		盆腔脏器去除术		手术	
68.8x01		女性盆腔廓清术		手术	查：去脏术-骨盆（器官）（女性）
68.9x00		其他和未特指子宫切除术		手术	
69.0100		扩张和刮宫术，用于终止妊娠		治疗性操作	

主要编码	附加编码	手 术 名 称	别　名	操作类别	备　注
69.0101		终止妊娠刮宫术		治疗性操作	
69.0200		分娩或流产后的扩张和刮宫术		治疗性操作	
69.0201		人工流产后刮宫术		治疗性操作	
69.0202		分娩后刮宫术		治疗性操作	
69.0900		其他扩张和刮宫术		治疗性操作	
69.0901		诊断性刮宫术		诊断性操作	查：扩宫和刮宫，子宫（诊断性）
69.0902		宫腔镜诊断性刮宫术		治疗性操作	
69.1900		子宫和支持结构的其他切除术或破坏术		手术	
69.1901		子宫骶韧带烧灼术		手术	查：凝固，电凝术-子宫骶骨韧带
69.1902		子宫骶韧带切除术		手术	
69.1903		阔韧带病损切除术		手术	
69.1904		子宫韧带病损切除术		手术	
69.1905		圆韧带病损切除术		手术	
69.1906		努克管积水鞘膜切除术		手术	努克管：又称腹膜鞘状突，是腹膜折叠后形成的管状结构。男性睾丸经此下降，正常情况下，在1岁以内闭锁。女性，它在腹股沟管内沿圆韧带内折，一直开放，称努克（Nuck）管。查：切除术-积水--努克管（女性）
69.1907		腹腔镜子宫韧带病损切除术		手术	
69.1908		腹腔镜骶韧带部分切除术		手术	
69.1909		腹腔镜子宫韧带病损激光烧灼术		手术	
69.2100		间置手术		手术	
69.2101		沃特金斯手术	Watkins 手术	手术	
69.2200		其他子宫悬吊术		手术	
69.2201		曼彻斯特手术	Mancherster 手术	手术	
69.2202		子宫颈悬吊术		手术	
69.2203		子宫脱垂复位术		手术	
69.2204		主韧带悬吊术		手术	查：固定-子宫主韧带
69.2205		圆韧带悬吊术		手术	查：折叠术-韧带--圆
69.2206		子宫骶韧带悬吊术		手术	查：缩短-韧带--子宫骶骨
69.2207		圆韧带缩短术		手术	
69.2208		腹腔镜圆韧带缩短术		手术	
69.2209		腹腔镜宫骶韧带缩短术		手术	

主要编码	附加编码	手 术 名 称	别　　名	操作类别	备　　注
69.2210		腹腔镜高位宫骶韧带悬吊术		手术	
69.2211		腹腔镜子宫韧带加固术		手术	查：修补术-子宫--韧带---通过----折叠术
69.2212		腹腔镜子宫悬吊术		手术	
69.2300		经阴道慢性子宫内翻修补术		手术	
69.2900		子宫和支持结构的其他修补术		手术	
69.2901		子宫韧带修补术		手术	
69.3x00		子宫颈周围子宫去神经术		手术	
69.3x01		子宫骶韧带切断术		手术	子宫神经的支配由 S_2 至 S_4 的交感神经与副交感神经共同组成，穿过子宫骶韧带到达子宫旁组织，子宫颈后外侧，在这里组成 Franke-Hauser 神经丛，切断子宫骶韧带可去除子宫神经的支配，常用于治疗子宫内膜异位症。查：去神经术-子宫颈周围
69.3x02		腹腔镜子宫骶韧带切断术		手术	
69.4100		子宫裂伤缝合术		手术	非产科撕裂子宫修补术
69.4200		子宫瘘管闭合术		手术	此编码的子宫瘘管包括：子宫肠瘘、子宫阴道瘘、子宫直肠瘘
69.4201		腹腔镜子宫瘘闭合术		手术	
69.4900		子宫的其他修补术		手术	
69.4901		子宫陈旧性产科裂伤修补术		手术	
69.4902		腹腔镜子宫陈旧性产科裂伤修补术		手术	
69.4903		腹腔镜子宫修补术		手术	
69.4904		宫腔镜子宫陈旧性产科裂伤修补术		手术	
69.5100		抽吸刮宫术，用于终止妊娠		治疗性操作	
69.5101		电吸人流术		治疗性操作	查：流产，治疗性-通过--抽吸刮宫
69.5102		超声引导下电吸人流术		治疗性操作	
69.5103		宫腔镜电吸人流术		治疗性操作	
69.5200		分娩或流产后抽吸刮宫术		治疗性操作	
69.5201		分娩后电吸刮宫术		治疗性操作	
69.5202		流产后电吸刮宫术		治疗性操作	

主要编码	附加编码	手术名称	别名	操作类别	备注
69.5900		其他抽吸刮宫术		治疗性操作	
69.5901		电吸刮宫术		治疗性操作	
69.6x00		月经抽吸或调节		治疗性操作	
69.6x01		月经抽吸术		治疗性操作	
69.7x00		子宫内避孕装置置入		治疗性操作	
69.9100		子宫治疗性装置置入		治疗性操作	
69.9101		宫腔填塞止血术		治疗性操作	查：插入-止血垫--子宫
69.9200		人工授精		治疗性操作	
69.9201		卵巢穿刺取卵术		治疗性操作	查：抽吸-卵巢
69.9202		人工胚胎移植术[IVF-FT]		治疗性操作	查：人工-授精
69.9300		昆布属植物置入		治疗性操作	无菌昆布及无菌昆布塞条，常用于人流手术前，帮助吸取宫颈组织的水分，使宫颈柔软扩张。查：插入-昆布，子宫颈
69.9400		内翻子宫手法复位		治疗性操作	查：手法操作-子宫
69.9500		子宫颈切开术		手术	
69.9600		去除子宫颈环扎材料		治疗性操作	
69.9700		去除子宫颈其他穿透性异物		治疗性操作	
69.9800		子宫支持结构的其他手术		手术	查：手术-子宫--支持结构
69.9900		子宫颈和子宫的其他手术		手术	
70.0x00		后穹隆穿刺术	直肠子宫陷凹抽吸术	治疗性操作	
70.1100		处女膜切开术		手术	
70.1200		直肠子宫陷凹切开术	后穹隆切开引流术	手术	
70.1201		女性盆腔脓肿引流术		手术	查：引流-盆腔腹膜（女性）
70.1202		腹腔镜女性盆腔脓肿引流术		手术	
70.1300		阴道管腔内粘连松解术		手术	
70.1400		阴道其他切开术		手术	
70.1401		阴道隔切断术		手术	
70.1402		阴道狭窄切开术		手术	
70.1403		阴道侧壁切开术		手术	
70.1404		阴道闭锁切开术		手术	
70.1405		阴道切开异物取出术		手术	
70.1406		阴道切开引流术		手术	
70.1407		腹腔镜阴道隔切断术		手术	

主要编码	附加编码	手术名称	别名	操作类别	备注
70.1408		宫腔镜阴道隔切断术		手术	
70.2100		阴道镜检查		诊断性操作	
70.2200		陷凹镜检查［后穹隆镜检查］		诊断性操作	
70.2300		直肠子宫陷凹的活组织检查		诊断性操作	
70.2301		腹腔镜子宫直肠陷凹活组织检查		诊断性操作	
70.2400		阴道活组织检查		诊断性操作	
70.2900		阴道和直肠子宫陷凹的其他诊断性操作		诊断性操作	
70.2901		阴道探查		诊断性操作	
70.3100		处女膜切除术		手术	
70.3101		处女膜部分切除术		手术	
70.3200		直肠子宫陷凹病损切除术或破坏术		手术	
70.3201		腹腔镜直肠子宫陷凹病损切除术		手术	
70.3300		阴道病损切除术或破坏术		手术	
70.3301		阴道病损切除术		手术	
70.3302		阴道病损破坏术		手术	
70.3303		阴道囊肿袋形缝合术		手术	
70.3304		处女膜病损切除术		手术	
70.3305		腹腔镜阴道病损切除术		手术	
70.4x00		阴道封闭术和全部切除术		手术	
70.4x01		阴道切除术		手术	
70.4x02		阴道部分切除术		手术	
70.4x03		阴道闭合术		手术	查：闭塞-阴道，阴道（部分的）（全部的）
70.4x04		阴道部分闭合术		手术	
70.4x05		腹腔镜辅助阴道切除术		手术	
70.5000		膀胱膨出和直肠膨出修补术		手术	
70.5001		阴道前后壁修补术		手术	
70.5002		腹腔镜阴道前后壁修补术		手术	
70.5100		膀胱膨出修补术		手术	
70.5101		阴道前壁修补术		手术	

主要编码	附加编码	手术名称	别名	操作类别	备注
70.5102		腹腔镜阴道前壁修补术		手术	
70.5200		直肠膨出修补术		手术	
70.5201		阴道后壁修补术		手术	
70.5202		腹腔镜阴道后壁修补术		手术	
70.5300		用移植物或假体的膀胱膨出和直肠膨出修补术		手术	
70.5301		PROSIMA 全盆底重建术		手术	全盆底重建术是使用网片对盆腔前、中、后区进行重建，通过三个水平全面纠正盆底的缺陷。查：修补术-阴道，阴道（穹隆断端）（壁）--后的---伴前修补术----伴移植物或假体
70.5302		PROLIFT 全盆底重建术		手术	
70.5303		AVAULTA 全盆底重建术		手术	
70.5304		改良性全盆底重建术		手术	
70.5305		全盆底重建术		手术	
70.5400		用移植物或假体的膀胱膨出修补术		手术	
70.5500		用移植物或假体的直肠膨出修补术		手术	
70.6100		阴道建造术		手术	
70.6101		腹腔镜阴道建造术		手术	
70.6200		阴道重建术		手术	
70.6300		用移植物或假体的阴道建造术		手术	
70.6301		生物补片的阴道建造术		手术	
70.6400		用移植物或假体的阴道重建术		手术	
70.7100		阴道裂伤缝合术		手术	
70.7101		后穹隆裂伤缝合术		手术	
70.7200		结肠阴道瘘修补术		手术	
70.7300		直肠阴道瘘修补术		手术	
70.7400		其他阴道肠瘘的修补术		手术	
70.7401		小肠-阴道瘘切除术		手术	
70.7500		阴道其他瘘管的修补术		手术	
70.7501		阴道瘘修补术		手术	

主要编码	附加编码	手 术 名 称	别 　名	操作类别	备 　注
70.7600		处女膜缝合术		手术	
70.7700		阴道悬吊术和固定术		手术	
70.7701		阴道悬吊术		手术	
70.7702		骶棘韧带悬吊术		手术	骶棘韧带悬吊术是治疗阴道穹隆脱垂和子宫阴道脱垂的有效方法
70.7703		耻骨梳韧带悬吊术		手术	
70.7800		用移植物或假体的阴道悬吊和固定术		手术	
70.7801		阴道移植物固定术		手术	
70.7802		腹腔镜阴道移植物固定术		手术	
70.7900		阴道的其他修补术		手术	
70.7901		阴道延长术		手术	
70.7902		阴道扩张术		手术	
70.7903		阴道缩窄术	阴道紧缩术	手术	
70.7904		阴道断蒂术		手术	
70.7905		阴道残端缝合术		手术	
70.7906		阴道会阴成形术		手术	
70.7907		阴道穹隆修补术		手术	
70.7908		阴道陈旧性产科裂伤修补术		手术	
70.7909		腹腔镜阴道会阴成形术		手术	
70.8x00		阴道穹隆封闭术	雷弗特（LeFort）手术	手术	查：闭塞-阴道，阴道（部分的）（全部的）--穹隆部
70.9100		阴道的其他手术		手术	
70.9200		直肠子宫陷凹的其他手术		手术	
70.9201		直肠子宫陷凹封闭术		手术	查：闭塞-直肠子宫陷凹
70.9300		其他直肠子宫陷凹手术伴移植物或假体		手术	
70.9400		生物移植物的置入术		手术	
70.9500		人造移植物或假体的置入术		手术	
71.0100		外阴粘连松解术		手术	
71.0900		外阴和会阴的其他切开术		手术	
71.0901		阴道入口切开扩大术		手术	
71.0902		外阴切开引流术		手术	
71.0903		会阴造口术		手术	
71.0904		会阴切开术		手术	

主要编码	附加编码	手 术 名 称	别 名	操作类别	备 注
71.0905		会阴切开异物取出术		手术	
71.1100		外阴活组织检查		手术	
71.1900		外阴的其他诊断性操作		诊断性操作	
71.2100		经皮巴多林腺［囊肿］抽吸术		治疗性操作	巴多林腺（Bartholin 腺）临床称前庭大腺
71.2101		巴多林腺［囊肿］切开术	前庭大腺囊肿切开术	治疗性操作	
71.2102		巴多林腺脓肿切开引流术	前庭大腺脓肿切开引流术	治疗性操作	查：切开（和引流）-巴多林腺或囊肿
71.2300		巴多林腺［囊肿］袋形缝合术［造袋术］		手术	巴多林腺即前庭大腺
71.2400		巴多林腺［囊肿］切除术或其他破坏术		手术	
71.2401		巴多林腺病损切除术		手术	
71.2900		巴多林腺的其他手术		手术	
71.3x00		外阴和会阴的其他局部切除术或破坏术		手术	
71.3x01		会阴病损切除术		手术	
71.3x02		会阴部异物取出术		手术	
71.3x03		外阴部分切除术		手术	
71.3x04		外阴病损切除术		手术	
71.3x05		外阴病损破坏术		手术	
71.4x00		阴蒂手术		手术	
71.4x01		阴蒂病损切除术		手术	
71.4x02		阴蒂切除术		手术	
71.4x03		阴蒂部分切除术		手术	
71.4x04		阴蒂成形术		手术	查：手术-阴蒂 NEC
71.4x05		阴蒂保留血管神经复位术	阴蒂缩小复位术	手术	
71.5x00		根治性外阴切除术		手术	
71.6100		单侧外阴切除术		手术	查：女阴切除术-单侧
71.6200		双侧外阴切除术		手术	
71.7100		外阴或会阴裂伤缝合术		手术	
71.7101		外阴裂伤缝合术		手术	
71.7102		会阴裂伤缝合术		手术	
71.7200		外阴或会阴瘘修补术		手术	
71.7201		外阴瘘修补术		手术	
71.7202		会阴瘘修补术		手术	查：闭合-瘘--会阴
71.7900		外阴和会阴的其他修补术		手术	

主要编码	附加编码	手　术　名　称	别　名	操作类别	备　注
71.7901		外阴成形术	外阴修补术	手术	
71.7902		外阴陈旧性产科裂伤修补术		手术	
71.7903		会阴成形术		手术	
71.7904		会阴陈旧性裂伤修补术		手术	查：修补术-会阴（女性)--撕裂---产科----陈旧性
71.8x00		外阴的其他手术		手术	
71.9x00		女性生殖器官的其他手术		手术	
72.0x00		低位产钳手术		治疗性操作	
72.1x00		低位产钳手术伴外阴切开术		手术	
72.2100		中位产钳手术伴外阴切开术		手术	
72.2900		其他中位产钳手术		治疗性操作	
72.3100		高位产钳手术伴外阴切开术		手术	
72.3900		其他高位产钳手术		治疗性操作	
72.4x00		产钳胎头旋转		治疗性操作	查：胎头旋转-产钳
72.5100		部分臀位牵引头后出产钳助产		治疗性操作	臀位牵引术是用于臀先露或胎儿内倒转术后用手法牵出胎儿的手术。分为完全臀位牵引术与部分臀位牵引术。由助产者将胎儿全部牵出者称完全臀位牵引术。胎儿已自然娩出到脐部，仅由助产者协助牵出肩、上肢及头部者称部分臀位牵引术。查：分娩（伴)-臀抽吸术（帮助)--部分---头后出伴产钳
72.5200		其他部分臀位牵引		治疗性操作	
72.5300		完全臀位牵引头后出产钳助产		治疗性操作	
72.5400		其他全部臀位牵引		治疗性操作	
72.6x00		头后出产钳助产		治疗性操作	
72.7100		真空吸引术伴外阴切开术		手术	
72.7900		其他真空吸引术		治疗性操作	
72.8x00		其他特定器械的分娩		治疗性操作	
72.9x00		器械分娩		治疗性操作	
73.0100		人工破膜引产		治疗性操作	查：破裂-膜，人工--用手术性引产
73.0900		其他人工破膜		治疗性操作	
73.1x00		其他手术引产		治疗性操作	
73.1x01		水囊引产		治疗性操作	
73.1x02		子宫颈扩张球囊引产		治疗性操作	

主要编码	附加编码	手 术 名 称	别 名	操作类别	备 注
73.2100		内倒转术与联合倒转术不伴牵引术		治疗性操作	查：转位，产科的
73.2200		内倒转术与联合倒转术伴牵引术		治疗性操作	
73.3x00		产钳助产失败		治疗性操作	
73.4x00		药物引产		治疗性操作	查：诱发-分娩--医学的
73.4x01		缩宫素［催产素］引产		治疗性操作	
73.4x02		米索前列醇引产		治疗性操作	
73.4x03		米非司酮引产		治疗性操作	
73.4x04		前列腺素引产		治疗性操作	
73.5100		手法旋转胎头		治疗性操作	查：胎头旋转-手法的
73.5900		其他手法助产		治疗性操作	
73.6x00		外阴切开术		手术	
73.6x01		会阴侧切缝合术		手术	
73.6x02		会阴直切缝合术		手术	
73.8x00		对胎儿手术帮助分娩		治疗性操作	
73.8x01		选择性减胎术		治疗性操作	查：破坏-胎儿
73.8x02		碎胎术		治疗性操作	
73.9100		胎位外倒转术		治疗性操作	查：转位，产科的-外部（双极）
73.9200		脐带脱垂复位		治疗性操作	
73.9300		子宫颈切开助产		手术	
73.9400		耻骨切开助产		手术	
73.9900		其他助产手术		治疗性操作	
74.0x00		古典式剖宫产		手术	
74.1x00		低位子宫下段剖宫产		手术	
74.1x01		剖宫产术，子宫下段横切口		手术	
74.1x02		剖宫产术，子宫下段直切口		手术	
74.2x00		腹膜外剖宫产		手术	
74.3x00		输卵管外异位妊娠清除术		手术	
74.3x01		腹腔妊娠清除术		手术	
74.3x02		子宫角妊娠清除术		手术	
74.3x03		子宫颈妊娠清除术		手术	
74.3x04		子宫瘢痕妊娠清除术		手术	
74.3x05		腹腔镜腹腔妊娠清除术		手术	
74.3x06		腹腔镜子宫角妊娠清除术		手术	

主要编码	附加编码	手 术 名 称	别　名	操作类别	备　注
74.3x07		腹腔镜子宫肌壁间妊娠清除术		手术	
74.3x08		腹腔镜子宫瘢痕妊娠清除术		手术	
74.3x09		宫腔镜子宫肌壁间妊娠清除术		手术	
74.4x00		其他特指类型的剖宫产		手术	
74.4x01		腹腔妊娠剖宫产术		手术	
74.9100		子宫切开终止妊娠		手术	
74.9101		腹腔镜子宫切开终止妊娠		手术	
74.9900		其他剖宫产		手术	
75.0x00		羊膜腔内注射用于流产		治疗性操作	
75.0x01		前列腺素羊膜腔内注射终止妊娠		治疗性操作	
75.0x02		利凡诺羊膜腔内注射终止妊娠		治疗性操作	
75.0x03		黄芫花羊膜腔内注射终止妊娠		治疗性操作	
75.1x00		诊断性羊膜穿刺		诊断性操作	
75.2x00		子宫内输血		治疗性操作	
75.3100		羊膜镜检查		诊断性操作	
75.3101		胎儿镜检查		诊断性操作	
75.3200		胎儿心电图［头皮］		诊断性操作	
75.3300		胎儿血样和活组织检查		诊断性操作	
75.3301		经腹绒毛取样术		诊断性操作	查：血取样，用于胎儿遗传测定
75.3302		经宫颈绒毛取样术		诊断性操作	
75.3303		胎儿活组织检查		诊断性操作	
75.3400		其他胎儿监测		诊断性操作	
75.3500		胎儿和羊膜的其他诊断性操作		诊断性操作	
75.3600		胎儿缺陷矫正术		手术	
75.3700		羊膜腔内灌注		治疗性操作	
75.3800		胎儿脉搏血氧计		诊断性操作	查：监测-胎儿
75.4x00		手法取出滞留的胎盘		治疗性操作	
75.5000		子宫近期产科裂伤修补术		手术	

主要编码	附加编码	手术名称	别名	操作类别	备注
75.5100		子宫颈近期产科裂伤修补术		手术	
75.5200		子宫体近期产科裂伤修补术		手术	
75.6100		膀胱和尿道近期产科裂伤修补术		手术	
75.6101		膀胱近期产科裂伤修补术		手术	查：缝合（撕裂）-产科撕裂--膀胱
75.6102		尿道近期产科裂伤修补术		手术	查：缝合（撕裂）-产科撕裂--尿道
75.6200		直肠和肛门括约肌近期产科裂伤修补术		手术	
75.6201		直肠近期产科裂伤修补术		手术	查：缝合（撕裂）-产科撕裂--直肠
75.6202		肛门括约肌近期产科裂伤修补术		手术	查：缝合（撕裂）-产科撕裂--肛门括约肌
75.6900		其他近期产科裂伤修补术		手术	
75.6901		近期产科盆底裂伤修补术		手术	
75.6902		近期产科会阴裂伤修补术		手术	
75.6903		近期产科外阴裂伤修补术		手术	
75.6904		近期产科外阴切开Ⅱ期缝合术		手术	
75.7x00		产后子宫腔手法探查		诊断性操作	
75.8x00		子宫或阴道产科填塞		治疗性操作	
75.9100		会阴产科切口血肿排除术		手术	查：抽吸，吸引术-血肿--产科的---切开的
75.9200		外阴或阴道的其他血肿排除术		手术	查：抽吸，吸引术-血肿--产科的
75.9201		外阴产科血肿排除术		手术	
75.9202		阴道产科血肿排除术		手术	
75.9300		内翻子宫的手术矫正术	斯皮内利手术、斯平内利手术、Spinelli 手术	手术	查：切开-子宫颈--为了---内翻子宫复位
75.9400		内翻子宫手法复位[产后即刻]		治疗性操作	查：修补术-内翻子宫--产科的---手法的
75.9900		其他产科手术		手术	查：手术-产科的 NEC
75.9901		子宫捆绑术	Blynch 缝扎术	手术	子宫捆绑术是用于治疗子宫收缩乏力、胎盘因素、凝血功能异常等引起的产后出血的一种方法，在子宫前后壁缝扎加压制止子宫出血。查：手术-产科的 NEC

主要编码	附加编码	手术名称	别名	操作类别	备注
76.0100		面骨死骨切除术		手术	
76.0101		下颌骨死骨切除术		手术	
76.0102		上颌骨死骨切除术		手术	
76.0900		面骨的其他切开术		手术	
76.0901		下颌骨切开引流术		手术	
76.0902		上颌骨切开引流术		手术	
76.0903		面骨骨折碎片取出术		手术	查：去除－骨碎片（另见切开，骨）
76.0904		颌骨囊肿开窗引流术		手术	
76.0905		面骨开窗术		手术	
76.1100		面骨活组织检查		手术	
76.1101		颌骨活组织检查术		手术	
76.1900		面骨和关节的其他诊断性操作		手术	
76.1901		关节镜颞颌关节检查术		手术	查：操作－诊断性 NEC－－关节（囊）（韧带）（结构）NEC－－－面
76.2x00		面骨病损的局部切除术或破坏术		手术	查：切除术－病损（局部的）－－骨－－－面的
76.2x01		下颌骨病损切除术		手术	
76.2x02		上颌骨病损切除术		手术	
76.2x03		面骨骨折清创术		手术	
76.2x04		颌骨囊肿摘除术		手术	
76.3100		部分下颌骨切除术		手术	
76.3101		下颌骨次全切除术		手术	
76.3102		半下颌骨切除术		手术	查：半下颌切除术
76.3103		下颌骨角切骨术		手术	
76.3104		下颌骨体切骨术		手术	
76.3900		其他面骨部分骨切除术		手术	
76.3901		上颌骨部分切除伴植骨术		手术	查：半上颌切除术（伴骨移植）（伴假体）
76.3902		上颌骨部分切除术		手术	
76.3903		颧骨部分切除术		手术	
76.3904		上颌骨部分切除伴假体置入术		手术	
76.3905		上颌骨切骨术		手术	
76.4100		下颌骨全部切除术同时伴重建术		手术	
76.4200		其他下颌骨全部切除术		手术	
76.4300		下颌骨其他重建术		手术	

主要编码	附加编码	手 术 名 称	别　名	操作类别	备　注
76.4301		下颌骨缺损修复术	下颌牙槽脊牵张成骨术	手术	牵张成骨是在骨缝处或在截开的骨段用牵张装置按一定的速度和频率牵开，因此在产生骨间隙中形成新骨，从而达到使骨延长或增宽的目的。下颌牙槽脊牵张成骨术可以相对增高下颌牙槽脊，治疗下颌牙槽嵴严重萎缩。查：牵伸术-下颌嵴
76.4400		其他面骨的骨全部切除术同时伴重建术		手术	
76.4500		其他面骨的其他骨全部切除术		手术	
76.4501		眶骨切除术		手术	
76.4502		上颌骨全部切除术		手术	
76.4503		颧骨全切术		手术	
76.4600		其他面骨的其他重建术		手术	
76.5x00		颞下颌关节成形术		手术	
76.6100		下颌支闭合性骨成形术［骨切开术］	季格利锯截骨术	手术	
76.6200		开放性下颌支骨成形术［骨切开术］		手术	
76.6300		下颌骨体骨成形术［骨切开术］		手术	
76.6400		下颌骨的其他颌骨矫形手术		手术	查：骨成形术-下颌骨，下颌骨的 NEC
76.6401		下颌骨成形术		手术	
76.6402		下颌骨截骨成形术		手术	
76.6403		下颌后退术	下颌前凸矫形术［地包天］	手术	查：退缩术-凸颌
76.6404		下颌前徙术	下颌后缩矫形术［天包地］	手术	查：矫正术-凸腭 NEC
76.6500		上颌骨节段骨成形术［骨切开术］		手术	
76.6501		上颌骨成形术		手术	
76.6502		上颌 Lefort Ⅰ型截骨成形术	Lefort Ⅰ型截骨上颌前移术	手术	Lefort Ⅰ型截骨上颌前移术用于上颌骨畸形的矫正治疗。可用以矫正大部分的上颌畸形：上颌骨后缩畸形，上颌骨垂直性发育不良，上颌骨垂直性发育过长，上颌骨前突畸形，后牙错，前牙后缩，后牙过长及扭转等畸形
76.6503		上颌 Lefort Ⅱ型截骨成形术	上颌骨 Lefort Ⅱ型截骨前移术	手术	上颌骨 Lefort Ⅱ型截骨前移术用于上颌骨畸形的矫正治疗。其截骨范围除上颌骨以外，尚包括面中部的鼻部骨质及部分眶壁，以矫正牙颌畸形
76.6600		上颌骨全骨成形术［骨切开术］		手术	

主要编码	附加编码	手术名称	别名	操作类别	备注
76.6700		颏缩小成形术		手术	查：颏成形术-复位（reduction 也翻译为"缩小"）
76.6800		增大性颏成形术		手术	查：增大-颏
76.6801		颏硅胶植入增大成形术		手术	查：插入-假体，假体装置--颏（聚乙烯）（硅橡胶）
76.6802		隆颏术		手术	
76.6900		其他面骨修补术		手术	
76.6901		颌骨修整术		手术	
76.6902		面骨成形术		手术	
76.6903		颧骨成形术		手术	
76.6904		颧弓成形术		手术	
76.6905		颧骨增高术		手术	
76.7000		面骨骨折复位术		手术	
76.7100		颧骨骨折闭合性复位术		手术	
76.7200		颧骨骨折开放性复位术		手术	
76.7201		颧骨骨折切开复位内固定术		手术	
76.7300		上颌骨骨折闭合性复位术		治疗性操作	
76.7301		上颌骨折闭合复位伴牙弓夹板结扎固定术		治疗性操作	
76.7400		上颌骨骨折开放性复位术		手术	
76.7401		上颌骨骨折切开复位内固定术		手术	
76.7500		下颌骨骨折闭合性复位术		治疗性操作	
76.7501		下颌骨折闭合复位伴牙弓夹板结扎固定术		治疗性操作	
76.7600		下颌骨骨折开放性复位术		手术	
76.7601		髁状突骨折切开复位内固定术		手术	
76.7602		下颌骨骨折切开复位内固定术		手术	
76.7700		牙槽骨折开放性复位术		手术	包括上、下颌牙槽骨骨折切开复位内固定术
76.7701		牙槽骨折切开复位内固定术		手术	

主要编码	附加编码	手 术 名 称	别 名	操作类别	备 注
76.7702		牙槽骨骨折切开复位伴牙齿栓结术		手术	
76.7800		面骨骨折的其他闭合性复位术		治疗性操作	
76.7801		眶骨骨折闭合复位术		治疗性操作	
76.7802		内镜下眶壁骨折整复术		手术	
76.7900		面骨骨折的其他开放性复位术		手术	
76.7901		面骨骨折切开复位内固定术		手术	
76.7902		眶骨骨折切开复位术		手术	
76.7903		眶骨骨折切开复位内固定术		手术	
76.9100		面骨骨移植		手术	
76.9101		下颌骨骨移植术		手术	
76.9102		上颌骨骨移植术		手术	
76.9200		合成物面骨植入		手术	
76.9201		上颌骨合成物置入术		手术	
76.9202		下颌骨合成物置入术		手术	
76.9300		颞下颌脱位闭合性复位术		治疗性操作	
76.9400		颞下颌脱位开放性复位术		手术	
76.9500		颞下颌关节的其他操作		手术	
76.9501		颞下颌关节松解术		手术	查：手法操作-关节--粘连---颞下颌的
76.9600		颞下颌关节治疗性物质注入		治疗性操作	
76.9601		颞下颌关节腔的灌洗治疗		治疗性操作	
76.9700		去除面骨内固定装置		手术	
76.9701		下颌骨内固定装置取出术		手术	
76.9702		上颌骨内固定装置取出术		手术	
76.9900		面骨和关节的其他手术		手术	
76.9901		面骨假体取出术		手术	
77.0000		死骨切除术		手术	查：死骨切除术-骨
77.0100		肩胛骨，锁骨和胸廓[肋骨和胸骨]死骨切除术		手术	

主要编码	附加编码	手术名称	别名	操作类别	备注
77.0101		肩胛骨死骨去除术		手术	
77.0102		锁骨死骨去除术		手术	
77.0103		肋骨死骨去除术		手术	
77.0104		胸骨死骨去除术		手术	
77.0200		肱骨死骨去除术		手术	
77.0300		桡骨和尺骨死骨去除术		手术	
77.0301		桡骨死骨去除术		手术	
77.0302		尺骨死骨去除术		手术	
77.0400		腕骨和掌骨死骨去除术		手术	
77.0401		腕骨死骨去除术		手术	
77.0402		掌骨死骨去除术		手术	
77.0500		股骨死骨去除术		手术	
77.0600		髌骨死骨去除术		手术	
77.0700		胫骨和腓骨死骨去除术		手术	
77.0701		胫骨死骨去除术		手术	
77.0702		腓骨死骨去除术		手术	
77.0800		跗骨和跖骨死骨去除术		手术	
77.0801		跗骨死骨去除术		手术	
77.0802		跖骨死骨去除术		手术	
77.0900		其他死骨去除术		手术	
77.0901		骨盆死骨去除术		手术	
77.0902		指骨死骨去除术		手术	
77.0903		趾骨死骨去除术		手术	
77.0904		椎骨死骨去除术		手术	
77.1000		骨其他切开术不伴切断术		手术	包括钻孔减压、切开引流（开窗引流）、骨碎片去除。常用于急性骨髓炎或骨内压高的手术治疗。显露病变部位的骨，钻孔，达骨髓腔，探查无异常，钻孔已达减压作用，结束手术。如发现髓腔内有脓液，在钻孔部位凿除适当的皮质骨，开窗通畅引流，并除去坏死组织和游离的碎骨片。查：切开（和引流）-骨
77.1001		骨切开引流术	骨开窗引流术	手术	
77.1002		骨碎片去除术		手术	
77.1003		骨钻孔减压术		手术	
77.1100		肩胛骨，锁骨和胸廓［肋骨和胸骨］其他切开术不伴切断术		手术	

主要编码	附加编码	手 术 名 称	别 名	操作类别	备 注
77.1101		肩胛骨切开术不伴切断术		手术	
77.1102		锁骨切开术不伴切断术		手术	
77.1103		肋骨切开术不伴切断术		手术	
77.1104		胸骨切开术不伴切断术		手术	
77.1200		肱骨其他切开术不伴切断术		手术	
77.1300		桡骨和尺骨其他切开术不伴切断术		手术	
77.1301		桡骨切开术不伴切断术		手术	
77.1302		尺骨切开术不伴切断术		手术	
77.1400		腕骨和掌骨其他切开术不伴切断术		手术	
77.1401		腕骨切开术不伴切断术		手术	
77.1402		掌骨切开术不伴切断术		手术	
77.1500		股骨其他切开术不伴切断术		手术	
77.1501		股骨切开引流术		手术	
77.1502		股骨减压术		手术	
77.1600		髌骨其他切开术不伴切断术		手术	
77.1601		髌骨减压术		手术	
77.1700		胫骨和腓骨其他切开术不伴切断术		手术	
77.1701		胫骨切开引流术		手术	
77.1702		胫骨减压术		手术	
77.1703		腓骨切开引流术		手术	
77.1800		跗骨和跖骨其他切开术不伴切断术		手术	
77.1801		跗骨切开引流术		手术	
77.1802		跗骨减压术		手术	
77.1803		距骨切开引流术		手术	
77.1900		其他骨其他切开术不伴切断术		手术	
77.1901		骨盆切开引流术		手术	

主要编码	附加编码	手 术 名 称	别 名	操作类别	备 注
77.1902		指骨切开引流术		手术	
77.1903		趾骨切开引流术		手术	
77.1904		椎骨切开引流术		手术	
77.2100		肩胛骨、锁骨和胸廓 [肋骨和胸骨] 楔形骨切开术		手术	
77.2101		肩胛骨楔形截骨术		手术	
77.2102		锁骨楔形截骨术		手术	
77.2103		肋骨楔形截骨术		手术	
77.2104		胸骨楔形截骨术		手术	
77.2200		肱骨楔形骨切开术		手术	
77.2300		桡骨和尺骨楔形骨切开术		手术	
77.2301		桡骨楔形截骨术		手术	
77.2302		尺骨楔形截骨术		手术	
77.2400		腕骨和掌骨楔形骨切开术		手术	
77.2401		腕骨楔形截骨术		手术	
77.2402		掌骨楔形截骨术		手术	
77.2500		股骨楔形骨切开术		手术	
77.2600		髌骨楔形骨切开术		手术	
77.2700		胫骨和腓骨楔形骨切开术		手术	
77.2701		胫骨楔形截骨术		手术	
77.2702		胫骨上端高位截骨术	胫骨上端 V 形截骨术、考文垂手术	手术	胫骨上端 V 形截骨术用于膝外翻与膝内翻的手术治疗。查：Coventry（考文垂）手术
77.2703		腓骨楔形截骨术		手术	
77.2800		跗骨和跖骨楔形骨切开术		手术	
77.2801		跗骨楔形切骨术		手术	
77.2802		跖骨楔形截骨术		手术	
77.2900		其他骨楔形骨切开术		手术	楔形截骨术是根据骨（关节）畸形程度，将骨的一段做一个楔形的截骨，就是说从骨上取一个三角形的骨来，根据要求将骨矫正成需要的角度。77.2 骨楔形切开术还包括 V 形截骨术
77.2901		骨盆楔形截骨术		手术	
77.2902		指骨楔形截骨术		手术	
77.2903		趾骨楔形截骨术		手术	
77.2904		椎骨楔形截骨术		手术	

主要编码	附加编码	手 术 名 称	别 名	操作类别	备 注
77.3000		骨切断术	欧温［Irwin］手术	手术	查：骨切开术
77.3001		骨关节切开术		手术	
77.3100		肩胛骨、锁骨和胸廓［肋骨和胸骨］切断术		手术	
77.3101		肩胛骨切断术		手术	
77.3102		锁骨切断术		手术	
77.3103		肋骨切断术		手术	
77.3104		胸骨切断术		手术	
77.3200		肱骨切断术		手术	
77.3300		桡骨和尺骨切断术		手术	
77.3301		桡骨切断术		手术	
77.3302		尺骨切断术		手术	
77.3400		腕骨和掌骨切断术		手术	
77.3401		腕骨切断术		手术	
77.3402		掌骨切断术		手术	
77.3500		股骨切断术		手术	
77.3600		髌骨切断术		手术	
77.3700		胫骨和腓骨切断术		手术	
77.3701		胫骨切断术		手术	
77.3702		腓骨切断术		手术	
77.3800		跗骨和跖骨切断术		手术	
77.3801		跗骨切断术		手术	
77.3802		跖骨切断术		手术	
77.3900		其他骨切断术		手术	
77.3901		骨盆切开术		手术	这里的切开指的是完全切开
77.3902		髂骨切开术		手术	这里的切开指的是完全切开
77.3903		耻骨切开术		手术	这里的切开指的是完全切开
77.3904		坐骨耻骨切开术		手术	这里的切开指的是完全切开
77.3905		耻骨联合切开术		手术	这里的切开指的是完全切开
77.3906		指骨切断术		手术	
77.3907		趾骨切断术		手术	
77.3908		椎骨切开术		手术	这里的切开指的是完全切开，不包括03.0椎管结构探查术和减压术
77.4000		骨活组织检查		手术	查：活组织检查-骨
77.4100		肩胛骨、锁骨和胸廓［肋骨和胸骨］活组织检查		手术	
77.4101		肩胛骨活组织检查		手术	

主要编码	附加编码	手　术　名　称	别　　名	操作类别	备　　注
77.4102		锁骨活组织检查		手术	
77.4103		肋骨活组织检查		手术	
77.4104		胸骨活组织检查		手术	
77.4200		肱骨活组织检查		手术	
77.4300		桡骨和尺骨活组织检查		手术	
77.4301		桡骨活组织检查		手术	
77.4302		尺骨活组织检查		手术	
77.4400		腕骨和掌骨活组织检查		手术	
77.4401		腕骨活组织检查		手术	
77.4402		掌骨活组织检查		手术	
77.4500		股骨活组织检查		手术	
77.4600		髌骨活组织检查		手术	
77.4700		胫骨和腓骨活组织检查		手术	
77.4701		胫骨活组织检查		手术	
77.4702		腓骨活组织检查		手术	
77.4800		跗骨和跖骨活组织检查		手术	
77.4801		跗骨活组织检查		手术	
77.4802		跖骨活组织检查		手术	
77.4900		其他骨活组织检查		手术	
77.4901		骨盆活组织检查		手术	
77.4902		指骨活组织检查		手术	
77.4903		趾骨活组织检查		手术	
77.4904		椎骨活组织检查		手术	
77.5100		踇囊肿切除术伴软组织矫正术和第一跖骨切开术	踇外翻矫形伴第一跖骨切开术、Lapidus 手术、Mitchell 手术	手术	查：踇囊肿切除术-伴--第一跖骨切开术
77.5200		踇囊肿切除术伴软组织矫正术和关节固定术	踇外翻矫形伴第一跖趾关节固定术	手术	查：踇囊肿切除术-伴--关节固定术
77.5300		其他踇囊肿切除术伴软组织矫正术		手术	查：踇囊肿切除术-伴--软组织矫正 NEC
77.5301		McBride 手术	麦氏法踇外翻矫形术	手术	查：McBride 手术（MU 囊肿切除术伴软组织矫正）
77.5400		小趾囊肿切除术或矫正术		手术	
77.5600		锤状趾修补术		手术	查：融合术-锤状趾

主要编码	附加编码	手 术 名 称	别 名	操作类别	备 注
77.5700		爪形趾修补术		手术	查：融合术-关节--爪形趾
77.5800		趾的其他切除术、融合和修补术		手术	查：融合术-关节--趾 NEC
77.5801		翘趾修补术		手术	
77.5802		叠交趾修补术		手术	
77.5900		其他踇囊肿切除术	Keller 手术	手术	查：关节成形术-趾--用于踇趾外翻修补术
77.6000		骨病损或组织的局部切除术		手术	
77.6100		肩胛骨、锁骨和胸廓[肋骨和胸骨]病损或组织的局部切除术		手术	
77.6101		肩胛骨病损切除术		手术	
77.6102		锁骨病损切除术		手术	
77.6103		肋骨病损切除术		手术	
77.6104		胸骨病损切除术		手术	
77.6200		肱骨病损或组织的局部切除术		手术	
77.6201		肱骨病损切除术		手术	
77.6300		桡骨和尺骨病损或组织的局部切除术		手术	
77.6301		桡骨病损切除术		手术	
77.6302		尺骨病损切除术		手术	
77.6400		腕骨和掌骨病损或组织的局部切除术		手术	
77.6401		腕骨病损切除术		手术	
77.6402		掌骨病损切除术		手术	
77.6500		股骨病损或组织的局部切除术		手术	
77.6501		股骨病损切除术		手术	
77.6600		髌骨病损或组织的局部切除术		手术	
77.6601		髌骨病损切除术		手术	
77.6700		胫骨和腓骨病损或组织的局部切除术		手术	
77.6701		胫骨病损切除术		手术	
77.6702		腓骨病损切除术		手术	
77.6800		跗骨和跖骨病损或组织的局部切除术		手术	
77.6801		跗骨病损切除术		手术	
77.6802		跖骨病损切除术		手术	

主要编码	附加编码	手术名称	别名	操作类别	备注
77.6900		其他骨病损或组织的局部切除术		手术	
77.6901		骨盆病损切除术		手术	
77.6902		指骨病损切除术		手术	
77.6903		趾骨病损切除术		手术	
77.6904		椎骨病损切除术		手术	
77.6905		内镜下脊柱病灶清除术		手术	
77.6906		内镜下椎间隙病灶清除引流术		手术	
77.7000		骨切除术用作移植物		手术	
77.7100		肩胛骨，锁骨和胸廓[肋骨和胸骨] 切除术用作移植物		手术	
77.7101		肩胛骨切除术用作移植物		手术	
77.7102		肋骨切除术用作移植物		手术	
77.7200		肱骨切除术用作移植物		手术	
77.7300		桡骨和尺骨切除术用作移植物		手术	
77.7301		桡骨切除术用作移植物		手术	
77.7302		尺骨切除术用作移植物		手术	
77.7400		腕骨和掌骨切除术用作移植物		手术	
77.7500		股骨切除术用作移植物		手术	
77.7600		髌骨切除术用作移植物		手术	
77.7700		胫骨和腓骨切除术用作移植物		手术	
77.7701		胫骨切除术用作移植物		手术	
77.7702		腓骨切除术用作移植物		手术	
77.7800		跗骨和跖骨切除术用作移植物		手术	
77.7900		其他骨切除术用作移植物		手术	
77.7901		髂骨切除术用作移植物		手术	

主要编码	附加编码	手术名称	别名	操作类别	备注
77.8000		骨部分切除术		手术	
77.8100		肩胛骨、锁骨和胸廓[肋骨和胸骨]部分骨切除术		手术	
77.8101		肩胛骨部分切除术		手术	
77.8102		肩峰切除术		手术	
77.8103		肋骨部分切除术		手术	
77.8104		锁骨部分切除术		手术	
77.8105		锁骨头切除术		手术	
77.8106		胸骨部分切除术		手术	
77.8107		剑突切除术		手术	
77.8200		肱骨部分骨切除术		手术	
77.8300		桡骨和尺骨部分骨切除术		手术	
77.8301		桡骨部分切除术		手术	
77.8302		桡骨头切除术		手术	
77.8303		尺骨部分切除术		手术	
77.8400		腕骨和掌骨部分骨切除术		手术	
77.8401		腕骨部分切除术		手术	
77.8402		掌骨部分切除术		手术	
77.8500		股骨部分骨切除术	髋关节旷置术	手术	旷置就是把手术切除组织、器官后，残端留在体内但不与任何组织缝合、连接在一起，也不置入假体。注意：77.85股骨部分切除包括股骨部分头颈和（或）部分髋臼
77.8501		股骨头颈切除术		手术	查：手术-格德尔斯通--股骨头和股骨颈切除术（无关节假体插入）
77.8502		髋臼部分切除术		手术	查：髋臼切除术
77.8600		髌骨部分骨切除术		手术	
77.8700		胫骨和腓骨部分骨切除术		手术	
77.8701		胫骨部分切除术		手术	
77.8702		腓骨部分切除术		手术	
77.8800		跗骨和跖骨部分骨切除术		手术	查：Clayton手术（跖骨头和趾骨底部切除术）；手术-克莱顿（跖骨头和趾骨底部切除术）
77.8801		跗骨部分切除术		手术	
77.8802		跖骨部分切除术		手术	
77.8900		其他骨部分骨切除术		手术	
77.8901		坐骨部分切除术		手术	
77.8902		骶骨部分切除术		手术	

主要编码	附加编码	手术名称	别名	操作类别	备注
77.8903		指骨部分切除术		手术	
77.8904		趾骨部分切除术		手术	
77.8905		椎骨部分切除术		手术	
77.8906		棘突切除术		手术	
77.8907		椎骨关节面切除术		手术	
77.8908		尾骨部分切除术		手术	
77.8909		经口咽入路齿状突磨除术		手术	
77.9000		骨全部切除术		手术	
77.9100		肩胛骨、锁骨和胸廓[肋骨和胸骨]全部切除术		手术	
77.9101		肩胛骨全部切除术		手术	
77.9102		锁骨全部切除术		手术	
77.9103		肋骨骨全部切除术		手术	
77.9104		肋骨椎骨横突切除术		手术	
77.9105		颈肋切除术		手术	
77.9106		胸骨全部切除术		手术	
77.9200		肱骨全部切除术		手术	
77.9300		桡骨和尺骨全部切除术		手术	
77.9301		桡骨全部切除术		手术	
77.9302		尺骨全部切除术		手术	
77.9400		腕骨和掌骨全部切除术		手术	
77.9401		腕骨切除术		手术	
77.9402		掌骨全部切除术		手术	
77.9500		股骨全部切除术		手术	
77.9600		髌骨全部切除术		手术	
77.9700		胫骨和腓骨全部切除术		手术	
77.9701		胫骨全部切除术		手术	
77.9702		腓骨全部切除术		手术	
77.9800		跗骨和跖骨全部切除术		手术	
77.9801		跗骨切除术		手术	
77.9802		距骨切除术		手术	
77.9803		Kidner 手术		手术	足副舟骨切除术伴腱移植，用于可屈性扁平足的治疗
77.9804		跖骨切除术		手术	

主要编码	附加编码	手 术 名 称	别 名	操作类别	备 注
77.9805		籽骨切除术		手术	
77.9900		其他骨全部切除术		手术	
77.9901		坐骨全部切除术		手术	
77.9902		指骨全部切除术		手术	
77.9903		趾骨全部切除术		手术	
77.9904		全椎体切除术		手术	
77.9905		骶骨全部切除术		手术	
77.9906		尾骨全部切除术		手术	
78.0000		骨移植术		手术	查：移植物，移植-骨
78.0100		肩胛骨、锁骨和胸廓[肋骨和胸骨]移植术		手术	
78.0101		肩胛骨植骨术		手术	包括：Eden-Hybinette 手术（关节盂骨块）；Hybinette-Eden 手术（肩关节盂骨阻塞）
78.0102		锁骨植骨术		手术	
78.0103		肋骨植骨术		手术	
78.0104		胸骨植骨术		手术	
78.0200		肱骨移植术		手术	
78.0300		桡骨和尺骨移植术		手术	
78.0301		桡骨植骨术		手术	
78.0302		尺骨植骨术		手术	
78.0400		腕骨和掌骨移植术		手术	
78.0401		腕骨植骨术		手术	
78.0402		舟状骨植骨术	Russe 手术	手术	
78.0403		掌骨植骨术		手术	
78.0500		股骨移植术		手术	
78.0501		股骨颈骨折骨栓植入术		手术	
78.0600		髌骨移植术		手术	包括：手术股骨髁上截骨、股骨外髁抬高术，用于髌骨脱位的手术治疗
78.0700		胫骨和腓骨移植术		手术	
78.0701		胫骨植骨术		手术	
78.0702		腓骨植骨术		手术	
78.0800		跗骨和跖骨移植术		手术	
78.0801		跗骨植骨术		手术	
78.0802		跖骨植骨术		手术	
78.0900		其他骨移植术		手术	
78.0901		骨盆植骨术		手术	
78.0902		指骨植骨术		手术	

主要编码	附加编码	手术名称	别名	操作类别	备注
78.0903		趾骨植骨术		手术	
78.0904		椎骨植骨术		手术	
78.1000		使用外固定装置		手术	查：使用-外部的，固定装置（骨）
78.1100		肩胛骨、锁骨和胸廓[肋骨和胸骨]使用外固定装置		手术	
78.1101		肩胛骨外固定架固定术		手术	
78.1102		锁骨外固定术		手术	
78.1103		肋骨外固定架固定术		手术	
78.1104		胸骨外固定架固定术		手术	
78.1200		肱骨使用外固定装置		手术	
78.1201		肱骨外固定术		手术	
78.1300		桡骨和尺骨使用外固定装置		手术	
78.1301		桡骨外固定术		手术	
78.1302		尺骨外固定术		手术	
78.1400		腕骨和掌骨使用外固定装置		手术	
78.1401		腕骨外固定术		手术	
78.1402		掌骨外固定术		手术	
78.1500		股骨使用外固定装置		手术	
78.1501		股骨外固定术		手术	
78.1600		髌骨使用外固定装置		手术	
78.1601		髌骨外固定术		手术	
78.1700		胫骨和腓骨使用外固定装置		手术	
78.1701		胫骨外固定术		手术	
78.1702		腓骨外固定术		手术	
78.1800		跗骨和跖骨使用外固定装置		手术	
78.1801		跗骨外固定术		手术	
78.1802		跖骨外固定术		手术	
78.1900		其他骨使用外固定装置		手术	
78.1901		盆骨外固定术		手术	
78.1902		指骨外固定术		手术	
78.1903		趾骨外固定术		手术	
78.2000		肢体缩短手术		手术	通过切除部分骨组织或对骨骺采取手术限制其生长，多用于治疗肢体不等长。查：停止-骨生长（骨骺）

主要编码	附加编码	手 术 名 称	别 名	操作类别	备 注
78.2001		骨骺固定术		手术	
78.2002		开放性骨骺骨干固定术		手术	
78.2003		经皮骨骺骨干固定术		手术	
78.2200		肱骨缩短手术		手术	
78.2300		桡骨和尺骨缩短手术		手术	
78.2301		桡骨缩短术		手术	
78.2302		尺骨缩短术		手术	
78.2400		腕骨和掌骨缩短手术		手术	
78.2500		股骨缩短术		手术	
78.2501		布朗特手术	Blount 手术	手术	查：Blount 手术-股骨缩短（接骨板）--经骨骺钉合术
78.2700		胫骨和腓骨缩短术		手术	
78.2701		胫骨缩短术		手术	
78.2702		腓骨缩短术		手术	
78.2800		跗骨和跖骨缩短术		手术	
78.2900		其他骨缩短术		手术	
78.2901		指骨短缩术		手术	
78.2902		趾骨短缩术		手术	
78.2903		巨指畸形骨骺阻滞术		手术	
78.3000		肢体延伸术		手术	骨延长即牵张成骨，就是将骨质切开，保留软组织和血供，采用特制的牵引装置固定两端，应用张应力法则逐步施加拉力将骨段缓慢牵拉，刺激机体组织，使截骨间隙形成新骨，达到骨再生的目的。查：延长-骨（伴骨移植）
78.3200		肱骨延伸术		手术	
78.3300		桡骨和尺骨延伸术		手术	
78.3301		桡骨延长术		手术	
78.3302		尺骨延长术		手术	
78.3400		腕骨和掌骨延伸术		手术	
78.3401		掌骨延长术		手术	
78.3500		股骨延伸术		手术	
78.3700		胫骨和腓骨延伸术		手术	
78.3701		胫骨延长术		手术	
78.3702		腓骨延长术		手术	
78.3800		跗骨和跖骨延伸术		手术	
78.3900		其他骨的延长术		手术	
78.4000		骨的其他修补术或整形术		手术	包括骨折畸形愈合矫形术和骨折不愈合修补术（除外骨折不愈合植骨修补术）。查：骨成形术

主要编码	附加编码	手术名称	别名	操作类别	备注
78.4100		肩胛骨、锁骨和胸廓〔肋骨和胸骨〕其他修补术或整形术		手术	
78.4101		肩胛骨成形术		手术	
78.4102		肩胛固定术	Green 术	手术	
78.4103		锁骨成形术		手术	
78.4104		肋骨成形术		手术	
78.4105		胸骨成形术		手术	
78.4106		胸骨缺损修补术		手术	
78.4200		肱骨其他修补术或整形术		手术	
78.4201		肱骨成形术		手术	
78.4300		桡骨和尺骨其他修补术或整形术		手术	
78.4301		桡骨成形术		手术	
78.4302		尺骨成形术		手术	
78.4400		腕骨和掌骨其他修补术或整形术		手术	
78.4401		腕骨成形术		手术	
78.4402		掌骨成形术		手术	
78.4500		股骨其他修补术或整形术		手术	
78.4501		股骨成形术		手术	
78.4600		髌骨其他修补术或整形术		手术	
78.4700		胫骨和腓骨其他修补术或整形术		手术	
78.4701		胫骨成形术		手术	
78.4702		腓骨成形术		手术	
78.4800		跗骨和跖骨其他修补术或整形术		手术	
78.4801		跗骨成形术		手术	
78.4802		跖骨成形术		手术	
78.4900		其他骨其他修补术或整形术		手术	
78.4901		骨盆成形术		手术	
78.4902		指骨成形术		手术	
78.4903		趾骨成形术		手术	
78.4904		椎骨成形术		手术	不包括：81.65 经皮椎骨成形术，81.66 经皮椎体增强
78.5000		骨内固定不伴骨折复位术		手术	包括：预防性使用内固定装置和内固定装置（损坏、移位）修复或是更新。查：固定-骨--内的（不伴骨折复位）

主要编码	附加编码	手　术　名　称	别　名	操作类别	备　注
78.5100		肩胛骨、锁骨和胸廓[肋骨和胸骨]内固定不伴骨折复位术		手术	
78.5101		肩胛骨内固定术		手术	
78.5102		锁骨内固定术		手术	
78.5103		胸骨内固定术		手术	
78.5104		肋骨内固定术		手术	
78.5200		肱骨内固定不伴骨折复位术		手术	
78.5201		肱骨内固定术		手术	
78.5300		桡骨和尺骨内固定不伴骨折复位术		手术	
78.5301		桡骨内固定术		手术	
78.5302		尺骨内固定术		手术	
78.5400		腕骨和掌骨内固定不伴骨折复位术		手术	
78.5401		腕骨内固定术		手术	
78.5402		掌骨内固定术		手术	
78.5500		股骨内固定不伴骨折复位术		手术	
78.5501		股骨内固定术		手术	
78.5600		髌骨内固定不伴骨折复位术		手术	
78.5601		髌骨内固定术		手术	
78.5700		胫骨和腓骨内固定不伴骨折复位术		手术	
78.5701		胫骨内固定术		手术	
78.5702		腓骨内固定术		手术	
78.5800		跗骨和跖骨内固定不伴骨折复位术		手术	
78.5801		跗骨内固定术		手术	
78.5802		跖骨内固定术		手术	
78.5900		其他骨内固定不伴骨折复位术		手术	
78.5901		骨盆内固定术		手术	
78.5902		指骨内固定术		手术	
78.5903		趾骨内固定术		手术	
78.5904		椎骨内固定术		手术	
78.6000		骨置入装置去除		手术	置入装置包括内固定装置、外固定装置侵入体内的部分、侵入性骨生长刺激器，不包括牵引装置侵入体内的部分、脊柱后路动力稳定装置

| 主要编码 | 附加编码 | 手　术　名　称 | 别　名 | 操作类别 | 备　注 |

主要编码	附加编码	手术名称	别名	操作类别	备注
78.6100		肩胛骨、锁骨和胸廓[肋骨和胸骨]置入装置去除		手术	
78.6101		肩胛骨内固定装置去除术		手术	
78.6102		肩胛骨外固定装置去除术		手术	
78.6103		锁骨内固定装置去除术		手术	
78.6104		锁骨外固定装置去除术		手术	
78.6105		肋骨内固定装置去除术		手术	
78.6106		肋骨外固定装置去除术		手术	
78.6107		胸骨内固定装置去除术		手术	
78.6108		胸骨外固定装置去除术		手术	
78.6200		肱骨置入装置去除		手术	
78.6201		肱骨内固定装置去除术		手术	
78.6202		肱骨外固定装置去除术		手术	
78.6300		桡骨和尺骨置入装置去除		手术	
78.6301		桡骨内固定装置去除术		手术	
78.6302		桡骨外固定装置去除术		手术	
78.6303		尺骨内固定装置去除术		手术	
78.6304		尺骨外固定装置去除术		手术	
78.6400		腕骨和掌骨置入装置去除		手术	
78.6401		腕骨内固定装置去除术		手术	
78.6402		腕骨外固定装置去除术		手术	
78.6403		掌骨内固定装置去除术		手术	
78.6404		掌骨外固定装置去除术		手术	

主要编码	附加编码	手 术 名 称	别 名	操作类别	备 注
78.6500		股骨置入装置去除		手术	
78.6501		股骨内固定装置去除术		手术	
78.6502		股骨外固定装置去除术		手术	
78.6600		髌骨置入装置去除		手术	
78.6601		髌骨内固定装置去除术		手术	
78.6602		髌骨外固定装置去除术		手术	
78.6700		胫骨和腓骨置入装置去除		手术	
78.6701		胫骨内固定装置去除术		手术	
78.6702		胫骨外固定装置去除术		手术	
78.6703		腓骨内固定装置去除术		手术	
78.6704		腓骨外固定装置去除术		手术	
78.6705		踝关节内固定装置去除术		手术	
78.6706		踝关节外固定装置去除术		手术	
78.6800		跗骨和跖骨置入装置去除		手术	
78.6801		跗骨内固定装置去除术		手术	
78.6802		跗骨外固定装置去除术		手术	
78.6803		跖骨内固定装置去除术		手术	
78.6804		跖骨外固定装置去除术		手术	
78.6900		其他骨置入装置去除		手术	
78.6901		骨盆内固定装置去除术		手术	
78.6902		骨盆外固定装置去除术		手术	
78.6903		指骨内固定装置去除术		手术	
78.6904		指骨外固定装置去除术		手术	

主要编码	附加编码	手术名称	别名	操作类别	备注
78.6905		趾骨内固定装置去除术		手术	
78.6906		趾骨外固定装置去除术		手术	
78.6907		脊柱内固定装置去除术		手术	
78.6908		脊柱外不定装置去除术		手术	
78.7000		折骨术		手术	常用于治疗骨折畸形愈合或者骨连接不正
78.7100		肩胛骨、锁骨和胸廓[肋骨和胸骨]折骨术		手术	
78.7101		肩胛骨折骨术		手术	
78.7102		锁骨折骨术		手术	
78.7103		肋骨折骨术		手术	
78.7104		胸骨折骨术		手术	
78.7200		肱骨折骨术		手术	
78.7300		桡骨和尺骨折骨术		手术	
78.7301		桡骨折骨术		手术	
78.7302		尺骨折骨术		手术	
78.7400		腕骨和掌骨折骨术		手术	
78.7401		腕骨折骨术		手术	
78.7402		掌骨折骨术		手术	
78.7500		股骨折骨术		手术	
78.7600		髌骨折骨术		手术	
78.7700		胫骨和腓骨折骨术		手术	
78.7701		胫骨折骨术		手术	
78.7702		腓骨折骨术		手术	
78.7800		跗骨和跖骨折骨术		手术	
78.7801		跗骨折骨术		手术	
78.7802		跖骨折骨术		手术	
78.7900		其他骨折骨术		手术	
78.7901		骨盆折骨术		手术	
78.7902		指骨折骨术		手术	
78.7903		趾骨折骨术		手术	
78.7904		椎骨折骨术		手术	
78.8000		骨诊断性操作		诊断性操作	查：操作-诊断性 NEC--骨
78.8100		肩胛骨、锁骨和胸廓[肋骨和胸骨]诊断性操作		诊断性操作	
78.8200		肱骨诊断性操作		诊断性操作	

主要编码	附加编码	手 术 名 称	别　名	操作类别	备　注
78.8300		桡骨和尺骨诊断性操作		诊断性操作	
78.8400		腕骨和掌骨诊断性操作		诊断性操作	
78.8500		股骨诊断性操作		诊断性操作	
78.8600		髌骨诊断性操作		诊断性操作	
78.8700		胫骨和腓骨诊断性操作		诊断性操作	
78.8800		跗骨和跖骨诊断性操作		诊断性操作	
78.8900		其他骨诊断性操作		诊断性操作	
78.9000		骨生长刺激器的置入		手术	骨生长刺激器分为侵入性（置于体内）和非侵入性（置于体外或经皮），该编码所指骨生长刺激器为侵入性（置于体内），临床应用少
78.9100		肩胛骨、锁骨和胸廓［肋骨和胸骨］生长刺激器的置入		手术	
78.9200		肱骨生长刺激器的置入		手术	
78.9300		桡骨和尺骨生长刺激器的置入		手术	
78.9301		桡骨生长刺激器的置入		手术	
78.9302		尺骨生长刺激器的置入		手术	
78.9400		腕骨和掌骨生长刺激器的置入		手术	
78.9500		股骨生长刺激器的置入		手术	
78.9600		髌骨生长刺激器的置入		手术	
78.9700		胫骨和腓骨生长刺激器的置入		手术	
78.9701		胫骨生长刺激器置入		手术	
78.9800		跗骨和跖骨生长刺激器的置入		手术	
78.9900		其他骨生长刺激器的置入		手术	
79.0000		骨折闭合性复位术不伴内固定		治疗性操作	不伴有内固定表示单纯复位术或是合并使用外固定装置，其中石膏、夹板、牵引装置（不需要另编码）。但如果使用外固定架则需要另编码2个：①使用外固定装置（78.50~78.59）；②外固定装置的类型（84.71~84.73）

主要编码	附加编码	手 术 名 称	别　名	操作类别	备　注
79.0100		肱骨骨折闭合性复位术不伴内固定		治疗性操作	
79.0200		桡骨和尺骨骨折闭合性复位术不伴内固定	尺桡骨双骨折闭合复位术	治疗性操作	
79.0201		桡骨骨折闭合性复位术		治疗性操作	
79.0202		尺骨骨折闭合性复位术		治疗性操作	
79.0300		腕骨和掌骨骨折闭合性复位术不伴内固定		治疗性操作	
79.0301		腕骨骨折闭合性复位术		治疗性操作	
79.0302		掌骨骨折闭合性复位术		治疗性操作	
79.0400		手指骨折闭合性复位术不伴内固定		治疗性操作	
79.0401		指骨骨折闭合性复位术		治疗性操作	
79.0500		股骨骨折闭合性复位术不伴内固定		治疗性操作	
79.0600		胫骨和腓骨骨折闭合性复位术不伴内固定	胫腓骨双骨折闭合复位术	治疗性操作	
79.0601		胫骨骨折闭合性复位术		治疗性操作	
79.0602		腓骨骨折闭合性复位术		治疗性操作	
79.0603		踝关节骨折闭合性复位术		治疗性操作	
79.0604		髌骨骨折闭合性复位术		治疗性操作	
79.0700		跗骨和跖骨骨折闭合性复位术不伴内固定		治疗性操作	
79.0701		跗骨骨折闭合性复位术		治疗性操作	
79.0702		跖骨骨折闭合性复位术		治疗性操作	
79.0800		趾骨骨折闭合性复位术不伴内固定		治疗性操作	
79.0801		趾骨骨折闭合性复位术		治疗性操作	
79.0900		其他骨骨折闭合性复位术不伴内固定		治疗性操作	不包括椎骨的闭合复位术
79.0901		锁骨骨折闭合性复位术		治疗性操作	

主要编码	附加编码	手术名称	别名	操作类别	备注
79.0902		骨盆骨折闭合性复位术		治疗性操作	
79.1000		骨折闭合性复位术伴内固定		手术	注意：内固定是不用另外编码的
79.1100		肱骨骨折闭合性复位术伴内固定		手术	
79.1200		桡骨和尺骨骨折闭合性复位术伴内固定		手术	
79.1201		桡骨骨折闭合复位内固定术		手术	
79.1202		尺骨骨折闭合复位内固定术		手术	
79.1300		腕骨和掌骨骨折闭合性复位术伴内固定		手术	
79.1301		腕骨骨折闭合复位内固定术		手术	
79.1302		掌骨骨折闭合复位内固定术		手术	
79.1400		手指骨折闭合性复位术伴内固定		手术	
79.1500		股骨骨折闭合性复位术伴内固定		手术	
79.1600		胫骨和腓骨骨折闭合性复位术伴内固定		手术	
79.1601		胫骨骨折闭合复位内固定术		手术	
79.1602		腓骨骨折闭合复位内固定术		手术	
79.1603		踝关节骨折闭合复位内固定术		手术	
79.1700		跗骨和跖骨骨折闭合性复位术伴内固定		手术	
79.1701		跗骨骨折闭合复位内固定术		手术	
79.1702		跖骨骨折闭合复位内固定术		手术	
79.1800		趾骨骨折闭合性复位术伴内固定		手术	
79.1900		其他骨骨折闭合性复位术伴内固定		手术	
79.1901		肋骨骨折闭合复位内固定术		手术	
79.1902		锁骨骨折闭合复位内固定术		手术	

主要编码	附加编码	手　术　名　称	别　　名	操作类别	备　　注
79.1903		骨盆骨折闭合复位内固定术		手术	
79.2000		骨折开放性复位术不伴内固定		手术	查：复位术，减缩术-骨折--开放性
79.2100		肱骨骨折开放性复位术不伴内固定		手术	
79.2101		肱骨骨折切开复位术		手术	
79.2200		桡骨和尺骨骨折开放性复位术不伴内固定		手术	
79.2201		桡骨骨折切开复位术		手术	
79.2202		尺骨骨折切开复位术		手术	
79.2300		腕骨和掌骨骨折开放性复位术不伴内固定		手术	
79.2301		腕骨骨折切开复位术		手术	
79.2302		掌骨骨折切开复位术		手术	
79.2400		手指骨折开放性复位术不伴内固定		手术	
79.2401		指骨骨折切开复位术		手术	
79.2500		股骨骨折开放性复位术不伴内固定		手术	
79.2501		股骨骨折切开复位术		手术	
79.2600		胫骨和腓骨骨折开放性复位术不伴内固定		手术	
79.2601		胫骨骨折切开复位术		手术	
79.2602		腓骨骨折切开复位术		手术	
79.2603		踝关节骨折切开复位术		手术	
79.2700		跗骨和跖骨骨折开放性复位术不伴内固定		手术	
79.2701		跗骨骨折切开复位术		手术	
79.2702		跖骨骨折切开复位术		手术	
79.2800		趾骨骨折开放性复位术不伴内固定		手术	
79.2801		趾骨骨折切开复位术		手术	
79.2900		其他骨骨折开放性复位术不伴内固定		手术	不包括椎骨骨折复位术（03.53）
79.2901		锁骨骨折切开复位术		手术	
79.3000		骨折开放性复位术伴内固定		手术	查：复位术，减缩术-骨折--开放性---伴内固定
79.3100		肱骨骨折开放性复位术伴内固定		手术	
79.3101		肱骨骨折切开复位内固定术		手术	

主要编码	附加编码	手术名称	别名	操作类别	备注
79.3200		桡骨和尺骨骨折开放性复位术伴内固定		手术	
79.3201		桡骨骨折切开复位内固定术		手术	
79.3202		尺骨骨折切开复位内固定术		手术	
79.3300		腕骨和掌骨骨折开放性复位术伴内固定		手术	
79.3301		腕骨骨折切开复位内固定术		手术	
79.3302		掌骨骨折切开复位内固定术		手术	
79.3400		手指骨折开放性复位术伴内固定		手术	
79.3401		指骨骨折切开复位内固定术		手术	
79.3500		股骨骨折开放性复位术伴内固定		手术	
79.3501		股骨骨折切开复位内固定术		手术	
79.3600		胫骨和腓骨骨折开放性复位术伴内固定		手术	
79.3601		胫骨骨折切开复位内固定术		手术	
79.3602		腓骨骨折切开复位内固定术		手术	
79.3603		踝关节骨折切开复位内固定术		手术	
79.3604		髌骨骨折切开复位内固定术		手术	
79.3700		跗骨和跖骨骨折开放性复位术伴内固定		手术	
79.3701		跗骨骨折切开复位内固定术		手术	
79.3702		跖骨骨折切开复位内固定术		手术	
79.3800		趾骨骨折开放性复位术伴内固定		手术	
79.3900		其他骨骨折开放性复位术伴内固定		手术	
79.3901		盆骨骨折切开复位内固定术		手术	
79.3902		肩胛骨骨折切开复位内固定术		手术	

主要编码	附加编码	手术名称	别名	操作类别	备注
79.3903		肋骨骨折切开复位内固定术		手术	
79.3904		锁骨骨折切开复位内固定术		手术	
79.3905		胸骨骨折切开复位内固定术		手术	
79.4000		骨骺分离的闭合性复位术		手术	骨骺分离与骨骺骨折是小儿骨折的特有类型，二者截然不同，多见于年龄稍大的儿童，骨骺是骨沿长轴生长的部分，儿童骨生长迅速，固化不完全，骨骺及干骺端比较脆弱，容易发生断裂，骨折发生在骺板部位而使骨骺与骨干分离的称为骨骺分离。骨折线通过骨骺的称为骨骺骨折。查：复位术，减缩术-分离，骺（伴内固定）（闭合的）--肱骨（闭合的）
79.4100		肱骨骨骺分离的闭合性复位术		手术	
79.4101		肱骨骨骺分离闭合复位术		手术	
79.4200		桡骨和尺骨骨骺分离的闭合性复位术		手术	
79.4201		桡骨骨骺分离闭合复位术		手术	
79.4202		尺骨骨骺分离闭合复位术		手术	
79.4500		股骨骨骺分离的闭合性复位术		手术	
79.4501		股骨骨骺分离闭合复位术		手术	
79.4600		胫骨和腓骨骨骺分离的闭合性复位术		手术	
79.4601		胫骨骨骺分离闭合复位术		手术	
79.4602		腓骨骨骺分离闭合复位术		手术	
79.4900		其他骨骨骺分离的闭合性复位术		手术	
79.5000		骨骺分离的开放性复位术		手术	
79.5100		肱骨骨骺分离的开放性复位术		手术	
79.5200		桡骨和尺骨骨骺分离的开放性复位术		手术	
79.5201		桡骨骨骺分离切开复位术		手术	

主要编码	附加编码	手 术 名 称	别 名	操作类别	备 注
79.5202		尺骨骨骺分离切开复位术		手术	
79.5500		股骨骨骺分离的开放性复位术		手术	
79.5501		股骨骨骺分离切开复位术		手术	
79.5600		胫骨和腓骨骨骺分离的开放性复位术		手术	
79.5601		胫骨骨骺分离切开复位术		手术	
79.5602		腓骨骨骺分离切开复位术		手术	
79.5900		其他骨骨骺分离的开放性复位术		手术	
79.6000		开放性骨折部位的清创术		手术	查：清创术-切除的，NOS--开放性骨折（复合性）
79.6100		肱骨开放性骨折部位的清创术		手术	
79.6200		桡骨和尺骨开放性骨折部位的清创术		手术	
79.6201		桡骨开放性骨折清创术		手术	
79.6202		尺骨开放性骨折清创术		手术	
79.6300		腕骨和掌骨开放性骨折部位的清创术		手术	
79.6301		腕骨开放性骨折清创术		手术	
79.6302		掌骨开放性骨折清创术		手术	
79.6400		手指开放性骨折部位的清创术		手术	
79.6500		股骨开放性骨折部位的清创术		手术	
79.6600		胫骨和腓骨开放性骨折部位的清创术		手术	
79.6601		胫骨开放性骨折清创术		手术	
79.6602		腓骨开放性骨折清创术		手术	
79.6700		跗骨和跖骨开放性骨折部位的清创术		手术	
79.6701		跗骨开放性骨折清创术		手术	

主要编码	附加编码	手术名称	别名	操作类别	备注
79.6702		距骨开放性骨折清创术		手术	
79.6800		趾开放性骨折部位的清创术		手术	
79.6900		其他骨开放性骨折部位的清创术		手术	
79.7000		脱位的闭合性复位术		治疗性操作	编码79.7指脱位复位术不伴有内固定装置或外固定架，但可以伴有夹板、石膏外固定及牵引装置。查：复位术，减缩术
79.7100		肩脱位闭合性复位术		治疗性操作	
79.7200		肘脱位闭合性复位术		治疗性操作	
79.7300		腕脱位闭合性复位术		治疗性操作	
79.7400		手和指脱位的闭合性复位术		治疗性操作	
79.7401		掌指关节脱位闭合性复位术		治疗性操作	
79.7402		指关节脱位闭合复位术		治疗性操作	
79.7500		髋脱位闭合性复位术		治疗性操作	
79.7600		膝脱位闭合性复位术		治疗性操作	膝脱位和髌骨脱位是两种不同类型的疾病，膝脱位可根据胫骨相对于股骨的位置分为前、后、内、外或旋转脱位
79.7700		踝脱位闭合性复位术		治疗性操作	
79.7800		足和趾脱位的闭合性复位术		治疗性操作	
79.7801		跗关节脱位闭合复位术		治疗性操作	
79.7802		趾关节脱位闭合性复位术		治疗性操作	
79.7900		其他特指部位脱位的闭合性复位术		治疗性操作	
79.8000		脱位的开放性复位术		手术	伴有内固定是不用另外编码的，合并使用外固定装置，其中石膏、夹板、牵引装置（不需要另编码）。但如果使用外固定架则需要另编码：①使用外固定装置（78.50~78.59）；②外固定装置的类型（84.71~84.73）
79.8100		肩脱位开放性复位术		手术	
79.8200		肘脱位开放性复位术		手术	
79.8201		桡骨头脱位切开复位术		手术	
79.8300		腕脱位开放性复位术		手术	
79.8301		腕掌关节脱位切开复位术		手术	

主要编码	附加编码	手 术 名 称	别 名	操作类别	备 注
79.8400		手和指脱位开放性复位术		手术	
79.8401		指关节脱位切开复位术		手术	
79.8402		掌指关节脱位切开复位术		手术	
79.8500		髋脱位开放性复位术		手术	
79.8600		膝脱位开放性复位术		手术	
79.8700		踝脱位开放性复位术		手术	
79.8800		足和趾脱位的开放性复位术		手术	
79.8801		趾关节脱位切开复位术		手术	
79.8802		距下关节脱位切开复位术		手术	
79.8803		跖跗关节脱位切开复位术		手术	
79.8900		其他特指部位脱位的开放性复位术		手术	
79.8901		胸锁关节切开复位术		手术	
79.8902		肩锁关节脱位切开复位术		手术	
79.8903		肩锁关节脱位切开复位内固定术		手术	
79.8904		颈后入路寰枢椎复位内固定术		手术	
79.9000		骨损伤的手术		手术	亚目为79.9的编码在病案首页手术操作的分类的使用需要特别注意，因为我们通过一份完整的病历可以了解所做的手术。实际工作中"未特指手术"是不存在的
79.9100		肱骨损伤的手术		手术	
79.9200		桡骨和尺骨损伤的手术		手术	
79.9300		腕骨和掌骨损伤的手术		手术	
79.9400		手指骨损伤的手术		手术	
79.9500		股骨损伤的手术		手术	
79.9600		胫骨和腓骨损伤的手术		手术	
79.9700		跗骨和跖骨损伤的手术		手术	
79.9800		趾骨损伤的手术		手术	
79.9900		其他骨损伤的手术		手术	

主要编码	附加编码	手 术 名 称	别　名	操作类别	备　注
80.0000		关节切开术用于去除假体不伴置换		手术	亚目80.0多用在关节置换术后假体取出、关节旷置术。查：去除-假体去除术
80.0100		肩关节切开术用于去除假体不伴置换		手术	
80.0101		肩关节切开假体去除关节旷置术		手术	
80.0200		肘关节切开术用于去除假体不伴置换		手术	
80.0201		肘关节切开假体去除关节旷置术		手术	
80.0300		腕关节切开术用于去除假体不伴置换		手术	
80.0301		腕关节切开假体去除关节旷置术		手术	
80.0400		手和指关节切开术用于去除假体不伴置换		手术	
80.0401		指关节切开假体去除关节旷置术		手术	
80.0500		髋关节切开术用于去除假体不伴置换		手术	
80.0501		髋关节切开假体去除关节旷置术		手术	
80.0600		膝关节切开术用于去除假体不伴置换		手术	
80.0601		膝关节切开假体去除关节旷置术		手术	
80.0700		踝关节切开术用于去除假体不伴置换		手术	
80.0701		踝关节切开假体去除关节旷置术		手术	
80.0800		足和趾关节切开术用于去除假体不伴置换		手术	
80.0801		趾关节切开假体去除关节旷置术		手术	
80.0900		其他特指部位关节切开术用于去除假体不伴置换		手术	
80.1000		关节切开术		手术	多见于关节切开为了骨或软骨游离体、异物取出术
80.1100		肩关节切开术		手术	
80.1101		关节镜肩关节游离体取出术		手术	
80.1200		肘关节切开术		手术	

主要编码	附加编码	手 术 名 称	别 名	操作类别	备 注
80.1201		关节镜肘关节游离体取出术		手术	
80.1300		腕关节切开术		手术	
80.1400		手和指关节切开术		手术	
80.1500		髋关节切开术		手术	
80.1501		关节镜髋关节游离体取出术		手术	
80.1600		膝关节切开术		手术	
80.1601		膝关节游离体取出术		手术	
80.1602		膝关节异物取出术		手术	
80.1603		膝关节血肿清除术		手术	
80.1604		关节镜膝关节游离体取出术		手术	
80.1700		踝关节切开术		手术	
80.1701		踝关节游离体取出术		手术	
80.1800		足和趾关节切开术		手术	
80.1801		跖趾关节切开术		手术	
80.1802		趾关节切开术		手术	
80.1900		其他特指部位关节切开术		手术	
80.2000		关节镜检查		手术	
80.2100		关节镜肩关节检查		手术	
80.2200		关节镜肘关节检查		手术	
80.2300		关节镜腕关节检查		手术	
80.2400		关节镜手和指关节检查		手术	
80.2401		关节镜指关节检查		手术	
80.2500		关节镜髋关节检查		手术	
80.2600		关节镜膝关节检查		手术	
80.2700		关节镜踝关节检查		手术	
80.2800		关节镜足和趾关节检查		手术	
80.2801		关节镜趾关节检查		手术	
80.2900		关节镜其他特指关节检查		手术	
80.3000		关节结构的活组织检查		手术	包括穿刺抽吸活组织检查
80.3100		肩关节结构的活组织检查		手术	
80.3200		肘关节结构的活组织检查		手术	

主要编码	附加编码	手 术 名 称	别　名	操作类别	备　注
80.3300		腕关节结构的活组织检查		手术	
80.3400		手和指关节结构的活组织检查		手术	
80.3401		指关节活组织检查		手术	
80.3500		髋关节结构的活组织检查		手术	
80.3600		膝关节结构的活组织检查		手术	
80.3700		踝关节结构的活组织检查		手术	
80.3800		足和趾关节结构的活组织检查		手术	
80.3900		其他特指部位关节结构的活组织检查		手术	
80.3901		胸锁关节活组织检查		手术	
80.3902		脊柱关节活组织检查		手术	
80.4000		关节切断关节囊、韧带或软骨		手术	指的是关节囊和关节处韧带、软骨的切断，常常用于关节粘连松解术和畸形矫形术
80.4100		肩关节切断关节囊、韧带或软骨		手术	
80.4101		肩关节松解术		手术	
80.4102		关节镜肩关节松解术		手术	
80.4200		肘关节切断关节囊、韧带或软骨		手术	
80.4201		肘关节松解术		手术	
80.4202		关节镜肘关节松解术		手术	
80.4300		腕关节切断关节囊、韧带或软骨		手术	
80.4301		关节镜腕关节松解术		手术	
80.4302		腕韧带松解术		手术	
80.4400		手和指关节切断关节囊、韧带或软骨		手术	
80.4401		指关节松解术		手术	
80.4402		指韧带松解术		手术	
80.4500		髋关节切断关节囊、韧带或软骨		手术	
80.4501		髋关节松解术		手术	
80.4502		关节镜髋关节松解术		手术	
80.4600		膝关节切断关节囊、韧带或软骨		手术	

主要编码	附加编码	手 术 名 称	别 名	操作类别	备 注
80.4601		膝关节松解术		手术	
80.4602		髌韧带松解术		手术	
80.4603		关节镜膝关节松解术		手术	
80.4700		踝关节切断关节囊、韧带或软骨		手术	
80.4701		踝关节松解术		手术	
80.4702		关节镜踝关节松解术		手术	
80.4800		足和趾关节切断关节囊、韧带或软骨		手术	
80.4801		跖关节松解术		手术	
80.4802		趾关节松解术		手术	
80.4803		关节镜趾关节松解术		手术	
80.4804		足韧带松解术		手术	
80.4900		其他特指部位关节切断关节囊、韧带或软骨		手术	
80.4901		骶韧带切断术		手术	
80.4902		脊柱韧带切断术		手术	
80.5000		椎间盘切除术或破坏术		手术	查：破坏-椎间盘 NOS
80.5100		椎间盘切除术		手术	包括：同一水平的椎间盘切除伴椎管减压术；同一水平椎间盘切除伴神经根管减压术
80.5101		颈椎间盘切除术		手术	
80.5102		颈椎间盘切除伴椎管减压术		手术	
80.5103		内镜下颈椎间盘切除术		手术	
80.5104		胸椎间盘切除术		手术	
80.5105		胸椎间盘切除伴椎管减压术		手术	
80.5106		内镜下胸椎间盘切除术		手术	
80.5107		腰椎间盘切除术		手术	
80.5108		腰椎间盘切除伴椎管减压术		手术	
80.5109		腰椎髓核切除术		手术	
80.5110		内镜下腰椎间盘切除术		手术	
80.5111		内镜下腰椎髓核切除术		手术	
80.5200		椎间盘化学溶解术		手术	包括使用胶原酶、臭氧、激光

主要编码	附加编码	手术名称	别名	操作类别	备注
80.5300		纤维环修补术伴移植物或假体		手术	查：闭合-纤维环
80.5400		其他和未特指的椎间盘纤维环修补术		手术	
80.5401		腰椎间盘纤维环缝合术		手术	
80.5900		椎间盘的其他破坏术		手术	
80.6x00		膝半月软骨切除术		手术	
80.6x01		膝内侧半月板切除术		手术	
80.6x02		膝外侧半月板切除术		手术	
80.6x03		膝半月板部分切除术		手术	
80.6x04		膝盘状半月板切除术		手术	
80.6x05		关节镜膝关节半月板切除术		手术	
80.6x06		关节镜膝关节半月板部分切除术		手术	
80.6x07		关节镜膝内侧半月板部分切除术		手术	
80.6x08		关节镜膝外侧半月板部分切除术		手术	
80.7000		关节滑膜切除术		手术	可以是滑膜完全切除术也可以是滑膜部分切除术
80.7100		肩关节滑膜切除术		手术	
80.7101		关节镜肩关节滑膜切除术		手术	
80.7200		肘关节滑膜切除术		手术	
80.7201		关节镜肘关节滑膜切除术		手术	
80.7300		腕关节滑膜切除术		手术	
80.7301		关节镜腕关节滑膜切除术		手术	
80.7400		手和指关节滑膜切除术		手术	
80.7401		关节镜指关节滑膜切除术		手术	
80.7500		髋关节滑膜切除术		手术	
80.7501		关节镜髋关节滑膜切除术		手术	
80.7600		膝关节滑膜切除术		手术	
80.7601		关节镜膝关节滑膜切除术		手术	
80.7700		踝关节滑膜切除术		手术	

主要编码	附加编码	手术名称	别名	操作类别	备注
80.7701		关节镜踝关节滑膜切除术		手术	
80.7800		足和趾关节滑膜切除术		手术	
80.7801		关节镜趾关节滑膜切除术		手术	
80.7900		其他特指部位关节滑膜切除术		手术	
80.7901		关节镜脊柱关节滑膜切除术		手术	
80.8000		关节病损的其他局部切除术或破坏术		手术	包括关节的病损、关节的软骨病损、关节的韧带病损，但不包括关节滑膜切除、膝关节半月板切除
80.8100		肩关节病损的其他局部切除术或破坏术		手术	
80.8101		肩关节病损切除术		手术	
80.8102		关节镜肩关节病损切除术		手术	
80.8200		肘关节病损的其他局部切除术或破坏术		手术	
80.8201		肘关节病损切除术		手术	
80.8202		关节镜肘关节病损切除术		手术	
80.8300		腕关节病损的其他局部切除术或破坏术		手术	
80.8301		腕关节病损切除术		手术	
80.8302		关节镜腕关节病损切除术		手术	
80.8400		手和指关节病损的其他局部切除术或破坏术		手术	
80.8401		指关节病损切除术		手术	
80.8402		关节镜指关节病损切除术		手术	
80.8500		髋关节病损的其他局部切除术或破坏术		手术	
80.8501		髋关节病损切除术		手术	
80.8502		关节镜髋关节病损切除术		手术	
80.8600		膝关节病损的其他局部切除术或破坏术		手术	
80.8601		膝关节病损切除术		手术	
80.8602		关节镜膝关节病损切除术		手术	

主要编码	附加编码	手术名称	别名	操作类别	备注
80.8700		踝关节病损的其他局部切除术或破坏术		手术	
80.8701		踝关节病损切除术		手术	
80.8702		关节镜踝关节病损切除术		手术	
80.8800		足和趾关节病损的其他局部切除术或破坏术		手术	
80.8801		趾关节病损切除术		手术	
80.8802		关节镜趾关节病损切除术		手术	
80.8900		其他特指部位关节病损的其他局部切除术或破坏术		手术	
80.8901		脊柱关节病损切除术		手术	
80.9000		关节的其他切除术		手术	
80.9100		肩关节的其他切除术		手术	
80.9200		肘关节的其他切除术		手术	
80.9300		腕关节的其他切除术		手术	
80.9400		手和指关节的其他切除术		手术	
80.9500		髋关节的其他切除术		手术	
80.9600		膝关节的其他切除术		手术	
80.9700		踝关节的其他切除术		手术	
80.9800		足和趾关节的其他切除术		手术	
80.9900		其他特指部位关节的其他切除术		手术	
80.9901		椎体切除术伴椎间盘切除术		手术	
80.9902		椎体部分切除伴椎间盘切除术		手术	
80.9903		椎体次全切除伴椎间盘切除术		手术	
81.0000		脊柱融合		手术	
81.0100		寰-枢脊柱融合		手术	
81.0101		寰-枢椎融合术,经口		手术	
81.0102		寰-枢椎融合术,后入路		手术	
81.0103		枕-颈融合术,前入路		手术	

主要编码	附加编码	手术名称	别名	操作类别	备注
81.0104		枕-颈融合术，经口		手术	
81.0105		枕-颈融合术，后入路		手术	
81.0200		前柱其他颈融合，前路法		手术	
81.0300		后柱其他颈融合，后路法		手术	
81.0400		前柱背和背腰融合，前路法		手术	
81.0401		胸椎椎体间融合术，前入路		手术	
81.0402		胸腰椎椎体间融合术，前入路		手术	
81.0500		背和背腰融合，后路法		手术	
81.0501		胸椎融合术，后入路		手术	
81.0502		胸腰椎融合术，后入路		手术	
81.0600		前柱腰和腰骶部融合，前路法		手术	前入路包括：极外侧、直接外侧入路
81.0601		腰椎椎体间融合术，前入路		手术	
81.0602		腰骶椎椎体间融合术，前入路		手术	
81.0700		后柱腰和腰骶部融合，后路法		手术	查：关节固定术-腰骶的，腰的 NEC--外侧横突法/椎骨关节面（椎骨小关节）
81.0701		腰椎后柱融合术，后入路		手术	包括：腰骶外侧横突融合术
81.0702		腰骶椎后柱融合术，后入路		手术	
81.0800		前柱腰和腰骶部融合，后路法		手术	后路法包括：经椎间孔入路，轴向
81.0801		腰椎椎体间融合术，后入路		手术	
81.0802		腰骶椎椎体间融合术，后入路		手术	
81.1100		踝融合术		手术	查：关节固定术（压迫）（关节外）（关节内）（伴骨移植）（伴固定装置）-踝
81.1101		胫距关节融合术		手术	
81.1200		三关节固定术		手术	
81.1300		距骨下融合术		手术	
81.1400		跗骨间融合术		手术	
81.1401		跟骰关节融合术		手术	

主要编码	附加编码	手术名称	别名	操作类别	备注
81.1500		跗跖融合术		手术	
81.1600		跖趾融合术		手术	
81.1700		足的其他融合术		手术	
81.1800		距下关节关节制动术		手术	
81.2000		关节固定术		手术	
81.2100		髋关节固定术		手术	
81.2101		髋关节融合术		手术	
81.2200		膝关节固定术		手术	
81.2201		膝关节融合术		手术	
81.2300		肩关节固定术		手术	
81.2301		肩关节融合术		手术	
81.2400		肘关节固定术		手术	
81.2401		肘关节融合术		手术	
81.2500		腕桡融合术		手术	
81.2501		腕桡关节固定术		手术	
81.2600		掌腕融合术		手术	
81.2601		掌腕关节固定术		手术	
81.2700		掌指融合术		手术	
81.2701		掌指关节固定术		手术	
81.2800		指间融合术		手术	
81.2801		指间关节固定术		手术	
81.2900		其他特指关节的关节固定术		手术	
81.2901		骶髂关节融合术		手术	
81.2902		胸锁关节融合术		手术	
81.3000		脊柱再融合术		手术	查：再融合术，脊柱（任何水平）（任何技术）
81.3100		寰-枢脊柱再融合术	颅颈再融合术	手术	
81.3101		寰-枢椎再融合术，前入路		手术	
81.3102		寰-枢椎再融合术，经口		手术	
81.3103		寰-枢椎再融合术，后入路		手术	
81.3104		枕-颈再融合术，前入路		手术	
81.3105		枕-颈再融合术，经口		手术	
81.3106		枕-颈再融合术，后入路		手术	

主要编码	附加编码	手 术 名 称	别 名	操作类别	备 注
81.3200		其他颈椎再融合，前柱，前路法		手术	
81.3300		其他颈椎再融合，后柱，后路法		手术	
81.3400		背和背腰椎再融合，前柱，前路法		手术	
81.3401		胸椎椎体间再融合术，前入路		手术	
81.3402		胸腰椎椎体间再融合术，前入路		手术	
81.3500		背和背腰椎再融合，后路法		手术	
81.3501		胸椎再融合术，后入路		手术	
81.3502		胸腰椎再融合术，后入路		手术	
81.3600		腰和腰骶部脊椎再融合，前柱，前路法		手术	前入路包括：极外侧、直接外侧入路
81.3601		腰椎椎体间再融合术，前入路		手术	
81.3602		腰骶椎椎体间再融合术，前入路		手术	
81.3700		腰和腰骶部脊椎再融合，后柱，后路法		手术	
81.3701		腰椎后柱再融合术，后入路		手术	
81.3702		腰骶椎后柱再融合术，后入路		手术	
81.3800		腰和腰骶部脊椎再融合，前柱，后路法		手术	后路法包括：经椎间孔入路，轴向
81.3801		腰椎椎体间再融合术，后入路		手术	
81.3802		腰骶椎椎体间再融合术，后入路		手术	
81.3900		脊柱其他部位再融合术		手术	
81.4000		髋修补术		手术	查：关节成形术（伴固定装置）（伴牵引）-髋（伴骨移植）
81.4001		髋臼成形术	髋臼加盖术	手术	
81.4200		膝五合一修补术		手术	包括内侧半月板切除术、内侧副韧带修补术、股内侧肌徙前术、半腱肌徙前术、鹅足转移术，一个手术五个术式，不能分开编码。查：修补术-膝（关节）NEC

主要编码	附加编码	手 术 名 称	别 名	操作类别	备 注
81.4300		膝关节三联修补术	O'Donoghue 手术（奥多诺手术）	手术	包括内侧半月板切除术、前交叉韧带和内侧副韧带修补术。一个手术三个术式，不能分开编码。查：修补术－膝（关节）NEC
81.4400		髌骨稳定术		手术	查：稳定术，关节
81.4401		关节镜髌骨稳定术		手术	
81.4402		髌骨支持带外侧松解，内侧紧缩术	Ellison 手术（艾利森手术）	手术	
81.4403		髌骨习惯性脱位韧带成形术	鲁-戈德思韦特手术	手术	
81.4500		交叉韧带的其他修补术		手术	
81.4501		膝关节前交叉韧带重建术		手术	
81.4502		膝关节后交叉韧带重建术		手术	
81.4503		关节镜膝关节交叉韧带重建术		手术	
81.4504		关节镜膝关节前交叉韧带重建术		手术	
81.4505		关节镜膝关节后交叉韧带重建术		手术	
81.4600		副韧带的其他修补术		手术	
81.4601		关节镜膝关节副韧带修补术		手术	
81.4700		膝关节的其他修补术		手术	
81.4701		鹅足转移术		手术	鹅足是缝匠肌、股薄肌、半腱肌三块肌肉之腱性部分在胫骨近段内侧的附着点，外形类似鹅足，故称鹅足
81.4900		踝关节的其他修补术		手术	
81.4901		踝关节内侧韧带修补术		手术	
81.4902		踝关节外侧韧带修补术		手术	
81.5100		全髋关节置换		手术	包括单侧或双侧全髋关节置换（含股骨头和髋臼的假体置换）。查：置换－髋（部分）（伴固定装置）（伴假体）（伴牵引）--全部
81.5200		髋关节部分置换		手术	
81.5201		人工股骨头置换术		手术	
81.5202		人工髋臼置换术		手术	
81.5300		髋关节置换修正术		手术	81.53 此分类未指出返修、替换的成分（髋臼的、股骨的或两者），实际编码工作中此编码不使用

主要编码	附加编码	手 术 名 称	别 名	操作类别	备 注
81.5400		全部膝关节置换		手术	
81.5401		部分膝关节置换术		手术	
81.5500		膝关节置换修正术		手术	81.55此分类未指出返修、替换的成分（胫骨的、股骨的、髌骨的、衬垫或全部），实际编码工作中此编码不使用
81.5600		踝关节全部置换		手术	
81.5700		足和趾关节置换		手术	查：重建术（整形的）-足和趾（伴固定装置）
81.5900		下肢关节置换修复术		手术	
81.6200		2~3个椎骨融合或再融合		手术	查：融合术-腰的，腰骶的--椎骨数量
81.6300		4~8个椎骨融合或再融合		手术	
81.6400		9个或更多椎骨的融合或再融合		手术	
81.6500		经皮椎骨成形术	PVP	手术	
81.6600		经皮椎体增强	PKP	手术	
81.6601		经皮椎体球囊扩张成形术		手术	
81.7100		掌指关节和指间关节成形术伴植入		手术	
81.7200		掌指关节和指间关节成形术不伴植入		手术	
81.7300		腕关节全部置换		手术	
81.7400		腕腕关节或腕掌关节成形术伴植入		手术	
81.7500		腕腕关节或腕掌关节成形术不伴植入		手术	
81.7900		手、指和腕关节的其他修补术		手术	
81.8000		肩关节全部置换		手术	
81.8100		肩关节部分置换		手术	
81.8101		人工肱骨头置换术		手术	
81.8200		复发性肩脱位的修补术		手术	
81.8201		关节镜习惯性肩关节脱位修补术		手术	
81.8300		肩关节的其他修补术		手术	查：关节成形术（伴固定装置）（伴牵引）-肩
81.8301		肩峰成形术		手术	
81.8302		肩关节盂成形术		手术	
81.8303		肩锁关节修补术		手术	查：手术-博斯沃斯--关节成形术用于肩锁分离

主要编码	附加编码	手 术 名 称	别 名	操作类别	备 注
81.8304		高肩胛症松解术		手术	查：手术-伍德沃德（高骑位肩胛骨松解术）
81.8305		肩关节成形翻修术		手术	查：关节盂成形术，肩
81.8400		肘关节全部置换		手术	查：插入-肘假体（全部）
81.8401		肘关节部分置换术		手术	
81.8500		肘关节的其他修补术		手术	查：关节成形术（伴固定装置）（伴牵引）-肘
81.8800		反向全肩关节置换术		手术	
81.9100		关节穿刺术		治疗性操作	
81.9101		关节抽吸术		治疗性操作	
81.9200		关节或韧带治疗性药物注射		治疗性操作	
81.9201		关节治疗性物质注射		治疗性操作	
81.9202		韧带治疗性物质注射		治疗性操作	
81.9300		上肢关节囊或韧带缝合术		手术	
81.9301		上肢关节囊缝合术		手术	
81.9302		上肢韧带缝合术		手术	
81.9400		踝关节和足关节囊或韧带缝合术		手术	
81.9401		踝关节囊缝合术		手术	
81.9402		踝关节韧带缝合术		手术	
81.9403		足关节囊缝合术		手术	
81.9404		足韧带缝合术		手术	
81.9500		其他下肢关节囊或韧带缝合术		手术	
81.9501		下肢关节囊缝合术		手术	
81.9502		下肢韧带缝合术		手术	
81.9600		关节其他修补术		手术	
81.9700		上肢关节置换修正术		手术	
81.9701		肩关节置换修复术		手术	
81.9702		肘关节置换修复术		手术	
81.9703		腕关节置换修复术		手术	
81.9704		指关节置换修复术		手术	
81.9800		关节结构的其他诊断性操作		手术	
81.9900		关节结构的其他手术		手术	
82.0100		手腱鞘探查术		手术	
82.0101		手部腱鞘松解术		手术	
82.0102		手腱鞘切开探查术		手术	

主要编码	附加编码	手 术 名 称	别 名	操作类别	备 注
82.0103		手部肌腱切开异物去除术		手术	
82.0200		手肌切开术		手术	
82.0201		手部肌肉异物去除术		手术	
82.0300		手黏液囊切开术		手术	
82.0400		掌间隙或鱼际间隙切开引流术		手术	查：引流-掌中间隙
82.0401		掌间隙切开引流术		手术	
82.0402		鱼际间隙切开引流术		手术	
82.0900		手软组织的其他切开术		手术	
82.0901		手部软组织切开术		手术	
82.0902		手部软组织切开异物去除术		手术	
82.1100		手肌腱切开术		手术	
82.1101		手部肌腱切断术		手术	
82.1200		手筋膜切开术		手术	查：筋膜切开术-手掌（杜普伊特伦缩窄松解术）
82.1201		手部筋膜切断术		手术	
82.1202		手部筋膜粘连松解术		手术	
82.1900		手软组织的其他切断		手术	
82.1901		手部肌肉切断术		手术	
82.2100		手腱鞘病损切除术		手术	
82.2101		手部腱鞘囊肿切除术		手术	
82.2200		手肌肉病损切除术		手术	
82.2900		手软组织的其他病损切除术		手术	
82.3100		手黏液囊切除术		手术	
82.3200		手肌腱切除术用做移植物		手术	
82.3300		手的其他肌腱切除术		手术	
82.3301		手部腱鞘切除术		手术	
82.3400		手肌或筋膜切除术用做移植物		手术	
82.3500		手的其他筋膜切除术		手术	
82.3501		掌腱膜挛缩松解术	杜普伊特伦（Dupuytren）缩窄松解术	手术	查：松解术-杜普伊特伦挛缩（通过手掌筋膜切除术）
82.3600		手的其他肌肉切除术		手术	
82.3601		手部肌肉清创术		手术	
82.3900		手软组织的其他切除术		手术	

主要编码	附加编码	手术名称	别名	操作类别	备注
82.4100		手腱鞘缝合术		手术	
82.4200		手屈肌腱延迟性缝合术		手术	
82.4300		手的其他肌腱延迟性缝合术		手术	
82.4301		手部伸肌腱延迟性缝合术		手术	
82.4400		手部屈肌腱的其他缝合术		手术	
82.4500		手的其他肌腱其他缝合术		手术	
82.4501		手部伸肌腱缝合术		手术	
82.4600		手部肌肉或筋膜缝合术		手术	
82.4601		手部筋膜缝合术		手术	
82.4602		手部肌肉缝合术		手术	
82.5100		手肌腱前徙术		手术	
82.5200		手肌腱后徙术		手术	查：退缩术-腱--手
82.5300		手肌腱再附着		手术	
82.5301		手部肌腱止点重建术		手术	查：再附着-腱（至腱）--手
82.5400		手肌肉再附着		手术	
82.5401		手部肌肉止点重建术		手术	查：再附着-肌肉--手
82.5500		手肌或腱长度的其他改变		手术	
82.5501		手部肌腱延长术		手术	
82.5502		手部肌腱缩短术		手术	
82.5600		其他手肌腱转移或移植术		手术	
82.5601		手部肌腱移植术		手术	
82.5602		对掌肌成形术		手术	查：对向肌成形术（翻译为对掌肌成形术更合适）
82.5700		其他手肌腱移位术		手术	查：转位-腱 NEC--手
82.5800		其他手肌转移或移植术		手术	
82.5801		手部肌肉移植术		手术	
82.5900		其他手肌移位术		手术	
82.6100		保留神经和血供应的拇指整复术		手术	
82.6101		足趾转位代拇指术		手术	查：转移，转移术-指（趾）（代替缺失的拇指）--手指（至拇指）（同一手）
82.6102		手指转位代拇指术		手术	

主要编码	附加编码	手 术 名 称	别　　名	操作类别	备　　注
82.6900		拇指的其他重建术		手术	
82.6901		拇指残端拇化术	"歪戴帽"手术	手术	查：重建术（整形的)-拇指（骨成形术）（伴骨移植）（伴皮肤移植）
82.7100		手肌腱滑车重建术		手术	查：重建术（整形的)-腱滑轮（伴移植）（伴局部组织)--手
82.7101		拇对掌肌功能重建术		手术	查：重建术（整形的)-腱滑轮（伴移植）（伴局部组织)--用于对向肌成形术
82.7200		手肌肉或筋膜移植物的整形术		手术	查：修补术-手--伴移植物或植入物---肌肉
82.7201		手肌肉移植物的整形术		手术	
82.7202		手筋膜移植物整形术		手术	
82.7900		手的其他移植物或置入物的整形术		手术	
82.7901		手肌腱硅条成形术		手术	查：移植物，移植术-手--腱
82.8100		手指转移术，除外拇指		手术	
82.8101		手指代手指再造术		手术	
82.8102		足趾代手指再造术		手术	
82.8200		裂手畸形修补术		手术	ICD-9-CM-3中"裂指"应翻译为"裂手"
82.8201		裂指畸形修补术		手术	
82.8300		巨指畸形修补术		手术	
82.8400		槌状指修补术		手术	
82.8500		手其他肌腱固定术		手术	
82.8600		手其他肌腱成形术		手术	
82.8900		手其他整形术		手术	
82.8901		手筋膜疝修补术		手术	
82.8902		手筋膜折叠术		手术	查：折叠术-筋膜--手
82.9100		手粘连松解		手术	
82.9101		手部筋膜松解术		手术	
82.9102		手部肌肉粘连松解术		手术	
82.9103		手部肌腱粘连松解术		手术	查：腱粘连松解术-手
82.9200		手黏液囊抽吸术		治疗性操作	
82.9300		手其他软组织抽吸术		治疗性操作	
82.9400		手黏液囊治疗性药物注入		治疗性操作	
82.9500		手肌腱治疗性药物注入		治疗性操作	
82.9501		手部腱鞘封闭术		治疗性操作	
82.9600		手软组织局部作用治疗性物质的其他注入		治疗性操作	

主要编码	附加编码	手 术 名 称	别　名	操作类别	备　注
82.9900		手肌、腱和筋膜的其他手术		手术	
83.0100		腱鞘探查术		手术	
83.0101		腱鞘切开术		手术	
83.0102		腱鞘松解术		手术	
83.0103		腱鞘米粒样小体去除术		手术	
83.0200		肌切开术		手术	
83.0201		肌肉筋膜切开减压术		手术	
83.0202		肌肉切开探查术		手术	
83.0203		肌肉切开异物取出术		手术	
83.0204		肌肉切开引流术		手术	
83.0205		臀中肌综合征减压术		手术	臀中肌综合征为发生于臀中肌的肌筋膜炎，对于局部病灶注射治疗不佳患者，特别是痛性筋膜束者，可以通过局限性臀中肌剥离松解减压治疗。查：减压-肌
83.0300		黏液囊切开术		手术	查：黏液囊切开术
83.0301		去除黏液囊钙质沉积物		手术	
83.0900		软组织的其他切开术		手术	
83.0901		筋膜切开术		手术	
83.0902		软组织探查术		手术	
83.0903		软组织切开异物取出术		手术	
83.0904		软组织切开引流术		手术	
83.1100		跟腱切断术		手术	
83.1101		跟腱挛缩松解术		手术	查：跟腱切断术
83.1200		髋部内收肌腱切断术		手术	
83.1201		股内收肌松解术		手术	查：切断-内收肌腱（髋）
83.1202		臀大肌切断术		手术	查：切断-内收肌腱（髋）
83.1300		其他腱切断术		手术	
83.1301		足部肌腱松解术		手术	
83.1302		髂腰肌腱切断术		手术	
83.1303		腕部屈肌腱松解术		手术	
83.1400		筋膜切断术		手术	
83.1401		筋膜剥脱术		手术	
83.1402		足筋膜切断术		手术	
83.1403		臀筋膜切断术		手术	
83.1404		腿筋膜松解术		手术	
83.1405		髂胫束切断术	髂胫束松解术	手术	

主要编码	附加编码	手 术 名 称	别　名	操作类别	备　注
83.1900		其他软组织的切断术		手术	
83.1901		肌肉松解术		手术	
83.1902		肌肉切断术		手术	
83.1903		胸锁乳突肌切断术	胸锁乳突肌松解术	手术	用于先天性斜颈的治疗
83.1904		胸腔出口综合征减压术	斜角肌切开术	手术	胸廓出口综合征是锁骨下动、静脉和臂丛神经在胸廓上口受压迫而产生的一系列症状。目前临床上常采用的手术方式有锁骨上斜角肌切除和经腋第1肋骨切除。查：减压-胸出口--通过---肌切开术（前斜角肌切断）
83.2100		软组织活组织检查		手术	
83.2900		肌、腱、筋膜和黏液囊的其他诊断性操作，包括手的		手术	
83.3100		腱鞘病损切除术		手术	
83.3101		腱鞘囊肿切除术		手术	
83.3200		肌肉病损切除术		手术	
83.3201		骨化性肌炎切除术		手术	
83.3900		其他软组织病损的切除术		手术	
83.3901		肌腱病损切除术		手术	
83.3902		腘窝囊肿切除术	贝克囊肿切除术	手术	
83.3903		筋膜病损切除术		手术	
83.3904		颈部软组织病损切除术		手术	
83.4100		肌腱切除术用作移植物		手术	
83.4200		其他腱切除术		手术	
83.4201		肌腱切除术		手术	
83.4202		腱鞘切除术		手术	
83.4300		肌或筋膜切除术用作移植物		手术	
83.4301		肌肉切取用做移植物		手术	
83.4302		筋膜切取用做移植物		手术	
83.4400		其他筋膜切除术	筋膜切除术	手术	
83.4500		其他肌肉切除术	肌肉切除术	手术	
83.4501		肌肉清创术		手术	
83.4502		斜角肌切除术		手术	查：斜角肌切除术
83.4900		软组织的其他切除术		手术	
83.5x00		黏液囊切除术		手术	

主要编码	附加编码	手术名称	别名	操作类别	备注
83.6100		腱鞘缝合术		手术	
83.6200		腱延迟性缝合术		手术	
83.6201		肌腱延迟缝合术		手术	
83.6300		回旋肌环带修补术		手术	查：缝合（撕裂）-腱（直接）（立即）（初期）--旋转环带
83.6301		冈上肌修补术		手术	查：缝合（撕裂）-腱（直接）（立即）（初期）--冈上肌（旋转环带修补术）
83.6400		腱的其他缝合术		手术	
83.6401		肌腱缝合术	肌腱吻合术	手术	
83.6402		跟腱缝合术		手术	
83.6403		腱膜缝合术		手术	
83.6500		肌肉或筋膜的其他缝合术		手术	
83.6501		肌肉缝合术		手术	
83.6502		筋膜缝合术		手术	
83.6503		腹直肌分离修补术		手术	
83.7100		腱前徙术		手术	
83.7200		腱后徙术		手术	查：退缩术-腱
83.7300		腱再附着		手术	
83.7400		肌再附着		手术	
83.7500		腱转移或移植术		手术	
83.7501		肌腱转移术		手术	
83.7600		其他肌腱移位术		手术	
83.7700		肌转移或移植术		手术	
83.7701		肌肉转移术		手术	查：移植物，移植-肌
83.7702		肌皮瓣转移术		手术	与86.7所指皮瓣不同，肌皮瓣是一种复合组织瓣，是利用身体某块肌肉（或一部分肌肉）连同其浅层的皮下组织、皮肤一并切取，以进入该肌肉的血管为蒂进行转移，用于较大创面缺损的修复或肌肉功能的重建。查：移植物，移植-肌
83.7900		其他肌移位术		手术	
83.8100		肌腱移植		手术	
83.8101		异体肌腱移植术		手术	查：移植物，移植术-腱
83.8200		肌或筋膜移植		手术	
83.8201		肌肉移植术		手术	
83.8202		筋膜移植术		手术	
83.8300		肌腱滑车重建术		手术	ICD-9-CM-3中文版标题为"滑轮"，临床多用"滑车"，现统一修改为"滑车"。此处不包括手的肌腱滑车重建术　82.71
83.8400		畸形足松解术		手术	

主要编码	附加编码	手 术 名 称	别　名	操作类别	备　注
83.8401		畸形足埃文斯〔EV-ANS〕手术		手术	
83.8500		其他肌或腱长度的改变		手术	
83.8501		肌腱紧缩术		手术	
83.8502		肌腱延长术		手术	
83.8600		股四头肌成形术		手术	查：股四头肌成形术（汤普森）
83.8700		肌其他整形术		手术	
83.8701		肌肉修补术		手术	
83.8800		腱的其他整形术		手术	
83.8801		肌腱固定术		手术	
83.8802		肌腱成形术		手术	
83.8803		肌腱修补术		手术	
83.8900		筋膜的其他整形术		手术	
83.8901		筋膜成形术		手术	查：筋膜成形术
83.8902		筋膜延长术		手术	查：延长-筋膜
83.8903		筋膜疝修补术		手术	不包括手的筋膜疝修补术
83.8904		筋膜折叠术		手术	不包括手的筋膜折叠术
83.8905		筋膜固定术		手术	
83.9100		肌、腱、筋膜和黏液囊粘连的松解术		手术	
83.9101		肌腱粘连松解术		手术	
83.9102		肌肉粘连松解术		手术	
83.9103		臀筋膜挛缩松解术		手术	
83.9104		筋膜松解术		手术	
83.9105		针刀松解术		治疗性操作	
83.9200		骨骼肌刺激器的置入或置换		手术	
83.9201		骨骼肌刺激器置入术		手术	
83.9202		骨骼肌刺激器置换术		手术	
83.9300		去除骨骼肌刺激器		手术	
83.9400		黏液囊抽吸术		治疗性操作	
83.9500		其他软组织抽吸		治疗性操作	
83.9501		超声引导下躯干软组织病损抽吸术		治疗性操作	
83.9502		超声引导下颈部软组织病损抽吸术		治疗性操作	
83.9600		黏液囊治疗性药物注入		治疗性操作	
83.9700		腱治疗性药物注入		治疗性操作	

主要编码	附加编码	手 术 名 称	别　名	操作类别	备　注
83.9800		其他软组织局部作用治疗性药物注入		治疗性操作	
83.9900		肌、腱、筋膜和黏液囊的其他手术		手术	
83.9901		黏液囊缝合术		手术	
84.0000		上肢截断术		手术	
84.0100		手指截断术和手指关节离断术		手术	
84.0101		指关节离断术		手术	查：关节离断-手指，除拇指外
84.0102		手指截断术，拇指除外		手术	
84.0103		掌指关节离断术		手术	
84.0200		拇指截断术和拇指关节离断术		手术	
84.0201		拇指截断术		手术	
84.0202		拇指关节离断术		手术	
84.0300		经手截断术		手术	
84.0301		手截断术		手术	
84.0302		掌截断术		手术	
84.0400		腕关节离断术		手术	
84.0500		经前臂截断术		手术	
84.0600		肘关节离断术		手术	
84.0700		经肱骨截断术		手术	
84.0701		上臂截断术		手术	
84.0800		肩关节离断术		手术	
84.0900		胸肩胛骨截断术		手术	
84.1000		下肢截断术		手术	
84.1100		趾截断术		手术	
84.1101		趾关节离断术		手术	
84.1102		多趾截除术		手术	
84.1103		跖骨头截断术		手术	
84.1200		经足截断术		手术	
84.1300		踝关节离断术		手术	
84.1400		经胫骨和腓骨踝部的踝截断术		手术	
84.1500		膝关节下的其他截断术		手术	
84.1501		小腿截断术		手术	
84.1600		膝关节离断术		手术	
84.1700		膝上截断术		手术	

主要编码	附加编码	手术名称	别名	操作类别	备注
84. 1701		大腿截断术		手术	
84. 1800		髋关节离断术		手术	
84. 1900		腹骨盆截断术		手术	
84. 1901		半侧骨盆截断术		手术	查：偏侧骨盆切除术
84. 2100		拇指再附着		手术	
84. 2101		拇指断指再植术		手术	
84. 2200		手指再附着		手术	
84. 2201		手指断指再植术		手术	
84. 2300		前臂、腕或手的再附着		手术	
84. 2301		前臂断肢再植术		手术	
84. 2302		断手再植术		手术	
84. 2303		断腕再植术		手术	
84. 2304		断掌再植术		手术	
84. 2400		上臂再附着		手术	
84. 2401		上臂断肢再植术		手术	
84. 2500		趾再附着		手术	
84. 2501		断趾再植术		手术	
84. 2600		足再附着		手术	
84. 2601		断足再植术		手术	
84. 2700		小腿或踝的再附着		手术	
84. 2701		小腿断肢再植术		手术	
84. 2800		大腿再附着		手术	
84. 2801		大腿断肢再植术		手术	
84. 2900		其他再附着		手术	
84. 2901		断肢再植术		手术	
84. 3x00		截断残端的修复术		手术	
84. 4000		假肢装置的置入或安装		治疗性操作	
84. 4100		上臂和肩假体安装		治疗性操作	
84. 4101		上臂假体安装		治疗性操作	
84. 4102		肩假体安装		治疗性操作	
84. 4200		前臂和手假体安装		治疗性操作	
84. 4201		前臂假体安装		治疗性操作	
84. 4202		手假体安装		治疗性操作	
84. 4300		臂假体安装		治疗性操作	
84. 4400		臂假体装置置入		治疗性操作	
84. 4500		膝上假体安装		治疗性操作	
84. 4600		膝下假体安装		治疗性操作	

主要编码	附加编码	手术名称	别名	操作类别	备注
84.4700		小腿假体安装		治疗性操作	
84.4800		小腿假体装置置入		治疗性操作	
84.5100		椎体脊椎融合装置的置入		手术	
84.5200		重组骨形态形成蛋白的置入		手术	
84.5300		肢体内部延长装置置入伴动力分离术		手术	
84.5400		其他肢体内部延长装置的置入		手术	
84.5500		骨空隙填补物置入		手术	
84.5501		骨空隙骨水泥填充术		手术	
84.5600		填充物〔水泥〕置入或置换		手术	
84.5601		关节腔隙骨水泥填充术		手术	查：置换-腔隙
84.5700		去除填充物（水泥）		手术	
84.5900		其他脊椎装置的置入		手术	
84.6000		椎间盘假体置入		手术	
84.6001		人工椎间盘置换		手术	
84.6100		颈部分椎间盘假体置入		手术	
84.6101		颈部分椎间盘置换		手术	
84.6200		颈全椎间盘假体置入		手术	
84.6201		颈全椎间盘假体置换		手术	
84.6300		胸椎间盘假体置入		手术	
84.6301		胸椎间盘假体置换		手术	
84.6400		腰骶部分椎间盘假体置入		手术	
84.6401		腰骶部分椎间盘假体置换		手术	
84.6500		腰骶全椎间盘假体置入		手术	
84.6501		腹腔镜辅助下腰椎前路椎间盘置换术		手术	
84.6600		颈人工椎间盘修复术或假体置换		手术	
84.6601		颈人工椎间盘假体置换术		手术	
84.6700		胸人工椎间盘修复术或假体置换		手术	
84.6701		胸人工椎间盘假体置换术		手术	

主要编码	附加编码	手 术 名 称	别 名	操作类别	备 注
84.6800		腰骶部人工椎间盘修复术或假体置换		手术	
84.6801		腰人工椎间盘假体置换术		手术	
84.6900		人工椎间盘假体的修复术或置换		手术	
	84.7100	外部固定装置应用，单相系统			查：使用-外部的，固定装置（骨）--单相装置或系统
	84.7200	外部固定装置的应用，环型系统			
	84.7300	混合外部固定装置的应用			
84.8000		棘突装置的置入或置换		手术	
84.8001		棘突装置的置入		手术	
84.8002		棘突装置的置换		手术	
84.8100		棘突装置的修复术		手术	
84.8200		椎弓根动力稳定装置的置入或置换术		手术	
84.8201		椎弓根动力稳定装置置入术		手术	
84.8202		椎弓根动力稳定装置置换术		手术	
84.8203		脊柱生长阀置入术		手术	脊柱生长阀技术是采用非融合手术方法治疗小年龄脊柱侧凸。生长阀技术指在脊柱侧凸的两端间置入一个支撑系统，这个系统能够矫正脊柱侧弯，系统中间有一个装置，常用多米诺连接头，起到了"生长阀"的作用，两棒在连接头预留延长段，具有持续矫正的能力。首次手术后每隔8~12个月行小切口于米诺连接头处再次撑开矫形，等患儿发育基本成熟后，行常规的脊柱融合内固定术。查：插入-脊椎--弓根动力稳定装置
84.8204		脊柱生长阀置换术		手术	查：置换-脊柱运动保护装置--弓根动力稳定装置
84.8205		经皮椎弓根钉内固定术		手术	查：插入-脊椎--弓根动力稳定装置
84.8300		椎弓根动力稳定装置的修复术		手术	
84.8301		脊柱生长阀修复术		手术	查：修复术-假体--脊柱---椎弓根动力稳定装置
84.8400		椎骨关节面置换装置的置入或置换术		手术	

主要编码	附加编码	手 术 名 称	别　名	操作类别	备　注
84.8401		椎骨关节面置换装置的置入		手术	
84.8402		椎骨关节面置换装置的置换		手术	
84.8500		椎骨关节面置换装置的修复术		手术	
84.9100		截断术		手术	
84.9200		等份联体双胎分离术		手术	查：分离-双胎--对称
84.9300		联体双胎不等份分离术		手术	
84.9400		胸骨插入刚性板固定装置		手术	
84.9900		肌肉骨骼系统的其他手术		手术	
85.0x00		乳房切开术		手术	
85.0x01		乳房皮肤切开引流术		手术	
85.0x02		乳腺导管切开引流术		手术	
85.1100		闭合性［经皮］［针吸］乳房活组织检查		诊断性操作	
85.1200		开放性乳房活组织检查		手术	
85.1900		乳房其他诊断性操作		手术	
85.2000		乳房组织切除术或破坏术		手术	
85.2100		乳房病损局部切除术		手术	
85.2200		乳房象限切除术		手术	
85.2300		乳房次全切除术		手术	
85.2301		乳腺部分切除术		手术	
85.2400		异位乳房组织切除术		手术	
85.2401		副乳腺切除术		手术	
85.2402		副乳头切除术		手术	
85.2500		乳头切除术		手术	
85.3100		单侧缩小性乳房成形术		手术	查：减缩术-乳房（双侧的）--单侧的
85.3200		双侧缩小性乳房成形术		手术	
85.3300		单侧皮下乳房切除术伴同时置入术		手术	
85.3400		其他单侧皮下乳房切除术		手术	
85.3401		保留乳头的单侧皮下乳房切除术		手术	

主要编码	附加编码	手术名称	别名	操作类别	备注
85.3500		双侧皮下乳房切除术伴同时置入术		手术	
85.3600		其他双侧皮下乳房切除术		手术	
85.3601		保留乳头的双侧皮下乳房切除术		手术	
85.4100		单侧单纯乳房切除术		手术	
85.4200		双侧单纯乳房切除术		手术	
85.4300		单侧扩大的单纯乳房切除术		手术	
85.4301		单侧乳腺改良根治术		手术	
85.4302		单侧保乳乳腺改良根治术		手术	
85.4303		单侧单纯乳房切除术伴区域性淋巴结切除术		手术	
85.4400		双侧扩大的单纯乳房切除术		手术	
85.4401		双侧乳腺改良根治术		手术	
85.4402		双侧保乳乳腺改良根治术		手术	
85.4403		双侧单纯乳房切除术伴区域性淋巴结切除术		手术	
85.4500		单侧根治性乳房切除术		手术	包括乳房、胸大肌和区域性淋巴结（腋、锁骨、锁骨上）切除
85.4501		腔镜单侧乳腺根治性切术		手术	
85.4600		双侧根治性乳房切除术		手术	
85.4700		单侧扩大根治性乳房切除术		手术	乳房、肌和淋巴结（腋窝、锁骨、乳房内和纵隔的）切除术
85.4800		双侧扩大根治性乳房切除术		手术	
85.5000		增大性乳房成形术		手术	
85.5100		单侧乳房注入，为了增大		手术	查：乳房成形术-增大--伴---注入乳房（双侧）----单侧
85.5200		双侧乳房注入，为了增大		手术	
85.5300		单侧乳房植入术		手术	
85.5400		双侧乳房植入术		手术	
85.5500		乳房脂肪移植		手术	
85.6x00		乳房固定术		手术	查：乳房固定术

主要编码	附加编码	手术名称	别名	操作类别	备注
85.7000		乳房全部再造术		手术	
85.7100		背阔肌肌皮瓣全乳房重建术		手术	查：重建术（整形的）-乳房，全部--背阔肌肌皮瓣
85.7200		横行腹直肌肌皮［TRAM］瓣，带蒂的，全乳房重建术		手术	查：重建术（整形的）-乳房，全部--横行腹直肌（TRAM）肌皮瓣，带蒂的
85.7300		横行腹直肌肌皮［TRAM］瓣，游离的，全乳房重建术		手术	
85.7400		腹壁下动脉穿支［DIEP］皮瓣，游离的，全乳房重建术		手术	
85.7500		下腹壁浅动脉［SIEA］皮瓣，游离的，全乳房重建术		手术	
85.7600		臀动脉穿支［GAP］皮瓣，游离的，全乳房重建术		手术	
85.7900		其他全乳房再造术		手术	
85.8100		乳房裂伤缝合术		手术	查：乳房缝合术
85.8200		中厚皮片移植至乳房		手术	查：乳房成形术-伴--中厚皮片移植
85.8300		全层皮片移植至乳房		手术	
85.8400		带蒂皮瓣移植至乳房		手术	
85.8500		肌瓣移植至乳房		手术	
85.8600		乳头移位术		手术	
85.8601		乳头乳晕移位术		手术	查：转位-乳头
85.8700		乳头其他修补术或重建术		手术	
85.8701		乳头成形术		手术	
85.8702		乳头重建术		手术	
85.8900		其他乳房成形术		手术	
85.8901		乳晕缩小术		手术	乳晕不属于乳头，归类于其他乳房成形术
85.9100		乳房抽吸术		治疗性操作	不包括用于活组织检查的情况。查：抽吸，吸引术-乳房
85.9200		乳房治疗性药物注入		治疗性操作	
85.9300		乳房植入物修复术		手术	
85.9400		去除乳房植入物		手术	
85.9500		乳房组织扩张器置入		手术	
85.9600		乳房组织扩张器去除		手术	
85.9900		乳房其他手术		手术	
86.0100		皮肤和皮下组织抽吸术		治疗性操作	

主要编码	附加编码	手 术 名 称	别 名	操作类别	备 注
86.0101		帽状腱膜下血肿穿刺吸引术		治疗性操作	颅顶部皮下组织由浅入深可分为皮肤、浅筋膜、帽状腱膜及额枕肌、腱膜下组织和颅骨外膜（薄而致密，与各块骨间借结缔组织相连）等5层。其中浅部的3层紧密相连，不易分开，故总称为头皮。查：抽吸，吸引术-皮下组织
86.0200		皮肤病损或缺损注射或文身		治疗性操作	
86.0201		文身		治疗性操作	查：注射（进入）（皮下）（肌内）（静脉内）（局部作用或全身作用）-皮肤（硬化性物质）（填充材料）
86.0202		皮肤硅胶填充术		手术	
86.0300		藏毛窦或囊肿切开术		手术	
86.0301		藏毛窦切开术		手术	
86.0302		藏毛囊肿切开术		手术	
86.0400		皮肤和皮下组织的其他切开术伴引流术		手术	
86.0401		创面封闭式负压引流术［VSD］		手术	负压封闭引流技术（vacuum sealing drainage，VSD）是目前广泛使用的一种处理各种复杂创面和用于深部引流的方法。查：切开（和引流）-皮肤--伴引流
86.0402		男性会阴切开引流术		手术	
86.0500		皮肤和皮下组织切开术伴异物或装置去除		手术	
86.0501		皮下神经刺激器去除		手术	
86.0502		皮肤和皮下组织异物切开取出术		手术	
86.0503		皮肤组织扩张器取出术		手术	
86.0600		完全可植入型的输注泵置入		手术	
86.0601		输注泵置入术		手术	
86.0602		输注泵置换术		手术	
86.0603		化疗泵置入术		手术	
86.0700		完全可植入型血管通路装置的置入［VAD］		手术	
86.0701		静脉输液港植入术		手术	
86.0900		皮肤和皮下组织的其他切开术		手术	
86.0901		皮肤焦痂切开术		手术	ICD-9-CM-3中索引中"焦痂切除术"编码为86.22，"焦痂切开术"86.09。Escharotomy一词两译，即可译为"焦痂切除术"，又可译为"焦痂切开术"。正文86.09将其译为"焦痂切除术"，还是应以索引为准
86.0902		皮肤窦道切开术		手术	

主要编码	附加编码	手　术　名　称	别　　名	操作类别	备　　注
86.0903		甲切开术		手术	
86.1100		皮肤和皮下组织的活组织检查		手术	
86.1900		皮肤和皮下组织的其他诊断性操作		诊断性操作	
86.2100		藏毛囊肿或窦的切除术		手术	
86.2101		藏毛囊肿切除术		手术	
86.2102		藏毛窦切除术		手术	
86.2200		伤口、感染或烧伤的切除性清创术		手术	
86.2201		皮肤伤口切除性清创术		手术	
86.2202		焦痂切除术		手术	
86.2203		中医化腐清创术		手术	
86.2300		指[趾]甲、甲床或甲褶去除		手术	
86.2301		指[趾]甲去除术	拔甲术	手术	
86.2400		皮肤化学外科		手术	查：化学外科-皮肤（表浅的）
86.2500		磨皮术		手术	查：磨平，皮肤
86.2600		皮肤附件结扎术		治疗性操作	
86.2601		多余指切除术		手术	只适用于无骨的多指切除术，有骨的多指在84.01。查：切除术-多余--指（趾）
86.2602		多余趾切除术		手术	只适用于无骨的多趾的切除术，有骨的多趾在84.11
86.2700		指[趾]甲、指[趾]甲床或指[趾]甲褶清创术		手术	
86.2701		甲床清创术		手术	
86.2800		伤口、感染或烧伤的非切除性清创术		治疗性操作	与86.22不同，这里专指采用非切除术的清创术，如冲洗等
86.3x00		皮肤和皮下组织的病损或组织其他局部切除术或破坏术		手术	
86.3x01		皮肤瘢痕切除术	皮肤瘢痕切除术	手术	
86.3x02		皮肤病损切除术		手术	
86.3x03		皮下组织病损切除术		手术	
86.3x04		男性会阴病损切除术		手术	
86.3x05		腋臭切除术		手术	查：切除术-汗腺
86.3x06		皮肤Z形成形伴病损切除术		手术	查：Z形成形术-皮肤--伴病损切除术

主要编码	附加编码	手 术 名 称	别　名	操作类别	备　注
86.3x07		文身切除术		手术	
86.3x08		汗腺病损切除术		手术	
86.3x09		皮肤病损冷冻治疗		治疗性操作	
86.3x10		皮肤病损烧灼治疗		治疗性操作	
86.3x11		皮肤病损电灼治疗		治疗性操作	
86.3x12		皮肤病损激光治疗		治疗性操作	
86.3x13		颈部皮下组织病损切除术		手术	
86.3x14		皮肤色素痣切除术		手术	
86.3x15		皮肤及皮下血管瘤切除术		手术	
86.3x16		瘢痕单纯切除，Z型修复术		手术	查：Z型成形术-皮肤（瘢痕）（蹼状挛缩）--伴病损切除术
86.4x00		皮肤病损根治性切除术		手术	
86.4x01		头、面、颈皮肤病损根治切除术		手术	
86.4x02		躯干皮肤病损根治性切除术		手术	
86.4x03		肢体皮肤病损根治切除术		手术	
86.5100		头皮再植术		手术	
86.5900		其他部位的皮肤和皮下组织闭合术		手术	
86.5901		伤口裂开缝合术		手术	查：再缝合-伤口（皮肤和皮下组织）（不伴移植）
86.5902		头皮缝合术		手术	
86.5903		男性会阴皮肤缝合术		手术	查：缝合-皮肤
86.6000		游离皮肤移植		手术	
86.6100		手的全层皮肤移植		手术	
86.6101		手全厚皮片游离移植术		手术	
86.6200		手的其他皮肤移植		手术	
86.6201		手中厚皮片游离移植术		手术	
86.6202		手刃厚皮片游离移植术		手术	
86.6300		其他部位全层皮肤移植术		手术	
86.6301		头面颈全厚皮片移植术		手术	
86.6302		躯干全厚皮片移植术		手术	

主要编码	附加编码	手 术 名 称	别 名	操作类别	备 注
86.6303		上肢全厚皮片移植术		手术	
86.6304		下肢全厚皮片移植术		手术	
86.6400		毛发移植		手术	
86.6500		异种移植物至皮肤		手术	
86.6501		猪皮移植术		手术	
86.6600		同种移植物至皮肤		手术	
86.6601		同种皮片移植术		手术	
86.6700		皮肤再生移植物		手术	
86.6701		脱细胞异体真皮植皮术		手术	
86.6702		人工皮肤移植术		手术	
86.6900		其他皮肤移植物至其他部位		手术	
86.6901		刃厚皮片移植术		手术	查：移植物，移植术-皮肤（板层）（中厚皮片）
86.6902		中厚皮片移植术		手术	
86.6903		头面颈部植皮术		手术	
86.6904		躯干部植皮术		手术	
86.6905		上肢植皮术		手术	
86.6906		下肢植皮术		手术	
86.7000		带蒂皮瓣或皮瓣移植		手术	
86.7100		带蒂皮瓣或皮瓣移植物的切割术和修补术		手术	
86.7101		带蒂皮瓣断蒂术		手术	查：制备（切断），蒂（皮瓣）移植
86.7102		皮管成形术		手术	查：移植物，移植术-皮肤--蒂（皮瓣）（管）---雕刻
86.7103		带蒂皮瓣延迟术		手术	
86.7104		腹部埋藏皮瓣术		手术	查：制备（切断），蒂（皮瓣）移植
86.7105		带蒂皮瓣制备术		手术	
86.7200		带蒂皮瓣移植物前徙术		手术	
86.7300		手的带蒂皮瓣或皮瓣移植物附着术		手术	
86.7301		邻指皮瓣术		手术	用于指背创面。查：附着-蒂（皮瓣）移植--手
86.7302		鱼际皮瓣术		手术	用于末节指腹创面。查：附着-蒂（皮瓣）移植--手
86.7303		指蹼成形术		手术	查：移植物，移植术-手--蒂（皮瓣）
86.7400		其他部位的带蒂皮瓣或皮瓣移植物附着术		手术	
86.7401		前徙皮瓣移植术		手术	查：移植术-皮肤--蒂（皮瓣）（管）---转移术

主要编码	附加编码	手术名称	别名	操作类别	备注
86.7402		滑动皮瓣移植术		手术	滑动皮瓣：一种矩形皮瓣，自弹性区掀起，其游离端与缺损邻接，纵向拉长皮瓣使其边缘越过缺损覆盖之。查：附着-蒂（皮瓣）移植
86.7403		双带蒂皮瓣移植术		手术	查：转移，转移术-带蒂皮瓣移植
86.7404		旋转皮瓣移植术		手术	
86.7405		管状皮瓣移植术		手术	
86.7406		面部洞穿性缺损修复术		手术	
86.7407		颌面局部皮瓣转移术		手术	
86.7500		带蒂皮瓣或皮瓣移植的修复术		手术	
86.7501		皮瓣清创术		手术	
86.7502		皮瓣去脂术		手术	
86.7503		皮瓣修整术		手术	
86.7504		复杂性皮瓣、肌皮瓣、超薄皮瓣修复术		手术	
86.8100		面部松弛修补术		手术	查：悬带-筋膜（阔筋膜）--用于面松弛（三叉神经麻痹）
86.8200		面部的皱纹切除术		手术	
86.8201		面部提升术		手术	查：面部上提
86.8202		多层除皱术		手术	查：皱纹成形术（面）
86.8203		骨膜下面部除皱术		手术	查：皱纹成形术（面）
86.8300		体积缩小性整形术		手术	
86.8301		吸脂术		手术	查：脂肪抽吸术
86.8302		腹部吸脂术		手术	查：减缩术-大小，体积--腹壁（脂肪）（下垂的）
86.8303		臀部吸脂术		手术	
86.8304		大腿吸脂术		手术	
86.8305		腹壁整形术		手术	用于腹壁下垂。查：减缩术-大小，体积--腹壁（脂肪）（下垂的）
86.8306		腹壁去脂术		手术	
86.8400		皮肤瘢痕或蹼状挛缩松弛术		手术	
86.8401		皮肤瘢痕松解术		手术	
86.8402		皮肤蹼状挛缩松解术		手术	
86.8403		皮肤Z形成形术		手术	
86.8500		并指［趾］矫正术		手术	
86.8501		并指矫正术	并指分离术	手术	
86.8502		并趾矫正术	并趾分离术	手术	
86.8700		皮肤与皮下组织的脂肪移植		手术	

主要编码	附加编码	手术名称	别名	操作类别	备注
86.8701		自体脂肪移植术		手术	
86.8702		颞部脂肪移植充填术		手术	
86.8900		皮肤和皮下组织的其他修补术和重建术		手术	
86.8901		皮肤 V-Y 缝合术		手术	查：V-Y 手术（修补术）-皮肤
86.8902		"酒窝"成形术		手术	查：成形术-皮肤（不伴移植）
86.9000		为移植或库存的脂肪抽吸		手术	查：抽出-脂肪为移植或库存
86.9100		皮肤切除用作移植物		手术	
86.9200		皮肤的电解和其他除毛术		手术	
86.9201		除毛术		治疗性操作	查：脱毛法，皮肤
86.9300		组织扩张器置入		手术	
86.9301		皮肤扩张器置入术		手术	
86.9302		皮肤扩张器调整术		治疗性操作	
86.9303		头皮扩张器置入术		手术	
86.9304		耳后扩张器置入术		手术	
86.9305		肢体皮肤扩张器置入术		手术	
86.9306		躯干皮肤扩张器置入术		手术	
86.9400		单列神经刺激脉冲发生器置入或置换，未指明为可充电型		手术	
86.9401		单列神经刺激脉冲发生器的置入		手术	
86.9402		单列神经刺激脉冲发生器的置换		手术	查：去除-神经刺激器--脉搏发生器（单列，双列)---同时伴置换----单列
86.9500		双列神经刺激脉冲发生器的置入或置换，未指明为可充电型		手术	
86.9501		双列神经刺激脉冲发生器的置入		手术	
86.9502		双列神经刺激脉冲发生器的置换		手术	
86.9600		其他神经刺激器的置入或置换		手术	
86.9601		其他神经刺激器的置入		手术	
86.9602		其他神经刺激器的置换		手术	
86.9700		单列可充电型神经刺激器脉冲发生器的置换或置入		手术	

主要编码	附加编码	手术名称	别名	操作类别	备注
86.9701		可充电单列神经刺激脉冲发生器的置入		手术	
86.9702		可充电单列神经刺激脉冲发生器的置换		手术	
86.9800		多列〔两列或更多列〕可充电型神经刺激器脉冲发生器的置换或置入		手术	
86.9801		可充电双列神经刺激脉冲发生器的置入		手术	
86.9802		可充电双列神经刺激脉冲发生器置换术		手术	
86.9900		皮肤和皮下组织的其他手术		手术	
87.0100		气脑造影图		诊断性操作	
87.0200		大脑和颅骨的其他对比剂造影图		诊断性操作	
87.0201		脑室充气造影		诊断性操作	脑室充气造影是指经脑室穿刺注入气体充满脑室，拍片显示脑室内及其相邻近肿瘤、脑积水病变的检查方法
87.0300		头部计算机轴向断层照相术		诊断性操作	
87.0301		脑CT检查		诊断性操作	查：扫描，扫描-CAT（计算机轴向X线断层摄影术）--脑
87.0302		头颈部CTA		诊断性操作	CTA是静脉内注入对比剂后行血管造影CT扫描的重建技术，可立体显示血管影像
87.0400		头部其他断层照相术		诊断性操作	查：X线断层摄影术-头NEC
87.0500		对比剂泪囊造影图		诊断性操作	
87.0501		泪囊造影		诊断性操作	
87.0600		对比剂鼻咽造影图		诊断性操作	查：鼻咽管造影-对比
87.0700		对比剂喉造影图		诊断性操作	查：喉放射照相图-对比
87.0800		颈淋巴管造影图		诊断性操作	
87.0900		面、头和颈的其他软组织X线检查		诊断性操作	X线检查常选择放射照相术进行查找
87.0901		颈部X线检查		诊断性操作	
87.1100		全口牙X线检查		诊断性操作	
87.1200		其他牙X线检查		诊断性操作	
87.1201		根管X线检查		诊断性操作	
87.1300		对比剂颞下颌关节造影图		诊断性操作	
87.1400		对比剂眼眶造影图		诊断性操作	查：放射照相术（诊断性）NEC-对比（空气）（气体）（放射性不透明物质）NEC--眶

主要编码	附加编码	手术名称	别名	操作类别	备注
87.1500		对比剂鼻窦造影图		诊断性操作	
87.1600		面骨其他X线检查		诊断性操作	
87.1601		下颌骨X线检查		诊断性操作	
87.1602		上颌骨X线检查		诊断性操作	
87.1603		鼻窦X线检查		诊断性操作	
87.1604		鼻X线检查		诊断性操作	
87.1605		眼眶X线检查		诊断性操作	
87.1700		颅骨其他X线检查		诊断性操作	
87.2100		对比剂脊髓造影图	椎管造影	诊断性操作	对比剂脊髓造影图又称椎管造影。是将对比剂引入脊髓蛛网膜下腔中，通过改变受检者体位，在透视下观察其在椎管内流动情况和形态，以诊断椎管内病变的一种检查方法。可确定椎管有无梗阻和梗阻部位，对椎管内肿瘤和脊蛛网膜粘连有诊断价值。查：脊髓造影，脊髓造影术（空气）（气体）
87.2101		椎间盘造影		诊断性操作	查：椎间盘X线片
87.2102		脊髓造影		诊断性操作	查：脊髓造影，脊髓造影术（空气）（气体）
87.2200		颈椎其他X线检查		诊断性操作	
87.2300		胸椎其他X线检查		诊断性操作	
87.2400		腰骶椎其他X线检查		诊断性操作	
87.2401		腰椎X线检查		诊断性操作	
87.2402		腰骶椎X线检查		诊断性操作	
87.2900		脊柱其他X线检查		诊断性操作	
87.3100		气管内支气管造影术		诊断性操作	查：支气管造影术，支气管造影术-气管内
87.3200		其他对比剂支气管造影图		诊断性操作	
87.3201		经环状软骨支气管造影		诊断性操作	
87.3300		纵隔充气造影图		诊断性操作	
87.3400		胸内淋巴管造影图		诊断性操作	
87.3500		对比剂乳腺管造影图		诊断性操作	
87.3501		乳腺导管造影		诊断性操作	查：放射照相术（诊断性）NEC-对比（空气）（气体）（放射性不透明物质）NEC--乳房导管
87.3600		乳房干板X线照相术		诊断性操作	查：干板乳房X线照相术
87.3700		其他乳腺造影术		诊断性操作	
87.3701		乳腺钼钯检查		诊断性操作	查：乳房X线照相术NEC
87.3800		胸壁窦道X线照相		诊断性操作	

主要编码	附加编码	手术名称	别名	操作类别	备注
87.3801		胸壁瘘管造影图		诊断性操作	查：瘘管造影术-胸壁
87.3900		胸壁其他软组织X线		诊断性操作	
87.4100		胸计算机轴向断层照相术		诊断性操作	
87.4101		胸部CT检查		诊断性操作	
87.4102		肺CT检查		诊断性操作	
87.4103		冠状动脉CT血管显像		诊断性操作	
87.4104		心脏CT检查		诊断性操作	
87.4200		胸其他断层照相术		诊断性操作	
87.4300		肋骨、胸骨和锁骨X线检查		诊断性操作	
87.4301		肋骨X线检查		诊断性操作	
87.4302		胸骨X线检查		诊断性操作	
87.4303		锁骨X线检查		诊断性操作	
87.4400		常规胸部X线		诊断性操作	
87.4401		胸部X线检查		诊断性操作	
87.4900		其他胸部X线检查		诊断性操作	
87.5100		经皮肝胆管造影图		诊断性操作	用穿刺针穿刺肝管并置入导管注射造影剂，用于区分阻塞性黄疸的部位、原因，亦可和肝细胞性黄疸相区别
87.5101		经皮肝穿刺胆管造影		诊断性操作	查：胆管造影术-经皮、经肝的
87.5200		静脉胆管造影图		诊断性操作	
87.5300		手术中胆管造影图	术中胆囊造影	诊断性操作	查：胆管造影术-手术间
87.5400		其他胆管造影图		诊断性操作	
87.5401		胆管造影		诊断性操作	
87.5402		胆总管造影		诊断性操作	
87.5403		胆道T管造影		诊断性操作	查：放射照相术（诊断性）NEC-对比（空气）（气体）（放射性不透明物质）NEC--胆管NEC
87.5900		其他胆管X线检查		诊断性操作	
87.5901		胆囊造影		诊断性操作	
87.6100		吞钡		诊断性操作	
87.6101		钡餐造影		诊断性操作	查：吞钡
87.6200		上消化道系列造影检查		诊断性操作	查：上消化道摄片（X线）
87.6300		小肠造影		诊断性操作	
87.6400		下消化道系列造影检查		诊断性操作	
87.6401		结肠钡灌肠造影		诊断性操作	查：下消化道钡剂摄影（X线）
87.6500		肠的其他X线检查		诊断性操作	

主要编码	附加编码	手 术 名 称	别 名	操作类别	备 注
87.6600		对比剂胰腺造影图		诊断性操作	
87.6900		其他消化道X线检查		诊断性操作	
87.6901		全胃肠造影		诊断性操作	查：放射照相术（诊断性）NEC－消化道 NEC
87.7100		肾计算机轴向断层照相术		诊断性操作	
87.7101		肾CT检查		诊断性操作	
87.7102		肾血管CT显像		诊断性操作	
87.7200		其他肾断层照相图		诊断性操作	查：肾断层照相，肾断层照相术 NEC
87.7300		静脉内肾盂造影图		诊断性操作	
87.7301		静脉输尿管肾盂造影		诊断性操作	
87.7302		尿路造影		诊断性操作	查：尿路造影术（顺行的）（排泄的）（静脉内） 87.73
87.7400		逆行肾盂造影图		诊断性操作	
87.7401		逆行输尿管造影		诊断性操作	查：肾盂造影（静脉内）-逆行的
87.7402		逆行输尿管肾盂造影		诊断性操作	
87.7403		逆行尿路造影		诊断性操作	
87.7500		经皮肾盂造影图		诊断性操作	
87.7600		逆行膀胱尿道造影图	逆行膀胱造影	诊断性操作	
87.7700		其他膀胱造影图		诊断性操作	
87.7800		回肠代膀胱造影图		诊断性操作	查：Kockogram（回肠代膀胱造影）
87.7900		泌尿系统的其他X线检查		诊断性操作	
87.7901		尿路平片［KUB］		诊断性操作	
87.8100		妊娠子宫X线检查		诊断性操作	
87.8200		气体对比剂子宫输卵管造影图		诊断性操作	
87.8201		子宫－输卵管充气造影		诊断性操作	查：子宫输卵管放射照相术-气体（对比）
87.8300		不透光染色对比剂子宫输卵管造影图	子宫-输卵管对比剂造影	诊断性操作	查：子宫输卵管放射照相术-不透明染色（对比）
87.8400		经皮子宫造影图		诊断性操作	查：子宫放射照相片 NEC-经皮
87.8500		输卵管和子宫的其他X线检查		诊断性操作	
87.8501		子宫造影		诊断性操作	
87.8502		输卵管造影		诊断性操作	查：输卵管造影术
87.8900		女性生殖器官的其他X线检查		诊断性操作	查：放射照相术（诊断性）NEC-生殖器官--女性 NEC
87.9100		对比剂精囊造影图		诊断性操作	查：精囊造影-对比剂
87.9200		前列腺和精囊的其他X线检查		诊断性操作	

主要编码	附加编码	手术名称	别名	操作类别	备注
87.9201		前列腺造影		诊断性操作	
87.9202		精囊造影		诊断性操作	查：精囊造影
87.9300		对比剂附睾造影图	附睾造影	诊断性操作	查：附睾造影术
87.9400		对比剂输精管造影图	输精管造影	诊断性操作	查：输精管造影
87.9500		附睾和输精管的其他X线检查		诊断性操作	
87.9501		附睾的其他X线检查		诊断性操作	
87.9502		输精管的其他X线检查		诊断性操作	
87.9900		男性生殖器官的其他X线检查		诊断性操作	
88.0100		腹部计算机轴向断层照相术	腹部CT检查	诊断性操作	
88.0101		肝脏CT检查		诊断性操作	
88.0102		胰腺CT检查		诊断性操作	
88.0103		盆腔CT检查		诊断性操作	
88.0104		肾上腺CT检查		诊断性操作	
88.0200		其他腹部断层照相图		诊断性操作	
88.0300		腹壁窦道造影图		诊断性操作	
88.0400		腹淋巴管造影图	腹部淋巴管造影	诊断性操作	
88.0401		盆腔淋巴管造影		诊断性操作	查：淋巴管造影术-腹的
88.0900		腹壁的其他软组织X线检查		诊断性操作	查：放射照相术（诊断性）NEC-腹，腹的（平片）NEC--壁（软组织）NEC
88.1100		盆腔不透光染色对比放射照相术		诊断性操作	
88.1101		盆腔造影		诊断性操作	查：放射照相术（诊断性）NEC-对比（空气）（气体）（放射性不透明物质）NEC--骨盆---不透明染色
88.1200		盆腔气体对比放射照相术		诊断性操作	
88.1201		盆腔充气造影		诊断性操作	查：放射照相术（诊断性）NEC-对比（空气）（气体）（放射性不透明物质）NEC--骨盆---气体
88.1300		其他腹腔充气造影图		诊断性操作	查：充气造影，充气造影术-盆腔
88.1400		腹膜后瘘管造影图		诊断性操作	查：瘘管造影术-腹膜后
88.1500		腹膜后充气造影图		诊断性操作	
88.1600		其他腹膜后X线检查		诊断性操作	
88.1900		腹部其他X线检查		诊断性操作	
88.1901		腹部平片		诊断性操作	
88.2100		肩和上臂的骨骼X线检查		诊断性操作	

主要编码	附加编码	手 术 名 称	别　名	操作类别	备　注
88.2101		肩关节 X 线检查		诊断性操作	
88.2102		上臂 X 线检查		诊断性操作	
88.2200		肘和前臂的骨骼 X 线检查		诊断性操作	
88.2201		肘关节 X 线检查		诊断性操作	
88.2202		前臂 X 线检查		诊断性操作	
88.2300		腕和手的骨骼 X 线检查		诊断性操作	
88.2301		腕关节 X 线检查		诊断性操作	
88.2302		手 X 线检查		诊断性操作	
88.2303		手指 X 线检查		诊断性操作	
88.2400		上肢骨骼 X 线检查		诊断性操作	
88.2500		骨盆测量		诊断性操作	查：骨盆测量
88.2600		骨盆和髋的其他骨骼 X 线检查		诊断性操作	
88.2601		髋关节 X 线检查		诊断性操作	
88.2602		骨盆 X 线检查		诊断性操作	
88.2603		骶髂关节 X 线检查		诊断性操作	
88.2700		大腿、膝和小腿的骨骼 X 线检查		诊断性操作	
88.2701		股骨 X 线检查		诊断性操作	
88.2702		膝关节 X 线检查		诊断性操作	
88.2703		胫腓骨 X 线检查		诊断性操作	
88.2800		踝和足的骨骼 X 线检查		诊断性操作	
88.2801		踝关节 X 线检查		诊断性操作	
88.2802		足 X 线检查		诊断性操作	
88.2900		下肢骨骼 X 线检查		诊断性操作	
88.3100		骨骼摄片		诊断性操作	查：骨骼摄片（X 线）
88.3200		对比剂关节造影图		诊断性操作	是将对比剂注入关节腔内形成人工对比，以对关节进行 X 线检查的方法。主要观察关节内的软骨盘、关节囊、滑膜及韧带等软组织，常用于膝关节，检查半月板和十字韧带的损伤，亦可用于肩、腕、髋关节等。查：放射照相术 - 对比（空气）（气体）（放射性不透明物质）--关节
88.3201		肩关节造影		诊断性操作	
88.3202		肘关节造影		诊断性操作	
88.3203		腕关节造影		诊断性操作	
88.3204		髋关节造影		诊断性操作	
88.3205		膝关节造影		诊断性操作	

主要编码	附加编码	手术名称	别名	操作类别	备注
88.3206		踝关节造影		诊断性操作	
88.3300		其他骨骼 X 线检查		诊断性操作	
88.3301		骨龄测量		诊断性操作	查：骨-年龄研究
88.3400		上肢淋巴管造影图		诊断性操作	
88.3500		上肢的其他软组织 X 线检查		诊断性操作	
88.3600		下肢的淋巴管造影图		诊断性操作	
88.3700		下肢的其他软组织 X 线检查		诊断性操作	
88.3800		其他计算机轴向断层照相术		诊断性操作	
88.3801		脊柱 CT 检查		诊断性操作	
88.3802		关节 CT 检查		诊断性操作	
88.3803		肢体 CT 检查		诊断性操作	
88.3804		鼻窦 CT 检查		诊断性操作	
88.3805		眼 CT 检查		诊断性操作	
88.3900		X 线检查		诊断性操作	
88.4000		对比剂动脉造影术		诊断性操作	
88.4100		脑动脉造影术		诊断性操作	
88.4101		脑血管造影		诊断性操作	
88.4102		脊髓血管造影		诊断性操作	脊髓的动脉有两个来源：一是来自椎动脉的脊髓前、后动脉，它们在下行的过程中，相继与来自各部的脊髓支吻合，下行至脊髓圆锥。二是来自颈深动脉、肋间动脉、腰动脉与骶动脉的脊髓支，各随相应的脊神经进入椎间孔，称脊髓根动脉
88.4103		颈动脉造影术		诊断性操作	
88.4104		椎动脉造影		诊断性操作	查：血管造影术（动脉）-脊椎的
88.4200		主动脉造影术		诊断性操作	
88.4201		主动脉弓造影		诊断性操作	
88.4202		胸主动脉造影		诊断性操作	
88.4203		升主动脉造影		诊断性操作	
88.4204		腹主动脉造影		诊断性操作	
88.4205		降主动脉造影		诊断性操作	
88.4300		肺动脉造影术		诊断性操作	
88.4400		其他胸内动脉造影术		诊断性操作	
88.4401		锁骨下动脉造影		诊断性操作	查：血管造影术（动脉）-特指动脉 NEC
88.4402		无名动脉造影		诊断性操作	
88.4403		支气管动脉造影		诊断性操作	
88.4404		膈动脉造影		诊断性操作	

主要编码	附加编码	手术名称	别名	操作类别	备注
88.4405		肋间动脉造影		诊断性操作	
88.4500		肾动脉造影术		诊断性操作	
88.4600		胎盘动脉造影术		诊断性操作	
88.4700		其他腹内动脉造影术		诊断性操作	
88.4701		肝动脉造影		诊断性操作	
88.4702		脾动脉造影		诊断性操作	
88.4703		胃动脉造影		诊断性操作	
88.4704		胰腺动脉造影		诊断性操作	
88.4705		肠系膜上动脉造影		诊断性操作	
88.4706		肠系膜下动脉造影		诊断性操作	
88.4707		腹腔动脉造影		诊断性操作	
88.4800		股和其他下肢动脉造影术		诊断性操作	
88.4801		股动脉造影		诊断性操作	查：动脉造影术（对比）（荧光镜的）（逆行的）-股动脉的
88.4900		其他特指部位的动脉造影		诊断性操作	
88.4901		上肢动脉造影		诊断性操作	
88.4902		盆腔动脉造影		诊断性操作	
88.4903		子宫动脉造影		诊断性操作	
88.4904		髂动脉造影		诊断性操作	
88.5000		心血管造影术		诊断性操作	
88.5100		腔静脉心血管造影术		诊断性操作	
88.5101		上腔静脉造影		诊断性操作	
88.5102		下腔静脉造影		诊断性操作	
88.5200		右心脏结构的心血管造影术		诊断性操作	
88.5201		右心房造影		诊断性操作	查：心血管荧光电影照相术-右心（心房）（肺动脉瓣膜）（心室）（心室流出道）
88.5202		右心室造影		诊断性操作	查：室造影，室造影术（脑的）-心的--右心室（流出道）
88.5300		左心结构的心血管造影术		诊断性操作	
88.5301		左心房造影		诊断性操作	
88.5302		左心室造影		诊断性操作	
88.5400		联合的右和左心脏心血管造影术		诊断性操作	查：室造影，室造影术（脑的）-心的--左心室（流出道）---联合右心脏
88.5500		单根导管的冠状动脉造影术		诊断性操作	

主要编码	附加编码	手术名称	别名	操作类别	备注
88.5600		用两根导管的冠状动脉造影术		诊断性操作	
88.5700		其他和未特指的冠状动脉造影术		诊断性操作	
88.5701		多根导管冠状动脉造影		诊断性操作	
88.5800		负对比剂心脏X线照相术		诊断性操作	查：心血管荧光电影照相术-二氧化碳（负对比）
88.5900		手术中冠状动脉荧光血管造影术		诊断性操作	
88.6000		用对比剂静脉造影术，未特指的部位		诊断性操作	查：静脉造影术（对比）（逆行的）
88.6100		用对比剂头和颈部静脉造影术		诊断性操作	
88.6101		脑静脉造影		诊断性操作	
88.6102		颈静脉造影		诊断性操作	
88.6103		锁骨下静脉造影		诊断性操作	
88.6200		用对比剂肺静脉造影术		诊断性操作	
88.6300		用对比剂其他胸内静脉造影术	胸腔内静脉造影术	诊断性操作	
88.6400		用对比剂门静脉系统静脉造影术	脾门静脉造影	诊断性操作	经皮脾穿刺，把造影剂注入脾静脉、门静脉，用以显示脾静脉、门静脉的影像和由脾静脉发出的门静脉、腔静脉各侧支循环的情况。鉴别门静脉高压的类型，了解阻塞部位和食管静脉曲张情况。查：脾门静脉造影（通过脾动脉造影术）
88.6401		肝静脉造影		诊断性操作	
88.6500		用对比剂其他腹内静脉静脉造影术		诊断性操作	
88.6501		肠系膜静脉造影		诊断性操作	
88.6502		肾静脉造影		诊断性操作	
88.6503		卵巢静脉造影		诊断性操作	
88.6600		用对比剂股和其他下肢静脉的静脉造影术		诊断性操作	
88.6601		股静脉造影		诊断性操作	
88.6602		其他下肢静脉造影		诊断性操作	
88.6700		用对比剂其他特指部位的静脉造影术		诊断性操作	
88.6701		脊髓静脉造影		诊断性操作	
88.6702		上肢静脉造影		诊断性操作	
88.6703		髂静脉造影		诊断性操作	

主要编码	附加编码	手 术 名 称	别　名	操作类别	备　注
88.6800		阻抗静脉造影术		诊断性操作	
88.7100		头和颈部的诊断性超声		诊断性操作	
88.7101		颈动脉多普勒氏超声检查		诊断性操作	
88.7102		脑回波检查法		诊断性操作	查：超声波检查-中线移位，脑
88.7103		甲状腺超声检查		诊断性操作	查：超声波检查-头和颈
88.7104		经颅多普勒超声检查[TCD]		诊断性操作	查：多普勒图，多普勒流图-另见超声波检查-头和颈
88.7200		心脏诊断性超声		诊断性操作	
88.7201		超声心动图		诊断性操作	
88.7202		经食管超声心动图		诊断性操作	
88.7300		胸的其他部位的诊断性超声		诊断性操作	
88.7301		肺超声检查		诊断性操作	
88.7302		乳房超声检查		诊断性操作	
88.7303		主动脉弓超声检查		诊断性操作	
88.7400		消化系统的诊断性超声		诊断性操作	
88.7401		肝胆胰超声检查		诊断性操作	
88.7402		肝血管超声声学造影		诊断性操作	声学造影（acoustic contrast）是利用造影剂使后散射回声增强，明显提高超声诊断的分辨力、敏感性和特异性的技术。随着仪器性能的改进和新型声学造影剂的出现超声造影已能有效地增强心肌、肝、肾、脑等实质性器官的二维超声影像和血流多普勒信号，反映和观察正常组织和病变组织的血流灌注情况，已成为超声诊断的一个十分重要和很有前途的发展方向
88.7403		肝超声检查		诊断性操作	
88.7404		胆道超声检查		诊断性操作	
88.7500		泌尿系统的诊断性超声		诊断性操作	
88.7501		经直肠前列腺诊断性超声		诊断性操作	
88.7502		前列腺超声检查		诊断性操作	
88.7503		肾超声检查		诊断性操作	
88.7504		膀胱超声检查		诊断性操作	
88.7600		腹部和腹膜后的诊断性超声		诊断性操作	
88.7601		肝胆胰脾超声检查		诊断性操作	

主要编码	附加编码	手术名称	别名	操作类别	备注
88.7700		周围血管的诊断性超声		诊断性操作	
88.7701		肢体血管超声检查		诊断性操作	
88.7800		妊娠子宫的诊断性超声		诊断性操作	
88.7801		经阴道妊娠子宫超声检查		诊断性操作	
88.7900		其他诊断性超声		诊断性操作	
88.7901		经腹妇科超声检查		诊断性操作	
88.7902		经阴道妇科超声检查		诊断性操作	
88.7903		经直肠妇科超声检查		诊断性操作	
88.7904		关节超声检查		诊断性操作	
88.7905		浅表淋巴结超声检查		诊断性操作	
88.7906		阴囊超声检查		诊断性操作	
88.7907		软组织超声检查		诊断性操作	
88.8100		脑热影像图		诊断性操作	热成像技术：是利用红外探测器和光学成像物镜接受被测目标的红外辐射能量分布图形反映到红外探测器的光敏元件上，从而获得红外热像图，这种热像图与物体表面的热分布场相对应。通俗地讲红外热像仪就是将物体发出的不可见红外能量转变为可见的热图像。热图像上面的不同颜色代表被测物体的不同温度。查：热像图术-脑
88.8200		眼热影像图		诊断性操作	
88.8300		骨热影像图		诊断性操作	
88.8400		肌热影像图		诊断性操作	
88.8500		乳房热影像图		诊断性操作	
88.8600		血管热影像图		诊断性操作	
88.8900		其他部位热影像图		诊断性操作	
88.8901		淋巴热像图		诊断性操作	
88.9000		诊断性影像		诊断性操作	
88.9100		大脑和脑干的磁共振成像		诊断性操作	
88.9101		头部磁共振检查		诊断性操作	
88.9200		胸和心肌的磁共振成像		诊断性操作	
88.9201		心脏磁共振检查		诊断性操作	
88.9202		胸部磁共振检查		诊断性操作	
88.9203		乳腺磁共振检查		诊断性操作	
88.9300		椎管磁共振成像		诊断性操作	

主要编码	附加编码	手术名称	别名	操作类别	备注
88.9301		颈椎磁共振检查		诊断性操作	查：影像（诊断性）-磁共振（核子的）（质子）NEC--椎管（索）（脊柱）
88.9302		胸椎磁共振检查		诊断性操作	
88.9303		腰椎磁共振检查		诊断性操作	
88.9304		骶尾椎磁共振检查		诊断性操作	
88.9400		肌肉骨骼的磁共振成像		诊断性操作	
88.9401		上肢磁共振检查		诊断性操作	
88.9402		下肢磁共振检查		诊断性操作	
88.9500		骨盆、前列腺和膀胱的磁共振成像		诊断性操作	
88.9501		骨盆磁共振检查		诊断性操作	
88.9502		前列腺磁共振检查		诊断性操作	
88.9503		膀胱磁共振检查		诊断性操作	
88.9504		核磁共振泌尿系造影［MRU］		诊断性操作	磁共振尿路造影（MRU）技术：又称水成像，是一种新的、无创的、不需造影剂、用于诊断泌尿外科多种疾病的有效手段。当静脉肾盂造影、逆行造影检查受限或失败、或不能诊断时，MRU 可作为备用选择
88.9600		其他手术中磁共振影像		诊断性操作	
88.9700		其他和未特指部位的磁共振成像		诊断性操作	
88.9701		鼻窦核磁共振检查		诊断性操作	
88.9702		颈部磁共振检查		诊断性操作	
88.9703		腹部磁共振检查		诊断性操作	
88.9704		眼磁共振检查		诊断性操作	
88.9705		颈部血管核磁共振检查		诊断性操作	
88.9800		骨矿物质密度检查		诊断性操作	目前国内外广泛应用放射学方法测定体内骨矿物质含量（bone mineral content, BMC）及骨密度（bone mineral density, BMD），在骨质疏松诊治中得到了广泛地应用，其临床价值已得到了充分地肯定。查：骨-矿物质密度研究
89.0100		简单会谈和评估		诊断性操作	
89.0200		局限性会谈和评估		诊断性操作	
89.0300		全面会谈和评估		诊断性操作	
89.0301		人体残伤测定		诊断性操作	
89.0400		其他会谈和评估		诊断性操作	
89.0500		诊断性会谈和评估		诊断性操作	

主要编码	附加编码	手术名称	别名	操作类别	备注
89.0600		局限性会诊		诊断性操作	
89.0601		单科会诊		诊断性操作	
89.0700		全面会诊	多科会诊	诊断性操作	
89.0800		其他会诊		诊断性操作	
89.0801		院外会诊		诊断性操作	
89.0900		会诊		诊断性操作	
89.1000		颈内动脉异戊巴比妥试验		诊断性操作	Wada测试（颈内动脉异戊巴比妥试验，IAP）最早于1949年由John Wada首先报道并用于临床，现已广泛用于语言、记忆、运动功能的术前评估和协助痫灶定测，成为某些需要行大脑半球切除术、前颞叶切除术或癫痫病灶切除术患者术前一种重要的评估方法。查：Wada测验（半球功能）
89.1100		眼压测量法		诊断性操作	
89.1200		鼻功能性检查		诊断性操作	
89.1201		嗅觉检测		诊断性操作	
89.1300		神经系统检查		诊断性操作	
89.1301		脑干听觉诱发电位		诊断性操作	脑干听觉诱发电位（BAEP）是一项脑干受损较为敏感的客观指标，是由声刺激引起的神经冲动在脑干听觉传导通路上的电活动，能客观敏感地反映中枢神经系统的功能，BAEP记录的是听觉传导通路中的神经电位活动，反映耳蜗至脑干相关结构的功能状况，凡是累及听通道的任何病变或损伤都会影响BAEP。往往脑干轻微受损而临床无症状和体征时，BAEP已有改变。查：检查-神经科的
89.1400		脑电图		诊断性操作	
89.1500		其他非手术性神经功能试验		诊断性操作	
89.1600		新生儿颅骨透照法		诊断性操作	颅骨透照试验：新生儿、小儿颅骨骨板较薄，囟门未闭，当其硬膜下有较大量液体时，可透过一部分光线，并向周围衍射。查：透照镜检查-颅骨（新生儿）
89.1700		睡眠脑电图	多导睡眠图	诊断性操作	睡眠脑电图又称多导睡眠图（polysomnography，PSG）。主要用于睡眠和梦境研究以及抑郁症和睡眠呼吸暂停综合征的诊断。多导睡眠图是通过不同部位的生物电或通过不同传感获得生物讯号，经前置放大，输出为不同的电讯号，记录出不同的图形以供分析。查：多导睡眠（波动）描记
89.1701		睡眠监测		诊断性操作	

主要编码	附加编码	手 术 名 称	别 名	操作类别	备 注
89.1702		多导睡眠呼吸监测		诊断性操作	多导睡眠呼吸监测：主要用于诊断睡眠呼吸障碍，包括睡眠呼吸暂停综合征、鼾症、上气道阻力综合征，也用于其他睡眠障碍的辅助诊断，如：发作性睡病、不宁腿综合征、失眠分类等。包含：脑电（分析睡眠结构）、眼电、下颌肌电、口鼻气流和呼吸动度、心电、血氧、鼾声、肢动、体位等多个参数。查：多导睡眠（波动）描记
89.1800		其他睡眠疾患功能试验		诊断性操作	
89.1900		视频和无线电遥控脑电图监测		诊断性操作	
89.2100		尿路压力测定		诊断性操作	
89.2200		膀胱内压图		诊断性操作	
89.2300		尿道括约肌肌电图		诊断性操作	尿道括约肌肌电图（urethral sphincter electromyography，US-EMG），尿道外括约肌与肛门括约肌同受阴部神经控制。通过一刺入肛门外括约肌的电极或塞入肛门的电极塞，记录肛门外括约肌的肌电图，可反映尿道外括约肌的情况。查：肌电图，肌电描记术（EMG）（肌肉）-尿道括约肌
89.2400		尿流量测定［UFR］		诊断性操作	尿流率测定是一项用于检查排尿功能是否正常的辅助检查方法。应用尿流计记录排尿过程中每秒钟的尿流率并绘成曲线，以了解下尿路有无梗阻。尿流率测定是一种无创和相对便宜的检查项目。对于多数怀疑有下尿路功能障碍的患者，是一项首选、必不可少的筛查项目。查：尿流量测定（UFR）
89.2500		尿道压力分布图［UPP］	尿动力学检查	诊断性操作	通过对尿道最大压力（外括约肌处）的持续观测可以较全面地反映尿道压力在储尿期、排尿期的变化，从而更为接近尿道功能的真实状态。查：UPP（尿道压分布图）
89.2600		妇科检查		诊断性操作	
89.2900		其他非手术性泌尿生殖系统测量		诊断性操作	
89.2901		尿生物测定	尿生物检［鉴］定	诊断性操作	
89.2902		尿化学检查		诊断性操作	
89.3100		牙科检查		诊断性操作	
89.3200		食管压力测定		诊断性操作	
89.3300		肠造口指检		诊断性操作	
89.3400		直肠指检	肛门指检	诊断性操作	

主要编码	附加编码	手 术 名 称	别　　名	操作类别	备　　注
89.3500		鼻窦透照法		诊断性操作	
89.3600		乳房手法检查		诊断性操作	
89.3700		肺活量测定		诊断性操作	
89.3701		肺功能测定		诊断性操作	
89.3702		肺功能康复评定		诊断性操作	肺功能康复评定：是对患有慢性呼吸疾病患者的多学科、多程序康复治疗后的功能评定，主要适用人群是针对不能耐受活动的 COPD 患者。肺功能康复评定是评价 COPD 严重程度分级的指标，能预示 COPD 患者的病情进展和死亡率。查：肺活量测量法（激发的）（呼吸的）
89.3800		其他非手术性呼吸测量		诊断性操作	
89.3801		气道激发试验	支气管激发试验、气道反应性测定试验	诊断性操作	是用以测试支气管对吸入刺激性物质产生收缩反应程度的方法。气道反应性（airway responsiveness）指气道对各种物理、化学、变应原或运动的反应程度。查：测量-气道阻力
89.3900		其他非手术性测量和检查		诊断性操作	
89.3901		^{13}C-尿素呼气试验		诊断性操作	^{13}C-尿素呼气试验用来检查幽门螺杆菌的感染，其原理是将经过稳定核素^{13}C 标记的底物引进机体（主要方式为口服），利用同位素比值质谱仪检测底物的最终代谢产物^{13}CO$_2$ 的变化来研究机体内代谢反应和生理过程。在有 Hp 感染临床症状的患者中，^{13}C-尿素呼气试验的检出正确率甚至可高达 95%~100%
89.3902		肛门直肠压力测定	肛管直肠压力测定	诊断性操作	肛门直肠测压是检测直肠肛门功能的重要方法，可测定直肠肛门在不同状态下肛门括约肌的收缩情况，直肠的感觉功能及顺应性，直肠肛门反射，排便的协调性等
89.3903		食管内 24 小时 pH 监测		诊断性操作	食管 24 小时 pH 监测主要用于反流性食管炎的诊断和鉴别诊断，是胃食管反流性疾病（GERD）最好的检查方法和"金标准"之一
89.4100		踏旋器运动测验测定心血管应激功能		诊断性操作	
89.4101		活动平板运动试验		诊断性操作	
89.4200		马斯特斯二阶应激试验		诊断性操作	
89.4300		自行车测力计测定心血管应激功能		诊断性操作	
89.4301		蹬车运动试验		诊断性操作	

主要编码	附加编码	手术名称	别名	操作类别	备注
89.4400		其他心血管应激试验		诊断性操作	
89.4401		铊应激试验伴经食管心室起搏		诊断性操作	
89.4402		铊应激试验不伴经食管心室起搏		诊断性操作	
89.4500		人工起搏器速率检查		诊断性操作	
89.4501		人工起搏器功能检查		诊断性操作	
89.4600		人工起搏器伪差波形检查		诊断性操作	
89.4700		人工起搏器电极阻抗检查		诊断性操作	
89.4800		人工起搏器电压或电流阈值检查		诊断性操作	
89.4900		自动化可置入的复律器（或）除颤器[AICD]检查		诊断性操作	
89.5000		流动心脏监测		诊断性操作	
89.5001		24小时动态心电图	流动心脏监测[HOLTER]	诊断性操作	
89.5100		节律心电图		诊断性操作	
89.5200		心电图		诊断性操作	
89.5300		心电向量图[用ECG]		诊断性操作	
89.5400		心电监测		诊断性操作	
89.5500		用ECG导联的心音图		诊断性操作	
89.5501		心音图		诊断性操作	
89.5600		用ECG导联的颈动脉搏动		诊断性操作	
89.5700		心尖心动图[用ECG导联]		诊断性操作	
89.5800		体积描记图		诊断性操作	
89.5801		Rigiscan检查		诊断性操作	阴茎硬度测量仪，用于诊断男性勃起功能障碍。查：体积描记-阴茎
89.5900		其他非手术性心脏和血管测量		诊断性操作	
89.5901		心电生理检查	心脏电生理检查	诊断性操作	
89.6000		持续性动脉内血气监测		诊断性操作	
89.6100		全身动脉压监测		诊断性操作	
89.6200		中心静脉压监测		诊断性操作	
89.6300		肺动脉压监测		诊断性操作	

主要编码	附加编码	手术名称	别名	操作类别	备注
89.6400		肺动脉楔形监测	肺毛细血管楔压检测、Swan-Ganz漂浮导管术	诊断性操作	肺动脉楔压测量方法通常是应用Swan-Ganz气囊漂浮导管经血流漂浮并楔嵌到肺小动脉部位，阻断该处的前向血流，此时导管头端所测得的压力即是肺动脉楔压（PCWP）。查：插入-导管--斯旺-甘兹（肺动脉）
89.6500		全身动脉血气测量	血气分析	诊断性操作	动脉血气分析是指对各种气体、液体中不同类型的气体和酸碱性物质进行分析的技术过程。查：测量-全身动脉--血气
89.6600		混合静脉血气测量		诊断性操作	
89.6700		心脏排出量监测，用氧耗技术		诊断性操作	
89.6800		心脏排出量监测，其他技术		诊断性操作	
89.6801		心脏排出量监测[PICCO]		诊断性操作	PICCO技术是经肺温度稀释法（ST）与动脉搏动曲线分析技术相结合的监测方法。是对重症病人主要血流动力学参数进行检测的工具。查：监测-心输出量（经）--热稀释指示剂
89.6900		冠状动脉血流监测		诊断性操作	
89.7x00		全身体格检查		诊断性操作	
89.8x00		尸检	尸体解剖	诊断性操作	
90.0x00		神经系统标本和脊髓液的显微镜检查		诊断性操作	
90.1x00		内分泌腺标本的显微镜检查		诊断性操作	
90.2x00		眼标本的显微镜检查		诊断性操作	
90.3x00		耳、鼻、咽和喉标本的显微镜检查		诊断性操作	
90.4x00		气管、支气管、胸膜、肺标本和其他胸部标本和痰的显微镜检查		诊断性操作	
90.5x00		血显微镜检查		诊断性操作	
90.6x00		脾和骨髓的标本显微镜检查		诊断性操作	
90.6x01		骨髓涂片显微镜检查		诊断性操作	
90.7x00		淋巴结和淋巴标本的显微镜检查		诊断性操作	
90.8x00		上消化道标本和呕吐物的显微镜检查		诊断性操作	
90.9x00		下消化道标本和大便的显微镜检查		诊断性操作	
91.0x00		肝、胆管和胰腺标本的显微镜检查		诊断性操作	

主要编码	附加编码	手 术 名 称	别 名	操作类别	备 注
91.1x00		腹膜和腹膜后标本的显微镜检查		诊断性操作	
91.2x00		肾、子宫、肾周和输尿管周围组织标本的显微镜检查		诊断性操作	
91.3x00		膀胱、尿道、前列腺、精囊、膀胱周围组织标本和尿及精液的显微镜检查		诊断性操作	
91.4x00		女性生殖道标本的显微镜检查		诊断性操作	
91.5x00		肌肉骨骼系统标本和关节积液的显微镜检查		诊断性操作	
91.6x00		皮肤和其他体被标本的显微镜检查		诊断性操作	
91.7x00		手术伤口标本的显微镜检查		诊断性操作	
91.8x00		其他部位标本的显微镜检查		诊断性操作	
91.9x00		标本显微镜检查		诊断性操作	
92.0100		甲状腺扫描和放射性核素功能检查		诊断性操作	
92.0101		甲状腺核素扫描		诊断性操作	查：扫描-放射性核素--甲状腺
92.0200		肝扫描和放射性核素功能检查		诊断性操作	
92.0201		肝核素扫描		诊断性操作	
92.0300		肾扫描和放射性核素功能检查		诊断性操作	
92.0301		肾核素扫描		诊断性操作	
92.0400		胃肠扫描和放射性核素功能检查		诊断性操作	
92.0401		胃肠核素扫描		诊断性操作	
92.0500		心血管和造血系统扫描和放射性核素功能检查		诊断性操作	
92.0501		心血管核素扫描		诊断性操作	
92.0502		骨髓核素扫描		诊断性操作	
92.0503		脾核素扫描		诊断性操作	
92.0900		其他放射性核素功能检查		诊断性操作	
92.1100		脑扫描		诊断性操作	
92.1101		脑核素扫描		诊断性操作	

主要编码	附加编码	手术名称	别名	操作类别	备注
92.1200		头其他部位的扫描		诊断性操作	
92.1201		腮腺核素扫描		诊断性操作	
92.1202		耳咽管核素扫描		诊断性操作	
92.1300		甲状旁腺扫描		诊断性操作	
92.1400		骨扫描		诊断性操作	
92.1401		骨核素扫描		诊断性操作	
92.1500		肺扫描		诊断性操作	
92.1501		肺核素扫描		诊断性操作	
92.1600		淋巴系统扫描		诊断性操作	
92.1601		淋巴系统核素扫描		诊断性操作	
92.1700		胎盘扫描		诊断性操作	
92.1701		胎盘核素扫描		诊断性操作	
92.1800		全身扫描		诊断性操作	
92.1801		全身正电子X线断层显像-计算机断层显像	全身PET-CT	诊断性操作	
92.1900		其他部位扫描		诊断性操作	
92.1901		肢体静脉核素扫描		诊断性操作	
92.1902		肢体动脉核素扫描		诊断性操作	
92.1903		腹部核素扫描		诊断性操作	
92.1904		盆腔核素扫描		诊断性操作	
92.1905		乳房核素扫描		诊断性操作	
92.2000		短程放射性核素治疗的液体输注		治疗性操作	
92.2001		碘-125放射性核素近距离治疗		治疗性操作	碘-125放射性核素近距离治疗：已成为恶性肿瘤的有效治疗手段，碘-125放射性核素近距离治疗恶性肿瘤技能提高靶区的照射剂量又能降低周围正常组织的照射范围，可以提高肿瘤的局部控制率和患者的生存率。查：输注-放射性核素（液体短程治疗）（液体I-125）
92.2100		表浅放射治疗		治疗性操作	
92.2200		正电压放射治疗		治疗性操作	
92.2201		深部放射治疗		治疗性操作	
92.2300		放射性核素远距离放射疗法		治疗性操作	远距离治疗：指源的工作位置离开靶区垂直距离1m的放射治疗方法。常用的密封源是钴-60，很少应用铯-137。查：远距离放疗法-钴-60
92.2301		碘-125放射性核素远距离治疗		治疗性操作	
92.2302		放射性铯远距离治疗		治疗性操作	
92.2303		钴-60放射性核素远距离治疗		治疗性操作	

主要编码	附加编码	手术名称	别名	操作类别	备注
92.2400		光子远距离放射疗法		治疗性操作	
92.2500		电子远距离放射疗法		治疗性操作	
92.2501		β-粒子放疗		治疗性操作	
92.2600		其他粒子辐射的远距离放射疗法		治疗性操作	
92.2601		质子远距离放射治疗		治疗性操作	
92.2602		中子远距离放射治疗		治疗性操作	
92.2700		放射性元素的植入或置入		治疗性操作	
92.2701		血管内近距离放射治疗		治疗性操作	
92.2702		前列腺放射性粒子置入术	前列腺短距离治疗	治疗性操作	粒子置入全称为"放射性粒子置入治疗技术":是一种将放射源置入肿瘤内部,让其以摧毁肿瘤的治疗手段。粒子置入治疗技术涉及放射源,其核心是放射粒子。现在临床运用的是一种被称为碘-125的物质。查:植入物-放射性核素
92.2703		食管放射性粒子置入术		治疗性操作	
92.2704		甲状腺放射性粒子置入术		治疗性操作	
92.2705		鼻咽放射性粒子置入术		治疗性操作	
92.2706		肺放射性粒子置入术		治疗性操作	
92.2800		放射性核素注射或滴入		治疗性操作	
92.2801		碘-131放射性核素注射治疗		治疗性操作	
92.2900		其他放射疗法操作		治疗性操作	
92.3000		立体定向放射外科		治疗性操作	立体定向放射外科(SRS):这个概念是由Leksell教授首创,是指利用γ射线、X射线或荷电粒子束和立体定向系统的精确定位,将高能量放射线聚焦照射在某一局部靶区内,摧毁该区域内的所有组织,或引起所需要的生物学效应,达到类似外科手术的效果,靶区外围的放射剂量呈梯度锐减,周围脑组织免受损伤或呈轻微的可逆性损伤
92.3001		脑立体定向双侧扣带回毁损术		治疗性操作	查:破坏-病损--脑---通过立体定位外科学
92.3002		脑立体定向药瘾戒断术		治疗性操作	采用立体定向手术毁损脑内相关结构治疗毒品成瘾是一种新的尝试。查:破坏-病损--脑---通过立体定位外科学
92.3100		单源光子放射外科		治疗性操作	

主要编码	附加编码	手术名称	别名	操作类别	备注
92.3101		直线加速器放射治疗		治疗性操作	直线加速器通常是指利用高频电磁场进行加速，同时被加速粒子的运动轨迹为直线的加速器。查：放射外科学，立体定位-线性加速器（LINAC）
92.3102		X刀放射治疗		治疗性操作	X刀也叫光子刀，是一种用于放射治疗的设备，采用三维立体在人体内定位，X射线能够准确地按照肿瘤的生长形状照射，使肿瘤组织和正常组织之间形成整齐的边缘，像用手术刀切除的一样。查：放射外科学，立体定位-单源光子
92.3200		多源光子放射外科		治疗性操作	
92.3201		立体定向γ放射治疗		治疗性操作	立体定向放射治疗（SRT）：是利用立体定向技术进行放射治疗，目的是提高定位和摆位精度。使用X(γ)线、电子束及质子束的适形放射治疗，都必须应用立体定向技术，不是X(γ)刀所特有的。查：放射外科学，立体定位-多源
92.3202		钴-60放射治疗		治疗性操作	
92.3300		粒子放射外科		治疗性操作	
92.3900		其他立体定向放射外科治疗		治疗性操作	
92.4100		手术中电子放射治疗		治疗性操作	
93.0100		功能性评估		诊断性操作	
93.0101		构音功能评估		诊断性操作	
93.0102		记忆广度检查		诊断性操作	
93.0103		康复评定		诊断性操作	
93.0104		徒手平衡功能检查		诊断性操作	
93.0105		多频稳态检测		诊断性操作	
93.0106		记忆力评定		诊断性操作	
93.0107		日常生活能力评定		诊断性操作	
93.0108		失用失认评定		诊断性操作	失用症即运用不能，是在无运动或感觉障碍时，在作出有目的或精细动作时表现无能为力的状况，有时也意味着不能在全身动作的配合下，正确地使用一部分肢体去作已形成习惯的动作。失认症（agnosia）是感觉到的物象与以往记忆的材料失去联络而变得不认识，即认识不能。它是指由于大脑局部损害所致的一种后天性认知障碍失用失认评定：是康复评定的一种，即对患者失用症、失认症的评估测定
93.0109		认知知觉功能检查		诊断性操作	认知也可以称为认识，是指人认识外界事物的过程，或者说是对作用于人的感觉器官的外界事物进行信息加工的过程。它包括感觉、知觉、记忆、思维、想象、言语，是指人们认识活动的过程

主要编码	附加编码	手术名称	别名	操作类别	备注
93.0200		矫正评估		诊断性操作	
93.0300		假体评估		诊断性操作	
93.0400		肌功能手法测试		诊断性操作	
93.0401		等速肌力测定		诊断性操作	
93.0500		运动范围试验		诊断性操作	
93.0600		肢体长度测量		诊断性操作	
93.0700		体测量		诊断性操作	
93.0701		头围测量		诊断性操作	
93.0702		腰围测量		诊断性操作	
93.0703		皮褶厚度测量		诊断性操作	
93.0800		肌电描记法	肌电图〔EMG〕	诊断性操作	
93.0900		其他诊断性物理治疗操作		诊断性操作	
93.1100		辅助运动训练		治疗性操作	
93.1101		悬吊治疗		治疗性操作	悬吊运动训练突出了运动感觉综合训练，强调在不平稳状态下进行闭链运动以达到对感觉运动器官的最佳诱发效果。查：锻炼（物理疗法）-辅助的
93.1102		电动起立床训练		治疗性操作	
93.1103		减重支持系统训练		治疗性操作	
93.1200		其他活动肌肉骨骼的运动训练		治疗性操作	
93.1300		对抗阻力的辅助运动训练		治疗性操作	
93.1301		等速肌力训练		治疗性操作	
93.1400		关节运动训练		治疗性操作	
93.1500		脊柱松动法		治疗性操作	
93.1600		其他关节松动法		治疗性操作	
93.1700		其他被动性肌肉骨骼的运动训练		治疗性操作	
93.1800		呼吸训练		治疗性操作	
93.1900		训练		治疗性操作	
93.2100		手法和机械性牵引		治疗性操作	
93.2200		行走和步态训练		治疗性操作	
93.2300		矫形装置安装		治疗性操作	
93.2400		使用假体或矫形装置的训练		治疗性操作	
93.2401		用拐行走训练		治疗性操作	
93.2500		肢体强迫伸展		治疗性操作	查：牵引术-肢体，强迫型
93.2600		关节粘连的手法破裂		治疗性操作	查：破裂-关节粘连，手法的

主要编码	附加编码	手术名称	别名	操作类别	备注
93.2700		肌或腱伸展		治疗性操作	
93.2800		筋膜伸展		治疗性操作	
93.2900		畸形的其他强制性矫正		治疗性操作	
93.2901		畸形足手法矫正		治疗性操作	查：手法操作－肌肉骨骼（物理疗法）NEC
93.3100		水池中辅助训练		治疗性操作	
93.3200		漩涡内运动治疗		治疗性操作	
93.3300		其他水疗		治疗性操作	
93.3400		透热疗法		治疗性操作	透热疗法，通过使用电子或微波产生的热来达到医疗目的。透热疗法被用来缓解身体内深层组织的疼痛
93.3500		其他热疗法		治疗性操作	
93.3501		超声疗法		治疗性操作	超声疗法：是利用频率在 800~1000kH 的超声能以各种的方式作用于人体以治疗疾病的方法
93.3502		超短波短波疗法	超高频电场疗法	治疗性操作	超短波疗法，是一种应用波长为 10-1 米的超高频交流电作用人体，以达治疗目的方法
93.3503		红外线照射		治疗性操作	
93.3504		微波疗法		治疗性操作	
93.3505		磁热疗		治疗性操作	
93.3506		蜡疗		治疗性操作	
93.3507		石蜡浴	蜡浴	治疗性操作	
93.3508		热敷		治疗性操作	
93.3509		子宫内膜热疗术		治疗性操作	子宫内膜热疗术（HTA）：是治疗子宫内膜出血的新方法
93.3510		针灸	温针灸	治疗性操作	
93.3511		直接灸		治疗性操作	
93.3512		隔物灸		治疗性操作	
93.3513		悬灸		治疗性操作	
93.3514		热敏灸		治疗性操作	
93.3515		火针	火针刺法	治疗性操作	
93.3516		火针烙法		治疗性操作	
93.3517		中药热敷疗法		治疗性操作	
93.3518		中药热湿敷		治疗性操作	
93.3519		火罐治疗		治疗性操作	
93.3520		中药泡洗		治疗性操作	
93.3521		中药坐浴		治疗性操作	
93.3522		中药浸浴		治疗性操作	
93.3523		中药熏治		治疗性操作	

主要编码	附加编码	手术名称	别名	操作类别	备注
93.3600		心脏再训练		治疗性操作	
93.3700		产前训练		治疗性操作	
93.3800		联合的物理治疗，未提及组成方法		治疗性操作	
93.3801		脑瘫肢体综合训练		治疗性操作	
93.3802		偏瘫肢体综合训练		治疗性操作	
93.3803		平衡功能训练		治疗性操作	
93.3804		截瘫肢体综合训练		治疗性操作	
93.3900		其他物理治疗		治疗性操作	
93.3901		超声波治疗		治疗性操作	
93.3902		低频脉冲电治疗		治疗性操作	
93.3903		超声波联合治疗		治疗性操作	
93.3904		场效应治疗		治疗性操作	
93.3905		小儿捏脊		治疗性操作	查：轻抚法
93.3906		小儿推拿按摩		治疗性操作	查：轻抚法
93.3907		中医按摩手法治疗		治疗性操作	
93.3908		中药贴敷		治疗性操作	
93.3909		中药冷湿敷		治疗性操作	
93.3910		穴位贴敷		治疗性操作	
93.3911		三九贴		治疗性操作	
93.3912		三伏贴		治疗性操作	
93.4100		用颅骨装置的脊柱牵引		治疗性操作	
93.4101		头颅骨盆环牵引术		治疗性操作	
93.4102		颅骨牵引术		治疗性操作	
93.4200		其他脊柱牵引		治疗性操作	
93.4201		颈椎牵引术		治疗性操作	查：牵引-脊椎的 NEC
93.4202		Halo-Vest 架外固定术		治疗性操作	Halo-Vest 架又名胸背心，是目前可在三维维持颈椎稳定性的外固定支具。查：牵引-脊髓的
93.4300		间歇性骨骼牵引		治疗性操作	
93.4400		其他骨骼牵引		治疗性操作	
93.4401		经尺骨鹰嘴骨牵引术		治疗性操作	
93.4402		骨盆带牵引术		治疗性操作	
93.4403		骨盆悬吊		治疗性操作	
93.4404		股骨髁上牵引		治疗性操作	
93.4405		髌骨牵引		治疗性操作	
93.4406		胫骨结节牵引		治疗性操作	
93.4407		跟骨牵引术		治疗性操作	

主要编码	附加编码	手 术 名 称	别 名	操作类别	备 注
93.4500		托马斯夹板牵引		治疗性操作	
93.4600		肢体的其他皮肤牵引		治疗性操作	
93.5100		石膏背心应用		治疗性操作	
93.5200		颈支持物应用		治疗性操作	
93.5201		颈托固定		治疗性操作	
93.5300		其他石膏管型的应用		治疗性操作	
93.5400		夹板应用		治疗性操作	
93.5401		石膏夹板固定		治疗性操作	
93.5402		石膏托固定术		治疗性操作	
93.5403		肢体夹板固定术		治疗性操作	
93.5404		肢体支具固定术		治疗性操作	
93.5405		中医小夹板固定术		治疗性操作	
93.5500		牙栓结术		治疗性操作	用于牙周病的治疗、牙再植术后及齿槽骨骨折，不包括用于牙齿矫形的情况。查：结扎-牙
93.5600		压力敷料应用		治疗性操作	
93.5601		压力绷带固定		治疗性操作	
93.5602		弹力绷带固定		治疗性操作	
93.5700		其他伤口敷料的应用		治疗性操作	
93.5800		压力裤的应用		治疗性操作	
93.5900		其他制动术、压迫和伤口维护		治疗性操作	
93.5901		伤口高压氧治疗		治疗性操作	
93.5902		气压止血带绑缚		治疗性操作	
93.5903		弹力袜使用		治疗性操作	
93.5904		绑腿使用		治疗性操作	绑腿是指战争时期在行军过程中，为了减少腿部受伤的一种防护措施。查：固定（通过）-绷带
93.5905		立体定向头部框架固定		治疗性操作	立体定向框架是用于辅助头部立体定向神经外科手术中确定颅内靶点的坐标位置的医疗器械。查：使用-立体定位头框架
93.6100		全身松动的整骨推拿疗法		治疗性操作	
93.6200		用高速、低幅力的整骨推拿疗法		治疗性操作	
93.6300		用低速、高幅力的整骨推拿疗法		治疗性操作	
93.6400		用等张、同样大小力的整骨推拿疗法		治疗性操作	
93.6500		用间接力的整骨推拿疗法		治疗性操作	

主要编码	附加编码	手术名称	别名	操作类别	备注
93.6600		移动组织液的整骨推拿疗法		治疗性操作	
93.6700		其他特指的整骨推拿疗法		治疗性操作	
93.6701		骨病手法治疗		治疗性操作	
93.6702		传统特色中医正骨疗法		治疗性操作	
93.7100		诵读训练		治疗性操作	
93.7200		语言障碍训练		治疗性操作	
93.7300		食管说话训练		治疗性操作	
93.7400		语言缺损训练		治疗性操作	
93.7500		其他语言训练和治疗		治疗性操作	
93.7600		训练盲人使用导盲犬		治疗性操作	
93.7700		盲文或穆恩盲读训练		治疗性操作	
93.7701		盲文阅读训练		治疗性操作	
93.7800		盲人的其他康复疗法		治疗性操作	
93.8100		娱乐治疗		治疗性操作	
93.8200		教育治疗		治疗性操作	
93.8300		职业治疗		治疗性操作	
93.8301		作业疗法		治疗性操作	作业疗法（occupational therapy，OT）是应用有目的的、经过选择的作业活动，对由于身体上、精神上、发育上有功能障碍或残疾，以致不同程度地丧失生活自理和劳动能力的患者，进行评价、治疗和训练的过程，是一种康复治疗方法。查：日常生活的活动（ADL)-疗法
93.8400		音乐治疗		治疗性操作	
93.8500		职业康复		治疗性操作	指提供职业服务，如职业指导、职业训练和有选择的安置工作，使精神或躯体残疾者能够有适当职业。查：康复方案-职业
93.8900		康复		治疗性操作	
93.9000		无创机械性通气		治疗性操作	
93.9001		持续性气道正压通气［CPAP]		治疗性操作	
93.9100		间歇性正压通气［IPPB]		治疗性操作	
93.9300		非机械性方法复苏		治疗性操作	
93.9301		人工呼吸		治疗性操作	
93.9400		喷雾法给予呼吸药物		治疗性操作	
93.9401		雾化吸入		治疗性操作	
93.9500		高压给氧	高压氧疗法	治疗性操作	

主要编码	附加编码	手 术 名 称	别 名	操作类别	备 注
93.9600		其他富氧疗法		治疗性操作	富氧疗法是利用补给 30% 浓度的氧气来改善人体的生理环境，促进代谢过程的良性循环，以达到保健与治疗疾病、缓解症状、促进康复和预防病变、增进健康和美容目的的氧疗方法
93.9601		吸氧		治疗性操作	
93.9700		减压舱疗法		治疗性操作	
93.9800		其他控制气压和空气成分的疗法		治疗性操作	
93.9900		其他呼吸操作		治疗性操作	
94.0100		施行智力测验		诊断性操作	
94.0101		成人智商测验		诊断性操作	
94.0102		儿童智商测验		诊断性操作	
94.0200		施行心理测验		诊断性操作	
94.0201		明尼苏达多相人格测验		诊断性操作	
94.0202		韦克斯勒记忆测量		诊断性操作	
94.0203		注意缺陷多动障碍评定	多动症评定	诊断性操作	
94.0204		汉米尔顿抑郁评定		诊断性操作	
94.0300		性格分析		诊断性操作	
94.0301		艾森克人格评定		诊断性操作	
94.0800		其他心理学的评估和测验		诊断性操作	
94.0900		其他心理学的精神状态测定		诊断性操作	
94.1100		精神病学的精神状态测定		诊断性操作	
94.1101		精神状态测定		诊断性操作	查：评估-精神状态
94.1102		攻击风险评估		诊断性操作	
94.1103		自杀风险评估		诊断性操作	
94.1104		犯罪责任评估		诊断性操作	
94.1105		简易精神状况评定		诊断性操作	
94.1200		精神科常规访视		诊断性操作	
94.1300		精神科托管评估		诊断性操作	
94.1900		其他精神科会谈和评估		诊断性操作	
94.2100		麻醉分析法		治疗性操作	
94.2101		麻醉综合法		治疗性操作	
94.2200		锂治疗		治疗性操作	
94.2300		精神抵制药治疗		治疗性操作	
94.2301		精神安定剂治疗		治疗性操作	查：疗法-精神抑制药。安定属于精神抑制药中镇静催眠类药物

主要编码	附加编码	手术名称	别名	操作类别	备注
94.2400		化学休克治疗		治疗性操作	
94.2500		其他精神病学药物治疗		治疗性操作	
94.2501		氯氮平治疗		治疗性操作	
94.2600		亚抽搐电休克治疗		治疗性操作	
94.2700		其他电休克治疗		治疗性操作	
94.2701		电抽搐治疗［ECT］		治疗性操作	
94.2702		电休克疗法［EST］		治疗性操作	
94.2900		其他精神病学躯体疗法		治疗性操作	
94.2901		重复经颅磁刺激［RTMS］		治疗性操作	
94.3100		精神分析		治疗性操作	
94.3200		催眠疗法		治疗性操作	
94.3300		行为治疗		治疗性操作	
94.3301		行为矫正治疗		治疗性操作	
94.3302		行为脱敏治疗		治疗性操作	
94.3400		精神性性功能不良的个人单独治疗		治疗性操作	
94.3500		危象处置		治疗性操作	
94.3600		游戏精神［心理］疗法		治疗性操作	
94.3700		探索性语言精神［心理］疗法		治疗性操作	
94.3800		支持性语言精神［心理］疗法		治疗性操作	
94.3900		其他个人单独精神［心理］疗法		治疗性操作	
94.3901		生物反馈治疗		治疗性操作	
94.3902		森田治疗	禅疗法	治疗性操作	森田疗法主要适用于强迫症、社交恐怖、广场恐怖、惊恐发作的治疗，另外对广泛性焦虑、疑病等神经症，还有抑郁症等也有疗效。查：精神疗法
94.3903		工娱治疗		治疗性操作	
94.4100		精神性性功能不良团体治疗		治疗性操作	
94.4200		家庭治疗		治疗性操作	
94.4300		心理剧疗法		治疗性操作	
94.4400		其他团体治疗		治疗性操作	
94.4401		集体心理治疗		治疗性操作	
94.4500		药物瘾咨询		治疗性操作	
94.4600		酒精中毒咨询		治疗性操作	

主要编码	附加编码	手 术 名 称	别 名	操作类别	备 注
94.4900		其他咨询		治疗性操作	
94.4901		心理咨询		治疗性操作	
94.5100		精神［心理］疗法转诊		治疗性操作	
94.5200		精神疗法后转诊		治疗性操作	
94.5300		酒精中毒康复转诊		治疗性操作	
94.5400		药物瘾康复转诊		治疗性操作	
94.5500		职业康复转诊		治疗性操作	
94.5900		其他心理康复转诊		治疗性操作	
94.6100		乙醇康复		治疗性操作	
94.6101		酒精康复疗法		治疗性操作	
94.6200		乙醇脱瘾疗法		治疗性操作	
94.6300		乙醇康复和脱瘾疗法		治疗性操作	
94.6400		药物康复		治疗性操作	
94.6500		药物脱瘾疗法		治疗性操作	
94.6600		药物康复和脱瘾疗法		治疗性操作	
94.6700		乙醇和药物联合的康复		治疗性操作	
94.6800		乙醇和药物联合的脱瘾疗法		治疗性操作	
94.6900		乙醇和药物联合的康复及脱瘾疗法		治疗性操作	
95.0100		局限性眼检查		诊断性操作	
95.0101		配镜检查		诊断性操作	
95.0102		视力检查		诊断性操作	
95.0103		角膜地形图		诊断性操作	查：检查（为了）-眼
95.0104		角膜内皮镜检查		诊断性操作	
95.0105		角膜曲率检查		诊断性操作	
95.0200		综合性眼检查		诊断性操作	
95.0300		扩大眼科病情检查		诊断性操作	
95.0301		青光眼检查		诊断性操作	
95.0302		神经性眼病检查		诊断性操作	
95.0303		视网膜疾病检查		诊断性操作	
95.0400		麻醉下眼检查		诊断性操作	
95.0500		视野检查		诊断性操作	视野检查法分动态与静态检查。一般视野检查属动态，是利用运动着的视标测定相等灵敏度的各点，所连之线称等视线，记录视野的周边轮廓。静态检查则是测定一子午线上各点的光灵敏度阈值，连成曲线以得出视野缺损的深度概念。查：平面视野计

主要编码	附加编码	手术名称	别名	操作类别	备注
95.0600		色觉检查		诊断性操作	
95.0700		黑暗适应检查		诊断性操作	从光亮处进入暗中，人眼对光的敏感度逐渐增加，约30分钟达到最大限度，称暗适应。暗适应是视细胞基本功能——感光功能的反映。在营养缺乏、眼底病变情况下常有暗适应功能变化。暗适应测定是眼功能检查的重要项目之一。查：研究-暗适应，眼
95.0900		眼检查		诊断性操作	
95.0901		视觉检查		诊断性操作	
95.1100		眼底照相术		诊断性操作	
95.1200		眼荧光素血管造影或毛细血管显微镜检查		诊断性操作	
95.1201		眼荧光素血管造影		诊断性操作	查：血管造影-眼（荧光素）
95.1202		眼毛细血管显微镜检查		诊断性操作	
95.1300		眼超声检查		诊断性操作	
95.1400		眼 X 线检查		诊断性操作	
95.1500		眼运动检查		诊断性操作	
95.1600		眼 P32 和其他示踪剂检查		诊断性操作	
95.1601		光学相干性视网膜扫描		诊断性操作	查：扫描，扫描-放射性核素--眼
95.2100		视网膜电图［ERG］		诊断性操作	
95.2200		眼动图［EOG］		诊断性操作	
95.2300		视觉诱发电位［VEP］		诊断性操作	
95.2400		眼震电流描记图［ENG］		诊断性操作	
95.2500		眼肌电图［EMG］		诊断性操作	
95.2600		张力描记法、激发测验和其他青光眼测验		诊断性操作	
95.3100		眼镜安装和配备		治疗性操作	
95.3101		配镜		治疗性操作	
95.3200		接触［隐形］镜片的处方、安装和配备		治疗性操作	
95.3300		其他视力低下辅助器的配备		治疗性操作	
95.3301		助视镜安装		治疗性操作	
95.3400		眼假体		治疗性操作	
95.3500		视轴矫正训练		治疗性操作	
95.3600		眼科咨询和指导		治疗性操作	

主要编码	附加编码	手术名称	别名	操作类别	备注
95.4100		听力测定		诊断性操作	
95.4101		电测听检查		诊断性操作	查：听力测定（贝克西-音调）（阻抗）（镫骨反射性反应）（主观的）
95.4102		耳声发射		诊断性操作	耳声发射是一种产生于耳蜗，经听骨链及鼓膜传导释放入外耳道的音频能量
95.4200		临床听力试验		诊断性操作	
95.4201		音叉听力试验		诊断性操作	
95.4202		耳语听力试验		诊断性操作	
95.4300		听力评估		诊断性操作	
95.4301		韦伯听力评估		诊断性操作	韦伯试验是比较两耳骨导听力的强弱。查：评估-听力的
95.4400		临床前庭功能试验		诊断性操作	
95.4401		前庭功能热试验		诊断性操作	
95.4500		旋转测验		诊断性操作	
95.4600		其他听力和前庭功能试验		诊断性操作	
95.4601		前庭功能检查		诊断性操作	查：测验，测定（为了）-前庭功能 NEC
95.4700		听力检查		诊断性操作	
95.4800		助听器安装		治疗性操作	
95.4900		其他与听力相关的非手术性操作		治疗性操作	
96.0100		鼻咽导气管的置入		治疗性操作	
96.0200		口咽导气管置入		治疗性操作	
96.0300		食管阻塞导气管置入		治疗性操作	
96.0400		气管内插管		治疗性操作	
96.0500		呼吸道的其他插管术		治疗性操作	
96.0501		支气管支架置入术		治疗性操作	
96.0502		主支气管支架置入术		治疗性操作	
96.0600		森斯塔管置入		治疗性操作	
96.0601		三腔二囊管插管术		治疗性操作	用于对食管-胃底静脉曲张破裂大出血者压迫止血。查：插入-导管--食管（非手术的）
96.0700		其他［鼻-］胃管置入		治疗性操作	
96.0800		［鼻-］肠管置入		治疗性操作	
96.0900		直肠导管置入		治疗性操作	
96.0901		直肠导管置换		治疗性操作	
96.1100		外耳道填塞		治疗性操作	
96.1400		阴道填塞		治疗性操作	
96.1500		阴道塑模置入		治疗性操作	
96.1600		其他阴道扩张		治疗性操作	

主要编码	附加编码	手　术　名　称	别　　名	操作类别	备　　注
96.1601		阴道口手法扩张术		治疗性操作	查：扩张-阴道（机械）（手法的）NEC
96.1700		阴道隔膜置入		治疗性操作	阴道隔膜是一种女用避孕工具，俗称子宫帽，它是用优质乳胶薄膜制成，外形像圆顶帽子，边缘有一个合金的弹簧圈，富有弹性，便于放取。查：插入-阴道隔
96.1800		其他阴道子宫托置入		治疗性操作	
96.1900		直肠填塞		治疗性操作	
96.2100		额鼻管扩张		治疗性操作	
96.2200		直肠扩张		治疗性操作	
96.2300		肛门括约肌扩张		治疗性操作	
96.2400		肠造口扩张和手法操作		治疗性操作	
96.2401		结肠造口手法扩张		治疗性操作	
96.2500		膀胱治疗性扩张		治疗性操作	
96.2501		膀胱水扩张疗法		治疗性操作	膀胱水扩张术目的是为诊断或治疗间质性膀胱炎。利用内镜由尿道进入膀胱，在膀胱内灌注生理盐水，主要是增加膀胱容量，减低排尿期间的时间。查：膨胀过度，膀胱（治疗性）
96.2600		直肠脱垂手法复位术		治疗性操作	
96.2700		疝手法复位术		治疗性操作	
96.2800		肠造口脱垂手法复位术		治疗性操作	
96.2900		消化道肠套叠复位术		治疗性操作	
96.3100		胃冷却		治疗性操作	
96.3200		胃冷冻		治疗性操作	
96.3300		胃灌洗		治疗性操作	
96.3400		［鼻-］胃管的其他冲洗		治疗性操作	
96.3500		胃强饲法［胃管］		治疗性操作	
96.3600		胃造口或肠造口的冲洗		治疗性操作	
96.3601		胃造口冲洗		治疗性操作	
96.3602		肠造口冲洗		治疗性操作	
96.3700		直肠滴注法		治疗性操作	
96.3701		中药直肠滴入		治疗性操作	
96.3800		嵌塞粪便去除		治疗性操作	
96.3900		其他经肛门灌肠		治疗性操作	
96.3901		直肠冲洗		治疗性操作	
96.3902		中药结肠透析		治疗性操作	
96.3903		小儿中药灌肠退热术		治疗性操作	用于小儿高热持续不退。查：冲洗-直肠的

主要编码	附加编码	手术名称	别名	操作类别	备注
96.3904		中药保留灌肠		治疗性操作	
96.4100		胆囊造口和其他胆管冲洗术		治疗性操作	
96.4101		胆囊造口冲洗		治疗性操作	
96.4102		胆管冲洗		治疗性操作	
96.4200		胰管冲洗术		治疗性操作	
96.4300		消化道滴注，除外胃饲法［胃管］		治疗性操作	
96.4400		阴道冲洗		治疗性操作	
96.4500		肾造口和肾盂造口冲洗术		治疗性操作	
96.4501		肾造口冲洗		治疗性操作	
96.4502		肾盂造口冲洗		治疗性操作	
96.4600		输尿管造口和输尿管导管的冲洗术		治疗性操作	
96.4601		输尿管造口冲洗		治疗性操作	
96.4602		输尿管导管冲洗		治疗性操作	
96.4700		膀胱造口冲洗术		治疗性操作	
96.4800		其他留置的泌尿系导管冲洗术		治疗性操作	
96.4801		导尿管冲洗		治疗性操作	
96.4900		其他泌尿生殖道滴注		治疗性操作	
96.4901		膀胱灌注		治疗性操作	
96.4902		前列腺素栓剂置入，用于流产		治疗性操作	
96.5100		眼冲洗术		治疗性操作	
96.5200		耳冲洗术		治疗性操作	
96.5201		耵聍冲洗术		治疗性操作	较大且硬难以取出者，可先滴入5%碳酸氢钠或1%~3%酚甘油，待软化后取出或用冲洗法清除。查：冲洗-耳（耳垢去除）
96.5300		鼻道冲洗术		治疗性操作	
96.5400		洁牙、牙磨光和除垢		治疗性操作	
96.5401		超声洁牙术		治疗性操作	
96.5500		气管造口洗涤		治疗性操作	
96.5600		支气管和气管的其他灌洗		治疗性操作	
96.5601		支气管灌洗		治疗性操作	
96.5602		气管灌洗术		治疗性操作	
96.5700		血管导管冲洗术		治疗性操作	
96.5800		伤口导管冲洗术		治疗性操作	

主要编码	附加编码	手术名称	别名	操作类别	备注
96.5900		伤口的其他冲洗术		治疗性操作	
96.6x00		浓缩营养物的肠内输注		治疗性操作	
96.6x01		肠内高营养		治疗性操作	
96.6x02		胃肠内高营养		治疗性操作	查：营养，浓缩物质-肠内输注
96.6x03		鼻空肠营养管置入术		治疗性操作	查：插入-管--喂养---鼻胃的
96.6x04		鼻十二指肠营养管置入术		治疗性操作	
96.6x05		经鼻肠营养管置入术		治疗性操作	
96.7000		未特指时间的持续性侵入性机械性通气		治疗性操作	
96.7100		少于96小时连续的持续性侵入性机械性通气		治疗性操作	
96.7101		呼吸机治疗［小于96小时］		治疗性操作	
96.7200		等于或大于96小时连续的持续性侵入性机械性通气		治疗性操作	
96.7201		呼吸机治疗［大于等于96小时］		治疗性操作	
97.0100		［鼻-］胃或食管造口术导管置换		治疗性操作	
97.0101		鼻-胃管置换		治疗性操作	
97.0200		胃造口导管置换		治疗性操作	
97.0300		小肠导管或肠造口术装置置换		治疗性操作	
97.0301		小肠造口导管置换		治疗性操作	
97.0302		空肠造口管置换术		治疗性操作	
97.0400		大肠导管或肠造口术装置置换		治疗性操作	
97.0401		大肠造口导管置换		治疗性操作	
97.0500		胆管或胰管内支架［管］的置换		治疗性操作	
97.0501		胆管引流管置换术		治疗性操作	
97.0502		胆管支架置换术		治疗性操作	
97.0503		胰管套管置换		治疗性操作	
97.0504		胆囊引流管置换术		治疗性操作	
97.1100		置换上肢石膏管型		治疗性操作	
97.1200		置换下肢石膏管型		治疗性操作	
97.1300		置换其他石膏管型		治疗性操作	

主要编码	附加编码	手术名称	别名	操作类别	备注
97.1400		置换肌肉骨骼固定的其他装置		治疗性操作	
97.1500		置换伤口引流管		治疗性操作	
97.1600		置换伤口填塞或引流物		治疗性操作	
97.2100		鼻填塞物的置换		治疗性操作	
97.2200		牙填塞物的置换		治疗性操作	
97.2300		气管造口导管的置换		治疗性操作	
97.2301		气管套管置换术		治疗性操作	
97.2400		阴道隔膜置换和再装		治疗性操作	
97.2500		其他阴道子宫托的置换		治疗性操作	
97.2600		阴道或外阴填塞或引流物的置换		治疗性操作	
97.2601		阴道填塞物置换		治疗性操作	
97.2602		阴道引流物置换		治疗性操作	
97.2900		其他非手术性置换		治疗性操作	
97.3100		去除眼假体		治疗性操作	
97.3200		去除鼻填塞物		治疗性操作	
97.3300		去除牙钢丝栓结术		治疗性操作	
97.3400		去除牙填塞物		治疗性操作	
97.3500		去除牙假体		治疗性操作	
97.3600		去除其他下颌骨外部固定装置		治疗性操作	
97.3601		颌骨牵引器去除		治疗性操作	
97.3700		去除气管造口导管		治疗性操作	
97.3800		去除头和颈部缝线		治疗性操作	
97.3801		角膜缝线去除		治疗性操作	
97.3802		结膜缝线去除		治疗性操作	
97.3803		眼部缝线去除		治疗性操作	
97.3804		头部缝线去除		治疗性操作	
97.3805		颈部缝线去除		治疗性操作	
97.3806		腭部缝线去除		治疗性操作	
97.3900		去除头和颈部其他治疗性装置		治疗性操作	
97.3901		颈部治疗性装置去除		治疗性操作	
97.3902		头部治疗性装置去除		治疗性操作	
97.3903		鼻后孔成形管取出术		治疗性操作	
97.3904		头盆环牵引去除		治疗性操作	
97.3905		鼻泪管支架取出术		治疗性操作	

主要编码	附加编码	手术名称	别名	操作类别	备注
97.4100		去除胸廓切开导管或胸膜腔引流物		治疗性操作	
97.4101		胸腔引流管取出术		治疗性操作	
97.4200		去除纵隔引流物		治疗性操作	
97.4300		去除胸缝线		治疗性操作	
97.4400		非手术性去除心脏辅助系统		治疗性操作	
97.4401		循环辅助装置去除		治疗性操作	
97.4402		心脏辅助装置去除		治疗性操作	
97.4900		去除胸的其他装置		治疗性操作	
97.5100		去除胃造口导管		治疗性操作	
97.5101		内镜下胃造瘘管取出术		治疗性操作	
97.5200		去除小肠导管		治疗性操作	
97.5201		内镜下空肠造瘘管取出术		治疗性操作	
97.5300		去除大肠或阑尾导管		治疗性操作	
97.5301		直肠导管去除		治疗性操作	
97.5400		去除胆囊造口导管		治疗性操作	
97.5500		去除T形管、其他胆管导管或肝导管		治疗性操作	
97.5501		去除胆管支架		治疗性操作	
97.5502		胆管引流管取出术		治疗性操作	
97.5503		去除T形管术		治疗性操作	
97.5504		肝引流管取出术		治疗性操作	
97.5505		经皮胆总管支架取出术		治疗性操作	
97.5506		内镜下胆管支架取出术		治疗性操作	
97.5600		去除胰腺导管或引流管		治疗性操作	
97.5601		内镜下胰管支架去除		治疗性操作	
97.5602		胰腺引流管去除		治疗性操作	
97.5603		去除胰腺导管		治疗性操作	
97.5900		去除消化系统其他装置		治疗性操作	
97.5901		食管扩张支架去除		治疗性操作	
97.5902		内镜下食管支架取出术		治疗性操作	
97.5903		内镜下胃支架取出术		治疗性操作	

主要编码	附加编码	手 术 名 称	别　名	操作类别	备　注
97.6100		去除肾盂造口和肾造口导管		治疗性操作	
97.6101		肾造口导管取出术		治疗性操作	
97.6102		肾盂造口导管取出术		治疗性操作	
97.6200		去除输尿管造口导管和输尿管导管		治疗性操作	
97.6201		输尿管导管去除		治疗性操作	
97.6202		输尿管造口导管去除		治疗性操作	
97.6203		输尿管双"J"管取出术		治疗性操作	
97.6204		输尿管镜输尿管支架取出术		治疗性操作	查：去除–输尿管的夹板（支架）
97.6205		膀胱镜输尿管支架取出术		治疗性操作	
97.6300		去除膀胱造口导管		治疗性操作	
97.6400		去除其他泌尿系统引流装置		治疗性操作	
97.6401		去除留置的泌尿系统导管		治疗性操作	
97.6402		膀胱镜 D-J 管取出术		治疗性操作	
97.6500		去除尿道支架		治疗性操作	
97.6501		去除尿道支撑物		治疗性操作	
97.6900		去除泌尿系统其他装置		治疗性操作	
97.6901		膀胱支架去除		治疗性操作	
97.6902		前列腺支架去除		治疗性操作	
97.7100		取出子宫内避孕装置		治疗性操作	
97.7101		子宫内避孕器取出术		治疗性操作	
97.7102		宫腔镜子宫内避孕器取出术		治疗性操作	
97.7200		取出子宫内填塞物		治疗性操作	
97.7300		取出阴道隔膜		治疗性操作	
97.7400		取出其他阴道子宫托		治疗性操作	
97.7500		取出阴道或外阴填塞物		治疗性操作	
97.7900		取出生殖道其他装置		治疗性操作	
97.7901		阴道缝线去除		治疗性操作	
97.7902		宫颈缝线去除		治疗性操作	
97.7903		宫颈管支架取出术		治疗性操作	
97.7904		宫腔支架取出术		治疗性操作	
97.8100		去除腹膜后引流装置		治疗性操作	

主要编码	附加编码	手术名称	别名	操作类别	备注
97.8200		去除腹膜引流装置		治疗性操作	
97.8300		去除腹壁缝线		治疗性操作	
97.8400		去除躯干缝线		治疗性操作	
97.8500		去除躯干填塞物		治疗性操作	
97.8600		去除腹部其他装置		治疗性操作	
97.8601		腹膜透析管去除		治疗性操作	
97.8602		腹腔 DDS 泵取出术		治疗性操作	
97.8603		肝动脉泵取出术		治疗性操作	
97.8700		去除躯干其他装置		治疗性操作	
97.8800		去除外部制动装置		治疗性操作	
97.8801		外固定装置取出术		治疗性操作	
97.8802		石膏外固定去除		治疗性操作	
97.8900		去除其他治疗性装置		治疗性操作	
97.8901		皮肤扩张器取出术		治疗性操作	
97.8902		输注泵取出术	全自动注药泵取出术	治疗性操作	
97.8903		化疗泵取出术		治疗性操作	
97.8904		缝线去除		治疗性操作	查：去除-缝合
97.8905		PICC 管去除		治疗性操作	
98.0100		口腔内异物的不切开去除		治疗性操作	
98.0101		口腔异物取出术		治疗性操作	
98.0200		食管管腔内异物的不切开去除		治疗性操作	
98.0201		食管镜食管异物取出术		治疗性操作	
98.0300		胃和小肠管腔内异物的不切开去除		治疗性操作	
98.0301		内镜下胃内异物去除		治疗性操作	
98.0302		内镜下十二指肠内异物去除		治疗性操作	
98.0303		内镜下小肠内异物取出术		治疗性操作	
98.0400		大肠管腔内异物的不切开去除		治疗性操作	
98.0401		内镜下大肠内异物去除		治疗性操作	
98.0500		直肠和肛门管腔内异物的不切开去除		治疗性操作	
98.0501		肛管内异物的不切开去除		治疗性操作	

主要编码	附加编码	手 术 名 称	别 名	操作类别	备 注
98.0502		直肠异物的不切开去除		治疗性操作	
98.1100		耳腔内异物的不切开去除		治疗性操作	
98.1200		鼻腔内异物的不切开去除		治疗性操作	
98.1201		内镜下鼻腔异物取出术		治疗性操作	
98.1300		咽管腔内异物的不切开去除		治疗性操作	
98.1400		喉管腔内异物的不切开去除		治疗性操作	
98.1500		气管和支气管管腔内异物的不切开去除		治疗性操作	
98.1501		非切开气管异物取出术		治疗性操作	
98.1502		非切开支气管异物取出术		治疗性操作	
98.1503		气管镜支气管异物取出术		治疗性操作	
98.1504		气管镜气管异物取出术		治疗性操作	
98.1600		子宫管腔内异物的不切开去除		治疗性操作	
98.1601		非切开宫颈异物取出术		治疗性操作	
98.1700		阴道内异物的不切开去除		治疗性操作	
98.1800		人工造口管腔内异物的不切开去除		治疗性操作	
98.1900		尿道管内异物的不切开去除		治疗性操作	
98.2000		去除异物		治疗性操作	
98.2100		眼表浅异物的不切开去除		治疗性操作	
98.2101		眶内表浅异物去除		治疗性操作	
98.2200		头和颈部其他异物的不切开去除		治疗性操作	
98.2201		非切开头皮异物去除		治疗性操作	
98.2202		非切开眼睑异物取出术		治疗性操作	
98.2203		非切开结膜异物取出术		治疗性操作	

主要编码	附加编码	手术名称	别名	操作类别	备注
98.2204		非切开颈部异物去除		治疗性操作	
98.2300		外阴异物的不切开去除		治疗性操作	
98.2400		阴囊或阴茎异物的不切开去除		治疗性操作	
98.2401		阴茎异物去除		治疗性操作	
98.2402		阴囊异物去除		治疗性操作	
98.2500		躯干其他异物不切开去除，除外阴囊、阴茎或外阴		治疗性操作	
98.2501		非切开躯干异物取出术		治疗性操作	
98.2600		手异物的不切开去除		治疗性操作	
98.2700		上肢异物的不切开去除，除外手		治疗性操作	
98.2800		足异物的不切开去除		治疗性操作	
98.2900		下肢异物的不切开去除，除外足		治疗性操作	
98.5100		肾、输尿管和（或）膀胱体外休克波碎石［ESWL］		治疗性操作	体外冲击波碎石术（ESWL）是通过体外碎石机产生冲击波，由机器聚焦后对准结石，经过多次释放能量而击碎体内的结石，使之随尿液排出体外
98.5101		肾体外冲击波碎石术		治疗性操作	
98.5102		膀胱体外冲击波碎石术		治疗性操作	
98.5103		输尿管体外冲击波碎石术		治疗性操作	
98.5104		肾盂体外冲击波碎石术		治疗性操作	
98.5200		胆囊和（或）胆管体外休克波碎石［ESWL］		治疗性操作	
98.5201		胆管体外冲击波碎石		治疗性操作	
98.5202		胆囊体外冲击波碎石术		治疗性操作	
98.5900		其他部位体外休克波碎石		治疗性操作	
99.0000		围手术期自体输全血或血成分		治疗性操作	
99.0001		自体血液回输		治疗性操作	
99.0100		交换输血		治疗性操作	
99.0101		动脉输血术		治疗性操作	
99.0102		换血术		治疗性操作	查：输注（的）-置换

主要编码	附加编码	手 术 名 称	别 名	操作类别	备 注
99.0200		输以前收集的自体血		治疗性操作	
99.0300		全血的其他输入		治疗性操作	
99.0301		输血		治疗性操作	
99.0400		血细胞压积输入		治疗性操作	
99.0401		红细胞输入		治疗性操作	
99.0500		输入血小板		治疗性操作	
99.0600		输入凝血因子		治疗性操作	
99.0601		输入抗血友病因子		治疗性操作	
99.0700		输入其他血清		治疗性操作	
99.0701		血浆输入		治疗性操作	
99.0702		血浆置换		治疗性操作	查：血浆交换
99.0800		血容量扩充药的输入	血液扩容剂输入	治疗性操作	
99.0900		输入其他物质		治疗性操作	
99.0901		人造血浆输入		治疗性操作	
99.1000		血栓溶解药的注射或输注		治疗性操作	
99.1001		下肢动脉溶栓术		治疗性操作	
99.1002		股动脉置管溶栓术		治疗性操作	
99.1003		下肢静脉置管溶栓术		治疗性操作	
99.1004		肾动脉血栓溶解剂灌注		治疗性操作	
99.1005		脑动脉血栓溶解剂灌注		治疗性操作	
99.1006		颈动脉血栓溶解剂灌注		治疗性操作	
99.1007		肺动脉血栓溶解剂灌注		治疗性操作	
99.1008		脑动脉内溶栓术		治疗性操作	
99.1009		脑静脉窦溶栓术		治疗性操作	
99.1100		注射 Rh 免疫球蛋白		治疗性操作	
99.1200		变态反应免疫接种		治疗性操作	
99.1201		脱敏疗法		治疗性操作	
99.1300		自体免疫病的免疫接种		治疗性操作	
99.1400		丙球蛋白注射或输注		治疗性操作	
99.1401		免疫血清注射		治疗性操作	
99.1500		胃肠外输注浓缩营养物质		治疗性操作	
99.1501		全部胃肠外营养	TPN	治疗性操作	查：营养，浓缩物质-胃肠外的，全部

主要编码	附加编码	手术名称	别名	操作类别	备注
99.1502		周围胃肠外营养	PPN	治疗性操作	
99.1600		解毒药注射		治疗性操作	
99.1601		抗蛇毒素注射		治疗性操作	
99.1602		重金属拮抗剂注射		治疗性操作	
99.1700		注射胰岛素		治疗性操作	
99.1800		注射或输注电解质		治疗性操作	
99.1900		注射凝血药		治疗性操作	
99.2000		血小板抑制药的注射或输注		治疗性操作	
99.2100		注射抗生素		治疗性操作	
99.2200		注射其他抗感染药物		治疗性操作	
99.2300		类固醇注射		治疗性操作	
99.2400		其他激素注射		治疗性操作	
99.2401		骨囊肿激素注射术		治疗性操作	
99.2500		注射或输注癌瘤化学治疗药物		治疗性操作	
99.2501		动脉化疗栓塞		治疗性操作	
99.2502		动脉注射化疗药物		治疗性操作	
99.2503		静脉注射化疗药物		治疗性操作	
99.2504		肌内注射化疗药物		治疗性操作	
99.2505		化疗药物灌注		治疗性操作	
99.2506		膀胱灌注化疗		治疗性操作	
99.2600		注射镇静药		治疗性操作	
99.2700		电离子透入疗法		治疗性操作	
99.2800		注射或输注作为一种抗肿瘤药的生物治疗调节〔BRM〕		治疗性操作	
99.2801		抗肿瘤免疫治疗		治疗性操作	
99.2802		小剂量白介素治疗		治疗性操作	
99.2803		溶瘤腺病毒注射术		治疗性操作	溶瘤腺病毒：它利用肿瘤细胞内 p53 基因及其通路的变异，能识别肿瘤细胞并将其杀死。它不杀伤正常细胞，不会引起放、化疗中常见的白细胞下降、呕吐、腹泻等副作用。查：免疫疗法，抗肿瘤的
99.2900		注射或输注其他治疗性或预防性药物		治疗性操作	
99.2901		异位妊娠化疗药物注射	宫外孕化疗药物注射	治疗性操作	
99.2902		穴位注射	穴位封闭、水针	治疗性操作	穴位注射又称"水针"，是选用中西药物注入有关穴位以治疗疾病的一种方法
99.2903		膀胱颈硬化剂注射		治疗性操作	

主要编码	附加编码	手术名称	别名	操作类别	备注
99.2904		血管瘤硬化剂注射		治疗性操作	
99.2905		血管瘤平阳霉素注射		治疗性操作	
99.2906		颞部充填术〔透明质酸钠注射〕		治疗性操作	
99.2907		超声定位下肉毒素注射		治疗性操作	
99.2908		肌电定位下肉毒素注射		治疗性操作	
99.3100		抗霍乱接种		治疗性操作	
99.3200		抗伤寒和副伤寒接种		治疗性操作	
99.3300		抗结核接种		治疗性操作	
99.3400		抗鼠疫接种		治疗性操作	
99.3500		抗兔热病接种		治疗性操作	
99.3600		应用白喉类毒素	白喉类毒素、吸精白类、吸附精制白喉类毒素	治疗性操作	
99.3700		接种抗百日咳		治疗性操作	
99.3800		破伤风类毒素应用		治疗性操作	
99.3900		白喉-百日咳-破伤风的三联混合菌应用		治疗性操作	
99.4100		脊髓灰质炎疫苗应用		治疗性操作	
99.4200		抗天花接种		治疗性操作	
99.4300		抗黄热病接种		治疗性操作	
99.4400		抗狂犬病接种		治疗性操作	
99.4500		抗麻疹接种		治疗性操作	
99.4600		抗流行性腮腺炎接种		治疗性操作	
99.4700		抗风疹接种		治疗性操作	
99.4800		使用麻疹-流行性腮腺炎-风疹疫苗		治疗性操作	
99.5100		抗感冒的预防性接种		治疗性操作	
99.5200		抗流行性感冒的预防性接种		治疗性操作	
99.5300		抗节肢动物传播的病毒性脑炎的预防性接种		治疗性操作	
99.5400		抗节肢动物传播的病毒性疾病的预防性接种		治疗性操作	
99.5500		抗其他疾病的预防性疫苗应用		治疗性操作	
99.5600		应用破伤风抗毒素		治疗性操作	

主要编码	附加编码	手术名称	别名	操作类别	备注
99.5700		应用肉毒中毒抗毒素		治疗性操作	
99.5800		应用其他抗毒素		治疗性操作	
99.5801		气性坏疽抗毒素治疗		治疗性操作	
99.5802		猩红热抗毒素治疗		治疗性操作	
99.5900		其他种痘和接种		治疗性操作	
99.6000		心肺复苏	心肺复苏术	治疗性操作	
99.6100		心房复律术	心房复律	治疗性操作	
99.6200		心脏其他电抗休克		治疗性操作	
99.6201		心律电复律	心律电转复	治疗性操作	查：心复律术（外部）
99.6202		心室内除颤		治疗性操作	查：去除心脏颤动，电的（外部的）（内的）
99.6300		闭合性胸部心脏按摩	胸外心脏按压	治疗性操作	
99.6400		颈动脉窦刺激		治疗性操作	
99.6900		其他心律复转		治疗性操作	
99.7100		治疗性血浆去除术		治疗性操作	血浆去除术是一种适用于某些自身免疫病的治疗方法。通过取患者全血，分离其有形成分（各种血细胞），然后与同型新鲜冻血浆或白蛋白混合，再回输给该患者。查：血浆去除法，治疗性
99.7200		治疗性白细胞去除术		治疗性操作	
99.7300		治疗性红细胞去除术		治疗性操作	
99.7400		治疗性血小板去除术		治疗性操作	
99.7500		神经保护药的使用		治疗性操作	
99.7600		体外免疫吸附		治疗性操作	免疫吸附（immunoadsorption，IA）疗法是近15年发展而来的一种血液净化技术，是将高度特异性的抗原、抗体或有特定物理化学亲和力的物质（配体）与吸附材料（载体）结合制成吸附剂（柱），选择性或特异地清除血液中的致病因子，从而达到净化血液，缓解病情的目的。查：免疫吸附-体外的（ECI）
99.7700		使用或应用粘连屏障物		治疗性操作	
99.7800		液体平衡疗法		治疗性操作	
99.7900		其他治疗性血浆分离置换法或其他治疗性或预防性药物的注射、使用或输注		治疗性操作	
99.7901		干细胞采集		治疗性操作	
99.8100		低温［中枢］［局部］	冷冻术［中枢］［局部］	治疗性操作	查：低温疗法（中枢）（局部的）
99.8200		紫外线光疗法		治疗性操作	

主要编码	附加编码	手 术 名 称	别　　名	操作类别	备　　注
99.8300		其他光疗法		治疗性操作	
99.8301		新生儿蓝光治疗		治疗性操作	查：光疗法 NEC-新生儿
99.8400		隔离		治疗性操作	
99.8500		癌症高热疗法		治疗性操作	
99.8501		癌瘤微波治疗术		治疗性操作	
99.8502		体外聚焦热疗〔FEP〕		治疗性操作	
99.8503		温热化疗术		治疗性操作	
99.8600		非侵袭性放置骨生长刺激器		治疗性操作	
99.8601		骨创伤治疗仪使用		治疗性操作	
99.8800		治疗性光细胞分离法		治疗性操作	
99.8801		光动力学疗法		治疗性操作	光动力学疗法是一种冷光化学反应，其基本要素是氧、光敏剂和可见光（常用激光）。首先肿瘤组织选择性摄取光敏剂，并储于其内，随后在适当波长光局部照射下，光敏剂被激活，从而产生光敏效应。查：光化学疗法-体外
99.8802		胆管癌光化学疗法〔PUVA〕		治疗性操作	光化学疗法就是利用光致敏剂效应来加强紫外线治疗皮肤病效果的方法
99.8803		食管癌光化学疗法〔PUVA〕		治疗性操作	
99.8804		胃癌光化学疗法〔PUVA〕		治疗性操作	
99.9100		针刺用于麻醉	针刺麻醉	治疗性操作	针刺麻醉是针刺穴位以达到手术麻醉效果的技术，简称针麻。它是在中国传统的针刺治病基础上发展起来的一项研究成果。具有操作简便、避免麻醉药品的副作用、患者能在手术中保持清醒状态、术后疼痛较轻、恢复较早等特点
99.9200		针刺		治疗性操作	针刺是中医最常用的技术操作，即用金属制成不同形状的针，运用不同手法在人体上刺激一定的穴位，通过经络腧穴调整人体脏腑气血，达到治疗疾病的目的
99.9201		毫针刺法		治疗性操作	
99.9202		金针		治疗性操作	
99.9203		电针经络氧疗法		治疗性操作	电针经络氧疗法：即电针疗法加经络氧疗法联合治疗。取相应穴位，常规消毒皮肤，选取毫针刺入，得气后针柄分别接电针治疗仪的一组输出正负电极，电量以患者能耐受的最大量为宜。同时配合经络氧疗法：取相应穴位进针后配以鼻塞吸氧，氧流量 5L/min，留针 30 分钟后停吸氧再起针

主要编码	附加编码	手　术　名　称	别　名	操作类别	备　注
99.9204		电针脉冲疗法		治疗性操作	脉冲电针疗法最明显的优越性在于其针感明显，各种参数容易控制，并且对机体组织不能造成损伤，可反复在同一处使用，在一定范围内电针效应可随其强度而递增。电针疗法在临床上应用越来越广泛。在毫针针刺得气的基础上，用电针机通以微量低频脉冲电流，对机体导入不同性质的电流，以加强穴位针刺作用的治疗方法
99.9205		耳针		治疗性操作	包括耳穴压豆
99.9206		丛针浅刺法	梅花针	治疗性操作	
99.9207		大椎放血		治疗性操作	
99.9208		耳尖放血		治疗性操作	
99.9209		十宣放血		治疗性操作	
99.9210		其他针刺放血法		治疗性操作	
99.9211		砭针疗法		治疗性操作	
99.9300		直肠按摩［用于肛提肌痉挛］		治疗性操作	
99.9400		前列腺按摩		治疗性操作	前列腺按摩：通过定期对前列腺按摩、引流前列腺液，排出炎性物质而达到解除前列腺分泌液淤积，改善局部血液循环，促使炎症吸收和消退的一种疗法
99.9500		包皮伸长		治疗性操作	
99.9600		收集精液用于人工授精		治疗性操作	人工授精（AI）是指采用非性交的方式将精子递送到女性生殖道中，以达到使女子受孕目的的一种辅助生殖技术（ART）
99.9700		安装牙托		治疗性操作	
99.9800		授乳乳房的乳汁抽吸	哺乳期吸奶	治疗性操作	查：抽出（引出）-自分泌乳汁的乳房（手法的）（泵）
99.9900		其他各类操作		治疗性操作	
99.9901		水蛭疗法		治疗性操作	水蛭活体疗法是利用饥饿的水蛭进行吸血的疗法，一方面是利用水蛭的吸血功能促进血液循环，另一方面通过水蛭在吸血过程中所释放的具有抗凝血功能的水蛭素清除断指组织中淤积的血液，增加组织的灌流量。活体水蛭吸血可以消除淤血和即时性提高局部血流量，该疗法目前已经成为救治静脉淤血并发症的一种标准疗法
99.9902		蜂针疗法		治疗性操作	蜂针疗法是人类利用蜜蜂螫器官为针具，循经络皮部和穴位施行不同手法的针刺，以防治疾病的方法称为蜂针疗法

二、拼音索引表

主要编码	附加编码	手　术　名　称	别　　名	操作类别	备　　注
89.3901		^{13}C-尿素呼气试验		诊断性操作	^{13}C-尿素呼气试验用来检查幽门螺杆菌的感染，其原理是将经过稳定核素^{13}C标记的底物引进机体（主要方式为口服），利用同位素比值质谱仪检测底物的最终代谢产物$^{13}CO_2$的变化来研究机体内代谢反应和生理过程。在有Hp感染临床症状的患者中，^{13}C-尿素呼气试验的检出正确率甚至可高达95%~100%
89.5001		24小时动态心电图	流动心脏监测〔HOLTER〕	诊断性操作	
81.6200		2~3个椎骨融合或再融合		手术	查：融合术-腰的，腰骶的--椎骨数量
81.6300		4~8个椎骨融合或再融合		手术	
81.6400		9个或更多椎骨的融合或再融合		手术	
96.7200		≥96小时连续的持续性侵入性机械性通气		治疗性操作	
70.5303		AVAULTA全盆底重建术		手术	
48.4905		Bacon-Black术		手术	
	00.3100	CT/CTA的计算机辅助外科手术			计算机辅助手术（computer aided surgery, CAS）是集医学、机械、材料学、计算机技术、信息管理、网络技术、通讯技术等诸多学科为一体的新型交叉研究领域。其目的是：使用计算机技术（主要是计算机图形学技术）来模拟医学手术所涉及的各种过程，包括手术规划、手术导航、辅助性治疗规划等。00.3只可作附加编码。查：扫描-CAT--伴计算机辅助手术（CAS），或外科-计算机辅助（CAS）
	00.3101	CT导航计算机辅助外科手术			
50.2401		CT引导下肝病损射频消融术		治疗性操作	
50.2402		CT引导下肝病损微波消融术		治疗性操作	
34.9104		CT引导下胸腔穿刺术		治疗性操作	
93.4202		Halo-Vest架外固定术		治疗性操作	Halo-Vest架又名胸背心，是目前可在三维维持颈椎稳定性的外固定支具。查：牵引-脊髓的
77.9803		Kidner手术		手术	足副舟骨切除术伴腱移植，用于可屈性扁平足的治疗
48.3506		Kraske术	经骶尾部入路的肛门直肠手术	手术	查：切除术-病损（局部的）--直肠

主要编码	附加编码	手 术 名 称	别 名	操作类别	备 注
77.5301		McBride 手术	麦氏法蹈外翻矫形术	手术	查：McBride 手术（MU 囊肿切除术伴软组织矫正）
	00.3200	MR/MRA 的计算机辅助外科手术			
	00.3201	MR 神经导航计算机辅助外科手术			
97.8905		PICC 管去除		治疗性操作	
70.5302		PROLIFT 全盆底重建术		手术	
70.5301		PROSIMA 全盆底重建术		手术	全盆底重建术是使用网片对盆腔前、中、后区进行重建，通过三个水平全面纠正盆底的缺陷。查：修补术-阴道，阴道（穹隆断端）（壁）--后的---伴前修补术----伴移植物或假体
35.9202		REV 手术		手术	REV 手术是指将主动脉、肺动脉充分游离后切断，将肺动脉提至主动脉前方，重新吻合主动脉，用肺动脉重建右心室流出道。查：分流-右心室和肺动脉
89.5801		Rigiscan 检查		诊断性操作	阴茎硬度测量仪，用于诊断男性勃起功能障碍。查：体积描记-阴茎
08.4403		Wheeler 睑内翻修补术	惠勒睑内翻修补术	手术	
92.3102		X 刀放射治疗		治疗性操作	X 刀也叫光子刀，是一种用于放射治疗的设备，采用三维立体在人体内定位，X 射线能够准确的按照肿瘤的生长形状照射，使肿瘤组织和正常组织之间形成整齐的边缘，像用手术刀切除的一样。查：放射外科学，立体定位-单源光子
88.3900		X 线检查		诊断性操作	
92.2501		β-粒子放疗		治疗性操作	
99.8501		癌瘤微波治疗术		治疗性操作	
99.8500		癌症高热疗法		治疗性操作	
94.0301		艾森克人格评定		诊断性操作	
24.7x03		安装牙齿弓形杆		治疗性操作	查：安装-弓形杆（正牙的）
24.7x01		安装牙齿矫正器		治疗性操作	查：采用-齿矫形器
23.4100		安装牙冠		治疗性操作	
99.9700		安装牙托		治疗性操作	
24.7x04		安装牙周夹板矫形		治疗性操作	查：安装-牙周夹板（齿矫形）牙弓夹板固定
01.5902		鞍区病损切除术		手术	
51.8900		奥狄括约肌的其他手术		手术	
51.1500		奥狄括约肌的压力测量		诊断性操作	

主要编码	附加编码	手 术 名 称	别　名	操作类别	备　注
51.8100		奥狄括约肌扩张		手术	
59.4x03		奥克斯福德尿失禁手术［OXFORD 手术］		手术	
71.2401		巴多林腺病损切除术		手术	
71.2900		巴多林腺的其他手术		手术	
71.2300		巴多林腺［囊肿］袋形缝合术［造袋术］		手术	巴多林腺即前庭大腺
71.2400		巴多林腺［囊肿］切除术或其他破坏术		手术	
71.2101		巴多林腺［囊肿］切开术	前庭大腺囊肿切开术	治疗性操作	
71.2102		巴多林腺脓肿切开引流术	前庭大腺脓肿切开引流术	治疗性操作	查：切开（和引流）-巴多林腺或囊肿
23.1100		拔除残根		治疗性操作	
23.0900		拔除其他牙		治疗性操作	
23.0100		拔除乳牙		治疗性操作	
99.3900		白喉-百日咳-破伤风的三联混合菌应用		治疗性操作	
13.4200		白内障晶状体机械性碎裂术和抽吸，用后入路		手术	
13.4300		白内障晶状体机械性碎裂术和其他抽吸		手术	
13.4100		白内障晶状体乳化和抽吸		手术	超声乳化白内障吸除术的原理是通过超声乳化手柄经角膜或巩膜的切口进入眼内，其前端的超声针头在术眼内产生超声能量将晶状体粉碎成乳糜状，并借助能保持眼内恒定液流的灌注抽吸系统，吸除乳化的晶状体组织
13.1901		白内障囊内冷凝摘出术		手术	
13.1902		白内障囊内摘除术		手术	
86.3x16		瘢痕单纯切除，Z 型修复术		手术	查：Z 型成形术-皮肤（瘢痕）（蹼状挛缩）--伴病损切除术
11.4901		板层角膜切除术		手术	
84.1901		半侧骨盆截断术		手术	查：偏侧骨盆切除术
20.6101		半规管开窗术		手术	半规管是维持姿势和平衡有关的内耳感受器官
20.9303		半规管瘘修补术		手术	
30.1x00		半喉切除术		手术	查：偏侧喉切除术（前的）（侧的）（垂直的）
25.2x01		半舌切除术		手术	
76.3102		半下颌骨切除术		手术	查：半下颌切除术

主要编码	附加编码	手　术　名　称	别　　　名	操作类别	备　　注
04.0500		半月神经节切除术		手术	半月神经节切除术是 Mears（1884 年）鉴于切断周围支手术疗效不理想而提出的、用以治疗三叉神经痛的一种古老手术方法。后来三叉神经后根切断术获得成功后，此手术已被弃用
35.3300		瓣环成形术		手术	
93.5904		绑腿使用		治疗性操作	绑腿是指战争时期在行军过程中为了减少腿部受伤的一种防护措施。查：固定（通过）-绷带
64.0x00		包皮环切术		手术	
64.9101		包皮切开术		手术	
99.9500		包皮伸长		治疗性操作	
85.3401		保留乳头的单侧皮下乳房切除术		手术	
85.3601		保留乳头的双侧皮下乳房切除术		手术	
82.6100		保留神经和血供应的拇指整复术		手术	
38.4507		保留主动脉瓣主动脉根部置换加冠状动脉移植术	David 手术	手术	是保留主动脉瓣的主动脉根部替换术。主要手术方法：切除主动脉根部，切除主动脉窦，将人工血管裁成相应大小的 3 片，修剪成主动脉窦相应形状，进行主动脉窦成形。附加编码：35.3901 主动脉窦修补术（注意：另编体外循环术 39.61）
38.4505		保留主动脉窦的主动脉瓣和升主动脉替换术	Wheat 手术	手术	保留主动脉窦的主动脉瓣和升主动脉替换术，用于主动脉窦无明显病变，但无法保留主动脉瓣，且升主动脉明显扩张者手术方法：切除主动脉瓣叶，保留围绕左、右冠状动脉开口处的主动脉窦壁，切除其余窦壁，用人工心脏瓣膜替换主动脉瓣，取一段人工血管修剪至合适形状，替换病变的升主动脉。再附加编码：35.2101 主动脉瓣生物瓣膜置换术或 35.2201 主动脉瓣机械瓣膜置换术（注意：另编体外循环术 39.61）
18.7101		杯状耳矫正术		手术	手术是矫正这一畸形的有效方法。主要是设法增加耳轮和耳舟的长度，以使卷曲的耳郭复原。有条件时可结合招风耳的手术方法进行全面修复。手术效果较为良好
81.0500		背和背腰融合，后路法		手术	
81.3500		背和背腰椎再融合，后路法		手术	
81.3400		背和背腰椎再融合，前柱，前路法		手术	

主要编码	附加编码	手 术 名 称	别 名	操作类别	备 注
85.7100		背阔肌肌皮瓣全乳房重建术		手术	查：重建术（整形的）-乳房，全部--背阔肌肌皮瓣
87.6101		钡餐造影		诊断性操作	查：吞钡
43.4201		贲门病损切除术		手术	
44.6501		贲门成形术		手术	
42.9201		贲门括约肌球囊扩张术		手术	
43.5x02		贲门切除伴食管胃弓下吻合术		手术	
87.1604		鼻X线检查		诊断性操作	
21.3000		鼻病损切除术或破坏术		手术	
21.4x00		鼻部分切除术		手术	
21.3201		鼻部皮肤病损切除术		手术	
96.0800		［鼻-］肠管置入		治疗性操作	
21.0302		鼻出血电凝术		治疗性操作	
21.0301		鼻出血激光烧灼术		治疗性操作	
21.0901		鼻出血冷冻术		治疗性操作	
21.0902		鼻出血血管缝合术		手术	
27.4905		鼻唇病损切除术		手术	
21.8602		鼻唇沟皮瓣修补术		手术	
21.8202		鼻唇瘘管切除术		手术	
96.5300		鼻道冲洗术		治疗性操作	
88.3804		鼻窦CT检查		诊断性操作	
87.1603		鼻窦X线检查		诊断性操作	
22.1100		鼻窦闭合性［内镜的］［针吸］活组织检查		诊断性操作	
22.6001		鼻窦病损切除术		手术	开放所有的筛窦气房，开放鼻窦管，将所有息肉样变组织及感染灶去除，使之与鼻腔相通
22.7903		鼻窦成形术		手术	
22.0000		鼻窦抽吸和灌洗		治疗性操作	
22.0102		鼻窦穿刺冲洗术		治疗性操作	该手术步骤为确定穿刺针进入窦腔后，将连有橡皮管的20ml注射器内吸入生理盐水，连接于穿刺针上。先回抽，若有空气及脓液则证实穿刺针在上颌窦腔内，缓缓注入生理盐水，即有脓液自中鼻道上颌窦自然开口处流出，至洗净为止，放入针芯，拔出穿刺针，下鼻道敷以麻黄素棉片
22.0101		鼻窦穿刺抽吸术		治疗性操作	

主要编码	附加编码	手 术 名 称	别 名	操作类别	备 注
22.0100		鼻窦穿刺，为抽吸或灌洗		治疗性操作	
22.7901		鼻窦骨修补术		手术	
88.9701		鼻窦核磁共振检查		诊断性操作	
22.1200		鼻窦开放性活组织检查		手术	
22.7100		鼻窦瘘闭合术		手术	
22.9x00		鼻窦其他手术		手术	
22.7900		鼻窦其他修补术		手术	
22.1900		鼻窦其他诊断性操作		诊断性操作	
22.6000		鼻窦切除术		手术	
22.5000		鼻窦切开术		手术	
22.5001		鼻窦探查术		手术	
89.3500		鼻窦透照法		诊断性操作	
22.9x02		鼻窦造口术		手术	
89.1200		鼻功能性检查		诊断性操作	
21.7100		鼻骨折闭合性复位术		治疗性操作	
21.7200		鼻骨折开放性复位术		手术	
97.3903		鼻后孔成形管取出术		治疗性操作	
21.2200		鼻活组织检查		手术	
21.6901		鼻甲部分切除术		手术	
21.6101		鼻甲电烧术		手术	
21.6200		鼻甲骨折术		手术	
21.6102		鼻甲激光切除术		手术	
21.6104		鼻甲冷冻切除术		手术	
21.6902		鼻甲切除术		手术	
21.6103		鼻甲微波烧灼术		手术	
21.8503		鼻甲移植物置入术		手术	
21.8603		鼻尖成形术		手术	
21.2100		鼻镜检查		诊断性操作	
96.6x03		鼻空肠营养管置入术		治疗性操作	查：插入-管--喂养---鼻胃的
09.4403		鼻泪道扩张模置入术		手术	
09.4400		鼻泪管插管术		治疗性操作	
09.4402		鼻泪管激光探通插管术		手术	
09.4300		鼻泪管探通术	鼻泪管阻塞钻切术、鼻泪管阻塞环钻术	治疗性操作	鼻泪管探通术适用于慢性泪囊炎鼻泪管阻塞
97.3905		鼻泪管支架取出术		治疗性操作	

主要编码	附加编码	手 术 名 称	别 名	操作类别	备 注
09.4401		鼻泪管支架植入术		手术	
21.8100		鼻裂伤缝合术		手术	
21.8200		鼻瘘修补术		手术	
21.3108		鼻内病损激光烧灼术		治疗性操作	
21.3100		鼻内病损局部切除术或破坏术		手术	
21.3105		鼻内病损破坏术		治疗性操作	
21.3103		鼻内病损切除术		手术	
22.2x00		鼻内上颌窦切开术	鼻内上颌窦开窗术	手术	在下鼻道外侧壁凿开一较大窗口，通入上颌窦，使窦内脓液易于引流，为一种保守的引流手术
21.1x03		鼻皮肤切开术		手术	
21.3200		鼻其他病损局部切除术或破坏术		手术	
21.9900		鼻其他手术		手术	
21.8900		鼻其他修补术和整形术		手术	
21.2900		鼻其他诊断性操作		诊断性操作	
21.9901		鼻腔扩张术		手术	
98.1200		鼻腔内异物的不切开去除		治疗性操作	
21.1x02		鼻腔切开异物取出术		手术	
21.1x01		鼻腔切开引流术		手术	
21.4x01		鼻切断术		手术	
21.1x00		鼻切开术		手术	
96.6x04		鼻十二指肠营养管置入术		治疗性操作	
97.2100		鼻填塞物的置换		治疗性操作	
96.3400		［鼻－］胃管的其他冲洗		治疗性操作	
97.0101		鼻－胃管置换		治疗性操作	
97.0100		［鼻－］胃或食管造口术导管置换		治疗性操作	
21.3107		鼻息肉激光烧灼术		治疗性操作	
21.3101		鼻息肉切除术		手术	
29.4x04		鼻咽成形术		手术	
96.0100		鼻咽导气管的置入		治疗性操作	
92.2705		鼻咽放射性粒子置入术		治疗性操作	
29.1202		鼻咽活组织检查		手术	

主要编码	附加编码	手 术 名 称	别 名	操作类别	备 注
29.9101		鼻咽扩张术		手术	
21.8201		鼻咽瘘管切除术		手术	
29.4x02		鼻咽腔闭锁矫正术		手术	
21.8601		鼻翼矫正术		手术	
21.8901		鼻翼上提术		手术	鼻翼上提整形术主要是改善和治疗前部、后部或全部鼻翼缘下垂，侧面观可遮住鼻小柱症状的鼻形，修整鼻翼软骨外侧脚及中隔软骨下缘使鼻翼上提，这样可以有效地使鼻子美观大方。查：修补术-鼻
21.9100		鼻粘连松解术		手术	
21.9902		鼻植入物取出术		手术	
21.8801		鼻中隔穿孔修补术		手术	
21.5x00		鼻中隔黏膜下切除术	鼻中隔偏曲矫正术	手术	
21.8802		鼻中隔软骨移植术		手术	
41.3200		闭合性［抽吸］［经皮］脾活组织检查		诊断性操作	
52.1100		闭合性［抽吸］［针吸］［经皮］胰腺活组织检查		诊断性操作	
33.2700		闭合性肺内镜活组织检查		诊断性操作	
57.3300		闭合性［经尿道］膀胱活组织检查		诊断性操作	
60.1300		闭合性［经皮］精囊活组织检查		诊断性操作	
56.3200		闭合性经皮输尿管活组织检查		诊断性操作	
01.1300		闭合性［经皮］［针吸］大脑活组织检查		诊断性操作	
33.2600		闭合性［经皮］［针吸］肺活组织检查		诊断性操作	
54.2400		闭合性［经皮］［针吸］腹内肿块活组织检查		诊断性操作	
50.1100		闭合性［经皮］［针吸］肝活组织检查		诊断性操作	
62.1100		闭合性［经皮］［针吸］睾丸活组织检查		诊断性操作	
06.1100		闭合性［经皮］［针吸］甲状腺活组织检查		诊断性操作	

主要编码	附加编码	手　术　名　称	别　　名	操作类别	备　　注
04.1100		闭合性［经皮］［针吸］颅或周围神经或神经节的活组织检查		诊断性操作	
01.1100		闭合性［经皮］［针吸］脑膜活组织检查		诊断性操作	
60.1100		闭合性［经皮］［针吸］前列腺活组织检查		诊断性操作	
85.1100		闭合性［经皮］［针吸］乳房活组织检查		诊断性操作	
55.2300		闭合性［经皮］［针吸］肾活组织检查		诊断性操作	
07.1100		闭合性［经皮］［针吸］肾上腺活组织检查		诊断性操作	
04.1101		闭合性颅神经活组织检查		诊断性操作	
45.2500		闭合性［内镜的］大肠活组织检查		诊断性操作	
42.2400		闭合性［内镜的］食管活组织检查		诊断性操作	
44.1400		闭合性［内镜的］胃活组织检查		诊断性操作	
52.1400		闭合性［内镜的］胰管活组织检查		诊断性操作	
33.2400		闭合性［内镜的］支气管活组织检查		诊断性操作	
48.2400		闭合性［内镜的］直肠活组织检查		诊断性操作	
31.4300		闭合性［内镜］喉活组织检查		诊断性操作	
31.4400		闭合性［内镜］气管活组织检查		诊断性操作	
56.3300		闭合性内镜下输尿管活组织检查		诊断性操作	
45.1400		闭合性［内镜］小肠活组织检查		诊断性操作	
04.1103		闭合性神经节活组织检查术		诊断性操作	
35.0200		闭合性心脏瓣膜切开术，二尖瓣		手术	
35.0300		闭合性心脏瓣膜切开术，肺动脉瓣		手术	

主要编码	附加编码	手术名称	别名	操作类别	备注
35.0400		闭合性心脏瓣膜切开术，三尖瓣		手术	
35.0000		闭合性心脏瓣膜切开术		手术	这里的"闭合"是相对于"开放性直视手术"而言，它的入路指的是切开胸骨，切开心包。查：瓣膜切除术，心脏-瓣膜切开术，心脏（闭合性心脏技术）
35.0100		闭合性心脏瓣膜切开术，主动脉瓣		手术	
99.6300		闭合性胸部心脏按摩	胸外心脏按压	治疗性操作	
25.0100		闭合性［针吸］舌活组织检查		诊断性操作	
26.1100		闭合性［针吸］涎腺或管的活组织检查		诊断性操作	
04.1102		闭合性周围神经活组织检查		诊断性操作	
68.1600		闭合性子宫活组织检查		诊断性操作	
68.1500		闭合性子宫韧带活组织检查		诊断性操作	
34.2500		闭合性纵隔［经皮］［针吸］活组织检查		诊断性操作	
53.9x03		闭孔疝修补术		手术	
04.3x14		闭孔神经缝合术		手术	
04.7414		闭孔神经吻合术		手术	
04.0715		臂丛神经病损切除术		手术	
04.3x06		臂丛神经缝合术		手术	
04.4901		臂丛神经松解术		手术	
04.0410		臂丛神经探查术		手术	臂丛神经探查术适用于开放性损伤和整齐切割伤的早期探查及闭合性牵拉伤的延期探查和修复
04.7411		臂丛神经吻合术		手术	
04.5x02		臂丛神经移植术		手术	臂丛神经探查和神经移植术适用于伤后3个月麻痹的肌肉方开始恢复，抑或伤后6个月时肱二头肌肌力尚未恢复正常者
84.4300		臂假体安装		治疗性操作	
84.4400		臂假体装置置入		治疗性操作	
99.9211		砭针疗法		治疗性操作	
28.3x03		扁桃体伴腺样体等离子切除术		手术	
28.3x01		扁桃体伴腺样体切除术		手术	
28.9201		扁桃体病损切除术		手术	

主要编码	附加编码	手术名称	别名	操作类别	备注
28.3x02		扁桃体部分切除伴腺样体切除术		手术	
28.2x03		扁桃体等离子切除术		治疗性操作	
28.0x00		扁桃体和扁桃体周围结构的切开引流术		手术	
28.9200		扁桃体和腺样增殖体病损的切除术		手术	查：切除术-病损（局部的）--扁桃腺；或切除术-病损（局部的）--腺样增殖体
28.1100		扁桃体和腺样增殖体的活组织检查		手术	
28.9900		扁桃体和腺样增殖体的其他手术		手术	查：手术-扁桃体 NEC
28.1900		扁桃体和腺样增殖体的其他诊断性操作		诊断性操作	
28.9100		扁桃体和腺样增殖体切开去除异物		手术	查：去除-异物--扁桃体---经切开
28.1101		扁桃体活组织检查		手术	
28.2x02		扁桃体激光切除术		治疗性操作	
28.3x00		扁桃体切除术伴腺样增殖体切除术		手术	查：扁桃腺切除术-伴腺样体切除术
28.2x00		扁桃体切除术不伴腺样增殖体切除术		手术	查：扁桃腺切除术
28.7x00		扁桃体切除术和腺样增殖体切除术后出血的控制		治疗性操作	查：控制-出血--扁桃腺（手术后）或控制-出血--腺样增殖体（手术后）
28.7x01		扁桃体切除术后止血		治疗性操作	
28.0x02		扁桃体切开引流术		手术	
28.2x01		扁桃体射频消融术		治疗性操作	扁桃体是属于口腔内部的淋巴组织团块，它位于口咽部上皮下方，在舌根咽部周围的上皮下部有好几群淋巴组织。按照口腔中的位置分别称为腭扁桃体咽扁桃体和舌扁桃体。而扁桃体也是容易感染的部位，在医疗技术发达的现在就有射频消融术扁桃体这种新型的治疗方式
28.4x00		扁桃腺残体切除术		手术	
99.1200		变态反应免疫接种		治疗性操作	
91.9x00		标本显微镜检查		诊断性操作	
01.5304		标准前颞叶切除术		手术	
68.3101		标准子宫筋膜内子宫切除术	CISH 手术	手术	
11.7600		表面角膜镜片术		手术	查：矫正术-角膜--折射的---表层角膜镜片术
92.2100		表浅放射治疗		治疗性操作	

主要编码	附加编码	手术名称	别名	操作类别	备注
00.6000		表浅股动脉药物洗脱支架置入		治疗性操作	
77.6600		髌骨病损或组织的局部切除术		手术	
77.6601		髌骨病损切除术		手术	
77.8600		髌骨部分骨切除术		手术	
79.0604		髌骨骨折闭合性复位术		治疗性操作	
79.3604		髌骨骨折切开复位内固定术		手术	
77.4600		髌骨活组织检查		手术	
77.1601		髌骨减压术		手术	
78.5600		髌骨内固定不伴骨折复位术		手术	
78.5601		髌骨内固定术		手术	
78.6601		髌骨内固定装置去除术		手术	
77.1600		髌骨其他切开术不伴切断术		手术	
78.4600		髌骨其他修补术或整形术		手术	
93.4405		髌骨牵引		治疗性操作	
77.7600		髌骨切除术用作移植物		手术	
77.3600		髌骨切断术		手术	
77.9600		髌骨全部切除术		手术	
78.9600		髌骨生长刺激器的置入		手术	
78.1600		髌骨使用外固定装置		手术	
77.0600		髌骨死骨去除术		手术	
78.1601		髌骨外固定术		手术	
78.6602		髌骨外固定装置去除术		手术	
81.4400		髌骨稳定术		手术	查：稳定术，关节
81.4403		髌骨习惯性脱位韧带成形术	鲁-戈德思韦特手术	手术	
77.2600		髌骨楔形骨切开术		手术	
78.0600		髌骨移植术		手术	包括：手术股骨髁上截骨、股骨外髁抬高术，用于髌骨脱位的手术治疗
78.7600		髌骨折骨术		手术	
78.8600		髌骨诊断性操作		诊断性操作	

主要编码	附加编码	手 术 名 称	别　名	操作类别	备　注
81.4402		髌骨支持带外侧松解，内侧紧缩术	Ellison 手术（艾利森手术）	手术	
78.6600		髌骨置入装置去除		手术	
80.4602		髌韧带松解术		手术	
99.1400		丙球蛋白注射或输注		治疗性操作	
86.8501		并指矫正术	并指分离术	手术	
86.8500		并指［趾］矫正术		手术	
86.8502		并趾矫正术	并趾分离术	手术	
14.7201		玻璃体抽吸术		治疗性操作	查：抽吸-玻璃体
14.7200		玻璃体的其他去除法		手术	
14.6x02		玻璃体硅油取出术		手术	
14.7501		玻璃体硅油填充术		手术	
14.5902		玻璃体硅油置入术，用于视网膜再附着		手术	硅油填充，对实现复位的视网膜给予有效顶压，防止视网膜脱离
14.7900		玻璃体其他手术		手术	
14.5904		玻璃体气液交换，视网膜复位术		手术	
14.7905		玻璃体气液交换术		手术	用于补充治疗玻璃体切割术后视网膜脱离
14.7904		玻璃体腔残留晶体皮质取出术		手术	
14.7901		玻璃体腔探查术		手术	
14.7902		玻璃体腔脱位晶状体取出术		手术	
14.5905		玻璃体腔重水注射术，视网膜复位术		手术	重水实质上是一类纯化的全氟化碳液体，使用重水溃疡释放视网膜下液，平复脱离视网膜，压迫止血
14.5903		玻璃体腔注气，视网膜复位术		手术	由睫状体扁平部向玻璃体腔注入膨胀气体，使气泡从球内顶压封闭裂孔
14.7903		玻璃体药物注射术		治疗性操作	
14.0101		玻璃体异物磁吸术		手术	
14.1100		玻璃体诊断性抽吸		诊断性操作	
37.6100		搏动性球囊置入		治疗性操作	
11.7901		不规则散光矫正术		手术	
13.0200		不使用磁吸法的去除晶状体异物		手术	
87.8300		不透光染色对比剂子宫输卵管造影图	子宫-输卵管对比剂造影	诊断性操作	查：子宫输卵管放射照相术-不透明染色（对比）
12.0200		不用磁吸法的去除眼前节眼内异物	眼前节切开异物取出术	手术	
14.0200		不用磁吸法去除眼后节异物		手术	

主要编码	附加编码	手术名称	别名	操作类别	备注
35.4201		布莱洛克-汉隆手术	Blalock-Hanlon 手术	手术	
78.2501		布朗特手术	Blount 手术	手术	查：Blount 手术-股骨缩短（接骨板)--经骨骺钉合术
57.6x00		部分膀胱切除术		手术	
51.2100		部分胆囊切除术		手术	
50.2200		部分肝切除术		手术	
41.4300		部分脾切除术	脾次全切除术	手术	
55.4x00		部分肾切除术		手术	
42.4100		部分食管切除术		手术	
56.4100		部分输尿管切除术		手术	
72.5100		部分臀位牵引头后出产钳助产		治疗性操作	臀位牵引术是用于臀先露或胎儿内倒转术后用手法牵出胎儿的手术。分为完全臀位牵引术与部分臀位牵引。由助产者将胎儿全部牵出者称完全臀位牵引术。胎儿已自然娩出到脐部，仅由助产者协助牵出肩、上肢及头部者称部分臀位牵引术。查：分娩（伴)-臀抽吸术（帮助)--部分---头后出伴产钳
81.5401		部分膝关节置换术		手术	
76.3100		部分下颌骨切除术		手术	
26.3100		部分涎腺切除术		手术	
37.3500		部分心室切除术		手术	
33.3401		部分胸廓成形术		手术	
68.3905		残角子宫切除术		手术	
62.4200		残留睾丸去除		手术	
13.6901		残留晶状体皮质切除术		手术	
65.5200		残留卵巢其他切除		手术	
55.5200		残留肾切除术		手术	
66.5200		残留输卵管切除术		手术	
43.7x01		残胃部分切除伴胃空肠吻合术		手术	
43.9902		残胃切除，食管空肠吻合术		手术	
51.2201		残余胆囊切除术		手术	
30.3x04		残余喉切除术		手术	
06.4x01		残余甲状腺切除术		手术	
48.6908		残余直肠肛管切除术		手术	
48.6906		残余直肠切除术		手术	
67.4x02		残余子宫颈切除术		手术	

主要编码	附加编码	手术名称	别名	操作类别	备注
01.4202		苍白球切开术		手术	
01.4204		苍白球丘脑化学破坏术		手术	
01.4203		苍白球射频毁损术		手术	
01.4200		苍白球手术		手术	
86.0300		藏毛窦或囊肿切开术		手术	
86.2102		藏毛窦切除术		手术	
86.0301		藏毛窦切开术		手术	
86.2100		藏毛囊肿或窦的切除术		手术	
86.2101		藏毛囊肿切除术		手术	
86.0302		藏毛囊肿切开术		手术	
01.5903		侧脑室病损切除术		手术	
02.3401		侧脑室腹腔内分流术		手术	
02.1402		侧脑室脉络丛切除灼烧术		手术	
02.2205		侧脑室脑池造口引流术		手术	
02.3101		侧脑室乳突造口引流术		手术	
02.3301		侧脑室胸腔造口引流术		手术	
02.2215		侧脑室枕大池分流术		手术	
39.2601		查：右心房－肠系膜上静脉搭桥术		手术	查：旁路－血管的 NEC－－腹内（动脉）NEC
75.7x00		产后子宫腔手法探查		诊断性操作	
93.3700		产前训练		治疗性操作	
72.4x00		产钳胎头旋转		治疗性操作	查：胎头旋转－产钳
73.3x00		产钳助产失败		治疗性操作	
46.7901		肠穿孔修补术		手术	
87.6500		肠的其他 X 线检查		诊断性操作	
46.9900		肠的其他手术		手术	
46.7900		肠的其他修补术		手术	
45.2900		肠的其他诊断性操作		诊断性操作	
45.5000		肠段分离术		手术	查：切除术－肠－－用于间置术
46.6000		肠固定术		手术	肠固定术分为外固定术和内固定术，其目的都是将排列整齐的肠固定，以防止手术后排列肠袢在腹内摆动扭转，造成再次梗阻
45.2700		肠活组织检查		手术	
46.8500		肠扩张		治疗性操作	

主要编码	附加编码	手 术 名 称	别 名	操作类别	备 注
96.6x01		肠内高营养		治疗性操作	
45.0001		肠切开取石术		手术	
45.0000		肠切开术		手术	
45.0002		肠切开异物取出术		手术	
46.8002		肠套叠复位术		手术	
46.0401		肠外置术［二期］		手术	查：手术-米库利奇（肠外置术）（一期)--二期，切除肠的外置段
46.0301		肠外置术［一期］	Mikulicz 手术	手术	肠外置术一期是指将肠吻合口外置于体外
45.9000		肠吻合术		手术	
54.4x06		肠系膜病损切除术		手术	
38.8604		肠系膜动脉结扎术		手术	
38.0601		肠系膜动脉取栓术		手术	
54.7501		肠系膜固定术		手术	
39.3201		肠系膜静脉缝合术		手术	查：缝合-血管 NEC--静脉
38.8701		肠系膜静脉结扎术		手术	
39.1x01		肠系膜静脉-腔静脉吻合术		手术	
38.0705		肠系膜静脉取栓术		手术	
88.6501		肠系膜静脉造影		诊断性操作	
40.2908		肠系膜淋巴结切除术		手术	
40.5909		肠系膜淋巴结清扫术		手术	
46.8001		肠系膜扭转复位术		手术	
54.7500		肠系膜其他修补术		手术	
39.2607		肠系膜上动脉-髂动脉搭桥术		手术	
88.4705		肠系膜上动脉造影		诊断性操作	
39.9001		肠系膜上动脉支架置入术		治疗性操作	查：插入-支架--动脉---周围的----裸，药物涂层
38.6705		肠系膜上静脉病损切除术		手术	
39.1x05		肠系膜上静脉-下腔静脉吻合术		手术	
39.1x02		肠系膜上静脉-下腔静脉-右心房搭桥术		手术	
88.4706		肠系膜下动脉造影		诊断性操作	
54.1909		肠系膜血肿清除术		手术	
54.7502		肠系膜折叠术		手术	
46.9700		肠移植		手术	
46.5000		肠造口闭合术		手术	
96.3602		肠造口冲洗		治疗性操作	

主要编码	附加编码	手 术 名 称	别 名	操作类别	备 注
96.2400		肠造口扩张和手法操作		治疗性操作	
96.2800		肠造口脱垂手法复位术		治疗性操作	
46.4000		肠造口修复术		手术	包括肠造口整形扩大术、肠造口重建术、肠造口修补术、肠造口瘢痕组织切除术
89.3300		肠造口指检		诊断性操作	
54.5903		肠粘连松解术		手术	
87.4400		常规胸部 X 线		诊断性操作	
93.3904		场效应治疗		治疗性操作	
93.3502		超短波短波疗法	超高频电场疗法	治疗性操作	超短波疗法,是一种应用波长为 10-1 米的超高频交流电作用人体,以达治疗目的方法
93.3903		超声波联合治疗		治疗性操作	
93.3901		超声波治疗		治疗性操作	
99.2907		超声定位下肉毒素注射		治疗性操作	
96.5401		超声洁牙术		治疗性操作	
45.2303		超声结肠镜检查		诊断性操作	
93.3501		超声疗法		治疗性操作	超声疗法:是利用频率在 800~1000kH 的超声能以各种的方式作用于人体以治疗疾病的方法
59.9500		超声泌尿系结石碎裂术		治疗性操作	
44.1402		超声内镜下胃活组织检查		诊断性操作	
44.1301		超声内镜下胃检查		诊断性操作	
50.1101		超声内镜下细针穿刺肝活组织检查[FNA]		诊断性操作	
52.2102		超声内镜下胰腺无水酒精注射术		治疗性操作	
52.1101		超声内镜下胰腺细针穿刺活组织检查		诊断性操作	
33.2402		超声内镜下支气管穿刺活组织检查术		诊断性操作	
88.7201		超声心动图		诊断性操作	
51.0103		超声引导下胆囊穿刺引流术		治疗性操作	
69.5102		超声引导下电吸人流术		治疗性操作	
50.2404		超声引导下肝病损射频消融术		治疗性操作	
50.2403		超声引导下肝病损微波消融术		治疗性操作	

主要编码	附加编码	手 术 名 称	别 名	操作类别	备 注
06.1303		超声引导下甲状旁腺活组织检查		诊断性操作	
06.1101		超声引导下经皮甲状腺活组织检查术		诊断性操作	
83.9502		超声引导下颈部软组织病损抽吸术		治疗性操作	
83.9501		超声引导下躯干软组织病损抽吸术		治疗性操作	
55.3301		超声引导下肾病损射频消融术		治疗性操作	
37.0x01		超声引导下心包穿刺引流术		治疗性操作	
34.9103		超声引导下胸腔穿刺术		治疗性操作	
49.4501		超声引导下痔结扎术		手术	
33.2301		超声支气管镜检查		诊断性操作	超声支气管镜是一种在支气管镜前端安装超声探头的设备（EBUS）。一些位于气管或支气管外的病变是常规纤维支气管镜检查的"盲区"，因为常规气管镜只能看到位于气管、支气管内的病变，而对管外的病变常常无能为力。EBUS能通过超声定位支气管外的病变的具体位置，并在彩色多普勒的引导下避开血管，通过针吸和活组织检查获得相应部位的细胞和组织，从而达到确诊疾病的目的。查：支气管镜检查 NEC
33.2702		超声支气管镜下肺活组织检查		诊断性操作	
57.8902		陈旧性膀胱产科裂伤修补术		手术	
48.7901		陈旧性产科直肠裂伤修补术		手术	
94.0101		成人智商测验		诊断性操作	
89.6000		持续性动脉内血气监测		诊断性操作	
93.9001		持续性气道正压通气［CPAP］		治疗性操作	
38.8301		尺动脉结扎术		手术	
77.6302		尺骨病损切除术		手术	
77.8303		尺骨部分切除术		手术	
78.4302		尺骨成形术		手术	
79.4202		尺骨骨骺分离闭合复位术		手术	
79.5202		尺骨骨骺分离切开复位术		手术	

主要编码	附加编码	手 术 名 称	别 名	操作类别	备 注
79.1202		尺骨骨折闭合复位内固定术		手术	
79.0202		尺骨骨折闭合性复位术		治疗性操作	
79.3202		尺骨骨折切开复位内固定术		手术	
79.2202		尺骨骨折切开复位术		手术	
77.4302		尺骨活组织检查		手术	
79.6202		尺骨开放性骨折清创术		手术	
78.5302		尺骨内固定术		手术	
78.6303		尺骨内固定装置去除术		手术	
77.7302		尺骨切除术用作移植物		手术	
77.3302		尺骨切断术		手术	
77.1302		尺骨切开术不伴切断术		手术	
77.9302		尺骨全部切除术		手术	
78.9302		尺骨生长刺激器的置入		手术	
77.0302		尺骨死骨去除术		手术	
78.2302		尺骨缩短术		手术	
78.1302		尺骨外固定术		手术	
78.6304		尺骨外固定装置去除术		手术	
77.2302		尺骨楔形截骨术		手术	
78.3302		尺骨延长术		手术	
78.7302		尺骨折骨术		手术	
78.0302		尺骨植骨术		手术	
04.0719		尺神经病损切除术		手术	
04.3x11		尺神经缝合术		手术	
04.4908		尺神经松解术		手术	
04.0419		尺神经探查术		手术	
04.7409		尺神经吻合术		手术	
04.6x10		尺神经移位术		手术	
04.5x04		尺神经移植术		手术	
03.5303		齿状突骨折切开复位内固定术		手术	
60.4x01		耻骨后经膀胱前列腺切除术		手术	

主要编码	附加编码	手 术 名 称	别 名	操作类别	备 注
59.5x00		耻骨后尿道悬吊术		手术	
60.4x00		耻骨后前列腺切除术		手术	
59.1902		耻骨后探查术		手术	
77.3905		耻骨联合切开术		手术	这里的切开指的是完全切开
77.3903		耻骨切开术		手术	这里的切开指的是完全切开
73.9400		耻骨切开助产		手术	
60.3x01		耻骨上经膀胱前列腺切除术		手术	
59.4x00		耻骨上尿道膀胱悬吊术		手术	查：修补术-应激性失禁--通过---耻骨上悬吊
60.3x00		耻骨上前列腺切除术		手术	
70.7703		耻骨梳韧带悬吊术		手术	
69.5100		抽吸刮宫术，用于终止妊娠		治疗性操作	
39.9800		出血控制		治疗性操作	
86.9201		除毛术		治疗性操作	查：脱毛法，皮肤
70.3304		处女膜病损切除术		手术	
70.3101		处女膜部分切除术		手术	
70.7600		处女膜缝合术		手术	
70.3100		处女膜切除术		手术	
70.1100		处女膜切开术		手术	
37.3308		传导束切断术		手术	
93.6702		传统特色中医正骨疗法		治疗性操作	
34.0500		创建胸膜腹膜分流术		手术	
86.0401		创面封闭式负压引流术［VSD］		手术	负压封闭引流技术（vacuum sealing drainage，VSD）是目前广泛使用的一种处理各种复杂创面和用于深部引流的方法。查：切开（和引流）-皮肤--伴引流
13.3x01		创伤性白内障冲洗术		手术	
07.6301		垂体病损切除术		手术	
07.7900		垂体其他手术		手术	
07.7100		垂体窝探查术		手术	
07.6300		垂体腺部分切除术		手术	
07.1600		垂体腺部分切除术，经蝶骨入路		诊断性操作	
07.6200		垂体腺部分切除术，经蝶骨入路		手术	
07.1500		垂体腺活组织检查，未特指入路		手术	

主要编码	附加编码	手术名称	别名	操作类别	备注
07.6100		垂体腺部分切除术，经前额入路		手术	垂体腺切除术首先要确定部分或是全部，其次还要区分手术入路是经额部或是经蝶部
07.1400		垂体腺活组织检查，经蝶骨入路		手术	
07.1300		垂体腺活组织检查，经前额入路		手术	
07.7200		垂体腺切开术		手术	
07.6900		垂体腺全部切除术		手术	
07.1900		垂体腺全部切除术，经蝶骨入路		诊断性操作	
07.6500		垂体腺全部切除术，经蝶骨入路		手术	
07.6400		垂体腺全部切除术，经前额入路		手术	
07.6800		垂体腺全部切除术，其他特指入路		手术	
44.9502		垂直绑带式胃减容术［VGB］		手术	
30.2909		垂直喉部分切除术		手术	
82.8400		槌状指修补术		手术	
77.5600		锤状趾修补术		手术	查：融合术-锤状趾
27.5909		唇瘢痕松解术		手术	
27.4200		唇病损广泛切除术		手术	查：切除术-病损--嘴唇---经广泛切除术
27.4300		唇病损或组织的其他切除术		手术	
27.4302		唇病损激光烧灼术		治疗性操作	
27.4301		唇病损切除术		手术	查：切除术-病损--嘴唇
27.5903		唇成形术		手术	
27.5703		唇带蒂皮瓣移植术		手术	
27.5700		唇和口的带蒂皮瓣或皮瓣移植		手术	皮瓣是一具有血液供应的皮肤和附着的皮下脂肪组织所形成。在皮瓣形成与转移过程中，必须有一部分与本体（供皮瓣区）相连，此相连的部分称为蒂部，作用是保持血液供应。其他在面及深面均与本体分离，转移到另一创面后（受皮瓣区），暂时仍由蒂部血运供应营养，等受皮瓣区创面血管长入皮瓣，建立了新的血运后，再将蒂部切断，完成皮瓣转移的全过程，故又名带蒂皮瓣。但局部皮瓣或岛状皮瓣转移后不需要断蒂。查：移植物-皮肤（板层）（中厚皮片）--蒂（皮瓣）（管）---附着至部位(前移的)（双）（旋转的）（滑动的)----唇-----口

主要编码	附加编码	手 术 名 称	别　名	操作类别	备　注
27.5600		唇和口的其他皮肤移植		手术	查：移植物-皮肤（板层）（中厚皮片）--游离（自体的）NEC---唇
27.5500		唇和口的全层皮肤移植		手术	查：移植物-口，除外腭--全层
27.2300		唇活组织检查		手术	
24.9100		唇颊沟或舌沟的延伸或加深术		手术	
24.9102		唇颊沟加深术		手术	
24.9101		唇颊沟牵伸术	Caldwell 手术	手术	查：Caldwell 手术
27.5401		唇裂二期修复术		手术	婴幼儿期进行了唇裂的修复手术，但随着生长发育，鼻唇部仍会出现不同程度的畸形，称为唇裂术后继发畸形，需要进一步整形
27.5100		唇裂伤缝合术		手术	
27.5302		唇瘘修补术		手术	查：闭合-瘘--口（外的）
27.5701		唇皮瓣移植术		手术	查：移植物-皮肤（板层）（中厚皮片）--蒂（皮瓣）（管）---附着至部位（前移的）（双）（旋转的）（滑动的）----唇
27.0x09		唇切开引流术		手术	
27.5915		唇缺损修复术		手术	
27.5913		唇外翻矫正术		手术	查：修补术-唇 NEC
27.4100		唇系带切除术		手术	
27.9100		唇系带切开术		手术	查：切断-唇系带
27.9101		唇系带整形术		手术	
94.2901		重复经颅磁刺激［RTMS］		治疗性操作	
08.8902		重睑术	双眼皮手术	手术	
99.1602		重金属拮抗剂注射		治疗性操作	
00.1101		重组蛋白输注		治疗性操作	重组蛋白的产生是应用了重组 DNA 或重组 RNA 的技术从而获得的蛋白质。种类：按功能分，可分为以下几种：①白细胞介素；②干扰素；③肿瘤坏死因子；④集落刺激因子；⑤生长因子；⑥趋化性细胞因子
84.5200		重组骨形态形成蛋白的置入		手术	
00.1100		重组人类活化 C 蛋白输注		治疗性操作	输注-重组人类活化 C 蛋白；重组人类活化 C 蛋白是炎性反应中重要调节介质，具抗凝血、抗炎症介质、调节内皮细胞凋亡、抗缺血/再灌注损伤作用，是治疗脓毒症的有效药物

主要编码	附加编码	手术名称	别名	操作类别	备注
88.9504		磁共振泌尿系造影［MRU］		诊断性操作	磁共振尿路造影（MRU）技术：又称水成像，是一种新的、无创的、不需造影剂、用于诊断泌尿外科多种疾病的有效手段。当静脉肾盂造影、逆行造影检查受限或失败、或不能诊断时，MRU可作为备用选择
93.3505		磁热疗		治疗性操作	
11.0x00		磁吸法去除嵌入角膜异物	角膜异物磁吸术	治疗性操作	
	00.9300	从尸体上移植			
99.9206		丛针浅刺法	梅花针	治疗性操作	
94.3200		催眠疗法		治疗性操作	
45.4900		大肠病损的其他破坏术		手术	
45.4100		大肠病损或组织的切除术		手术	
45.9400		大肠-大肠吻合术		手术	
97.0400		大肠导管或肠造口术装置置换		治疗性操作	
45.5200		大肠段分离术		手术	
46.8200		大肠腹内操作		手术	
46.6300		大肠固定至腹壁		手术	
98.0400		大肠管腔内异物的不切开去除		治疗性操作	
46.9602		大肠灌洗		治疗性操作	
46.9600		大肠局部灌注		手术	此处的大肠局部灌注是指开腹的操作
46.7500		大肠裂伤缝合术		手术	
46.7600		大肠瘘修补术		手术	
45.2200		大肠内镜检查，经人工造口		诊断性操作	
46.8201		大肠扭转复位术		手术	
46.6400		大肠其他固定术		手术	
45.2800		大肠其他诊断性操作		诊断性操作	
45.0303		大肠切开减压术		手术	
45.0301		大肠切开取石术		手术	
45.0300		大肠切开术		手术	
45.0302		大肠切开异物取出术		手术	
46.8202		大肠套叠复位术		手术	
46.0400		大肠外置段的切除术		手术	
46.0300		大肠外置术		手术	
46.9400		大肠吻合口修复术		手术	

主要编码	附加编码	手 术 名 称	别 名	操作类别	备 注
46.5200		大肠造口闭合术		手术	
97.0401		大肠造口导管置换		治疗性操作	
46.4300		大肠造口的其他修复术		手术	
00.1500		大剂量白细胞介素-2 [IL-2] 输注		治疗性操作	白细胞介素-2 是趋化因子家族的一种细胞因子，它主要由活化 T 细胞产生，是具有多向性作用的细胞因子（主要促进淋巴细胞生长、增殖、分化）；对机体的免疫应答和抗病毒感染等有重要作用，能刺激已被特异性抗原或致丝裂因数启动的 T 细胞增殖；能活化 T 细胞，促进细胞因子产生；刺激 NK 细胞增殖，增强 NK 杀伤活性及产生细胞因子，诱导 LAK 细胞产生；促进 B 细胞增殖和分泌抗体；激活巨噬细胞。用途：①肾癌、恶性黑色素瘤、结肠癌、非何霍奇淋巴瘤等；②与 LAK、手术、放疗、化疗相结合用于小脑星形细胞瘤、舌癌、喉癌、鼻咽癌、肝癌、肺癌和胃癌手术转移的患者；③癌性胸腹水。对于中、晚期恶性肿瘤病人，经常规手术、化疗、放疗无效或现仍缺乏有效疗法者，采用 IL-2 和 LAK 治疗，可获一定客观疗效。查：输注-白细胞介素-2--大剂量
01.5200		大脑半球切除术		手术	大脑半球切除术的手术适应证为抗癫痫药物治疗无效的顽固性癫痫，且结构性病变局限于一侧者，主要包括：①Rasmussen 脑炎；②婴儿偏瘫伴顽固性癫痫及行为障碍；③Sterge-Weber（脑面血管瘤）综合征；④一侧巨脑症（Hemimegalencephaly）；⑤主要血管闭塞引起的一侧半球损害伴顽固性癫痫；⑥一侧为主的广泛脑皮质发育异常。目前开展较多的是改良的大脑半球切除术和功能性大脑半球切除术
01.3908		大脑半球切开术		手术	
01.5900		大脑病损或组织的其他切除术或破坏术		手术	
01.5930		大脑病损切除术		手术	
87.0200		大脑和颅骨的其他对比剂造影图		诊断性操作	
88.9100		大脑和脑干的磁共振成像		诊断性操作	
01.1800		大脑和脑膜其他诊断性操作		诊断性操作	
02.9100		大脑皮层粘连松解术		手术	
39.5102		大脑前动脉瘤夹闭术		手术	
39.5103		大脑中动脉瘤夹闭术		手术	

主要编码	附加编码	手 术 名 称	别　名	操作类别	备　注
0.6501		大脑中动脉支架经皮置入术		治疗性操作	
4.2801		大腿断肢再植术		手术	
4.1701		大腿截断术		手术	
6.8304		大腿吸脂术		手术	
8.2700		大腿、膝和小腿的骨骼X线检查		诊断性操作	
4.2800		大腿再附着		手术	
8.8601		大网膜动脉结扎术		手术	查：结扎-动脉--腹
5.8400		大血管移位的全部矫正术		手术	
38.5901		大隐静脉高位结扎和剥脱术		手术	查：剥脱术-隐静脉，静脉曲张
38.5903		大隐静脉曲张剥脱术		手术	
38.5907		大隐静脉曲张分段切除术		手术	
38.5902		大隐静脉曲张结扎术		手术	查：结扎-静脉--静脉曲张---下肢
99.9207		大椎放血		治疗性操作	
51.7903		带蒂肠片肝管成形术		手术	
34.9301		带蒂大网膜胸腔移植术		手术	
86.7101		带蒂皮瓣断蒂术		手术	查：制备(切断)，蒂(皮瓣)移植
86.7000		带蒂皮瓣或皮瓣移植		手术	
86.7500		带蒂皮瓣或皮瓣移植的修复术		手术	
86.7100		带蒂皮瓣或皮瓣移植物的切割术和修补术		手术	
86.7103		带蒂皮瓣延迟术		手术	
86.7200		带蒂皮瓣移植物前徙术		手术	
85.8400		带蒂皮瓣移植至乳房		手术	
86.7105		带蒂皮瓣制备术		手术	
08.6103		带蒂头皮瓣眉再造术		手术	
85.4302		单侧保乳乳腺改良根治术		手术	
85.4100		单侧单纯乳房切除术		手术	
85.4303		单侧单纯乳房切除术伴区域性淋巴结切除术		手术	
33.5100		单侧肺移植术		手术	
53.0501		单侧腹股沟疝无张力修补术		手术	

主要编码	附加编码	手 术 名 称	别　名	操作类别	备　注
53.0001		单侧腹股沟疝修补术		手术	
53.0202		单侧腹股沟斜疝疝囊高位结扎术		手术	
53.0401		单侧腹股沟斜疝无张力修补术		手术	
53.0201		单侧腹股沟斜疝修补术		手术	
53.0302		单侧腹股沟直疝无张力修补术		手术	
53.0301		单侧腹股沟直疝斜疝无张力修补术		手术	
53.0102		单侧腹股沟直疝斜疝修补术		手术	
53.0101		单侧腹股沟直疝修补术		手术	
62.3x02		单侧睾丸部分切除术		手术	
62.3x01		单侧睾丸附睾切除术		手术	
62.3x00		单侧睾丸切除术		手术	
85.4500		单侧根治性乳房切除术		手术	包括乳房、胸大肌和区域性淋巴结（腋、锁骨、锁骨上）切除
53.2101		单侧股疝无张力修补术		手术	
53.2901		单侧股疝修补术		手术	
06.2x02		单侧甲状腺切除伴甲状腺峡部切除术		手术	
06.2x03		单侧甲状腺切除伴他叶部分切除术		手术	
06.2x04		单侧甲状腺切除伴峡部和其他叶部分切除术		手术	
06.2x00		单侧甲状腺叶切除术		手术	
85.4300		单侧扩大的单纯乳房切除术		手术	
85.4700		单侧扩大根治性乳房切除术		手术	乳房、肌和淋巴结（腋窝、锁骨、乳房内和纵隔的）切除术
65.3900		单侧卵巢的其他切除术		手术	
85.3300		单侧皮下乳房切除术伴同时置入术		手术	
85.5300		单侧乳房植入术		手术	
85.5100		单侧乳房注入，为了增大		手术	查：乳房成形术-增大--伴---注入乳房（双侧）----单侧

主要编码	附加编码	手术名称	别名	操作类别	备注
85.4301		单侧乳腺改良根治术		手术	
55.5101		单侧肾切除术		手术	
07.2200		单侧肾上腺切除术		手术	
07.0100		单侧肾上腺区探查术		手术	
66.6901		单侧输卵管部分切除术		手术	
66.9201		单侧输卵管挤压术		手术	
66.9202		单侧输卵管结扎术		手术	
65.4900		单侧输卵管-卵巢的其他切除术		手术	
66.9200		单侧输卵管破坏或闭合		手术	
66.4x00		单侧输卵管全部切除术		手术	
85.3100		单侧缩小性乳房成形术		手术	查：减缩术-乳房（双侧的）--单侧的
71.6100		单侧外阴切除术		手术	查：女阴切除术-单侧
62.3x03		单侧隐睾切除术		手术	
21.8505		单纯鞍鼻矫治术［隆鼻术］		手术	
39.8200		单纯颈动脉窦刺激导线的置入或置换		手术	
39.8700		单纯颈动脉窦刺激导线去除术，全系统		手术	
39.8400		单纯颈动脉窦刺激导线修复		手术	
39.8300		单纯颈动脉窦刺激脉冲发生器的置入或置换		手术	
39.8800		单纯颈动脉窦刺激脉冲发生器去除术，全系统		手术	
20.4100		单纯乳突切除术		手术	在保留完整的外耳道后壁的情况下，切除乳突腔内全部气房及病变组织，不触动鼓室结构，以保持原有听力
66.7100		单纯输卵管缝合术		手术	
20.9702		单道人工耳蜗置换术		手术	
20.9701		单道人工耳蜗置入术		手术	
88.5500		单根导管的冠状动脉造影术		诊断性操作	
	00.4000	单根血管操作			00.4编码适用于冠状血管和周围血管。作为附加编码与其他操作编码共同使用，以提供血管手术数量和置入支架数量的附加信息

主要编码	附加编码	手 术 名 称	别 名	操作类别	备 注
89.0601		单科会诊		诊断性操作	
00.1801		单克隆抗体治疗		治疗性操作	由单一 B 细胞克隆产生的高度均一、仅针对某一特定抗原表位的抗体。主要应用于肿瘤、自身免疫和炎性疾病的治疗及器官移植等
86.9700		单列可充电型神经刺激器脉冲发生器的置换或置入		手术	
86.9402		单列神经刺激脉冲发生器的置换		手术	查：去除-神经刺激器--脉搏发生器（单列，双列)---同时伴置换----单列
86.9401		单列神经刺激脉冲发生器的置入		手术	
86.9400		单列神经刺激脉冲发生器置入或置换，未指明为可充电型		手术	
37.8501		单腔永久起搏器置换术		治疗性操作	查：插入-起搏器--心的（永久性)---单室装置(初始的)----置换
37.8101		单腔永久起搏器置入术		治疗性操作	
59.7904		单切口经阴道闭孔无张力尿道中段悬吊术[TVT-S]		手术	
36.1500		单乳房内动脉-冠状动脉旁路移植		手术	
37.6500		单心室［体外］外置式心脏辅助系统置入		治疗性操作	
92.3100		单源光子放射外科		治疗性操作	
51.4902		胆肠吻合口切开取石术		手术	
87.5403		胆道 T 管造影		诊断性操作	查：放射照相术（诊断性）NEC-对比（空气）（气体）（放射性不透明物质）NEC--胆管 NEC
88.7404		胆道超声检查		诊断性操作	
51.1102		胆道镜检查术		诊断性操作	
52.1303		胆道镜逆行胰管造影[ERP]		诊断性操作	
51.8806		胆道镜下胆管结石取出术		治疗性操作	
51.8801		胆道镜下胆管取石术		治疗性操作	
51.8804		胆道镜下肝内胆管结石取出术		治疗性操作	
51.9901		胆道内假体置换术		手术	
51.9400		胆道吻合的修复术		手术	

主要编码	附加编码	手 术 名 称	别 名	操作类别	备 注
99.8802		胆管癌光化学疗法[PUVA]		治疗性操作	光化学疗法就是利用光致敏剂效应来加强紫外线治疗皮肤病效果的方法
51.6901		胆管病损切除术		手术	
51.6902		胆管部分切除术		手术	
96.4102		胆管冲洗		治疗性操作	
51.9900		胆管的其他手术		手术	
51.1900		胆管的其他诊断性操作		诊断性操作	
51.3904		胆管肝管空肠吻合术		手术	
97.0500		胆管或胰管内支架[管]的置换		治疗性操作	
51.9500		胆管假体装置去除		手术	
51.7902		胆管空肠吻合口闭合术	胆管-空肠吻合口拆除术	手术	
51.3901		胆管空肠吻合术		手术	
51.7904		胆管瘘修补术		手术	
51.4903		胆管切开取石术[伴T管引流]		手术	
51.4905		胆管切开取栓术		手术	
51.5903		胆管切开探查术		手术	
51.7907		胆管人工造口闭合术		手术	
51.3902		胆管十二指肠吻合术		手术	
98.5201		胆管体外冲击波碎石		治疗性操作	
51.3906		胆管胃吻合术		手术	
51.9401		胆管吻合口重建术		手术	
97.5502		胆管引流管取出术		治疗性操作	
97.0501		胆管引流管置换术		治疗性操作	
51.7905		胆管造口闭合术		手术	
87.5401		胆管造影		诊断性操作	
97.0502		胆管支架置换术		治疗性操作	
51.4304		胆管支架置入术		手术	
51.2101		胆囊病损切除术		手术	
51.3200		胆囊肠吻合术		手术	
51.0101		胆囊穿刺术		治疗性操作	
50.2303		胆囊床病损射频消融术		手术	
38.8603		胆囊动脉结扎术		手术	
51.3100		胆囊肝管吻合术		手术	
51.6100		胆囊管残端切除术		手术	
98.5200		胆囊和(或)胆管体外休克波碎石[ESWL]		治疗性操作	

主要编码	附加编码	手术名称	别名	操作类别	备注
51.9304		胆囊结肠瘘修补术		手术	
51.9302		胆囊空肠瘘修补术		手术	
51.3201		胆囊空肠吻合术		手术	
51.9100		胆囊裂伤的修补术		手术	
51.9301		胆囊瘘修补术		手术	
51.2200		胆囊切除术		手术	
51.0401		胆囊切开取石术		手术	
51.0403		胆囊切开异物取出术		手术	
51.0402		胆囊切开引流术		手术	
51.9303		胆囊十二指肠瘘修补术		手术	
51.3202		胆囊十二指肠吻合术		手术	
98.5202		胆囊体外冲击波碎石术		治疗性操作	
51.9305		胆囊胃瘘修补术		手术	
51.3400		胆囊胃吻合术		手术	
51.3300		胆囊胰腺吻合术		手术	
97.0504		胆囊引流管置换术		治疗性操作	
51.9200		胆囊造口闭合术		手术	
96.4101		胆囊造口冲洗		治疗性操作	
96.4100		胆囊造口和其他胆管冲洗术		治疗性操作	
87.5901		胆囊造影		诊断性操作	
51.6301		胆总管病损切除术		手术	
51.6302		胆总管部分切除术		手术	
51.7202		胆总管-肠吻合口拆除术		手术	
51.3600		胆总管肠吻合术		手术	
51.7200		胆总管成形术		手术	
51.7100		胆总管单纯缝合术		手术	
51.6300		胆总管的其他切除术		手术	
51.4300		胆总管肝管的导管置入，用于减压术		手术	
51.3601		胆总管空肠吻合术		手术	
51.7204		胆总管扩张术		手术	
51.7101		胆总管裂伤缝合术		手术	
51.7201		胆总管瘘修补术		手术	
51.6303		胆总管切除术		手术	
51.4202		胆总管切开减压术		手术	

主要编码	附加编码	手　术　名　称	别　　名	操作类别	备　　注
1.4201		胆总管切开异物取出术		手术	
1.5101		胆总管切开引流术		手术	
1.5102		胆总管切开支架取出术		手术	
51.7203		胆总管球囊扩张术		手术	
51.3602		胆总管十二指肠吻合术		手术	
51.5100		胆总管探查术		手术	
51.4200		胆总管探查术，用于解除其他梗阻		手术	
51.4100		胆总管探查术，用于去除结石		手术	
51.3903		胆总管胃空肠吻合术		手术	
51.3905		胆总管胃吻合术		手术	
87.5402		胆总管造影		诊断性操作	
51.4303		胆总管支架置入术		手术	
93.5602		弹力绷带固定		治疗性操作	
93.5903		弹力袜使用		治疗性操作	
96.4801		导尿管冲洗		治疗性操作	
37.7500		导线［电极］修复术		治疗性操作	
01.5906		岛叶病损切除术		手术	
25.5903		道格拉斯手术	Douglas 手术	手术	查：Douglas 手术（舌与唇缝合，用于小颌）
89.4301		蹬车运动试验		诊断性操作	
84.9200		等份联体双胎分离术		手术	查：分离-双胎--对称
93.0401		等速肌力测定		诊断性操作	
93.1301		等速肌力训练		治疗性操作	
19.1901		镫骨部分切除术		手术	
19.0x00		镫骨撼动术		手术	镫骨是镫形的小骨，位于鼓膜后面的中耳腔内，负责把振动传给内耳耳蜗的卵圆窗，撼动时使前足在病灶上折断，足板在病灶之后断裂，使后足与折断的足板连在一起，形成新的生理性传声结构
19.0x01		镫骨脚切开术		手术	
19.2100		镫骨切除术伴砧骨置换的修复术		手术	
19.1100		镫骨切除术伴砧骨置换		手术	在足板中 1/3 钻一小孔，用自体的残余镫骨或其他处的骨或骨小柱或各种人工镫骨放置于砧骨长突与前庭之间代替镫骨
19.2900		镫骨切除术的其他修复术		手术	

主要编码	附加编码	手术名称	别名	操作类别	备注
19.0x03		镫骨再撼动术		手术	
19.2901		镫骨粘连松解术		手术	
19.2902		镫骨重建术		手术	
93.3902		低频脉冲电治疗		治疗性操作	
72.0x00		低位产钳手术		治疗性操作	
72.1x00		低位产钳手术伴外阴切开术		手术	
74.1x00		低位子宫下段剖宫产		手术	
39.6200		低温［全身性］下开放性心脏手术		手术	
99.8100		低温［中枢］［局部］	冷冻术［中枢］［局部］	治疗性操作	查：低温疗法（中枢）（局部的）
04.3x08		骶丛神经缝合术		手术	
04.0412		骶丛神经探查术		手术	
88.2603		骶髂关节X线检查		诊断性操作	
77.8902		骶骨部分切除术		手术	
77.9905		骶骨全部切除术		手术	
70.7702		骶棘韧带悬吊术		手术	骶棘韧带悬吊术是治疗阴道穹隆脱垂和子宫阴道脱垂的有效方法
81.2901		骶髂关节融合术		手术	
54.4x07		骶前病损切除术		手术	
05.2400		骶前交感神经切除术		手术	
04.0733		骶前神经切除术		手术	
04.0306		骶前神经切断术		手术	
80.4901		骶韧带切断术		手术	
04.9301		骶神经刺激电极取出术		手术	
04.9203		骶神经神经刺激器置入术		手术	
04.4905		骶神经松解术		手术	
04.0717		骶尾部神经病损切除术		手术	
88.9304		骶尾椎磁共振检查		诊断性操作	
01.5904		第三脑室病损切除术		手术	
02.1403		第三脑室脉络丛切除灼烧术		手术	
02.2203		第三脑室造口术		手术	
01.5907		第四脑室病损切除术		手术	
02.1404		第四脑室脉络丛切除灼烧术		手术	

主要编码	附加编码	手术名称	别名	操作类别	备注
92.2001		碘-125 放射性核素近距离治疗		治疗性操作	碘-125 放射性核素近距离治疗：已成为恶性肿瘤的有效治疗手段，碘-125 放射性核素近距离治疗恶性肿瘤技能提高靶区的照射剂量又能降低周围正常组织的照射范围，可以提高肿瘤的局部控制率和患者的生存率。查：输注-放射性核素（液体短程治疗）（液体 I-125）
92.2301		碘-125 放射性核素远距离治疗		治疗性操作	
92.2801		碘-131 放射性核素注射治疗		治疗性操作	
95.4101		电测听检查		诊断性操作	查：听力测定（贝克西-音调）（阻抗）（镫骨反射性反应）（主观的）
94.2701		电抽搐治疗［ECT］		治疗性操作	
20.9500		电磁助听器置入		手术	
93.1102		电动起立床训练		治疗性操作	
99.2700		电离子透入疗法		治疗性操作	
69.5901		电吸刮宫术		治疗性操作	
69.5101		电吸人流术		治疗性操作	查：流产，治疗性-通过--抽吸刮宫
94.2702		电休克疗法［EST］		治疗性操作	
99.9203		电针经络氧疗法		治疗性操作	电针经络氧疗法：即电针疗法加经络氧疗法联合治疗。取相应穴位，常规消毒皮肤，选取毫针刺入，得气后，针柄分别接电针治疗仪的一组输出正负电极，电量以患者能耐受的最大量为宜，同时配合经络氧疗法：取相应穴位进针后配以鼻塞吸氧，氧流量 5L/min，留针 30 分钟后停吸氧再起针
99.9204		电针脉冲疗法		治疗性操作	脉冲电针疗法最明显的优越性在于其针感明显，各种参数容易控制，并且对机体组织不能造成损伤，可反复在同一处使用，在一定范围内，电针效应可随其强度而递增。电针疗法在临床上应用越来越广泛。在毫针针刺得气的基础上，用电针机通以微量低频脉冲电流，对机体导入不同性质的电流，以加强穴位针刺作用的治疗方法
57.9800		电子膀胱刺激器去除术		治疗性操作	
57.9700		电子膀胱刺激器置换术		治疗性操作	
57.9600		电子膀胱刺激器置入术		治疗性操作	
45.2302		电子结肠镜检查		诊断性操作	
56.9400		电子输尿管刺激器去除		治疗性操作	

主要编码	附加编码	手 术 名 称	别 名	操作类别	备 注
56.9300		电子输尿管刺激器置换		治疗性操作	
56.9200		电子输尿管刺激器置入		治疗性操作	
08.9100		电子外科眼睑拔睫毛术	睫毛电解术	治疗性操作	
92.2500		电子远距离放射疗法		治疗性操作	
33.2302		电子支气管镜检查		诊断性操作	
51.1103		电子子母胆道镜检查		诊断性操作	
77.5802		叠交趾修补术		手术	
07.7901		蝶鞍填塞	鞍底重建术	手术	内镜下经蝶空蝶鞍填充术是治疗空蝶鞍综合征的微创、安全、有效的一种方法
22.6402		蝶窦病损切除术		手术	
22.5202		蝶窦开窗术	蝶窦开放术	手术	
22.6400		蝶窦切除术		手术	
22.5200		蝶窦切开术		手术	
22.5201		蝶窦探查术		手术	
05.2100		蝶腭神经节切除术		手术	
02.9600		蝶骨电极置入		手术	
96.5201		耵聍冲洗术		治疗性操作	较大且硬难以取出者，可先滴入 5%碳酸氢钠或 1%~3%酚甘油，待软化后取出或用冲洗法清除。查：冲洗-耳（耳垢去除）
01.5908		顶叶病损切除术		手术	
39.4200		动静脉分流术的修复术，为肾透析		手术	
39.5304		动静脉瘘夹闭术		手术	
39.5303		动静脉瘘结扎术		手术	
39.5302		动静脉瘘切断术		手术	查：修补术-动静脉瘘--经或伴---切断
39.5301		动静脉瘘栓塞术		治疗性操作	
39.5300		动静脉瘘修补术		手术	
38.9100		动脉导管插入术		治疗性操作	
38.8505		动脉导管未闭结扎术		手术	查：结扎-动脉导管未闭
39.3100		动脉缝合术		手术	
35.8300		动脉干全部修补术		手术	
39.5702		动脉合成补片修补术		手术	查：修补术-动脉--伴---补片移植----人造的
99.2501		动脉化疗栓塞		治疗性操作	
39.5201		动脉瘤包裹术		手术	查：动脉瘤缝合术-经或伴--包裹术
39.5202		动脉瘤缝扎术		手术	查：修补术-动脉瘤--通过或伴---缝合
39.5200		动脉瘤其他修补术		手术	

主要编码	附加编码	手术名称	别名	操作类别	备注
39.5203		动脉瘤折叠术		手术	查：修补术-动脉瘤--通过或伴---缝合
38.1000		动脉内膜切除术		手术	
38.9800		动脉其他穿刺		治疗性操作	
99.0101		动脉输血术		治疗性操作	
35.3400		动脉圆锥切除术	右室流出道疏通术、右心室漏斗部肥厚肌束切除术	手术	动脉圆锥或漏斗部又称"右室流出道"，在右心室前上方，内壁光滑无肉柱，呈锥状体，其上端借肺动脉中通肺动脉干。手术经过：胸部正中切口入路，纵行切开心包，建立体外循环，做右室流出道斜切口或纵切口，显露漏斗部肥厚肌束，切除肥厚的隔束、壁束及肥厚的室上嵴和漏斗部前壁肥厚的肌肉。术毕若流出道仍有狭窄，则需用自体心包片或人工血管片加宽右室流出道
36.2x00		动脉植入的心脏血管再形成术		手术	
05.2500		动脉周围交感神经切除术		手术	
99.2502		动脉注射化疗药物		治疗性操作	
39.5601		动脉组织补片修补术		手术	查：修补术-动脉--伴---补片移植----组织
48.6500		杜哈梅尔直肠切除术		手术	
92.2000		短程放射性核素治疗的液体输注		治疗性操作	
18.7200		断耳再接术		手术	
84.2302		断手再植术		手术	
84.2303		断腕再植术		手术	
84.2304		断掌再植术		手术	
84.2901		断肢再植术		手术	
84.2501		断趾再植术		手术	
84.2601		断足再植术		手术	
87.1500		对比剂鼻窦造影图		诊断性操作	
87.0600		对比剂鼻咽造影图		诊断性操作	查：鼻咽管造影-对比
88.4000		对比剂动脉造影术		诊断性操作	
87.9300		对比剂附睾造影图	附睾造影	诊断性操作	查：附睾造影术
88.3200		对比剂关节造影图		诊断性操作	是将对比剂注入关节腔内形成人工对比，以对关节进行 X 线检查的方法。主要观察关节内的软骨盘、关节囊、滑膜及韧带等软组织，常用于膝关节，检查半月板和十字韧带的损伤，亦可用于肩、腕、髋关节等。查：放射照相术-对比（空气）（气体）（放射性不透明物质）--关节
87.0700		对比剂喉造影图		诊断性操作	查：喉放射照相图-对比

主要编码	附加编码	手术名称	别名	操作类别	备注
87.2100		对比剂脊髓造影图	椎管造影	诊断性操作	对比剂脊髓造影图又称椎管造影。是将对比剂引入脊髓蛛网膜下腔中，通过改变受检者体位，在透视下观察其在椎管内流动情况和形态，以诊断椎管内病变的一种检查方法。可确定椎管有无梗阻和梗阻部位，对椎管内肿瘤和脊蛛网膜粘连有诊断价值。查：脊髓造影，脊髓造影术（空气）（气体）
87.9100		对比剂精囊造影图		诊断性操作	查：精囊造影-对比剂
87.0500		对比剂泪囊造影图		诊断性操作	
87.1300		对比剂颞下颌关节造影图		诊断性操作	
87.3500		对比剂乳腺管造影图		诊断性操作	
87.9400		对比剂输精管造影图	输精管造影	诊断性操作	查：输精管造影
87.1400		对比剂眼眶造影图		诊断性操作	查：放射照相术（诊断性）NEC-对比（空气）（气体）（放射性不透明物质）NEC--眶
87.6600		对比剂胰腺造影图		诊断性操作	
93.1300		对抗阻力的辅助运动训练		治疗性操作	
73.8x00		对胎儿手术帮助分娩		治疗性操作	
82.5602		对掌肌成形术		手术	查：对向肌成形术（翻译为对掌肌成形术更合适）
86.8202		多层除皱术		手术	查：皱纹成形术（面）
89.1702		多导睡眠呼吸监测		诊断性操作	多导睡眠呼吸监测：主要用于诊断睡眠呼吸障碍，包括睡眠呼吸暂停综合征、鼾症、上气道阻力综合征，也用于其他睡眠障碍的辅助诊断，如发作性睡病、不宁腿综合征、失眠分类等。包含：脑电（分析睡眠结构）、眼电、下颌肌电、口鼻气流和呼吸动度、心电、血氧、鼾声、肢动、体位等多个参数。查：多导睡眠（波动）描记
20.9802		多道人工耳蜗置换术		手术	
20.9801		多道人工耳蜗置入术		手术	
22.5300		多个鼻窦切开术		手术	
88.5701		多根导管冠状动脉造影		诊断性操作	
00.1802		多克隆抗体治疗		治疗性操作	天然抗原分子中常含有多种不同抗原特异性的抗原表位，以该抗原物质刺激机体免疫系统，体内多个 B 细胞克隆被激活，产生的抗体中含有针对多种不同抗原表位的免疫球蛋白，除了抗原决定簇的多样性以外，同样一种抗原决定簇，也可刺激机体产生 IgG、IgM、IgA、IgE 和 IgD 等五类抗体。查：输注-免疫抑制剂抗体治疗

主要编码	附加编码	手 术 名 称	别 名	操作类别	备 注
86.9800		多列［两列或更多列］可充电型神经刺激器脉冲发生器的置换或置入		手术	
93.0105		多频稳态检测		诊断性操作	
	00.3500	多数据的计算机辅助外科手术			
86.2601		多余指切除术		手术	只适用于无骨的多指切除术，有骨的多指在84.01。查：切除术-多余--指（趾）
86.2602		多余趾切除术		手术	只适用于无骨的多趾的切除术，有骨的多趾在84.11
92.3200		多源光子放射外科		治疗性操作	
84.1102		多趾截除术		手术	
81.4701		鹅足转移术		手术	鹅足是缝匠肌、股薄肌、半腱肌三块肌肉之腱性部分在胫骨近段内侧的附着点，外形类似鹅足，故称鹅足
02.0601		额瓣修复术		手术	查：修复术-骨皮瓣，颅骨
96.2100		额鼻管扩张		治疗性操作	
22.7902		额鼻管重建术		手术	
21.8301		额部皮瓣鼻重建术		手术	
30.2907		额侧喉部分切除术		手术	
22.4201		额窦病损切除术		手术	
22.4200		额窦切除术		手术	
22.4100		额窦切开术		手术	
22.9x01		额窦置管引流术	额窦钻孔术、额窦钻孔置管引流术	手术	该手术是在额窦底部钻一小孔，放入引流管，以利引流或冲洗，达到治愈急性额窦阻塞的目的
08.3102		额肌缝线睑下垂修补术		手术	
01.5909		额叶病损切除术		手术	
01.5302		额叶切除术		手术	
00.1400		噁唑烷酮类抗生素注射或输注		治疗性操作	噁唑烷酮类抗菌药是一类新型化学全合成抗菌药。噁烷唑酮类为蛋白质合成抑制剂，该类药物在化学结构上均有一噁唑烷二酮母核，具有全新的抗菌机制，对革兰阳性球菌，特别是多重耐药的革兰阳性球菌，具有较强的抗菌活性，与其他药物不存在交叉耐药现象。噁唑烷酮类抗菌药物Linezolid（利奈唑胺）被美国FDA批准上市。查：注射-抗生素--噁唑烷酮类
27.6905		腭瓣修复术		手术	
97.3806		腭部缝线去除		治疗性操作	
27.7201		腭垂部分切除术		手术	

主要编码	附加编码	手 术 名 称	别 名	操作类别	备 注
27.7900		腭垂的其他手术		手术	查：手术-悬雍垂 NEC
27.7200		腭垂切除术	悬雍垂切除术	手术	
27.7100		腭垂切开术	悬雍垂切开术	手术	查：切开-悬雍垂
27.6901		腭垂-软腭成形术[LAUP]		手术	
27.7300		腭垂修补术		手术	查：修补术-悬雍垂
27.6900		腭的其他整形术		手术	查：修补术-腭 NEC
27.3202		腭广泛切除术		手术	
27.6301		腭裂二期修复术		手术	查：腭成形术-用于腭裂--二期或随后的
27.6200		腭裂矫正术		手术	查：缝合-腭--裂
27.6100		腭裂伤缝合术		手术	查：缝合-腭
27.6302		腭裂上提术		手术	查：修复术-腭裂修补术
27.6201		腭裂修补术伴悬雍垂修补术		手术	查：修补术-悬雍垂--同时伴腭裂修补术
27.6300		腭裂修补术后的修复术		手术	
27.5301		腭瘘管修补术		手术	
27.6908		腭瘘修补术		手术	
27.3103		腭囊肿切除术		手术	
27.1x00		腭切开术		手术	
27.1x01		腭切开探查术		手术	
27.3203		腭全切除术		手术	
27.6902		腭咽成形术		手术	
27.6907		腭咽激光成形术		手术	查：修补术-腭 NEC
27.6909		腭咽射频成形术		手术	
27.6400		腭植入物置入术		手术	查：插入-腭植入
94.0102		儿童智商测验		诊断性操作	
90.3x00		耳、鼻、咽和喉标本的显微镜检查		诊断性操作	
96.5200		耳冲洗术		治疗性操作	
18.0100		耳垂造孔[扎耳朵眼]		治疗性操作	
04.6x02		耳大神经移位术		手术	
18.7100		耳郭建造术		手术	
18.0902		耳郭切开引流术		手术	
18.7105		耳郭缺损修补术		手术	
18.0101		耳郭造孔		手术	
18.7102		耳郭支架置入术		手术	
18.7902		耳郭植皮术		治疗性操作	

主要编码	附加编码	手　术　名　称	别　　名	操作类别	备　　注
86.9304		耳后扩张器置入术		诊断性操作	
19.9x01		耳后瘘管修补术		手术	
18.7905		耳后皮肤移植术		手术	
18.7906		耳甲腔成形术		治疗性操作	
99.9208		耳尖放血		手术	
18.1100		耳镜检查		手术	
18.2101		耳前病损切除术		手术	
18.2100		耳前窦道切除术		手术	
18.0901		耳前切开引流术		手术	
18.5x00		耳前突矫正术	招风耳矫正术	手术	
98.1100		耳腔内异物的不切开去除		治疗性操作	
18.7903		耳软骨整形术		手术	
95.4102		耳声发射		诊断性操作	耳声发射是一种产生于耳蜗，经听骨链及鼓膜传导释放入外耳道的音频能量
20.3100		耳蜗电图		诊断性操作	
20.9600		耳蜗假体装置置入或置换术		手术	
20.9700		耳蜗假体装置置入或置换术，单道		手术	
20.9800		耳蜗假体装置置入或置换术，多道		手术	
92.1202		耳咽管核素扫描		诊断性操作	
19.0x02		耳硬化分离术		手术	
95.4202		耳语听力试验		诊断性操作	
99.9205		耳针		治疗性操作	包括耳穴压豆
36.1200		二根冠状动脉的〔主动脉〕冠状动脉旁路移植		手术	
35.0201		二尖瓣闭式扩张术	二尖瓣闭式成形术	手术	
35.1201		二尖瓣成形术		手术	
35.2401		二尖瓣机械瓣膜置换术		手术	
35.2400		二尖瓣切开和其他置换术		手术	
35.2300		二尖瓣切开和其他置换术伴有组织移植物		手术	
35.2301		二尖瓣生物瓣膜置换术		手术	
16.6100		二期眼植入物置入		手术	

主要编码	附加编码	手 术 名 称	别　名	操作类别	备　注
16.6101		二期义眼台置入术		手术	
27.7301		二氧化碳激光双下甲咽侧索汽化术		治疗性操作	二氧化碳激光医疗上可用于对病灶组织的汽化，烧灼或切割病灶组织，经扩束后照射，能对深部组织加热理疗
31.7502		发音钮置入术		手术	
31.7501		发音重建术		手术	查：建造术-喉，人工
35.8100		法洛四联症全部修补术	法洛四联症根治术	手术	法洛四联症是一种常见的先天性心脏畸形，其基本病理为室间隔缺损、肺动脉狭窄、主动脉骑跨和右心室肥厚。手术一般主张应用体外循环，心内矫正操作包括室间隔缺损修补、妥善解除右室流出道梗阻
51.6201		法特壶腹病损切除术		手术	
51.8101		法特壶腹扩张术		手术	
51.6200		法特壶腹切除术［伴胆总管再植入］		手术	
81.8800		反向全肩关节置换术		手术	
94.1104		犯罪责任评估		诊断性操作	
35.9401		方坦手术	FONTAN 手术、肺动脉下心室旷置术	手术	是治疗三尖瓣闭锁、单心室、肺动脉闭锁、多脾症、无脾症等复杂心内畸形的手术方法，1971 年法国学者 FONTAN 首先报道，故名为"FONTAN 手术"，手术基本方法是施行右心房-肺动脉转流。仅行右房与肺动脉之间的带瓣管道或直接吻合，称为改良的 FONTAN 手术
35.5201		房间隔缺损闭式封堵术		手术	查：闭合-房间隔缺损--伴伞状装置（KingMills 型）
35.6101		房间隔缺损组织补片修补术		手术	
12.9901		放射敷贴器取出术		手术	
12.9902		放射敷贴器置入术		手术	
92.2300		放射性核素远距离放射疗法		治疗性操作	远距离治疗：指源的工作位置离开靶区垂直距离 1m 的放射治疗方法。常用的密封源是钴-60，很少应用铯-137。查：远距离放疗法-钴-60
92.2800		放射性核素注射或滴入		治疗性操作	
11.7500		放射性角膜切开术		治疗性操作	
92.2302		放射性铯远距离治疗		治疗性操作	
92.2700		放射性元素的植入或置入		治疗性操作	
13.4101		飞秒激光白内障超声乳化抽吸术		手术	
12.6408		非穿透小梁切除术伴移植物		手术	

主要编码	附加编码	手术名称	别名	操作类别	备注
12.6405		非穿透性小梁切除术		手术	是新型抗青光眼手术，不切除小梁组织，术中未穿破眼球壁
93.9300		非机械性方法复苏		治疗性操作	
64.9500		非可膨胀性阴茎假体的置入或置换		手术	
64.9502		非可膨胀性阴茎假体置换术		手术	
64.9501		非可膨胀性阴茎假体置入术		手术	查：插入-阴茎假体（非可膨胀性）（内的）
98.1601		非切开宫颈异物取出术		治疗性操作	
98.2203		非切开结膜异物取出术		治疗性操作	
98.2204		非切开颈部异物去除		治疗性操作	
98.1501		非切开气管异物取出术		治疗性操作	
98.2501		非切开躯干异物取出术		治疗性操作	
98.2201		非切开头皮异物去除		治疗性操作	
98.2202		非切开眼睑异物取出术		治疗性操作	
98.1502		非切开支气管异物取出术		治疗性操作	
37.2000		非侵入性程序化电刺激［NIPS］		诊断性操作	查：刺激（电的）-除颤器--非入侵性程序化电刺激（NIPS）
99.8600		非侵袭性放置骨生长刺激器		治疗性操作	
97.4400		非手术性去除心脏辅助系统		治疗性操作	
	00.3400	非显像导航计算机辅助外科手术			
36.0600		非-药物洗脱冠状动脉支架置入		治疗性操作	查：插入-冠状动脉--支架，非药物洗脱
04.5x10		腓肠神经移植术		手术	腓肠神经是感觉神经，在小腿后面，走行表浅，行程长且束数适宜，易于切取。查：移植物，移植术-神经（颅的）（周围的）
39.5015		腓动脉球囊血管成形术		治疗性操作	
39.9015		腓动脉支架置入术		治疗性操作	
77.6702		腓骨病损切除术		手术	
77.8702		腓骨部分切除术		手术	
78.4702		腓骨成形术		手术	

主要编码	附加编码	手术名称	别名	操作类别	备注
79.4602		腓骨骨骺分离闭合复位术		手术	
79.5602		腓骨骨骺分离切开复位术		手术	
79.1602		腓骨骨折闭合复位内固定术		手术	
79.0602		腓骨骨折闭合性复位术		治疗性操作	
79.3602		腓骨骨折切开复位内固定术		手术	
79.2602		腓骨骨折切开复位术		手术	
77.4702		腓骨活组织检查		手术	
79.6602		腓骨开放性骨折清创术		手术	
78.5702		腓骨内固定术		手术	
78.6703		腓骨内固定装置去除术		手术	
77.7702		腓骨切除术用作移植物		手术	
77.3702		腓骨切断术		手术	
77.1703		腓骨切开引流术		手术	
77.9702		腓骨全部切除术		手术	
77.0702		腓骨死骨去除术		手术	
78.2702		腓骨缩短术		手术	
78.1702		腓骨外固定术		手术	
78.6704		腓骨外固定装置去除术		手术	
77.2703		腓骨楔形截骨术		手术	
78.3702		腓骨延长术		手术	
78.7702		腓骨折骨术		手术	
78.0702		腓骨植骨术		手术	
04.3x18		腓神经缝合术		手术	
04.0310		腓神经切断术		手术	
04.4916		腓神经松解术		手术	
04.7418		腓神经吻合术		手术	
04.0721		腓总神经病损切除术		手术	
04.4915		腓总神经松解术		手术	
04.0425		腓总神经探查术		手术	
04.5x09		腓总神经移植术		手术	腓总神经是坐骨神经的分支，由于腓总神经在腓骨颈部，位置表浅，并在骨的表面，周围软组织少，移动性差，易在该处受损

主要编码	附加编码	手 术 名 称	别 名	操作类别	备 注
87.4102		肺 CT 检查		诊断性操作	
32.2600		肺病损或肺组织的其他和未特指的消融		手术	
32.2900		肺病损或组织的其他局部切除术或破坏术		手术	
32.2901		肺病损切除术		手术	
32.2905		肺部分切除术		手术	
88.7301		肺超声检查		诊断性操作	
33.9300		肺穿刺		治疗性操作	
33.9301		肺穿刺抽吸术		治疗性操作	
33.9302		肺穿刺引流术		治疗性操作	
32.2902		肺大疱切除术		手术	
33.1x01		肺大疱外引流术		手术	
32.2100		肺大疱折叠术		手术	
33.9900		肺的其他手术		手术	
33.3900		肺的其他手术性萎陷		手术	
35.0301		肺动脉瓣闭式扩张术	肺动脉瓣闭式成形术	手术	
35.1301		肺动脉瓣成形术		手术	
35.2601		肺动脉瓣机械瓣膜置换术		手术	
35.2600		肺动脉瓣切开和其他置换术		手术	
35.2500		肺动脉瓣切开和其他置换术伴有组织移植物		手术	
35.2501		肺动脉瓣生物瓣膜置换术		手术	
38.3501		肺动脉部分切除伴吻合术		手术	
39.3107		肺动脉缝合术		手术	
35.8305		肺动脉干加宽术		手术	
35.8302		肺动脉干全部矫正术伴室间隔缺损假体修补术		手术	
35.8301		肺动脉干全部修补术		手术	
35.8303		肺动脉干全部修补术伴右室代替肺动脉供血建造术		手术	

主要编码	附加编码	手术名称	别名	操作类别	备注
38.8501		肺动脉环缩术		手术	肺动脉环缩术：是治疗室间隔缺损等大量左向右分流的一种姑息性手术。应用该手术可提高左心室压力，减少左至右分流，减轻左、右心负荷，以控制充血性心衰，预防或阻止肺的进行性改变。手术过程：开胸后补片环缩主肺动脉，测右室压和左室压，调整环缩至合适位置，钢丝固定胸骨，关胸。查：绑扎-肺动脉
38.8502		肺动脉结扎术		手术	
38.1501		肺动脉内膜切除术	肺动脉内膜剥脱术	手术	
38.0503		肺动脉取栓术		手术	
89.6400		肺动脉楔形监测	肺毛细血管楔压检测、Swan-Ganz漂浮导管术	诊断性操作	肺动脉楔压测量方法通常是应用 Swan-Ganz 气囊漂浮导管经血流漂浮并楔嵌到肺小动脉部位，阻断该处的前向血流，此时导管头端所测得的压力即是肺动脉楔压（PCWP）。查：导管插入术-另见插入，导管-斯旺-甘兹（肺动脉）
99.1007		肺动脉血栓溶解剂灌注		治疗性操作	
89.6300		肺动脉压监测		诊断性操作	
88.4300		肺动脉造影术		诊断性操作	
92.2706		肺放射性粒子置入术		治疗性操作	
89.3701		肺功能测定		诊断性操作	
89.3702		肺功能康复评定		诊断性操作	肺功能康复评定：是对患有慢性呼吸疾病患者的多学科、多程序康复治疗后的功能评定，主要适用人群是针对不能耐受活动的 COPD 患者。肺功能康复评定是评价 COPD 严重程度分级的指标，能预示 COPD 患者的病情进展和死亡率。查：肺活量测量法（激发的）（呼吸的）
33.9901		肺灌洗术		治疗性操作	查：冲洗，灌洗-肺（全部）（整个）
33.2900		肺和支气管的其他诊断性操作		诊断性操作	
92.1501		肺核素扫描		诊断性操作	
89.3700		肺活量测定		诊断性操作	
32.3901		肺节段切除术		手术	
33.4300		肺裂伤闭合术	肺裂伤修补术	手术	
40.2902		肺门淋巴结切除术		手术	
40.5905		肺门淋巴结清扫术		手术	
40.2903		肺门纵隔淋巴结切除术		手术	
33.1x04		肺内异物取出术		手术	

主要编码	附加编码	手术名称	别名	操作类别	备注
34.5100		肺皮质剥除术		手术	
33.4900		肺其他修补术和整形术		手术	
33.1x00		肺切开术		手术	
33.1x02		肺切开血肿清除术		手术	
33.1x03		肺切开引流术		手术	
32.2200		肺容量减少术	肺减容术	手术	查：减缩术，复位术-肺容量
92.1500		肺扫描		诊断性操作	
32.2904		肺楔形切除术		手术	
33.4901		肺修补术		手术	
32.2903		肺袖式切除术		手术	
32.4901		肺叶伴邻近肺叶节段切除术		手术	查：叶切除术-肺肺（完全）--节段的（伴邻近叶切除术）
32.3902		肺叶部分切除术		手术	查：叶切除术-肺（完全）--部分的
32.4902		肺叶切除术		手术	查：叶切除术-肺（完全）
32.4903		肺叶袖状切除术	袖状肺叶切除术、袖型肺叶切除术	手术	肺叶袖状切除术简称袖切。可分为支气管袖状肺叶切除术和支气管袖状肺动脉袖状肺叶切除术。部分肺癌患者癌变位于一个肺叶内，但已侵及局部主支气管或中间支气管，为了保留正常的邻近肺叶，避免做一侧全肺切除术，可以切除病变的肺叶及一段受累的支气管，再吻合支气管上下切端，临床上称为支气管袖状肺叶切除术。如果相伴的肺动脉局部受侵，也可以同时做部分切除，端端吻合，称为支气管袖状肺动脉袖状肺叶切除术。手术中，应同时行系统性肺门及纵隔淋巴结清除术
33.5000		肺移植术		手术	
33.3901		肺粘连松解术		手术	
69.5201		分娩后电吸刮宫术		治疗性操作	
69.0202		分娩后刮宫术		治疗性操作	
69.5200		分娩或流产后抽吸刮宫术		治疗性操作	
69.0200		分娩或流产后的扩张和刮宫术		治疗性操作	
	00.4400	分支血管操作	分叉血管操作		凡在血管（全身）分叉位置进行的操作，则需要用本编码加以说明
99.9902		蜂针疗法		治疗性操作	蜂针疗法是人类利用蜜蜂螫器官为针具，循经络皮部和穴位施行不同手法的针刺，以防治疾病的方法称为蜂针疗法
97.8904		缝线去除		治疗性操作	查：去除-缝合
77.6801		跗骨病损切除术		手术	

主要编码	附加编码	手 术 名 称	别 名	操作类别	备 注
77.8801		跗骨部分切除术		手术	
78.4801		跗骨成形术		手术	
79.1701		跗骨骨折闭合复位内固定术		手术	
79.0701		跗骨骨折闭合性复位术		治疗性操作	
79.3701		跗骨骨折切开复位内固定术		手术	
79.2701		跗骨骨折切开复位术		手术	
77.6800		跗骨和跖骨病损或组织的局部切除术		手术	
77.8800		跗骨和跖骨部分骨切除术		手术	查：Clayton 手术（跖骨头和趾骨底部切除术）；或手术-克莱顿（跖骨头和趾骨底部切除术）
79.1700		跗骨和跖骨骨折闭合性复位术伴内固定		手术	
79.0700		跗骨和跖骨骨折闭合性复位术不伴内固定		治疗性操作	
79.3700		跗骨和跖骨骨折开放性复位术伴内固定		手术	
79.2700		跗骨和跖骨骨折开放性复位术不伴内固定		手术	
77.4800		跗骨和跖骨活组织检查		手术	
79.6700		跗骨和跖骨开放性骨折部位的清创术		手术	
78.5800		跗骨和跖骨内固定不伴骨折复位术		手术	
77.1800		跗骨和跖骨其他切开术不伴切断术		手术	
78.4800		跗骨和跖骨其他修补术或整形术		手术	
77.7800		跗骨和跖骨切除术用作移植物		手术	
77.3800		跗骨和跖骨切断术		手术	
77.9800		跗骨和跖骨全部切除术		手术	
78.9800		跗骨和跖骨生长刺激器的置入		手术	
78.1800		跗骨和跖骨使用外固定装置		手术	
77.0800		跗骨和跖骨死骨去除术		手术	

主要编码	附加编码	手术名称	别名	操作类别	备注
79.9700		跗骨和距骨损伤的手术		手术	
78.2800		跗骨和距骨缩短术		手术	
77.2800		跗骨和距骨楔形骨切开术		手术	
78.3800		跗骨和距骨延伸术		手术	
78.0800		跗骨和距骨移植术		手术	
78.7800		跗骨和距骨折骨术		手术	
78.8800		跗骨和距骨诊断性操作		诊断性操作	
78.6800		跗骨和距骨置入装置去除		手术	
77.4801		跗骨活组织检查		手术	
81.1400		跗骨间融合术		手术	
77.1802		跗骨减压术		手术	
79.6701		跗骨开放性骨折清创术		手术	
78.5801		跗骨内固定术		手术	
78.6801		跗骨内固定装置去除术		手术	
77.9801		跗骨切除术		手术	
77.3801		跗骨切断术		手术	
77.1801		跗骨切开引流术		手术	
77.0801		跗骨死骨去除术		手术	
78.1801		跗骨外固定术		手术	
78.6802		跗骨外固定装置去除术		手术	
77.2801		跗骨楔形切骨术		手术	
78.7801		跗骨折骨术		手术	
78.0801		跗骨植骨术		手术	
04.4400		跗管松解术		手术	
81.1500		跗跖融合术		手术	
50.5100		辅助肝移植		手术	受者的肝仍保留在原位，将供体肝异位或原位植入受体内。查：移植物，移植-肝--辅助的
93.1100		辅助运动训练		治疗性操作	
88.5800		负对比剂心脏X线照相术		诊断性操作	查：心血管荧光电影照相术-二氧化碳（负对比）
89.2600		妇科检查		诊断性操作	
63.3x03		附睾病损切除术		手术	
63.9901		附睾穿刺取精子		手术	查：手术-附睾

主要编码	附加编码	手 术 名 称	别 名	操作类别	备 注
87.9501		附睾的其他 X 线检查		诊断性操作	
87.9500		附睾和输精管的其他 X 线检查		诊断性操作	
63.0102		附睾活组织检查		诊断性操作	
63.8102		附睾裂伤的缝合术		手术	
63.2x00		附睾囊肿切除术		手术	
63.4x00		附睾切除术		手术	
63.9200		附睾切开术		手术	
63.8300		附睾输精管吻合术		手术	
81.8200		复发性肩脱位的修补术		手术	
86.7504		复杂性皮瓣、肌皮瓣、超薄皮瓣修复术		手术	
18.2907		副耳切除术		手术	
41.9300		副脾切除术		手术	
81.4600		副韧带的其他修补术		手术	
85.2402		副乳头切除术		手术	
85.2401		副乳腺切除术		手术	
26.2906		副腮腺病损切除术		手术	
26.3105		副腮腺切除术		手术	
04.4213		副神经减压术		手术	
04.7200		副神经－面神经吻合术		手术	最早记录的面神经-副神经交叉吻合术是由 Drobnik（1897）完成的。面神经-副神经交叉吻合术适用于：①陈旧性中枢性面瘫，或贝尔面瘫，面神经周围支结构尚存在，面部表情肌尚未严重萎缩；②手术损伤或炎症所致面神经岩骨内段至颈面干、颞面干的损害或缺损，面部表情肌尚未严重萎缩；③没有其他脑神经损害。
04.7300		副神经-舌下神经吻合术		手术	
04.0406		副神经探查术		手术	
04.6x01		副神经移位术		手术	
56.4102		副输尿管切除术		手术	
54.3x08		腹壁瘢痕切除术		手术	
54.3x01		腹壁病损切除术		手术	
88.0900		腹壁的其他软组织 X 线检查		诊断性操作	查：放射照相术（诊断性）NEC-腹，腹的（平片）NEC--壁（软组织）NEC
88.0300		腹壁窦道造影图		诊断性操作	
54.2201		腹壁活组织检查		手术	
54.3x00		腹壁或脐病损或组织的切除术或破坏术		手术	

主要编码	附加编码	手　术　名　称	别　　名	操作类别	备　　注
54.2200		腹壁或脐的活组织检查		手术	
54.6301		腹壁裂伤缝合术		手术	
54.7200		腹壁其他修补术		手术	
54.3x07		腹壁脐尿管囊肿切除术		手术	
54.0x00		腹壁切开术		手术	
54.0x02		腹壁切开引流术		手术	
54.6101		腹壁切口裂开缝合术	腹壁二期缝合术	手术	
53.6101		腹壁切口疝无张力修补术		手术	
54.3x06		腹壁清创术		手术	
86.8306		腹壁去脂术		手术	
53.6901		腹壁疝无张力修补术		手术	包括腹壁白线疝、半月线疝
53.5901		腹壁疝修补术		手术	
54.6100		腹壁手术后裂开再闭合术		手术	
85.7400		腹壁下动脉穿支［DIEP］皮瓣，游离的，全乳房重建术		手术	
54.0x03		腹壁异物取出术		手术	
86.8305		腹壁整形术		手术	用于腹壁下垂。查：减缩术-大小，体积--腹壁（脂肪）（下垂的）
88.9703		腹部磁共振检查		诊断性操作	
54.9900		腹部的其他手术		手术	
38.6600		腹部动脉的其他切除术		手术	
88.7600		腹部和腹膜后的诊断性超声		诊断性操作	
92.1903		腹部核素扫描		诊断性操作	
88.0100		腹部计算机轴向断层照相术	腹部CT检查	诊断性操作	
38.6700		腹部静脉的其他切除术		手术	
38.5700		腹部静脉静脉曲张的结扎术和剥脱术		手术	
38.4700		腹部静脉血管部分切除术伴置换术		手术	
86.7104		腹部埋藏皮瓣术		手术	查：制备（切断），蒂（皮瓣）移植
88.1901		腹部平片		诊断性操作	

主要编码	附加编码	手术名称	别名	操作类别	备注
88.1900		腹部其他 X 线检查		诊断性操作	
54.2900		腹部其他诊断性操作		诊断性操作	
86.8302		腹部吸脂术		手术	查：减缩术-大小，体积--腹壁（脂肪）（下垂的）
38.3600		腹动脉部分切除术伴吻合术		手术	
38.4600		腹动脉部分切除术伴置换术		手术	
38.8600		腹动脉的其他手术闭合		手术	
36.1700		腹动脉-冠状动脉旁路移植		手术	
38.1600		腹动脉内膜切除术		手术	
38.0600		腹动脉切开术		手术	
54.3x03		腹股沟病损切除术		手术	
40.1104		腹股沟淋巴结活组织检查		手术	
40.2400		腹股沟淋巴结切除术		手术	
54.0x04		腹股沟切开引流术		手术	
53.0000		腹股沟疝单侧修补术		手术	
53.1601		腹股沟疝无张力修补术，一侧直疝，一侧斜疝		手术	
53.1301		腹股沟疝修补术，一侧直疝一侧斜疝		手术	
54.0x01		腹股沟探查术		手术	
84.1900		腹骨盆截断术		手术	
48.5000		腹会阴直肠切除术	Miles 手术	手术	Miles 手术作为直肠下段癌和肛管癌的根治性手术，普遍应用于临床
38.3700		腹静脉部分切除术伴吻合术		手术	
38.8700		腹静脉的其他手术闭合		手术	
38.0700		腹静脉切开术		手术	
54.7100		腹裂［畸形］修补术		手术	
88.0400		腹淋巴管造影图	腹部淋巴管造影	诊断性操作	
54.4x01		腹膜病损切除术		手术	
54.6400		腹膜缝合术		手术	
54.2500		腹膜灌洗		诊断性操作	
91.1x00		腹膜和腹膜后标本的显微镜检查		诊断性操作	

主要编码	附加编码	手术名称	别名	操作类别	备注
54.4x02		腹膜后病损切除术		手术	
88.1500		腹膜后充气造影图		诊断性操作	
54.9104		腹膜后穿刺引流术		治疗性操作	
40.5907		腹膜后淋巴结清扫术		手术	
88.1400		腹膜后瘘管造影图		诊断性操作	查：瘘管造影术-腹膜后
54.0x08		腹膜后切开引流术		手术	
59.0000		腹膜后清扫术		手术	
53.9x05		腹膜后疝修补术		手术	
54.1901		腹膜后血肿清除术		手术	
54.7301		腹膜后组织修补术		手术	
54.2300		腹膜活组织检查		手术	
40.2907		腹膜淋巴结切除术		手术	
54.7300		腹膜其他修补术		手术	
54.9700		腹膜腔注入局部作用的治疗性物质		治疗性操作	
54.9500		腹膜切开术		手术	
54.9800		腹膜透析		治疗性操作	
54.9802		腹膜透析管调整		治疗性操作	
97.8601		腹膜透析管去除		治疗性操作	
54.9801		腹膜透析管置入术		治疗性操作	
74.2x00		腹膜外剖宫产		手术	
54.0x07		腹膜外切开引流术		手术	
54.1902		腹膜血肿清除术		手术	
54.5900		腹膜粘连的其他松解术		手术	
54.5902		腹膜粘连松解术		手术	
54.4x00		腹膜组织的切除术或破坏术		手术	
46.8000		腹内肠操作		手术	
39.1x00		腹内静脉分流术		手术	
97.8602		腹腔 DDS 泵取出术		治疗性操作	
54.9902		腹腔病损切除术		手术	
54.1907		腹腔出血止血术		手术	
54.9105		腹腔穿刺术		治疗性操作	
54.9702		腹腔穿刺药物注射		治疗性操作	
54.9101		腹腔穿刺引流术		治疗性操作	
88.4707		腹腔动脉造影		诊断性操作	
39.9002		腹腔干动脉支架置入术		治疗性操作	

主要编码	附加编码	手 术 名 称	别 名	操作类别	备 注
54.9401		腹腔颈静脉分流术		手术	
54.9402		腹腔静脉分流术		手术	
55.5106		腹腔镜膀胱镜下肾输尿管切除术		手术	
68.3104		腹腔镜残角子宫切除术		手术	
65.6400		腹腔镜残留卵巢和输卵管切除术		手术	
65.5400		腹腔镜残留卵巢切除术		手术	
66.5201		腹腔镜残留输卵管切除术		手术	
67.4x06		腹腔镜残余子宫颈切除术		手术	
44.6700		腹腔镜操作用于创建食管胃括约肌功能		手术	
50.2503		腹腔镜超声引导下肝病损射频消融术		手术	
44.6801		腹腔镜垂直束带胃成形术〔VBG〕		手术	运用腹腔镜微创技术，将一条柔性硅胶束带环绕于胃体的上部，把胃分隔成两部分，两部分之间有一个小开口允许食物通过。进食时，食物快速填满较小的胃上部，当这部分胃填满扩张后，会刺激胃的神经向大脑饱食中心传递信号，大脑调节中枢会让人有饱腹感，从而限制了进食量。该手术用于治疗单纯性肥胖和2型糖尿病
43.8200		腹腔镜垂直〔袖状〕胃切除术	腹腔镜缩胃手术	手术	腹腔镜垂直（袖状）胃切除术是在腹腔镜下沿胃大弯的走行方向切除胃的大部，缩小胃的容积，主要用于减重和2型糖尿病的治疗
65.3100		腹腔镜单侧卵巢切除术		手术	
07.2201		腹腔镜单侧肾上腺切除术		手术	
66.6902		腹腔镜单侧输卵管部分切除术		手术	
66.9203		腹腔镜单侧输卵管结扎术		手术	
65.4100		腹腔镜单侧输卵管-卵巢切除术	腹腔镜单侧附件切除术	手术	
66.9205		腹腔镜单侧输卵管破坏术		手术	
66.4x02		腹腔镜单侧输卵管切除术		手术	

主要编码	附加编码	手 术 名 称	别　　名	操作类别	备　　注
66.9204		腹腔镜单侧输卵管切断术		手术	查：横切-输卵管（双侧）（残留）（孤立的）--单侧
51.8805		腹腔镜-胆道镜联合探查取石术		手术	
48.6303		腹腔镜低位直肠前切除术		手术	
04.0307		腹腔镜骶前神经切断术		手术	
69.3x03		腹腔镜骶前神经切断术		手术	
69.1908		腹腔镜骶韧带部分切除术		手术	
44.9800		腹腔镜调节可调节的胃限制性装置的体积		手术	
17.3100		腹腔镜多段大肠切除术		手术	
48.4903		腹腔镜辅助经前会阴超低位直肠切除术	腹腔镜辅助 AP-PEAR 术	手术	
68.5102		腹腔镜辅助经阴道筋膜内子宫切除术		手术	
68.2918		腹腔镜辅助经阴道子宫病损切除术		手术	
68.5103		腹腔镜辅助经阴道子宫部分切除术		手术	
68.5101		腹腔镜辅助经阴道子宫扩大切除术		手术	
43.9102		腹腔镜辅助全胃切除伴空肠间置术		手术	
43.9905		腹腔镜辅助全胃切除伴食管-空肠吻合术		手术	
43.9904		腹腔镜辅助全胃切除伴食管-十二指肠吻合术		手术	
84.6501		腹腔镜辅助下腰椎前路椎间盘置换术		手术	
70.4x05		腹腔镜辅助阴道切除术		手术	
68.5100		腹腔镜辅助阴道子宫切除术［LAVH］		手术	
68.3106		腹腔镜辅助子宫颈上子宫切除术	LASH 手术	手术	
41.9301		腹腔镜副脾切除术		手术	

主要编码	附加编码	手术名称	别名	操作类别	备注
17.1300		腹腔镜腹股沟疝修补术，伴有移植物或假体		手术	
17.1200		腹腔镜腹股沟斜疝修补术，伴有移植物或假体		手术	
17.1100		腹腔镜腹股沟直疝修补术，伴有移植物或假体		手术	
45.8100		腹腔镜腹内全结肠切除术		手术	
40.5911		腹腔镜腹腔淋巴结清扫术		手术	
74.3x05		腹腔镜腹腔妊娠清除术		手术	
53.7100		腹腔镜腹入路横隔疝修补术		手术	
68.6101		腹腔镜改良根治性子宫切除术		手术	
69.2210		腹腔镜高位宫骶韧带悬吊术		手术	
62.5x01		腹腔镜睾丸固定术		手术	
68.6100		腹腔镜根治性腹的子宫切除术	TLRH	手术	
52.5301		腹腔镜根治性胰体尾切除术		手术	
68.7100		腹腔镜根治性阴道的子宫切除术［LRVH］		手术	
55.5105		腹腔镜供肾取肾术		手术	
69.2209		腹腔镜宫骶韧带缩短术		手术	
53.8300		腹腔镜横膈疝修补术，胸入路		手术	
17.3401		腹腔镜横结肠部分切除术		手术	
17.3400		腹腔镜横结肠切除术		手术	
46.2001		腹腔镜回肠造口术		手术	
	17.4200	腹腔镜机器人援助操作			
54.2100		腹腔镜检查		手术	
46.4202		腹腔镜结肠造口周围疝无张力成形术		手术	

主要编码	附加编码	手术名称	别名	操作类别	备注
46.4201		腹腔镜结肠造口周围疝修补术		手术	
68.4102		腹腔镜经腹筋膜外子宫切除术		手术	
68.4100		腹腔镜经腹全子宫切除术		手术	
53.7101		腹腔镜经腹食管裂孔疝修补术		手术	
68.4103		腹腔镜经腹始基子宫切除术		手术	
68.4104		腹腔镜经腹双子宫切除术		手术	
68.4101		腹腔镜经腹子宫扩大切除术		手术	
63.1x04		腹腔镜精索静脉高位结扎术		手术	
17.3901		腹腔镜巨结肠切除术		手术	
44.9801		腹腔镜可调节胃束带放松术		手术	查：调节-胃限制性装置（腹腔镜）
44.9701		腹腔镜可调节胃束带去除术		手术	
44.9602		腹腔镜可调节胃束带修正术		手术	查：修复术-胃带，腹腔镜
44.9601		腹腔镜可调节胃束带置换术		手术	
46.3905		腹腔镜空肠造口术		手术	
65.2502		腹腔镜卵巢病损破坏术		手术	包括通过电烧、激光、冷凝等方式对病损实施的破坏术
65.2501		腹腔镜卵巢病损切除术		手术	
65.2505		腹腔镜卵巢部分切除术		手术	
65.7905		腹腔镜卵巢成形术		手术	
65.9101		腹腔镜卵巢穿刺抽吸术		手术	
65.9902		腹腔镜卵巢打孔术		手术	
65.7400		腹腔镜卵巢单纯缝合术		手术	
65.1400		腹腔镜卵巢的其他诊断性操作		诊断性操作	
65.8100		腹腔镜卵巢和输卵管粘连松解术		手术	

主要编码	附加编码	手术名称	别名	操作类别	备注
65.2504		腹腔镜卵巢黄体破坏术		手术	
65.2503		腹腔镜卵巢黄体切除术		手术	
65.1300		腹腔镜卵巢活组织检查		手术	
65.2300		腹腔镜卵巢囊肿袋形缝合术［造袋术］		手术	
65.0105		腹腔镜卵巢囊肿开窗术		手术	
65.0103		腹腔镜卵巢脓肿切开引流术		手术	
65.0100		腹腔镜卵巢切开术		手术	
65.0104		腹腔镜卵巢妊娠切开清除术		手术	
65.2400		腹腔镜卵巢楔形部分切除术		手术	
65.7904		腹腔镜卵巢悬吊术		手术	
65.7500		腹腔镜卵巢再植入		手术	
65.0102		腹腔镜卵巢造口术		手术	
65.8101		腹腔镜卵巢粘连松解术		手术	
55.8501		腹腔镜马蹄肾峡部分离术		手术	
45.3304		腹腔镜麦克尔憩室切除术		手术	麦克尔憩室属回肠远端憩室，是胃肠道先天性畸形中最常见的一种，也是憩室中最常见的类型之一。查：切除术-憩室--肠---小的
17.3200		腹腔镜盲肠切除术		手术	
70.1202		腹腔镜女性盆腔脓肿引流术		手术	
48.6913		腹腔镜帕克术［Park术］		手术	
40.5912		腹腔镜盆腔淋巴结清扫术		手术	
41.4301		腹腔镜脾部分切除术		手术	
41.2x04		腹腔镜脾囊肿开窗术		手术	
41.2x03		腹腔镜脾切开引流术		手术	
41.9504		腹腔镜脾修补术		手术	
40.5301		腹腔镜髂淋巴结清扫术		手术	
48.6912		腹腔镜全结肠直肠［包括肛门］切除术		手术	

主要编码	附加编码	手 术 名 称	别 名	操作类别	备 注
1.5x01		腹腔镜全脾切除术		手术	
7.2102		腹腔镜肾上腺病损切除术		手术	
7.2902		腹腔镜肾上腺部分切除术		手术	
7.1101		腹腔镜肾上腺活组织检查术		手术	
07.4102		腹腔镜肾上腺探查术		手术	
4.4202		腹腔镜十二指肠溃疡修补术		手术	
2.7x02		腹腔镜食管贲门肌层切开术		手术	
6.6103		腹腔镜输卵管病损破坏术		手术	
6.6104		腹腔镜输卵管病损切除术		手术	
6.7905		腹腔镜输卵管成形术		手术	
6.1101		腹腔镜输卵管活组织检查		手术	
6.2902		腹腔镜输卵管激光绝育术		手术	
66.2901		腹腔镜输卵管绝育术		手术	
65.7600		腹腔镜输卵管卵巢成形术		手术	
65.0101		腹腔镜输卵管卵巢探查术		手术	
66.6201		腹腔镜输卵管切除伴输卵管妊娠去除术		手术	
66.0102		腹腔镜输卵管切开术		手术	
66.0103		腹腔镜输卵管妊娠切开去除术	腹腔镜输卵管切开取胚术	手术	
66.7906		腹腔镜输卵管伞端成形术		手术	
66.7301		腹腔镜输卵管输卵管吻合术		手术	
66.0101		腹腔镜输卵管探查术		手术	
66.8x02		腹腔镜输卵管通液术		手术	
66.0203		腹腔镜输卵管造口去除输卵管妊娠术		手术	
66.0202		腹腔镜输卵管造口术		手术	
65.8102		腹腔镜输卵管粘连松解术		手术	

主要编码	附加编码	手　术　名　称	别　　名	操作类别	备　　注
66.9502		腹腔镜输卵管注药术		手术	
17.2400		腹腔镜双侧腹股沟疝修补术，伴有移植物或假体		手术	
17.2300		腹腔镜双侧腹股沟疝修补术，一侧为直疝，另一侧为斜疝，伴有移植物或假体		手术	
17.2200		腹腔镜双侧腹股沟斜疝修补术，伴有移植物或假体		手术	
17.2100		腹腔镜双侧腹股沟直疝修补术，伴有移植物或假体		手术	
65.6300		腹腔镜双侧卵巢和输卵管切除术	腹腔镜双侧附件切除	手术	
65.5300		腹腔镜双侧卵巢切除术		手术	
07.3x01		腹腔镜双侧肾上腺切除术		手术	
66.6301		腹腔镜双侧输卵管部分切除术		手术	
66.2101		腹腔镜双侧输卵管挤压术		手术	查：破坏术-输卵管--伴---挤压术（和结扎)----通过内镜检查（腹腔镜检查）
66.2102		腹腔镜双侧输卵管结扎和挤压术		手术	查：结扎-输卵管（双侧)--伴---挤压术----经内镜检查（腹腔镜检查）
66.2201		腹腔镜双侧输卵管结扎和切断术		手术	
66.2903		腹腔镜双侧输卵管结扎术		手术	
66.5102		腹腔镜双侧输卵管切除术		手术	
68.3105		腹腔镜双子宫单侧切除术		手术	查：对切-子宫切除术--腹腔镜
43.8201		腹腔镜胃部分切除术		手术	
43.7x03		腹腔镜胃大部切除伴胃空肠吻合术		手术	
43.6x02		腹腔镜胃大部切除伴胃十二指肠吻合术		手术	
44.6701		腹腔镜胃底折叠术		手术	
44.4102		腹腔镜胃溃疡穿孔修补术		手术	
43.8904		腹腔镜胃楔形切除术		手术	

主要编码	附加编码	手术名称	别名	操作类别	备注
44.6902		腹腔镜胃修补术		手术	
50.3x06		腹腔镜下半肝切除术		手术	
51.2400		腹腔镜下部分胆囊切除术		手术	
51.2301		腹腔镜下残余胆囊切除术		手术	
54.4x13		腹腔镜下肠系膜病损切除术		手术	
54.2402		腹腔镜下肠系膜活组织检查		手术	
54.5101		腹腔镜下肠粘连松解术		手术	
53.0002		腹腔镜下单侧腹股沟疝修补术		手术	此处为无补片和移植物的疝的修补术
53.0204		腹腔镜下单侧腹股沟斜疝疝囊高位结扎术		手术	
53.0203		腹腔镜下单侧腹股沟斜疝修补术		手术	此处为无补片和移植物的疝的修补术
55.5103		腹腔镜下单侧肾切除术		手术	
55.5104		腹腔镜下单侧肾输尿管切除术		手术	
62.3x04		腹腔镜下单侧隐睾切除术		手术	
51.1105		腹腔镜下胆道造影术		手术	
51.6401		腹腔镜下胆管病损切除术		手术	
51.3907		腹腔镜下胆管空肠吻合术		手术	
51.7909		腹腔镜下胆管瘘口修补术		手术	
51.7910		腹腔镜下胆管修补术		手术	
51.2401		腹腔镜下胆囊病损切除术		手术	
51.3203		腹腔镜下胆囊空肠吻合术		手术	
51.9101		腹腔镜下胆囊破裂修补术		手术	
51.2300		腹腔镜下胆囊切除术		手术	
51.8808		腹腔镜下胆囊切开取石术		手术	
51.0404		腹腔镜下胆囊切开引流术		手术	

主要编码	附加编码	手 术 名 称	别 名	操作类别	备 注
51.3204		腹腔镜下胆囊十二指肠吻合术		手术	
51.0301		腹腔镜下胆囊造口术		手术	
51.3301		腹腔镜下胆胰转流术		手术	
51.8701		腹腔镜下胆总管 T 管引流术		手术	
51.6402		腹腔镜下胆总管病损切除术		手术	
51.8803		腹腔镜下胆总管切开取石术		手术	
51.1104		腹腔镜下胆总管探查术		手术	
47.1100		腹腔镜下附带阑尾切除术		手术	
54.3x02		腹腔镜下腹壁病损切除术		手术	
53.6302		腹腔镜下腹壁疝无张力修补术		手术	
53.5902		腹腔镜下腹壁疝修补术		手术	
48.5100		腹腔镜下腹会阴直肠切除术		手术	
54.4x11		腹腔镜下腹膜病损切除术		手术	
54.4x15		腹腔镜下腹膜后病损切除术		手术	
54.2406		腹腔镜下腹膜活组织检查		手术	
54.5100		腹腔镜下腹膜粘连松解术		手术	
54.9904		腹腔镜下腹腔病损切除术		手术	
54.9703		腹腔镜下腹腔局部注射		治疗性操作	
54.9202		腹腔镜下腹腔异物取出术		手术	
50.2909		腹腔镜下肝病损切除术		手术	
50.2910		腹腔镜下肝病损烧灼术		手术	
50.2502		腹腔镜下肝病损射频消融术		手术	
50.2501		腹腔镜下肝病损微波消融术		手术	

主要编码	附加编码	手 术 名 称	别 名	操作类别	备 注
50.2205		腹腔镜下肝部分切除术		手术	
50.2203		腹腔镜下肝段切除术		手术	
50.1400		腹腔镜下肝活组织检查		手术	
50.0x03		腹腔镜下肝囊肿开窗引流术		手术	
50.0x04		腹腔镜下肝脓肿切开引流术		手术	
50.2204		腹腔镜下肝楔形切除术		手术	
50.3x05		腹腔镜下肝叶切除术		手术	
50.0x05		腹腔镜下肝异物去除术		手术	
49.7904		腹腔镜下肛门成形术		手术	
50.2206		腹腔镜下活体取肝术		手术	
46.7506		腹腔镜下结肠裂伤修补术		手术	
46.7604		腹腔镜下结肠瘘修补术		手术	
48.6101		腹腔镜下经骶直肠乙结肠切除术		手术	
52.9301		腹腔镜下经十二指肠切开胰管开口整形支架引流术		手术	
44.9802		腹腔镜下可调节胃束带紧缩术		手术	
44.9501		腹腔镜下可调节胃束带术［LAGB］		手术	查：插入-带（可调节性）--胃的，腹腔镜的
47.2x01		腹腔镜下阑尾脓肿引流术		手术	
47.0100		腹腔镜下阑尾切除术		手术	
44.0001		腹腔镜下迷走神经切断术		手术	
02.3405		腹腔镜下脑室腹腔分流术		手术	
58.4702		腹腔镜下尿道口紧缩术		手术	
58.4305		腹腔镜下尿道瘘修补术		手术	
59.5x02		腹腔镜下尿道悬吊术		手术	
56.8909		腹腔镜下膀胱瓣代输尿管术		手术	

主要编码	附加编码	手 术 名 称	别 名	操作类别	备 注
57.6x06		腹腔镜下膀胱部分切除术		手术	
57.7103		腹腔镜下膀胱根治切除术		手术	
57.8905		腹腔镜下膀胱修补术		手术	
59.1200		腹腔镜下膀胱周围粘连松解术		手术	
54.9903		腹腔镜下盆腔病损切除术〔男性〕		手术	
54.4x10		腹腔镜下盆腔腹膜病损切除术		手术	
54.5103		腹腔镜下盆腔腹膜粘连松解术		手术	
57.5102		腹腔镜下脐尿管切除术		手术	
53.4201		腹腔镜下脐疝无张力修补术		手术	
53.4301		腹腔镜下脐疝修补术		手术	
53.4200		腹腔镜下脐疝移植物或假体修补术		手术	
60.6101		腹腔镜下前列腺病损切除术		手术	
60.5x02		腹腔镜下前列腺根治性切除术		手术	
61.4905		腹腔镜下鞘状突高位结扎术		手术	查：修补术-睾丸鞘膜
53.6301		腹腔镜下切口疝无张力修补术		手术	
53.5101		腹腔镜下切口疝修补术		手术	
44.9700		腹腔镜下去除胃限制性装置		手术	
57.7901		腹腔镜下全膀胱切除术		手术	
52.6x02		腹腔镜下全胰切除术		手术	
55.3401		腹腔镜下肾病损切除术		手术	
55.4x03		腹腔镜下肾部分切除术		手术	
55.7x01		腹腔镜下肾固定术		手术	
55.0106		腹腔镜下肾囊肿去顶术		手术	查：排空术-囊肿--肾

主要编码	附加编码	手术名称	别名	操作类别	备注
55.0111		腹腔镜下肾切开取石术		手术	
55.0110		腹腔镜下肾切开引流术		手术	
55.0109		腹腔镜下肾探查术		手术	
55.8704		腹腔镜下肾盂成形术		手术	
55.1108		腹腔镜下肾盂旁囊肿去顶术		手术	
55.1109		腹腔镜下肾盂切开取石术		手术	
55.8703		腹腔镜下肾盂输尿管成形术		手术	
55.8606		腹腔镜下肾盂输尿管吻合术		手术	
55.0201		腹腔镜下肾造口术		手术	
55.9903		腹腔镜下肾折叠术		手术	
59.0300		腹腔镜下肾周或输尿管周围粘连的松解术		手术	
59.0904		腹腔镜下肾周切开引流术		手术	
59.0302		腹腔镜下肾周粘连松解术		手术	
56.7402		腹腔镜下输尿管膀胱吻合术		手术	
56.4105		腹腔镜下输尿管部分切除术		手术	
56.8908		腹腔镜下输尿管成形术		手术	
56.4201		腹腔镜下输尿管切除术		手术	
56.2x04		腹腔镜下输尿管切开取石术		手术	
59.0301		腹腔镜下输尿管狭窄松解术		手术	
59.0303		腹腔镜下输尿管周围粘连松解术		手术	
53.1203		腹腔镜下双侧腹股沟斜疝修补术		手术	此处为无补片和移植物的疝的修补术
62.4103		腹腔镜下双侧睾丸切除术		手术	
55.5401		腹腔镜下双侧肾切除术		手术	

主要编码	附加编码	手 术 名 称	别　　名	操作类别	备　　注
62.4105		腹腔镜下双侧隐睾切除术		手术	
54.4x12		腹腔镜下网膜病损切除术		手术	
54.4x14		腹腔镜下网膜部分切除术		手术	
54.2405		腹腔镜下网膜活组织检查		手术	
54.4x16		腹腔镜下网膜切除术		手术	
54.5102		腹腔镜下网膜粘连松解术		手术	
43.4203		腹腔镜下胃病损切除术		手术	
44.3800		腹腔镜下胃肠吻合术		手术	
44.6800		腹腔镜下胃成形术		手术	
43.5x03		腹腔镜下胃大部切除伴食管-胃吻合术		手术	
44.6401		腹腔镜下胃固定术		手术	
44.3801		腹腔镜下胃空肠吻合术		手术	
43.0x03		腹腔镜下胃切开异物取出术		手术	
44.3802		腹腔镜下胃十二指肠吻合术		手术	
44.9500		腹腔镜下胃限制性操作		手术	
44.9600		腹腔镜下胃限制性操作的修复术		手术	
44.3804		腹腔镜下胃转流术[LRYGB]		手术	查：旁路-分流--胃---腹腔镜的
45.6208		腹腔镜下小肠部分切除术		手术	
52.7x01		腹腔镜下胰十二指肠根治术		手术	
52.6x03		腹腔镜下胰十二指肠切除术		手术	
52.5206		腹腔镜下胰体胰尾病损切除术		手术	
52.5205		腹腔镜下胰尾伴部分胰体切除术		手术	
52.5204		腹腔镜下胰尾切除术		手术	
52.9605		腹腔镜下胰胃吻合术		手术	

主要编码	附加编码	手术名称	别名	操作类别	备注
52.2101		腹腔镜下胰腺病损切除术		手术	
52.4x06		腹腔镜下胰腺囊肿空肠吻合术		手术	
52.4x07		腹腔镜下胰腺囊肿内引流术		手术	
52.4x05		腹腔镜下胰腺囊肿十二指肠吻合术		手术	
52.0102		腹腔镜下胰腺囊肿外引流术		手术	
52.4x04		腹腔镜下胰腺囊肿胃肠吻合术		手术	
52.0904		腹腔镜下胰腺切开引流术		手术	
52.1302		腹腔镜下胰腺探查		手术	
52.0101		腹腔镜下胰腺周围脓肿外引流术		手术	
53.6200		腹腔镜下移植物或假体的前腹壁切口疝修补术		手术	
62.0x01		腹腔镜下隐睾探查术		手术	
43.3x01		腹腔镜下幽门肌层切开术		手术	
44.3803		腹腔镜下幽门旷置术		手术	
48.6909		腹腔镜下直肠部分切除术		手术	
48.8206		腹腔镜下直肠后囊肿切除术		手术	
48.6201		腹腔镜下直肠前切除伴结肠造口术		手术	
48.6302		腹腔镜下直肠前切除术		手术	
48.8205		腹腔镜下直肠阴道隔病损切除术		手术	
45.3303		腹腔镜小肠病损切除术		手术	
46.7303		腹腔镜小肠裂伤修补术		手术	
45.0204		腹腔镜小肠切开减压术		手术	
05.2301		腹腔镜腰交感神经切除术		手术	
52.5905		腹腔镜胰腺部分切除术		手术	

主要编码 附加编码	手 术 名 称	别 名	操作类别	备 注
52.5906	腹腔镜胰腺中段切除术		手术	
17.3600	腹腔镜乙状结肠切除术		手术	
46.1301	腹腔镜乙状结肠永久性造口术		手术	
70.3305	腹腔镜阴道病损切除术		手术	
70.1407	腹腔镜阴道隔切断术		手术	
70.5202	腹腔镜阴道后壁修补术		手术	
70.7909	腹腔镜阴道会阴成形术		手术	
70.6101	腹腔镜阴道建造术		手术	
70.5102	腹腔镜阴道前壁修补术		手术	
70.5002	腹腔镜阴道前后壁修补术		手术	
70.7802	腹腔镜阴道移植物固定术		手术	
67.4x07	腹腔镜阴式子宫颈切除术		手术	
46.2301	腹腔镜永久性回肠造口术		手术	
17.3300	腹腔镜右半结肠切除术		手术	
69.2208	腹腔镜圆韧带缩短术		手术	
48.3507	腹腔镜直肠病损切除术		手术	
48.4106	腹腔镜直肠黏膜下切除术		手术	
48.7101	腹腔镜直肠破裂修补术		手术	
48.6910	腹腔镜直肠切除术		手术	
48.4200	腹腔镜直肠拖出切除术		手术	
48.7605	腹腔镜直肠悬吊术		手术	
17.3101	腹腔镜直肠乙状结肠部分切除术		手术	
48.6911	腹腔镜直肠-乙状结肠部分切除术		手术	
70.3201	腹腔镜直肠子宫陷凹病损切除术		手术	

主要编码	附加编码	手 术 名 称	别　名	操作类别	备　注
54.1101		腹腔镜中转剖腹探查术		手术	
74.3x08		腹腔镜子宫瘢痕妊娠清除术		手术	
68.2909		腹腔镜子宫病损电凝术		手术	
68.2911		腹腔镜子宫病损激光切除术		手术	
68.2912		腹腔镜子宫病损切除术		手术	
68.2910		腹腔镜子宫病损射频消融术		手术	
69.4902		腹腔镜子宫陈旧性产科裂伤修补术		手术	
68.3102		腹腔镜子宫次全切除术		手术	
69.3x02		腹腔镜子宫骶韧带切断术		手术	
68.2401		腹腔镜子宫动脉弹簧圈栓塞［UAE］		手术	
68.2501		腹腔镜子宫动脉栓塞术		手术	
68.2205		腹腔镜子宫隔膜切除术		手术	
68.2203		腹腔镜子宫隔膜切开术		手术	
68.1601		腹腔镜子宫活组织检查		手术	
74.3x07		腹腔镜子宫肌壁间妊娠清除术		手术	
74.3x06		腹腔镜子宫角妊娠清除术		手术	
67.3903		腹腔镜子宫颈病损切除术		手术	
67.5101		腹腔镜子宫颈环扎术		手术	
67.4x05		腹腔镜子宫颈切除术		手术	
68.3100		腹腔镜子宫颈上子宫切除术［LSH］		手术	
69.4201		腹腔镜子宫瘘闭合术		手术	
68.2908		腹腔镜子宫内膜病损烧灼术		手术	
68.0x01		腹腔镜子宫切开术		手术	

主要编码	附加编码	手术名称	别名	操作类别	备注
74.9101		腹腔镜子宫切开终止妊娠		手术	
69.1909		腹腔镜子宫韧带病损激光烧灼术		手术	
69.1907		腹腔镜子宫韧带病损切除术		手术	
68.1501		腹腔镜子宫韧带活组织检查		手术	
69.2211		腹腔镜子宫韧带加固术		手术	查：修补术-子宫--韧带---通过----折叠术
68.3103		腹腔镜子宫楔形切除术		手术	
69.4903		腹腔镜子宫修补术		手术	
69.2212		腹腔镜子宫悬吊术		手术	
70.2301		腹腔镜子宫直肠陷凹活组织检查		诊断性操作	
17.3500		腹腔镜左半结肠切除术		手术	
40.9x01		腹腔淋巴管修补术		手术	
40.2906		腹腔淋巴结切除术		手术	
40.5908		腹腔淋巴结清扫术		手术	
54.9701		腹腔内无水酒精注射		治疗性操作	
54.9201		腹腔切开异物取出术		手术	
54.1903		腹腔切开引流术		手术	
74.4x01		腹腔妊娠剖宫产术		手术	
74.3x01		腹腔妊娠清除术		手术	
04.8105		腹腔神经阻滞术		治疗性操作	
05.3101		腹腔无水酒精神经阻滞术		治疗性操作	
54.9400		腹腔血管分流术		手术	
54.9200		腹腔异物去除		手术	
54.5901		腹腔粘连松解术		手术	
53.7500		腹入路横隔疝修补术		手术	
48.7500		腹直肠固定术		手术	
83.6503		腹直肌分离修补术		手术	
39.2606		腹主动脉-肠系膜上动脉搭桥术		手术	
38.3601		腹主动脉动脉瘤切除伴吻合术		手术	
39.7103		腹主动脉分支覆膜支架置入术		治疗性操作	

主要编码	附加编码	手 术 名 称	别　　　名	操作类别	备　　注
39.7102		腹主动脉覆膜支架腔内隔绝术		治疗性操作	覆膜支架指的是金属支架上涂覆特殊膜性材料（聚四氟乙烯、涤纶、聚酯、聚氨基甲酸乙酯等）的支架。既保留了金属支架的功能，又具有膜性材料的特性
39.2505		腹主动脉-股动脉搭桥术		手术	查：旁路-血管的 NEC--主动脉股动脉
39.2503		腹主动脉-股动脉-髂动脉搭桥术		手术	
39.2510		腹主动脉-腘动脉搭桥术		手术	查：旁路-血管的 NEC--主动脉腘动脉的
38.4401		腹主动脉瘤切除伴置换术		手术	
38.1605		腹主动脉内膜切除术		手术	
40.2905		腹主动脉旁淋巴结切除术		手术	
39.7100		腹主动脉其他血管内移植物的置入		治疗性操作	利用介入方法，经皮将导管或通过导管将微导管送至血管病变部位注入栓塞剂栓塞病变或送入支架血管既能封闭动脉瘤夹层破口、扩大动脉真腔、又能修复动脉瘤达到治疗目的。查：修补术-动脉--经---血管内入路----腹主动脉
39.2502		腹主动脉-髂动脉搭桥术		手术	
39.5010		腹主动脉球囊血管成形术		治疗性操作	
39.7701		腹主动脉球囊阻断术		治疗性操作	经股动脉穿刺将主动脉球囊导管放置于腹主动脉下端，术中间隙性扩张球囊，造成血流暂时阻断，使手术视野有效减少或控制出血，增加手术安全性，多用于骨盆、盆腔大手术。查：栓塞-动脉--经---血管内入路----部分闭合（球囊）（暂时性）
39.2401		腹主动脉-肾动脉搭桥术		手术	
38.4400		腹主动脉血管部分切除术伴置换术		手术	
88.4204		腹主动脉造影		诊断性操作	
39.7101		腹主动脉支架置入术		治疗性操作	
37.3501		改良 Morrow 手术		手术	
35.9402		改良方坦手术	改良 FONTAN 手术	手术	
42.7x01		改良食管肌层切开术[改良 Heller 手术]		手术	
70.5304		改良性全盆底重建术		手术	

主要编码	附加编码	手 术 名 称	别　名	操作类别	备　注
99.7901		干细胞采集		治疗性操作	
50.2906		肝病损超声刀治疗		手术	
50.2100		肝病损的袋形缝合术[造袋术]		手术	
50.2900		肝病损的其他破坏术		手术	
50.2500		肝病损或组织的腹腔镜下消融术		手术	ICD-9-CM-3原2011中文版为"切除术"，现2011修订版修改为"消融术"
50.2400		肝病损或组织的经皮消融术		治疗性操作	ICD-9-CM-3原2011中文版为"切除术"，现2011修订版修改为"消融术"
50.2600		肝病损或组织的其他和未特指消融术		手术	ICD-9-CM-3原2011中文版为"切除术"，现2011修订版修改为"消融术"
50.2300		肝病损或组织的直视消融术		手术	ICD-9-CM-3原2011中文版为"切除术"，现2011修订版修改为"消融术"
50.2903		肝病损酒精固化治疗术		手术	查：破坏-病损（局部的）--肝
50.2902		肝病损冷冻治疗术		手术	
50.2904		肝病损离体切除术		手术	
50.2905		肝病损破坏术		手术	
50.2908		肝病损切除术		手术	
50.2302		肝病损射频消融术		手术	
50.2301		肝病损微波消融术		手术	
50.2907		肝病损微波治疗		手术	
50.2901		肝病损氩氦刀治疗术		手术	
88.7403		肝超声检查		诊断性操作	
91.0x00		肝、胆管和胰腺标本的显微镜检查		诊断性操作	
88.7401		肝胆胰超声检查		诊断性操作	
88.7601		肝胆胰脾超声检查		诊断性操作	
51.4301		肝胆总管吻合术		手术	指胆总管与肝门部的胆管的吻合
50.9900		肝的其他手术		手术	
50.5900		肝的其他移植术		手术	
50.1900		肝的其他诊断性操作		诊断性操作	
97.8603		肝动脉泵取出术		治疗性操作	
38.8605		肝动脉结扎术		手术	
88.4701		肝动脉造影		诊断性操作	
39.9012		肝动脉支架置入术		治疗性操作	
50.2202		肝段切除术		手术	
50.6901		肝固定术		手术	
51.6904		肝管病损切除术		手术	
51.7901		肝管成形术		手术	

主要编码	附加编码	手术名称	别名	操作类别	备注
51.3704		肝管空肠吻合术		手术	
51.7908		肝管扩张术		手术	
51.6903		肝管切除术		手术	
51.4901		肝管切开取石术		手术	
51.5902		肝管切开探查术		手术	
51.5901		肝管切开引流术		手术	
51.3703		肝管十二指肠吻合术		手术	
51.3700		肝管胃肠道吻合术		手术	
51.3702		肝管胃吻合术		手术	
51.4302		肝管支架置入术		手术	
92.0201		肝核素扫描		诊断性操作	
38.6704		肝静脉病损切除术		手术	
39.3207		肝静脉缝合术		手术	
39.5006		肝静脉球囊血管成形术		治疗性操作	
88.6401		肝静脉造影		诊断性操作	
39.9006		肝静脉支架置入术		治疗性操作	
50.9300		肝局部灌注		治疗性操作	
50.6100		肝裂伤闭合术		手术	
50.9103		肝囊肿穿刺引流术		治疗性操作	
50.9402		肝囊肿硬化剂注射术		治疗性操作	
50.9401		肝内无水酒精注射术		治疗性操作	
50.9102		肝脓肿穿刺引流术		治疗性操作	
50.6101		肝破裂修补术		手术	
50.6900		肝其他修补术		手术	
50.0x00		肝切开术		手术	
50.0x02		肝切开异物取出术		手术	
50.0x01		肝切开引流术		手术	
92.0200		肝扫描和放射性核素功能检查		诊断性操作	
50.9201		肝透析		治疗性操作	
50.2201		肝楔形切除术		手术	
88.7402		肝血管超声声学造影		诊断性操作	声学造影（acoustic contrast）是利用造影剂使后散射回声增强，明显提高超声诊断的分辨力、敏感性和特异性的技术。随着仪器性能的改进和新型声学造影剂的出现超声造影已能有效地增强心肌、肝、肾、脑等实质性器官的二维超声影像和血流多普勒信号，反映和观察正常组织和病变组织的血流灌注情况，已成为超声诊断的一个十分重要和很有前途的发展方向

主要编码	附加编码	手术名称	别名	操作类别	备注
50.3x03		肝叶部分切除术		手术	
50.3x00		肝叶切除术		手术	
97.5504		肝引流管取出术		治疗性操作	
39.1x09		肝圆韧带架桥肠系膜上静脉-下腔静脉吻合术		手术	
39.1x08		肝圆韧带架桥门静脉-下腔静脉吻合术		手术	
88.0101		肝脏CT检查		诊断性操作	
50.9400		肝注射其他治疗性物质		治疗性操作	
51.6905		肝总管部分切除术		手术	
51.3701		肝总管空肠吻合术		手术	
51.4904		肝总管切开取石术		手术	
51.5904		肝总管切开探查术		手术	
51.7906		肝总管修补术		手术	
83.6301		冈上肌修补术		手术	查：缝合（撕裂）-腱（直接）（立即）（初期）--冈上肌（旋转环带修补术）
49.4902		肛垫悬吊术		手术	肛垫悬吊术指通过各种方法悬吊肛垫，这种方法不但对痔的治疗效果满意，而且最大限度地减少对直肠肛管解剖结构的破坏和保护直肠肛管生理功能。查：手术-痔NEC
49.3902		肛窦切除术		手术	
49.3907		肛管病损切除术		手术	
49.5901		肛管内括约肌切开术		手术	
98.0501		肛管内异物的不切开去除		治疗性操作	
49.9901		肛管皮肤移植术		手术	
49.3901		肛裂切除术		手术	
49.3903		肛裂切开挂线术		手术	肛裂切开挂线术主要用于肛瘘的手术治疗，是指用探针将橡皮筋从瘘管的外口向内口穿过，然后提起橡皮筋，切开瘘管内外口之间的皮肤层，拉紧橡皮筋，使病损部位逐渐长好。查：破坏术-病损（局部的）--肛门
49.7301		肛瘘挂线术		手术	查：闭合术-瘘--肛门
49.7302		肛瘘结扎术		手术	
48.0x02		肛门闭锁减压术		手术	
49.3900		肛门病损或组织的其他局部切除术或破坏术		手术	

主要编码	附加编码	手 术 名 称	别　名	操作类别	备　注
49.3904		肛门病损激光切除术		手术	
49.3905		肛门病损切除术		手术	
49.7901		肛门陈旧性产科裂伤修补术		手术	查：缝合（撕裂）-肛门--产科撕裂伤（近期）---陈旧性
49.7903		肛门成形术		手术	
49.9300		肛门的其他切开术		手术	
49.9900		肛门的其他手术		手术	
49.9100		肛门隔膜切开术		手术	
49.9301		肛门挂线去除术		治疗性操作	
49.2900		肛门和肛周组织的其他诊断性操作		诊断性操作	
49.7200		肛门环扎术		手术	
49.2300		肛门活组织检查		手术	
49.2100		肛门镜检查		诊断性操作	
49.7902		肛门括约肌成形术		手术	
49.7900		肛门括约肌的其他修补术		手术	
75.6202		肛门括约肌近期产科裂伤修补术		手术	查：缝合（撕裂）-产科撕裂--肛门括约肌
96.2300		肛门括约肌扩张		治疗性操作	
49.6x01		肛门括约肌切除术		手术	
49.5902		肛门括约肌切断术		手术	
49.5903		肛门括约肌切开术		手术	
49.7100		肛门裂伤缝合术		手术	
49.7300		肛门瘘管闭合术		手术	
49.1200		肛门瘘管切除术		手术	
49.1100		肛门瘘管切开术		手术	
49.6x00		肛门切除术		手术	
49.9302		肛门切开异物取出术		手术	
49.9500		肛门［手术后］出血控制		手术	
49.9400		肛门脱垂复位术		治疗性操作	
45.9500		肛门吻合术		手术	
48.9201		肛门直肠肌部分切除术		手术	
48.9200		肛门直肠肌切开术		手术	
48.7302		肛门直肠瘘修补术		手术	
89.3902		肛门直肠压力测定	肛管直肠压力测定	诊断性操作	肛门直肠测压是检测直肠肛门功能的重要方法，可测定直肠肛门在不同状态下肛门括约肌的收缩情况、直肠的感觉功能及顺应性、直肠肛门反射、排便的协调性等

主要编码	附加编码	手术名称	别名	操作类别	备注
49.0402		肛门周围组织切除术		手术	
49.0201		肛门周围组织切开术		手术	
49.3906		肛乳头切除术		手术	
48.5201		肛提肌外腹会阴直肠联合切除术	ELAPE 术	手术	
49.0101		肛周脓肿穿刺抽吸术		手术	
49.0401		肛周脓肿切除术		手术	
49.0100		肛周脓肿切开术		手术	
49.0300		肛周皮赘切除术		手术	
49.2200		肛周组织的活组织检查		手术	
49.0400		肛周组织的其他切除术		手术	
49.0200		肛周组织的其他切开术		手术	
81.8304		高肩胛症松解术		手术	查：手术-伍德沃德（高骑位肩胛骨松解术）
00.0901		高强度聚焦超声治疗		治疗性操作	高强度聚焦超声治疗（HIFU）是通过高温使病灶凝固坏死，达到治疗目的，目前较广泛地应用于子宫肌瘤、子宫腺肌病等妇科常见疾病的治疗
72.3100		高位产钳手术伴外阴切开术		手术	
44.3100		高位胃搭桥术		手术	查：旁路-分流--胃---高位胃
44.0200		高选择性迷走神经切断术		手术	
93.9500		高压给氧	高压氧疗法	治疗性操作	
00.1602		高压移植［引导］		治疗性操作	查：加压-移植治疗
62.2x01		睾丸病损切除术		手术	
62.2x00		睾丸病损切除术或破坏术		手术	
62.9100		睾丸抽吸术		治疗性操作	
63.5203		睾丸附件扭转复位术		手术	睾丸附件是苗勒管上端退化的残留物。位于睾丸的上方，绿豆粒大小，常附着于睾丸白膜上。哺乳动物胚胎早期，生有两套原始生殖管道———对中肾管和一对苗勒管（又称中肾旁管）。雄性，中肾管演变为雄性生殖管道，苗勒管退化；雌性，中肾管退化，苗勒管演变为雌性生殖管道（区别于附睾）
62.5x02		睾丸复位术		手术	
62.5x00		睾丸固定术		手术	

主要编码	附加编码	手　术　名　称	别　　名	操作类别	备　　注
63.5200		睾丸或精索扭转的复位术		手术	
62.7x00		睾丸假体置入		手术	
62.6100		睾丸裂伤缝合术		手术	
63.5201		睾丸扭转复位术		手术	
62.9900		睾丸其他手术		手术	
62.6900		睾丸其他修补术		手术	
62.1900		睾丸其他诊断性操作		诊断性操作	
61.9200		睾丸鞘膜病损切除术，除外水囊肿		手术	
61.2x01		睾丸鞘膜部分切除术		手术	
61.4904		睾丸鞘膜翻转术		手术	查：内翻-睾丸鞘膜
61.1102		睾丸鞘膜活组织检查		手术	
61.9101		睾丸鞘膜积液抽吸术		治疗性操作	
61.2x00		睾丸鞘膜积液切除术		手术	睾丸鞘膜积液经典的手术方式是鞘膜切除或翻转缝合术，切除多余部分鞘膜，然后将剩余鞘膜翻转与后方的筋膜缝合。查：切除术-积水--睾丸鞘膜
61.4101		睾丸鞘膜裂伤缝合术		手术	
61.2x02		睾丸鞘膜切除术		手术	
61.0x01		睾丸鞘膜切开引流术		手术	
61.4901		睾丸鞘状突高位结扎术		手术	查：修补术-睾丸鞘膜。用于交通性鞘膜积液，行鞘状突高位切断并缝扎交通部分
62.0x00		睾丸切开术		手术	
62.0x03		睾丸切开异物取出术		手术	
62.0x02		睾丸切开引流术		手术	
62.6901		睾丸移植术		手术	
59.4x01		戈-弗-斯尿道膀胱悬吊术		手术	
99.8400		隔离		治疗性操作	
93.3512		隔物灸		治疗性操作	
88.4404		膈动脉造影		诊断性操作	
33.3100		膈神经破坏术用于肺萎陷		手术	
04.0413		膈神经探查术		手术	
04.6x12		膈神经移位术		手术	
54.1904		膈下脓肿切开引流术		手术	
54.1908		膈下血肿清除术		手术	
87.1201		根管X线检查		诊断性操作	
23.7002		根管填充术		治疗性操作	查：填充，牙（汞合金）（塑料）（硅酸盐）-根管

主要编码	附加编码	手术名称	别名	操作类别	备注
23.7200		根管治疗伴根尖切除术		手术	查：疗法-根管--伴---根尖切除术
23.7000		根管治疗		治疗性操作	查：疗法-根管
23.7100		根管治疗，冲洗术		治疗性操作	该手术是牙医学中治疗牙髓坏死和牙根感染的一种手术。该手术保留了牙齿，因而与拔牙术互补。查：疗法-根管--伴---冲洗
24.4x04		根尖囊肿切除术		手术	查：切除术-囊肿--牙根端
24.0x01		根尖囊肿切开引流术		手术	
23.7300		根尖切除术		手术	该手术是切除牙齿的根尖，并刮除根尖周病变组织的手术。适用于根管治疗失败而无法除去根管充填材料、根管弯曲狭窄、根管器械折断在根管内堵塞不通、根尖折断已形成慢性根尖周炎、慢性根尖周炎合并难于取出的超填根管充填材料等情况
23.7301		根尖搔刮术		手术	该手术是先将牙齿进行根管治疗，治疗后在唇侧的牙龈做切口，暴露牙槽骨，在牙槽骨上开窗暴露根尖，用刮匙将根尖部的囊肿或肉芽组织刮除干净，再将根尖凿掉很小的部分，完全消毒后缝合
57.7100		根治性膀胱切除术		手术	根治性全膀胱切除术对男性而言，就是男性盆腔内容物剜除术，包括盆腔淋巴结与整个膀胱、前列腺、精囊和脂肪一起切除。查：膀胱前列腺切除术，根治
40.5400		根治性腹股沟清扫术		手术	
30.4x00		根治性喉切除术		手术	查：喉切除术-伴根治颈清扫术（同时伴有甲状腺切除术）（同时伴有气管造口）
40.4000		根治性颈淋巴结清扫		手术	
40.4100		根治性颈淋巴结清扫，单侧		手术	
40.4200		根治性颈淋巴结清扫，双侧		手术	
60.5x00		根治性前列腺切除术		手术	
20.4200		根治性乳突切除术		手术	彻底根除乳突、鼓室和鼓室内的病变，尽量保留与传声功能有关的中耳结构
22.3100		根治性上颌窦切开术	上颌窦根治术	手术	查：Caldwell-Luc手术-伴膜衬切除术或窦切开术-上颌--外部入路---根治性
25.4x00		根治性舌切除术		手术	
71.5x00		根治性外阴切除术		手术	
52.7x00		根治性胰十二指肠切除术	Whipple手术	手术	
52.5300		根治性胰腺次全切除术		手术	
93.4407		跟骨牵引术		治疗性操作	

主要编码	附加编码	手术名称	别名	操作类别	备注
83.6402		跟腱缝合术		手术	
83.1101		跟腱挛缩松解术		手术	查：跟腱切断术
83.1100		跟腱切断术		手术	
81.1401		跟骰关节融合术		手术	
94.3903		工娱治疗		治疗性操作	
93.0100		功能性评估		诊断性操作	
94.1102		攻击风险评估		诊断性操作	
55.5102		供肾取肾术		手术	
41.9100		供者骨髓抽吸，为了移植	骨髓采集术	治疗性操作	查：采集-骨髓
38.4302		肱动脉部分切除伴置换术		手术	
39.2909		肱动脉-尺动脉搭桥术		手术	查：旁路-血管的 NEC
39.3112		肱动脉缝合术		手术	
39.2904		肱动脉-肱动脉搭桥术		手术	
38.8302		肱动脉结扎术		手术	
39.5016		肱动脉球囊血管成形术		治疗性操作	
39.2905		肱动脉-头静脉搭桥术		手术	
77.6200		肱骨病损或组织的局部切除术		手术	
77.6201		肱骨病损切除术		手术	
77.8200		肱骨部分骨切除术		手术	
78.4201		肱骨成形术		手术	
41.9201		肱骨断端骨髓注射术		治疗性操作	
79.4101		肱骨骨骺分离闭合复位术		手术	
79.4100		肱骨骨骺分离的闭合性复位术		手术	
79.5100		肱骨骨骺分离的开放性复位术		手术	
79.1100		肱骨骨折闭合性复位术伴内固定		手术	
79.0100		肱骨骨折闭合性复位术不伴内固定		治疗性操作	
79.3100		肱骨骨折开放性复位术伴内固定		手术	
79.2100		肱骨骨折开放性复位术不伴内固定		手术	

主要编码	附加编码	手 术 名 称	别 名	操作类别	备 注
79.3101		肱骨骨折切开复位内固定术		手术	
79.2101		肱骨骨折切开复位术		手术	
77.4200		肱骨活组织检查		手术	
79.6100		肱骨开放性骨折部位的清创术		手术	
78.5200		肱骨内固定不伴骨折复位术		手术	
78.5201		肱骨内固定术		手术	
78.6201		肱骨内固定装置去除术		手术	
77.1200		肱骨其他切开术不伴切断术		手术	
78.4200		肱骨其他修补术或整形术		手术	
77.7200		肱骨切除术用作移植物		手术	
77.3200		肱骨切断术		手术	
77.9200		肱骨全部切除术		手术	
78.9200		肱骨生长刺激器的置入		手术	
78.1200		肱骨使用外固定装置		手术	
77.0200		肱骨死骨去除术		手术	
79.9100		肱骨损伤的手术		手术	
78.2200		肱骨缩短手术		手术	
78.1201		肱骨外固定术		手术	
78.6202		肱骨外固定装置去除术		手术	
77.2200		肱骨楔形骨切开术		手术	
78.3200		肱骨延伸术		手术	
78.0200		肱骨移植术		手术	
78.7200		肱骨折骨术		手术	
78.8200		肱骨诊断性操作		诊断性操作	
78.6200		肱骨置入装置去除		手术	
39.3202		肱静脉缝合术		手术	
97.7902		宫颈缝线去除		治疗性操作	
97.7903		宫颈管支架取出术		治疗性操作	
69.5103		宫腔镜电吸人流术		治疗性操作	
66.8x03		宫腔镜输卵管通液术		治疗性操作	
70.1408		宫腔镜阴道隔切断术		手术	

主要编码	附加编码	手　术　名　称	别　　名	操作类别	备　　注
69.0902		宫腔镜诊断性刮宫术		治疗性操作	
68.2913		宫腔镜子宫病损电切术		手术	
68.2917		宫腔镜子宫病损切除术		手术	
68.2914		宫腔镜子宫病损射频消融术		手术	
69.4904		宫腔镜子宫陈旧性产科裂伤修补术		手术	
68.2206		宫腔镜子宫隔膜切除术		手术	
68.2204		宫腔镜子宫隔膜切开术		手术	
68.1602		宫腔镜子宫活组织检查		手术	
74.3x09		宫腔镜子宫肌壁间妊娠清除术		手术	
67.3203		宫腔镜子宫颈病损电切术		手术	
67.3902		宫腔镜子宫颈病损切除术		手术	
67.4x08		宫腔镜子宫颈切除术		手术	
67.2x01		宫腔镜子宫颈锥形切除术		手术	
97.7102		宫腔镜子宫内避孕器取出术		治疗性操作	
68.2915		宫腔镜子宫内膜病损切除术		手术	
68.2916		宫腔镜子宫内膜成形术		手术	
68.2302		宫腔镜子宫内膜切除术		手术	
68.2101		宫腔镜子宫内膜粘连松解术		手术	
69.9101		宫腔填塞止血术		治疗性操作	查：插入-止血垫--子宫
97.7904		宫腔支架取出术		治疗性操作	
12.8302		巩膜瓣剥离术		手术	
12.8403		巩膜病损切除术		手术	
12.8400		巩膜病损切除术或破坏术		手术	
12.8902		巩膜成形术		手术	

主要编码	附加编码	手 术 名 称	别 名	操作类别	备 注
12.8303		巩膜缝线调整术		手术	
14.6x01		巩膜环扎带取出术		手术	
12.8304		巩膜环扎带修正术		手术	
14.4903		巩膜环扎术伴玻璃体切除术		手术	
14.4902		巩膜环扎术伴巩膜切除术		手术	
14.4901		巩膜环扎术伴空气填塞		手术	
14.4100		巩膜环扎术伴有植入物		手术	巩膜环扎能减小玻璃体腔容积，减少玻璃体牵拉，加强巩膜外压、增强封闭裂孔的作用
12.6100		巩膜环钻术伴虹膜切除术		手术	
12.8404		巩膜冷冻术		手术	
12.8100		巩膜裂伤缝合术		手术	
12.8600		巩膜葡萄肿其他修补术		手术	
12.8900		巩膜其他手术		手术	
12.6501		巩膜切除术		手术	
12.8904		巩膜切开放液术		手术	
12.8903		巩膜切开探查术		手术	
12.6200		巩膜热灼术伴虹膜切除术	Scheie 手术、谢氏手术	手术	
12.8702		巩膜生物胶植入术		手术	
14.5901		巩膜缩短术		手术	巩膜缩短术减少玻璃体腔容积，封闭裂孔，维持正常的眼压，可用于治疗视网膜脱离
12.8402		巩膜透热术		手术	
12.8703		巩膜外加压术伴填充		手术	
12.8801		巩膜外加压术		手术	视网膜脱离的治疗大体可以分为外路和内路。所谓外路就是指巩膜外加压或巩膜环扎术。巩膜外加压术和巩膜环扎术统称为巩膜外加压术。查：环扎术，巩膜的
12.6502		巩膜下巩膜咬切术		手术	
12.8901		巩膜修补术		手术	
12.8701		巩膜异体羊膜填充术		手术	
12.6600		巩膜造口术后修复术		手术	
12.8200		巩膜造口修补术		手术	
12.8401		巩膜灼烙术		手术	

主要编码	附加编码	手术名称	别名	操作类别	备注
35.8309		共同动脉干矫正术	永存动脉干修复术	手术	永存动脉干又名共同动脉干，是一种非常少见的先天性心脏畸形，其特征是一单根的动脉干，起源于两个心室腔的基底部，极少情况也有一侧肺动脉起源于共干，而对侧肺的供血则来自肺动脉侧支或动脉导管未闭。绝大多数伴有室间隔缺损。共同动脉干矫正术手术：经胸骨正中切口，体外循环下进行，但在体外转流阻断主动脉前，先要钳夹左、右肺动脉，以免发生急性肺水肿，然后从动脉干上切断肺动脉。如肺动脉有两个分开的开口，则将两个开口连同一片主动脉壁一起切下，动脉干后壁的缺损和室间隔缺损用补片修补，使动脉干只与左心室相通。应用带瓣外导管建立右心室与肺动脉连接。查：分流-右心室和肺动脉（末端）--于修补术的---动脉干
93.0101		构音功能评估		诊断性操作	
55.5201		孤立肾切除术		手术	孤立肾切除术，切除的可能是先天性孤立的肾，也可能是后天单侧肾切除之后剩余的肾
74.0x00		古典式剖宫产		手术	
49.7400		股薄肌移植，用于肛门失禁		手术	
38.4802		股动脉部分切除伴置换术		手术	
39.2906		股动脉-腓动脉搭桥术		手术	
39.3102		股动脉缝合术		手术	
39.2902		股动脉-股动脉搭桥术		手术	查：旁路-血管的 NEC--股动脉-股动脉
39.2907		股动脉-腘动脉搭桥术		手术	
39.2908		股动脉-胫动脉搭桥术		手术	查：旁路-血管的 NEC--股胫的
38.4805		股动脉瘤切除伴置换术		手术	
38.6802		股动脉瘤切除术		手术	
38.1802		股动脉内膜切除伴补片修补术		手术	
38.1801		股动脉内膜切除术	股动脉内膜剥脱术	手术	
39.5004		股动脉球囊血管成形术		治疗性操作	
38.0801		股动脉取栓术		手术	

主要编码	附加编码	手术名称	别名	操作类别	备注
88.4801		股动脉造影		诊断性操作	查：动脉造影术（对比）（荧光镜的）（逆行的）-股动脉的
39.9009		股动脉支架置入术		治疗性操作	
99.1002		股动脉置管溶栓术		治疗性操作	
88.2701		股骨 X 线检查		诊断性操作	
77.6500		股骨病损或组织的局部切除术		手术	
77.6501		股骨病损切除术		手术	
77.8500		股骨部分骨切除术	髋关节旷置术	手术	旷置就是把手术切除组织、器官后，残端留在体内但不与任何组织缝合、连接在一起，也不置入假体。注意：77.85 股骨部分切除，包括股骨部分头颈和或部分髋臼
78.4501		股骨成形术		手术	
41.9202		股骨断端骨髓注射术		治疗性操作	
79.4501		股骨骨骺分离闭合复位术		手术	
79.4500		股骨骨骺分离的闭合性复位术		手术	
79.5500		股骨骨骺分离的开放性复位术		手术	
79.5501		股骨骨骺分离切开复位术		手术	
79.1500		股骨骨折闭合性复位术伴内固定		手术	
79.0500		股骨骨折闭合性复位术不伴内固定		治疗性操作	
79.3500		股骨骨折开放性复位术伴内固定		手术	
79.2500		股骨骨折开放性复位术不伴内固定		手术	
79.3501		股骨骨折切开复位内固定术		手术	
79.2501		股骨骨折切开复位术		手术	
77.4500		股骨活组织检查		手术	
77.1502		股骨减压术		手术	
78.0501		股骨颈骨折骨栓植入术		手术	
79.6500		股骨开放性骨折部位的清创术		手术	
93.4404		股骨髁上牵引		治疗性操作	
78.5500		股骨内固定不伴骨折复位术		手术	

主要编码	附加编码	手 术 名 称	别 名	操作类别	备 注
78.5501		股骨内固定术		手术	
78.6501		股骨内固定装置去除术		手术	
77.1500		股骨其他切开术不伴切断术		手术	
78.4500		股骨其他修补术或整形术		手术	
77.7500		股骨切除术用作移植物		手术	
77.3500		股骨切断术		手术	
77.1501		股骨切开引流术		手术	
77.9500		股骨全部切除术		手术	
78.9500		股骨生长刺激器的置入		手术	
78.1500		股骨使用外固定装置		手术	
77.0500		股骨死骨去除术		手术	
79.9500		股骨损伤的手术		手术	
78.2500		股骨缩短术		手术	
77.8501		股骨头颈切除术		手术	查：手术-格德尔斯通--股骨头和股骨颈切除术（无关节假体插入）
78.1501		股骨外固定术		手术	
78.6502		股骨外固定装置去除术		手术	
77.2500		股骨楔形骨切开术		手术	
78.3500		股骨延伸术		手术	
78.0500		股骨移植术		手术	
78.7500		股骨折骨术		手术	
78.8500		股骨诊断性操作		诊断性操作	
78.6500		股骨置入装置去除		手术	
88.4800		股和其他下肢动脉造影术		诊断性操作	
38.9304		股静脉穿刺置管术		治疗性操作	
39.3206		股静脉缝合术		手术	
38.0901		股静脉取栓术		手术	
88.6601		股静脉造影		诊断性操作	
83.1201		股内收肌松解术		手术	查：切断-内收肌腱（髋）
04.3x16		股神经缝合术		手术	
04.4913		股神经松解术		手术	
04.0423		股神经探查术		手术	
04.7416		股神经吻合术		手术	

主要编码	附加编码	手 术 名 称	别 名	操作类别	备 注
04.5x08		股神经移植术		手术	
04.8106		股神经阻滞术		治疗性操作	
83.8600		股四头肌成形术		手术	查：股四头肌成形术（汤普森）
00.5502		股总动脉药物洗脱支架置入术		治疗性操作	
93.6701		骨病手法治疗		治疗性操作	
77.6000		骨病损或组织的局部切除术		手术	
77.8000		骨部分切除术		手术	
99.8601		骨创伤治疗仪使用		治疗性操作	
78.4000		骨的其他修补术或整形术		手术	包括骨折畸形愈合矫形术和骨折不愈合修补术（除外骨折不愈合植骨修补术）。查：骨成形术
83.9200		骨骼肌刺激器的置入或置换		手术	
83.9202		骨骼肌刺激器置换术		手术	
83.9201		骨骼肌刺激器置入术		手术	
88.3100		骨骼摄片		诊断性操作	查：骨骼摄片（X线）
77.3001		骨关节切开术		手术	
92.1401		骨核素扫描		诊断性操作	
79.4000		骨骺分离的闭合性复位术		手术	骨骺分离与骨骺骨折是小儿骨折的特有类型，两者截然不同，多见于年龄稍大的儿童，骨骺是骨沿长轴生长的部分，儿童骨生长迅速，固化不完全，骨骺及干骺端比较脆弱，容易发生断裂，骨折发生在骺板部位而使骨骺与骨干分离的称为骨骺分离。骨折线通过骨骺的称为骨骺骨折。查：复位术，减缩术-分离，骺（伴内固定）（闭合的)--肱骨（闭合的)
79.5000		骨骺分离的开放性复位术		手术	
78.2001		骨骺固定术		手术	
83.3201		骨化性肌炎切除术		手术	
77.4000		骨活组织检查		手术	查：活组织检查-骨
84.5501		骨空隙骨水泥填充术		手术	
84.5500		骨空隙填补物置入		手术	
88.9800		骨矿物质密度检查		诊断性操作	目前国内外广泛应用放射学方法测定体内骨矿物质含量（bone mineral content，BMC）及骨密度（bone mineral density，BMD），在骨质疏松诊治中得到了广泛的应用，其临床价值已得到了充分地肯定。查：骨-矿物质密度研究
88.3301		骨龄测量		诊断性操作	查：骨-年龄研究

主要编码	附加编码	手 术 名 称	别 名	操作类别	备 注
20.9501		骨锚式助听器置入术	骨传导助听器置入术	手术	
86.8203		骨膜下面部除皱术		手术	查：皱纹成形术（面）
99.2401		骨囊肿激素注射术		治疗性操作	
78.5000		骨内固定不伴骨折复位术		手术	包括：预防性使用内固定装置和内固定装置（损坏、移位）修复或是更新。查：固定-骨--内的（不伴骨折复位）
88.2602		骨盆X线检查		诊断性操作	
77.6901		骨盆病损切除术		手术	
88.2500		骨盆测量		诊断性操作	查：骨盆测量
78.4901		骨盆成形术		手术	
88.9501		骨盆磁共振检查		诊断性操作	
93.4402		骨盆带牵引术		治疗性操作	
79.1903		骨盆骨折闭合复位内固定术		手术	
79.0902		骨盆骨折闭合性复位术		治疗性操作	
88.2600		骨盆和髋的其他骨骼X线检查		诊断性操作	
77.4901		骨盆活组织检查		手术	
78.5901		骨盆内固定术		手术	
78.6901		骨盆内固定装置去除术		手术	
88.9500		骨盆、前列腺和膀胱的磁共振成像		诊断性操作	
77.3901		骨盆切开术		手术	这里的切开指的是完全切开
77.1901		骨盆切开引流术		手术	
77.0901		骨盆死骨去除术		手术	
78.6902		骨盆外固定装置去除术		手术	
77.2901		骨盆楔形截骨术		手术	
93.4403		骨盆悬吊		治疗性操作	
78.7901		骨盆折骨术		手术	
78.0901		骨盆植骨术		手术	
77.1000		骨其他切开术不伴切断术		手术	包括钻孔减压、切开引流（开窗引流）、骨碎片去除。常用于急性骨髓炎或骨内压高的手术治疗。显露病变部位的骨，钻孔，达骨髓腔，探查无异常，钻孔已达减压作用，结束手术。如发现髓腔内有脓液，在钻孔部位凿除适当的皮质骨，开窗通畅引流，并除去坏死组织和游离的碎骨片。查：切开（和引流）-骨

主要编码	附加编码	手　术　名　称	别　　名	操作类别	备　　注
77.7000		骨切除术用作移植物		手术	
77.3000		骨切断术	欧温（Irwin）手术	手术	查：骨切开术
77.1001		骨切开引流术	骨开窗引流术	手术	
77.9000		骨全部切除术		手术	
88.8300		骨热影像图		诊断性操作	
92.1400		骨扫描		诊断性操作	
78.9000		骨生长刺激器的置入		手术	骨生长刺激器分为侵入性（置于体内）和非侵入性（置于体外或经皮），该编码所指骨生长刺激器为侵入性（置于体内），临床应用少
92.0502		骨髓核素扫描		诊断性操作	
41.3100		骨髓活组织检查		诊断性操作	
41.9800		骨髓其他手术		手术	
41.3800		骨髓其他诊断性操作		诊断性操作	
90.6x01		骨髓涂片显微镜检查		诊断性操作	
41.0000		骨髓移植		治疗性操作	
41.9200		骨髓注入		治疗性操作	
77.1002		骨碎片去除术		手术	
79.9000		骨损伤的手术		手术	亚目为79.9的编码在病案首页手术操作的分类的使用需要特别注意，因为我们通过一份完整的病历，可以了解所做的手术。实际工作中"未特指手术"是不存在的
78.0000		骨移植术		手术	查：移植物，移植-骨
79.1000		骨折闭合性复位术伴内固定		手术	注意内固定是不用另外编码的
79.0000		骨折闭合性复位术不伴内固定		治疗性操作	不伴有内固定表示单纯复位术或是合并使用外固定装置，其中石膏、夹板、牵引装置（不需要另编码）。但如果使用外固定架则需要另编码2个：①使用外固定装置（78.50～78.59）；②外固定装置的类型（84.71～84.73）
79.3000		骨折开放性复位术伴内固定		手术	查：复位术，减缩术-骨折--开放性---伴内固定
79.2000		骨折开放性复位术不伴内固定		手术	查：复位术，减缩术-骨折--开放性
78.8000		骨诊断性操作		诊断性操作	查：操作-诊断性 NEC--骨
78.6000		骨置入装置去除		手术	置入装置包括内固定装置、外固定装置侵入体内的部分、侵入性骨生长刺激器，不包括牵引装置侵入体内的部分、脊柱后路动力稳定装置
77.1003		骨钻孔减压术		手术	

主要编码	附加编码	手 术 名 称	别 名	操作类别	备 注
92.2303		钴-60 放射性同位素远距离治疗		治疗性操作	
92.3202		钴-60 放射治疗		治疗性操作	
20.5102		鼓膜病损切除术		手术	
19.4x00		鼓膜成形术		手术	
20.0902		鼓膜穿刺术		治疗性操作	
20.5902		鼓膜切除术		手术	
20.0100		鼓膜切开术伴置管		手术	
20.0901		鼓膜切开引流术		手术	
20.1x01		鼓膜通气管取出术		治疗性操作	
19.6x00		鼓室成形术的修复术		手术	
19.4x01		鼓室成形术，Ⅰ型		手术	
19.5200		鼓室成形术，Ⅱ型		手术	
19.5300		鼓室成形术，Ⅲ型		手术	
19.5400		鼓室成形术，Ⅳ型		手术	
19.5500		鼓室成形术，Ⅴ型		手术	
20.9100		鼓室交感神经切除术		手术	
04.0712		鼓室神经丛切除术		手术	鼓室神经是舌咽神经的分支
20.2301		鼓室探查术		手术	
20.9400		鼓室注射		治疗性操作	
11.2100		刮角膜做涂片或培养		诊断性操作	
88.3802		关节CT检查		诊断性操作	
80.8000		关节病损的其他局部切除术或破坏术		手术	包括关节的病损、关节的软骨病损、关节的韧带病损，但不包括关节滑膜切除、膝关节半月板切除
88.7904		关节超声检查		诊断性操作	
81.9101		关节抽吸术		治疗性操作	
81.9100		关节穿刺术		治疗性操作	
80.9000		关节的其他切除术		手术	
81.2000		关节固定术		手术	
80.7000		关节滑膜切除术		手术	可以是滑膜完全切除术也可以是滑膜部分切除术
81.9200		关节或韧带治疗性药物注射		治疗性操作	
80.3000		关节结构的活组织检查		手术	包括穿刺抽吸活组织检查，如果是穿刺抽吸活检则为诊断性操作
81.9900		关节结构的其他手术		手术	
81.9800		关节结构的其他诊断性操作		手术	
81.4401		关节镜髌骨稳定术		手术	
80.8702		关节镜踝关节病损切除术		手术	

主要编码	附加编码	手术名称	别名	操作类别	备注
80.7701		关节镜踝关节滑膜切除术		手术	
80.2700		关节镜踝关节检查		手术	
80.4702		关节镜踝关节松解术		手术	
80.7901		关节镜脊柱关节滑膜切除术		手术	
80.8102		关节镜肩关节病损切除术		手术	
80.7101		关节镜肩关节滑膜切除术		手术	
80.2100		关节镜肩关节检查		手术	
80.4102		关节镜肩关节松解术		手术	
80.1101		关节镜肩关节游离体取出术		手术	
80.2000		关节镜检查		手术	
80.8502		关节镜髋关节病损切除术		手术	
80.7501		关节镜髋关节滑膜切除术		手术	
80.2500		关节镜髋关节检查		手术	
80.4502		关节镜髋关节松解术		手术	
80.1501		关节镜髋关节游离体取出术		手术	
76.1901		关节镜颞颌关节检查术		手术	查：操作-诊断性 NEC--关节（囊）（韧带）（结构）NEC---面
80.2900		关节镜其他特指关节检查		手术	
80.2400		关节镜手和指关节检查		手术	
80.8302		关节镜腕关节病损切除术		手术	
80.7301		关节镜腕关节滑膜切除术		手术	
80.2300		关节镜腕关节检查		手术	
80.4301		关节镜腕关节松解术		手术	
80.6x06		关节镜膝关节半月板部分切除术		手术	
80.6x05		关节镜膝关节半月板切除术		手术	
80.8602		关节镜膝关节病损切除术		手术	
81.4601		关节镜膝关节副韧带修补术		手术	

主要编码	附加编码	手 术 名 称	别 名	操作类别	备 注
81.4505		关节镜膝关节后交叉韧带重建术		手术	
80.7601		关节镜膝关节滑膜切除术		手术	
80.2600		关节镜膝关节检查		手术	
81.4503		关节镜膝关节交叉韧带重建术		手术	
81.4504		关节镜膝关节前交叉韧带重建术		手术	
80.4603		关节镜膝关节松解术		手术	
80.1604		关节镜膝关节游离体取出术		手术	
80.6x07		关节镜膝内侧半月板部分切除术		手术	
80.6x08		关节镜膝外侧半月板部分切除术		手术	
81.8201		关节镜习惯性肩关节脱位修补术		手术	
04.4301		关节镜下腕管松解术		手术	
80.8402		关节镜指关节病损切除术		手术	
80.7401		关节镜指关节滑膜切除术		手术	
80.2401		关节镜指关节检查		手术	
80.8802		关节镜趾关节病损切除术		手术	
80.7801		关节镜趾关节滑膜切除术		手术	
80.2801		关节镜趾关节检查		手术	
80.4803		关节镜趾关节松解术		手术	
80.8202		关节镜肘关节病损切除术		手术	
80.7201		关节镜肘关节滑膜切除术		手术	
80.2200		关节镜肘关节检查		手术	
80.4202		关节镜肘关节松解术		手术	
80.1201		关节镜肘关节游离体取出术		手术	
80.2800		关节镜足和趾关节检查		手术	
81.9600		关节其他修补术		手术	
84.5601		关节腔隙骨水泥填充术		手术	查：置换-腔隙

主要编码	附加编码	手 术 名 称	别 名	操作类别	备 注
80.4000		关节切断关节囊、韧带或软骨		手术	指的是关节囊和关节处韧带、软骨的切断，常用于关节粘连松解术和畸形矫形术
80.1000		关节切开术		手术	多见于关节切开为了骨或软骨游离体、异物取出术
80.0000		关节切开术用于去除假体不伴置换		手术	亚目80.0多用在关节置换术后假体取出、关节旷置术。查：去除-假体去除术
93.1400		关节运动训练		治疗性操作	
93.2600		关节粘连的手法破裂		治疗性操作	查：破裂-关节粘连，手法的
81.9201		关节治疗性物质注射		治疗性操作	
00.5901		冠脉瞬时无波形比值检查〔iFR检查〕		诊断性操作	iFR定义为在舒张期无波形间期狭窄远端平均压力除以舒张期无波形间期平均动脉压。透过波形幅度分析方法计算瞬时阻力，评估心动周期中冠状动脉血液动力学改变，以压力与流速比值得出阻力指数，并辨别出心动周期中冠状动脉内阻力最小且相对恒定时期，即无波形间期
87.4103		冠状动脉 CT 血管显像		诊断性操作	
36.9901		冠状动脉肺动脉瘘封堵术		手术	查：修补术-动静脉瘘--经或伴---结扎----冠状
36.0900		冠状动脉梗阻的其他去除术		治疗性操作	
36.9902		冠状动脉结扎术		手术	
36.9903		冠状动脉瘘修补术		手术	
36.0602		冠状动脉裸支架置入术		治疗性操作	查：插入-支架--动脉---冠状（裸）
36.0302		冠状动脉内膜切除伴补片修补术		手术	
36.0301		冠状动脉内膜切除术		手术	
36.0400		冠状动脉内血栓溶解药输注		治疗性操作	
36.0701		冠状动脉生物可吸收支架置入术		治疗性操作	血管支架是外科手术放入人体血管或其他管内，以扩充血管，防止或减少阻塞的器件。传统的支架用金属制造，但用金属支架容易出现一些缺点；如可能形成血栓，阻碍血运重建，不利多层CT造影等。为克服这些缺点，故研究生物可吸收支架。目前，该类材料应用较多的为胶原或明胶蛋白包埋的或表面处理的可降解材料的无纺网，例如：聚乳酸、聚羟基酸和多肽等的无纺布或无纺网等。值得一提的是，由于内皮细胞在抗血栓形成、抑制血小板聚集、分泌血管活性因子等方面的重要作用，于是将新鲜获取或体外培养的内皮细胞直接种植于人工血管的内表面，成为首选的努力方向。查：插入-冠状动脉--支架，药物洗脱

主要编码	附加编码	手术名称	别名	操作类别	备注
00.5900		冠状动脉血管内压力测量		诊断性操作	
00.5902		冠状动脉血流储备分数检查		诊断性操作	存在狭窄病变时，血管的最大血流量与假设不存在狭窄病变时所能获得的最大流量之比。查：测量-冠脉血流--血流储备分数（FFR）
89.6900		冠状动脉血流监测		诊断性操作	
36.0303		冠状动脉血栓切除术		手术	查：血栓动脉内膜切除术-冠状动脉--开胸入路
36.0601		冠状动脉药物涂层支架置入术		治疗性操作	查：插入-支架--动脉---冠状（药物涂层）
00.2400		冠状血管的血管内显像	冠状动脉血管内超声（IVUS）	诊断性操作	
36.9100		冠状血管动脉瘤修补术		手术	
86.7405		管状皮瓣移植术		手术	
33.2200		光导纤维支气管镜检查	纤维支气管镜检查	诊断性操作	
99.8801		光动力学疗法		治疗性操作	光动力学疗法是一种冷光化学反应，其基本要素是氧、光敏剂和可见光（常用激光）。首先肿瘤组织选择性摄取光敏剂，并储于其内，随后在适当波长光局部照射下，光敏剂被激活，从而产生光敏效应。查：光化学疗法-体外
95.1601		光学相干性视网膜扫描		诊断性操作	查：扫描，扫描-放射性核素--眼
92.2400		光子远距离放射疗法		治疗性操作	
21.8502		硅胶支架置入隆鼻术		手术	
38.4801		腘动脉部分切除伴置换术		手术	查：动脉切除术-伴--移植物置换---下肢
39.2911		腘动脉-腓动脉搭桥术		手术	
39.3111		腘动脉缝合术		手术	
39.2916		腘动脉-腘动脉搭桥术		手术	查：旁路-血管的 NEC--股腘动脉（逆转的隐静脉）（隐静脉）
39.2912		腘动脉-胫动脉搭桥术		手术	查：旁路-血管的 NEC--腘动脉-胫动脉
38.4804		腘动脉瘤切除伴置换术		手术	查：动脉瘤切除术-伴--移植物置换---下肢----动脉
38.6801		腘动脉瘤切除术		手术	
38.1804		腘动脉内膜切除伴补片修补术		手术	
38.1803		腘动脉内膜切除术	腘动脉内膜剥脱术	手术	

主要编码	附加编码	手术名称	别名	操作类别	备注
39.5009		腘动脉球囊血管成形术		治疗性操作	
38.0802		腘动脉取栓术		手术	
39.9013		腘动脉支架置入术		治疗性操作	
39.2914		腘动脉-足背动脉搭桥术		手术	查：旁路-血管的NEC--股腘的
38.0902		腘静脉取栓术		手术	
83.3902		腘窝囊肿切除术	贝克囊肿切除术	手术	
00.4900		过饱和氧化治疗		治疗性操作	
01.5910		海绵窦病损切除术		手术	
94.0204		汉米尔顿抑郁评定		诊断性操作	
86.3x08		汗腺病损切除术		手术	
99.9201		毫针刺法		治疗性操作	
76.9200		合成物面骨植入		手术	
76.1101		颌骨活组织检查术		手术	
76.0904		颌骨囊肿开窗引流术		手术	
76.2x04		颌骨囊肿摘除术		手术	
97.3601		颌骨牵引器去除		治疗性操作	
24.4x00		颌骨上牙病损切除术		手术	查：切除术-病损--骨---颌骨----齿的
24.4x01		颌骨上牙囊肿切除术		手术	
76.6901		颌骨修整术		手术	
27.0x01		颌间隙引流术		手术	
86.7407		颌面局部皮瓣转移术		手术	
40.5901		颌下淋巴结清扫术		手术	
26.2101		颌下囊肿袋形缝合术		手术	
27.0x03		颌下切开引流术		手术	
27.4902		颌下区病损切除术		手术	颌下区主要位于颌下三角，为颈深筋膜浅层所形成的腺鞘深浅两层之间的潜在间隙
26.2904		颌下腺病损切除术		手术	
26.3104		颌下腺部分切除术		手术	
26.2905		颌下腺导管结石去除术		手术	
26.4904		颌下腺导管重建术		手术	
26.3203		颌下腺切除术		手术	
26.4901		颌下腺自体移植术		手术	该手术对患有重症角膜干燥症的患者有着良好的临床效果

主要编码	附加编码	手 术 名 称	别 名	操作类别	备 注
5.0700		黑暗适应检查		诊断性操作	从光亮处进入暗中，人眼对光的敏感度逐渐增加，约 30 分钟达到最大限度，称暗适应。暗适应是视细胞基本功能——感光功能的反映。在营养缺乏、眼底病变情况下，常有暗适应功能变化。暗适应测定是眼功能检查的重要项目之一。查：研究－暗适应，眼
	00.7601	黑金股骨头			"黑金"股骨头，实际上也是陶瓷股骨头的一种，这种股骨头由氧化锆和铌在高温下合成，内部为金属，表面形成陶瓷涂层，具有相当的硬度和光滑度，其外观为黑色，被称之为"黑金"
34.8100		横膈病损或横膈组织切除术		手术	
34.8101		横膈病损切除术		手术	
34.8102		横膈部分切除术		手术	
34.2700		横膈活组织检查		手术	
34.8200		横膈裂伤缝合术		手术	
34.8300		横膈瘘闭合术		手术	
34.8900		横膈其他手术		手术	
34.8400		横膈其他修补术		手术	
34.8500		横膈起搏器置入		手术	查：置入－起搏器－－横膈
53.8000		横膈疝修补术，经胸入路		手术	
53.8100		横膈折叠术		手术	横膈折叠术是一种通过将横膈的膜状中心腱与肌肉成分缝合起来，从而使松弛的半膈绷紧的操作。可能使肺活量、用力 1 秒呼气量及肺总量增加达 20%，而且使呼吸困难好转
45.4102		横结肠病损切除术		手术	
45.7401		横结肠部分切除术		手术	
45.9401		横结肠－降结肠吻合术		手术	
46.7501		横结肠裂伤修补术		手术	
45.9402		横结肠－乙状结肠吻合术		手术	
46.5204		横结肠造口闭合术		手术	
46.4302		横结肠造口修复术		手术	
85.7200		横行腹直肌肌皮（TRAM）瓣，带蒂的，全乳房重建术		手术	查：重建术（整形的）－乳房，全部－－横行腹直肌（TRAM）肌皮瓣，带蒂的
85.7300		横行腹直肌肌皮（TRAM）瓣，游离的，全乳房重建术		手术	

主要编码	附加编码	手术名称	别名	操作类别	备注
93.3503		红外线照射		治疗性操作	
99.0401		红细胞输入		治疗性操作	
12.4100		虹膜病损破坏术，非切除法		手术	
12.4200		虹膜病损切除术		手术	
12.3902		虹膜复位术		手术	
12.6503		虹膜巩膜切除术		手术	
12.3300		虹膜后粘连松解术		手术	
12.2200		虹膜活组织检查		手术	
12.1101		虹膜激光打孔术		手术	应用 YAG 眼科激光机行周边虹膜激光打孔术，是目前国内外最先进的方法，既安全而又疗效确切。YAG 眼科激光机可成功地治疗白内障手术后出现的并发症，从而避免再次手术。YAG 激光机治疗青光眼和后发障不但疗效独特，而且激光时不需切开眼球，不需麻醉，从而将复杂精细的眼科手术变成门诊治疗，且疗效更佳
12.1402		虹膜激光切除术		手术	是治疗闭角性青光眼的一种方法，用激光技术切除虹膜。原则上，凡是适应做周边虹膜切除术的均宜行虹膜激光切除术
12.1202		虹膜激光切开术		手术	
12.2900		虹膜、睫状体、巩膜和前房其他诊断性操作		诊断性操作	
12.4401		虹膜睫状体切除术		手术	适应于：①睫状体或虹膜睫状体的良性肿物；②全身没有其他系统的恶性肿瘤；③手术眼尚有视力；④患者拒绝眼球摘除
12.1203		虹膜括约肌切断术		手术	括约肌指分布人体某些管腔壁的一种环形肌肉
12.3901		虹膜离断缝合术		手术	
12.9700		虹膜其他手术		手术	
12.3100		虹膜前房角粘连松解术		手术	是治疗闭角型青光眼的一种方法
12.6300		虹膜钳顿术和虹膜牵引术		手术	
12.6301		虹膜嵌顿术		手术	
12.1100		虹膜切开术伴贯穿术		手术	
12.1401		虹膜全切除术		手术	
12.9703		虹膜缩短术		手术	
12.1300		虹膜脱出切除术		手术	
12.3301		虹膜粘连松解术		手术	适应证：①虹膜膨隆；②虹膜与角膜有束状、带状粘连；③虹膜与角膜有束状、带状粘连，并有纤维束与玻璃体粘连，有牵拉性视网膜脱离危险者；④虹膜粘连影响瞳孔形状

主要编码	附加编码	手术名称	别名	操作类别	备注
12.1404		虹膜周边激光切除术		手术	目前虹膜周边激光切除术基本上被虹膜激光切除术替代
12.1403		虹膜周边切除术		手术	包括虹膜激光切除术和虹膜周边激光切除术
31.9803		喉T形管置入术		手术	
30.0900		喉病损或组织的其他切除术或破坏术		手术	
30.0902		喉病损切除术		手术	
31.6902		喉成形术		手术	
30.2911		喉次全切除术		手术	
31.9800		喉的其他手术		手术	
31.6900		喉的其他修补术		手术	
31.4800		喉的其他诊断性操作		诊断性操作	
04.3x04		喉返神经缝合术		手术	
04.0730		喉返神经切除术		手术	
04.4212		喉返神经松解术		手术	
04.0405		喉返神经探查术		手术	喉返神经是喉部的主要运动神经，支配除环甲肌以外的喉内诸肌。左侧起始于主动脉弓前由迷走神经分出，右侧在锁骨下动脉前方由右迷走神经分出
31.6903		喉功能重建术		手术	查：修补术-喉
31.6400		喉骨骨折修补术		手术	查：复位术-骨折--喉
98.1400		喉管腔内异物的不切开去除		治疗性操作	
31.3x00		喉或气管的其他切开术		治疗性操作	
31.9300		喉或气管支架置换术		手术	
31.6901		喉结成形术		手术	
31.4201		喉镜检查		诊断性操作	
31.4200		喉镜检查和其他气管镜检查		诊断性操作	
31.9802		喉扩张术		手术	
30.2906		喉裂开术		手术	
31.6100		喉裂伤缝合术		手术	
31.6200		喉瘘闭合术		手术	
31.9806		喉模取出术		治疗性操作	
30.0100		喉囊肿的袋形缝合术[造袋术]		手术	
31.6201		喉气管瘘管切除术		手术	
31.6202		喉气管瘘修补术		手术	

主要编码	附加编码	手术名称	别名	操作类别	备注
30.2905		喉软骨部分切除术		手术	
30.2904		喉软骨切除术		手术	
31.9100		喉神经切断术		手术	
31.6904		喉双蒂双肌瓣修复术		手术	
31.3x01		喉探查术		手术	
30.3x02		喉咽切除术		手术	
30.3x03		喉咽食管切除术		手术	
31.6300		喉造口修复术		手术	
31.9203		喉粘连松解术		手术	
31.9804		喉支架调整术		治疗性操作	
31.9805		喉支架取出术		治疗性操作	查：去除-支架--喉
31.9302		喉支架置换术		手术	
31.0x00		喉注射		治疗性操作	
21.8701		后鼻孔成形术		手术	
14.0202		后段眼球壁异物取出术		手术	
13.6400		后发膜刺开术［复发性白内障］		手术	
13.6600		后发膜机械性碎裂术［复发性白内障］		手术	
13.6500		后发膜切除术［复发性白内障］		手术	
49.5200		后肛门括约肌切开术		手术	
12.8802		后巩膜加固术		手术	后巩膜加固术是眼球外手术，手术时将加固的材料剪成各种需要的形状，通过球结膜的切口分离开眼外肌，一直放置到眼球最薄弱的地方的外表面，通常是眼球后极部和有葡萄肿的部位固定，然后缝合结膜切口。查：加固-巩膜
39.5104		后交通动脉瘤夹闭术		手术	
01.5905		后颅窝病损切除术		手术	
70.0x00		后穹隆穿刺术	直肠子宫陷凹抽吸术	治疗性操作	
70.7101		后穹隆裂伤缝合术		手术	
14.7203		后入路玻璃体切割术伴人工玻璃体置入术		手术	
14.7202		后入路玻璃体切割术伴替代物注入	去除玻璃体伴注入替代物、玻璃体切除伴注入替代物	手术	查：去除-玻璃体（伴置换）
14.7401		后入路玻璃体切割术		手术	查：玻璃体切除术（机械性）（后入路）

主要编码	附加编码	手术名称	别名	操作类别	备注
81.0300		后柱其他颈融合，后路法		手术	
81.0700		后柱腰和腰骶部融合，后路法		手术	查：关节固定术-腰骶的，腰的 NEC--外侧横突法/椎骨关节面（椎骨小关节）
27.4303		厚唇成形术		手术	
96.0500		呼吸道的其他插管术		治疗性操作	
96.7201		呼吸机治疗［大于等于 96 小时］		治疗性操作	
96.7101		呼吸机治疗［小于 96 小时］		治疗性操作	
93.1800		呼吸训练		治疗性操作	
04.0701		滑车神经撕脱术		手术	
86.7402		滑动皮瓣移植术		手术	滑动皮瓣：一种矩形皮瓣，自弹性区掀起，其游离端与缺损邻接，纵向拉长皮瓣使其边缘越过缺损覆盖之。查：附着-蒂（皮瓣）移植
97.8903		化疗泵取出术		治疗性操作	
86.0603		化疗泵置入术		手术	
99.2505		化疗药物灌注		治疗性操作	
34.9201		化学胸膜固定术		治疗性操作	查：胸膜粘连术-化学的
94.2400		化学休克治疗		治疗性操作	
00.1000		化学治疗物质植入		治疗性操作	
88.2801		踝关节 X 线检查		诊断性操作	
80.8700		踝关节病损的其他局部切除术或破坏术		手术	
80.8701		踝关节病损切除术		手术	
80.9700		踝关节的其他切除术		手术	
81.4900		踝关节的其他修补术		手术	
79.1603		踝关节骨折闭合复位内固定术		手术	
79.0603		踝关节骨折闭合性复位术		治疗性操作	
79.3603		踝关节骨折切开复位内固定术		手术	
79.2603		踝关节骨折切开复位术		手术	
81.9400		踝关节和足关节囊或韧带缝合术		手术	
80.7700		踝关节滑膜切除术		手术	
80.3700		踝关节结构的活组织检查		手术	
84.1300		踝关节离断术		手术	

主要编码	附加编码	手 术 名 称	别 名	操作类别	备 注
81.9401		踝关节囊缝合术		手术	
81.4901		踝关节内侧韧带修补术		手术	
78.6705		踝关节内固定装置去除术		手术	
80.4700		踝关节切断关节囊、韧带或软骨		手术	
80.0701		踝关节切开假体去除关节旷置术		手术	
80.1700		踝关节切开术		手术	
80.0700		踝关节切开术用于去除假体不伴置换		手术	
81.5600		踝关节全部置换		手术	
81.9402		踝关节韧带缝合术		手术	
80.4701		踝关节松解术		手术	
81.4902		踝关节外侧韧带修补术		手术	
78.6706		踝关节外固定装置去除术		手术	
80.1701		踝关节游离体取出术		手术	
88.3206		踝关节造影		诊断性操作	
88.2800		踝和足的骨骼 X 线检查		诊断性操作	
81.1100		踝融合术		手术	查：关节固定术（压迫）（关节外）（关节内）（伴骨移植）（伴固定装置)-踝
79.7700		踝脱位闭合性复位术		治疗性操作	
79.8700		踝脱位开放性复位术		手术	
31.6905		环甲膜缩短术		手术	
29.3100		环咽肌切开术		手术	
01.2404		环枕减压术		手术	查：减压-颅的
02.9402		环状钳插入术		治疗性操作	
02.9502		环状钳牵引装置去除术		治疗性操作	
02.9404		环状钳置换术		治疗性操作	
81.0100		寰-枢脊柱融合		手术	
81.3100		寰-枢脊柱再融合术	颅颈再融合术	手术	
81.0102		寰-枢椎融合术，后入路		手术	
81.0101		寰-枢椎融合术，经口		手术	
81.3103		寰-枢椎再融合术，后入路		手术	

主要编码	附加编码	手　术　名　称	别　名	操作类别	备　注
81.3102		寰－枢椎再融合术，经口		手术	
81.3101		寰－枢椎再融合术，前入路		手术	
99.0102		换血术		治疗性操作	查：输注（的）-置换
14.2403		黄斑光动力学治疗[PDT]		手术	光动力治疗（photodynamic treatment，PDT）将一种特异的光敏剂（光激活药物：维速达尔）注射入血管中，它能随血流达到异常的新生血管中。然后用一种特殊的非热能激光（冷激光）照射，从而破坏异常的新生血管，而对正常的视网膜神经上皮组织没有损伤
14.3901		黄斑裂孔填塞术		手术	
14.9x07		黄斑转位术		手术	通过视网膜切开或巩膜缩短将黄斑中心区视网膜转位而离开原来发生脉络膜新生血管的区域，然后使用激光光凝脉络膜新生血管。用于治疗老年性黄斑变性
75.0x03		黄芫花羊膜腔内注射终止妊娠		治疗性操作	
45.6206		回肠部分切除术		手术	
57.8701		回肠代膀胱术		手术	查：重建-膀胱--伴---回肠
87.7800		回肠代膀胱造影图		诊断性操作	查：Kockogram（回肠代膀胱造影）
56.8906		回肠代输尿管术		手术	查：置换-输尿管（伴）--回肠段植入进入膀胱
45.9502		回肠-肛门吻合术		手术	
46.6101		回肠固定术		手术	
45.9301		回肠-横结肠吻合术		手术	
45.9102		回肠回肠吻合术		手术	
45.9302		回肠-降结肠吻合术		手术	
45.7301		回肠结肠切除术		手术	
46.7302		回肠裂伤修补术		手术	
45.9303		回肠-盲肠吻合术		手术	
45.6207		回肠切除术		手术	
45.9304		回肠-升结肠吻合术		手术	
56.5102		回肠输尿管皮肤造口术		手术	查：转流术，尿路的-泌尿系--输尿管回肠造口术
56.3501		回肠通道膀胱镜检查		诊断性操作	
56.3502		回肠通道回肠镜检查		诊断性操作	
56.3500		回肠通道内镜检查[膀胱镜检查][回肠镜检查]		诊断性操作	
45.9305		回肠－乙状结肠吻合术		手术	

主要编码	附加编码	手 术 名 称	别 名	操作类别	备 注
46.5101		回肠造口闭合术		手术	
46.2400		回肠造口的延迟性切开		手术	
46.2000		回肠造口术		手术	
46.4101		回肠造口修复术		手术	
46.4103		回肠造口周围疝修补术		手术	
46.8508		回肠支架置入术		治疗性操作	
45.9306		回肠-直肠吻合术		手术	
45.7201		回盲部分切除术		手术	
83.6300		回旋肌环带修补术		手术	查：（撕裂）-腱（直接）（立即）（初期）--旋转环带
31.6906		会厌成形术		手术	查：修补术-会厌
30.2101		会厌扩大切除术		手术	
30.2100		会厌切除术		手术	
71.3x01		会阴病损切除术		手术	
71.3x02		会阴部异物取出术		手术	
73.6x01		会阴侧切缝合术		手术	
75.9100		会阴产科切口血肿排除术		手术	查：抽吸，吸引术-血肿--产科的---切开的
71.7904		会阴陈旧性裂伤修补术		手术	查：修补术-会阴（女性）--撕裂---产科的----陈旧性
71.7903		会阴成形术		手术	
71.7102		会阴裂伤缝合术		手术	
71.7202		会阴瘘修补术		手术	查：闭合-瘘--会阴
58.2100		会阴尿道镜检查		诊断性操作	
71.0904		会阴切开术		手术	
71.0905		会阴切开异物取出术		手术	
71.0903		会阴造口术		手术	
48.7301		会阴直肠瘘修补术		手术	
48.4901		会阴-直肠拖出术	Altemeier 手术	手术	
73.6x02		会阴直切缝合术		手术	
89.0900		会诊		诊断性操作	
89.6600		混合静脉血气测量		诊断性操作	
	84.7300	混合外部固定装置的应用		手术	
89.4101		活动平板运动试验		诊断性操作	
93.3519		火罐治疗		治疗性操作	
93.3515		火针	火针刺法	治疗性操作	
93.3516		火针烙法		治疗性操作	

主要编码	附加编码	手　术　名　称	别　　名	操作类别	备　　注
	17.4100	机器人援助操作			
55.9800		机械肾去除		手术	
55.9700		机械肾植入或置换		手术	
55.9701		机械肾植入术		手术	
55.9702		机械肾置换术		手术	
11.4100		机械性去除角膜上皮	角膜上皮刮除术	手术	
85.8500		肌瓣移植至乳房		手术	
99.2908		肌电定位下肉毒素注射		治疗性操作	
93.0800		肌电描记法	肌电图〔EMG〕	诊断性操作	
93.0400		肌功能手法测试		诊断性操作	
93.2700		肌或腱伸展		治疗性操作	
83.4300		肌或筋膜切除术用作移植物		手术	
83.8200		肌或筋膜移植		手术	
83.3901		肌腱病损切除术		手术	
83.8802		肌腱成形术		手术	
83.6401		肌腱缝合术	肌腱吻合术	手术	
83.8801		肌腱固定术		手术	
83.8300		肌腱滑车重建术		手术	ICD-9-CM-3中文版标题为"滑轮"，临床多用"滑车"，现统一修改为"滑车"。此处不包括手的肌腱滑车重建术　82.71
83.9900		肌、腱、筋膜和黏液囊的其他手术		手术	
83.2900		肌、腱、筋膜和黏液囊的其他诊断性操作，包括手的		手术	
83.9100		肌、腱、筋膜和黏液囊粘连的松解术		手术	
83.8501		肌腱紧缩术		手术	
83.4201		肌腱切除术		手术	
83.4100		肌腱切除术用作移植物		手术	
83.8803		肌腱修补术		手术	
83.8502		肌腱延长术		手术	
83.6201		肌腱延迟缝合术		手术	
83.8100		肌腱移植		手术	
83.9101		肌腱粘连松解术		手术	
83.7501		肌腱转移术		手术	
99.2504		肌内注射化疗药物		治疗性操作	

主要编码	附加编码	手术名称	别名	操作类别	备注
83.7702		肌皮瓣转移术		手术	与86.7所指皮瓣不同，肌皮瓣是一种复合组织瓣，是利用身体某块肌肉（或一部分肌肉）连同其浅层的皮下组织、皮肤一并切取，以进入该肌肉的血管为蒂进行转移，用于较大创面缺损的修复或肌肉功能的重建。查：移植物，移植-肌
04.3x09		肌皮神经缝合术		手术	
04.0416		肌皮神经探查术		手术	
04.7413		肌皮神经吻合术		手术	
83.8700		肌其他整形术		手术	
83.0200		肌切开术		手术	
88.8400		肌热影像图		诊断性操作	
83.3200		肌肉病损切除术		手术	
83.6501		肌肉缝合术		手术	
88.9400		肌肉骨骼的共振成像		诊断性操作	
91.5x00		肌肉骨骼系统标本和关节积液的显微镜检查		诊断性操作	
84.9900		肌肉骨骼系统的其他手术		手术	
83.6500		肌肉或筋膜的其他缝合术		手术	
83.0201		肌肉筋膜切开减压术		手术	
83.1902		肌肉切断术		手术	
83.0202		肌肉切开探查术		手术	
83.0203		肌肉切开异物取出术		手术	
83.0204		肌肉切开引流术		手术	
83.4301		肌肉切取用做移植物		手术	
83.4501		肌肉清创术		手术	
83.1901		肌肉松解术		手术	
83.8701		肌肉修补术		手术	
83.8201		肌肉移植术		手术	
83.9102		肌肉粘连松解术		手术	
83.7701		肌肉转移术		手术	查：移植物，移植-肌
83.7400		肌再附着		手术	
83.7700		肌转移或移植术		手术	
39.5105		基底动脉瘤夹闭术		手术	
00.6502		基底动脉支架经皮置入术		治疗性操作	
93.2900		畸形的其他强制性矫正		治疗性操作	

主要编码	附加编码	手 术 名 称	别 名	操作类别	备 注
83.8401		畸形足埃文斯 [EVANS]手术		手术	
93.2901		畸形足手法矫正		治疗性操作	查：手法操作－肌肉骨骼（物理疗法）NEC
83.8400		畸形足松解术		手术	
77.8906		棘突切除术		手术	
84.8100		棘突装置的修复术		手术	
84.8002		棘突装置的置换		手术	
84.8001		棘突装置的置入		手术	
84.8000		棘突装置的置入或置换		手术	
94.4401		集体心理治疗		治疗性操作	
03.5100		脊膜膨出修补术		手术	
03.5903		脊膜修补术		手术	03.51 为脊膜膨出修补术，03.59 不伴膨出的脊膜修补术
03.0905		脊神经根减压术		手术	
03.0903		脊神经根探查术		手术	
03.9102		脊神经根阻滞术		治疗性操作	
04.2x04		脊神经破坏术		手术	
03.2102		脊髓背根入髓区切开术	DREZ 切开术	手术	脊髓背根入髓区（dorsal root entry zone, DREZ）与痛觉的整合调节和传导有关。DREZ 切开术主要适用于臂丛或腰丛神经撕脱后疼痛、脊髓或马尾神经损伤后疼痛、周围神经损伤后疼痛（其中包括幻肢痛、残肢痛）、肿瘤侵犯神经丛或神经根以及周围神经所致的神经源性疼痛、疼痛合并痉挛状态等。查：脊髓切开术－脊柱，脊髓的－－经皮
03.4x03		脊髓病损切除术		手术	脊髓的病损例如脊髓胶质瘤、上皮样囊肿、皮样囊肿、血管网状细胞瘤、脂肪瘤、转移瘤和脊膜瘤等。手术步骤：①选择手术切口和椎板切除；②硬脊膜切开；③病变切除
03.3100		脊髓放液		诊断性操作	
03.6x00		脊髓和神经根粘连的松解术		手术	
03.9900		脊髓和椎管结构的其他手术		手术	
03.3900		脊髓和椎管结构的其他诊断性操作		诊断性操作	
03.1x01		脊髓后根神经切断术		手术	
99.4100		脊髓灰质炎疫苗应用		治疗性操作	
03.3202		脊髓活组织检查术		手术	

主要编码	附加编码	手术名称	别名	操作类别	备注
03.4x00		脊髓或脊膜病损的切除术或破坏术		手术	
03.3200		脊髓或脊膜活组织检查		手术	
03.5200		脊髓脊膜膨出修补术		手术	脊髓脊膜膨出（myelomeningocele，MMC）是一种先天性神经系统发育畸形，由于先天性椎板发育不全，同时存在脊髓、脊膜通过椎板缺损处向椎管外膨出
03.5900		脊髓结构的其他修补术和成形术		手术	
88.6701		脊髓静脉造影		诊断性操作	
03.7903		脊髓空洞腹腔引流术		手术	
03.5905		脊髓空洞填塞术		手术	脊髓空洞上口填塞术：按颅后窝减压术式，打开颅后窝探查四脑室下方，查明是否有中央管扩大。如果存在，取一小块肌肉将开口填塞
03.7902		脊髓空洞蛛网膜下腔分流术		手术	
03.9700		脊髓膜分流术的修复术		手术	
03.7900		脊髓膜其他分流		手术	
03.1x00		脊髓内神经根切断		手术	
03.0907		脊髓内引流术		手术	
03.1x02		脊髓前根神经切断术		手术	
03.2901		脊髓前外侧束切断术		手术	脊髓前外侧束切断术适用于解除各种原因所致的躯体及内脏疼痛，一般上肢、上腹部和胸部的疼痛行颈2水平的脊髓前外侧束切断；腹部、会阴部、下肢的疼痛宜做胸2水平的脊髓前外侧束切断；疼痛位于中线或双侧者，可以切断两侧脊髓的前外侧束，但在高颈髓不宜行双侧切断，以免引起呼吸肌麻痹
03.9202		脊髓鞘内注射		治疗性操作	
03.2903		脊髓丘脑侧索切断术		手术	脊髓侧索位于脊髓的侧方前外侧沟和后侧沟之间，有上行和下行传导束。上行传导束有脊髓丘脑束（痛觉、温度觉和粗的触觉纤维所组成）和脊髓小脑束（本体感受性冲动和无意识性协调运动）
03.9300		脊髓神经刺激器导线置入或置换		手术	
03.9302		脊髓神经刺激器置换术		手术	
03.9301		脊髓神经刺激器置入术		手术	查：插入-电极--脊柱

主要编码	附加编码	手术名称	别名	操作类别	备注
04.2x05		脊髓神经根射频消融术		手术	
03.6x02		脊髓神经根粘连松解术		手术	
03.2902		脊髓神经束切断术		手术	
03.0902		脊髓探查术		手术	
88.4102		脊髓血管造影		诊断性操作	脊髓的动脉有两个来源：一是来自椎动脉的脊髓前、后动脉，它们在下行的过程中，相继与来自各部的脊髓支吻合，下行至脊髓圆锥。二是来自颈深动脉、肋间动脉、腰动脉与骶动脉的脊髓支，各随相应的脊神经进入椎间孔，称脊髓根动脉
03.9500		脊髓血块补片		手术	
03.7901		脊髓硬膜外分流术		手术	
87.2102		脊髓造影		诊断性操作	查：脊髓造影，脊髓造影术（空气）（气体）
03.6x01		脊髓粘连松解术		手术	
03.7100		脊髓蛛网膜下-腹腔分流术	腰大池-腹腔分流术	手术	
03.9801		脊髓蛛网膜下腔-腹腔分流管去除术		手术	
03.9201		脊髓蛛网膜下腔注射术		治疗性操作	
03.7200		脊髓蛛网膜下-输尿管分流术		手术	
03.6x03		脊髓蛛网膜粘连松解术		手术	
03.5902		脊髓纵裂修补术		手术	
88.3801		脊柱CT检查		诊断性操作	
80.8901		脊柱关节病损切除术		手术	
80.3902		脊柱关节活组织检查		手术	
03.5901		脊柱裂修补术		手术	
78.6907		脊柱内固定装置去除术		手术	
87.2900		脊柱其他X线检查		诊断性操作	
81.3900		脊柱其他部位再融合术		手术	
80.4902		脊柱韧带切断术		手术	
81.0000		脊柱融合		手术	
84.8301		脊柱生长阀修复术		手术	查：修复术-假体--脊柱---椎弓根动力稳定装置
84.8204		脊柱生长阀置换术		手术	查：置换-脊柱运动保护装置--弓根动力稳定装置

主要编码	附加编码	手 术 名 称	别 名	操作类别	备 注
84.8203		脊柱生长阀置入术		手术	脊柱生长阀技术是采用非融合手术方法治疗小年龄脊柱侧凸。生长阀技术指在脊柱侧凸的两端间置入一个支撑系统，这个系统能够矫正脊柱侧弯，系统中间有一个装置，常用多米诺连接头，起到了"生长阀"的作用，两棒在连接头预留延长段，具有持续矫正的能力。首次手术后每隔8~12个月行小切口于米诺连接头处再次撑开矫形，等患儿发育基本成熟后，行常规的脊柱融合内固定术。查：插入-脊椎--弓根动力稳定装置
93.1500		脊柱松动法		治疗性操作	
78.6908		脊柱外不定装置去除术		手术	
81.3000		脊柱再融合术		手术	查：再融合术，脊柱（任何水平）（任何技术）
03.5301		脊椎骨折切开复位内固定术		手术	
03.5300		脊椎骨折修补术		手术	
93.0102		记忆广度检查		诊断性操作	
93.0106		记忆力评定		诊断性操作	
93.5400		夹板应用		治疗性操作	
94.4200		家庭治疗		治疗性操作	
27.9901		颊部病损切除术		手术	查：手术-颊腔 NEC
27.5303		颊部瘘修补术		手术	
27.0x04		颊部切开引流术		手术	
27.4903		颊内部病损切除术		手术	
27.2401		颊黏膜活组织检查		手术	
27.9903		颊脂垫修复术		手术	一般所说的颊脂肪垫指的是颊部一块脂肪组织突起形成的三角形颊脂肪体，是近年来兴起通过取出颊脂肪垫来达到完美脸形的整形手术
86.2701		甲床清创术		手术	
86.0903		甲切开术		手术	
06.8903		甲状旁腺病损切除术		手术	
06.8902		甲状旁腺部分切除术		手术	
06.1300		甲状旁腺活组织检查		诊断性操作	
06.9900		甲状旁腺其他手术		手术	
06.8100		甲状旁腺全部切除术		手术	
92.1300		甲状旁腺扫描		诊断性操作	
06.0903		甲状旁腺探查术		手术	
06.9502		甲状旁腺异体移植术		手术	

主要编码	附加编码	手术名称	别名	操作类别	备注
06.9501		甲状旁腺自体移植术		手术	
06.9500		甲状旁腺组织再植入		手术	
31.6907		甲状软骨成形术		手术	
06.7x01		甲状舌管病损切除术		手术	
06.7x02		甲状舌管瘘切除术		手术	
06.7x00		甲状舌管切除术		手术	
06.3100		甲状腺病损切除术		手术	
88.7103		甲状腺超声检查		诊断性操作	查：超声波检查-头和颈
06.3901		甲状腺大部切除术		手术	
92.2704		甲状腺放射性粒子置入术		治疗性操作	
06.9300		甲状腺缝合术		手术	
06.1900		甲状腺和甲状旁腺的其他诊断性操作		诊断性操作	
92.0101		甲状腺核素扫描		诊断性操作	查：扫描-放射性核素--甲状腺
06.9800		甲状腺其他手术		手术	
06.0901		甲状腺切开探查术		手术	
06.0902		甲状腺切开引流术		手术	
06.0100		甲状腺区抽吸	甲状腺穿刺抽吸	治疗性操作	
06.0900		甲状腺区的其他切开术		手术	
06.0200		甲状腺区伤口的再切开		手术	
06.4x00		甲状腺全部切除术		手术	
92.0100		甲状腺扫描和放射性核素功能检查		诊断性操作	
06.0201		甲状腺术后止血术		手术	甲状腺术后出血是常见的危及生命的并发症，多发生在术后 24 小时内，常为急性，进行性加重的临床过程。术后止血的操作是：拆除缝线，敞开切口，清除血肿，结扎止血，解除对气管的压迫
06.3906		甲状腺峡部部分切除术		手术	
06.3905		甲状腺峡部切除术		手术	
06.3904		甲状腺楔形切除术		手术	
06.9200		甲状腺血管结扎术		手术	
06.9401		甲状腺自体移植术		手术	
06.9400		甲状腺组织再植入		手术	
93.0300		假体评估		诊断性操作	
35.5500		假体心室间隔修补术，闭合法	闭式室间隔假体修补术	手术	

主要编码	附加编码	手术名称	别名	操作类别	备注
23.6x00		假牙置入		治疗性操作	查：植入-牙--假体
84.4000		假肢装置的置入或安装		治疗性操作	
93.4300		间歇性骨骼牵引		治疗性操作	
93.9100		间歇性正压通气〔IP-PB〕		治疗性操作	
69.2100		间置手术		手术	
81.8301		肩峰成形术		手术	
77.8102		肩峰切除术		手术	
88.2101		肩关节 X 线检查		诊断性操作	
80.8100		肩关节病损的其他局部切除术或破坏术		手术	
80.8101		肩关节病损切除术		手术	
81.8100		肩关节部分置换		手术	
81.8305		肩关节成形翻修术		手术	查：关节盂成形术，肩
80.9100		肩关节的其他切除术		手术	
81.8300		肩关节的其他修补术		手术	查：关节成形术（伴固定装置）（伴牵引)-肩
81.2300		肩关节固定术		手术	
80.7100		肩关节滑膜切除术		手术	
80.3100		肩关节结构的活组织检查		手术	
84.0800		肩关节离断术		手术	
80.4100		肩关节切断关节囊、韧带或软骨		手术	
80.0101		肩关节切开假体去除关节旷置术		手术	
80.1100		肩关节切开术		手术	
80.0100		肩关节切开术用于去除假体不伴置换		手术	
81.8000		肩关节全部置换		手术	
81.2301		肩关节融合术		手术	
80.4101		肩关节松解术		手术	
81.8302		肩关节盂成形术		手术	
88.3201		肩关节造影		诊断性操作	
81.9701		肩关节置换修复术		手术	
88.2100		肩和上臂的骨骼 X 线检查		诊断性操作	
77.6101		肩胛骨病损切除术		手术	
77.8101		肩胛骨部分切除术		手术	
78.4101		肩胛骨成形术		手术	

主要编码	附加编码	手 术 名 称	别　名	操作类别	备　注
79.3902		肩胛骨骨折切开复位内固定术		手术	
77.4101		肩胛骨活组织检查		手术	
78.5101		肩胛骨内固定术		手术	
78.6101		肩胛骨内固定装置去除术		手术	
77.7101		肩胛骨切除术用作移植物		手术	
77.3101		肩胛骨切断术		手术	
77.1101		肩胛骨切开术不伴切断术		手术	
77.9101		肩胛骨全部切除术		手术	
77.0101		肩胛骨死骨去除术		手术	
77.6100		肩胛骨、锁骨和胸廓[肋骨和胸骨]病损或组织的局部切除术		手术	
77.8100		肩胛骨、锁骨和胸廓[肋骨和胸骨]部分骨切除术		手术	
77.4100		肩胛骨、锁骨和胸廓[肋骨和胸骨]活组织检查		手术	
78.5100		肩胛骨、锁骨和胸廓[肋骨和胸骨]内固定不伴骨折复位术		手术	
77.1100		肩胛骨、锁骨和胸廓[肋骨和胸骨]其他切开术不伴切断术		手术	
78.4100		肩胛骨、锁骨和胸廓[肋骨和胸骨]其他修补术或整形术		手术	
77.7100		肩胛骨、锁骨和胸廓[肋骨和胸骨]切除术用作移植物		手术	
77.3100		肩胛骨、锁骨和胸廓[肋骨和胸骨]切断术		手术	
77.9100		肩胛骨、锁骨和胸廓[肋骨和胸骨]全部切除术		手术	
78.9100		肩胛骨、锁骨和胸廓[肋骨和胸骨]生长刺激器的置入		手术	

主要编码	附加编码	手术名称	别名	操作类别	备注
78.1100		肩胛骨、锁骨和胸廓[肋骨和胸骨]使用外固定装置		手术	
77.0100		肩胛骨、锁骨和胸廓[肋骨和胸骨]死骨切除术		手术	
77.2100		肩胛骨、锁骨和胸廓[肋骨和胸骨]楔形骨切开术		手术	
78.0100		肩胛骨、锁骨和胸廓[肋骨和胸骨]移植术		手术	
78.7100		肩胛骨、锁骨和胸廓[肋骨和胸骨]折骨术		手术	
78.8100		肩胛骨、锁骨和胸廓[肋骨和胸骨]诊断性操作		诊断性操作	
78.6100		肩胛骨、锁骨和胸廓[肋骨和胸骨]置入装置去除		手术	
78.1101		肩胛骨外固定架固定术		手术	
78.6102		肩胛骨外固定装置去除术		手术	
77.2101		肩胛骨楔形截骨术		手术	
78.7101		肩胛骨折骨术		手术	
78.0101		肩胛骨植骨术		手术	包括：Eden-Hybinette 手术（关节盂骨块）；Hybinette-Eden 手术（肩关节盂骨阻塞）
78.4102		肩胛固定术	Green 术	手术	
04.0417		肩胛上神经探查术		手术	
84.4102		肩假体安装		治疗性操作	
79.8903		肩锁关节脱位切开复位内固定术		手术	
79.8902		肩锁关节脱位切开复位术		手术	
81.8303		肩锁关节修补术		手术	查：手术-博斯沃斯--关节成形术用于肩锁分离
79.7100		肩脱位闭合性复位术		治疗性操作	
79.8100		肩脱位开放性复位术		手术	
16.2100		检眼镜检查法		诊断性操作	
93.9700		减压仓疗法		治疗性操作	
93.1103		减重支持系统训练		治疗性操作	

主要编码	附加编码	手　术　名　称	别　　名	操作类别	备　　注
08.2201		睑板腺病损切除术		手术	
08.2100		睑板腺囊肿切除术		手术	
08.2002		睑板腺切除术		手术	
08.0200		睑缝合后切开术		手术	
08.5200		睑缝合术	睑裂缝合术；眦缝合术；睑缘缝合术	手术	睑缝合术是用于闭合睑裂，保护角膜的一种手术
08.5101		睑裂增大术	睑裂开大术、睑裂扩大术	手术	适用于睑裂窄小，如先天性小睑裂、倒向性内眦赘皮综合征
08.4203		睑轮匝肌缩短睑内翻修补术		手术	
08.4204		睑轮匝肌重叠，睑外翻修补术		手术	
08.4202		睑内翻缝合修补术		手术	
08.4900		睑内翻或睑外翻的其他修补术		手术	
08.4400		睑内翻或睑外翻的修补术伴睑重建术		手术	
08.4300		睑内翻或睑外翻的修补术伴楔形部分切除术		手术	
08.4200		睑内翻或睑外翻的修补术，用缝合术法		手术	
08.4100		睑内翻或睑外翻的修补术，用热灼法		手术	
08.4401		睑内翻矫正伴睑重建术		手术	
08.4902		睑内翻矫正术		手术	
08.4102		睑内翻热灼修补术		手术	睑内翻矫正术是矫正睑缘内卷、恢复眼睑正常位置的一种常见手术。手术的原则是消除睑板因瘢痕收缩而导致内翻的牵引力，使睑缘保持正常位置
08.4302		睑内翻楔形切除修补术		手术	
10.5x01		睑球粘连分离术		手术	
10.4102		睑球粘连口唇黏膜移植修补术		手术	
10.4101		睑球粘连羊膜移植修补术		手术	羊膜是胎盘的最内层，与人眼结膜组织结构相似，含有眼表上皮细胞，包括结膜细胞和角膜上皮细胞生长所需的物质。传统的角膜移植术常因发生严重的排斥反应而致手术失败，利用羊膜则可以促进上皮黏附生长及增殖，减轻炎症，抑制新生血管形成，减少瘢痕增生，抗粘连等作用

主要编码	附加编码	手 术 名 称	别 名	操作类别	备 注
08.3800		睑退缩矫正术		手术	
08.4201		睑外翻缝合修补术		手术	
08.4402		睑外翻矫正伴睑重建术		手术	
08.4901		睑外翻矫正术		手术	
08.4101		睑外翻热灼修补术		手术	睑外翻是下睑结膜向外翻转，导致眼睑与眼球不能密切接触，睑裂闭合不全。按其发生原因可分为瘢痕性、麻痹性、老年性、痉挛性四类；手术方式分为：①瘢痕性：彻底切除瘢痕，作植皮术；②麻痹性：轻者涂眼膏及眼垫包扎，重者应行眼睑缝合术以保护角膜；③老年性：轻者，应嘱其向上擦泪，以减少或防止外翻加剧。重者手术矫正，以缩短睑缘为原则，最简易的方法是在结膜睑板层及皮肤肌肉层各作一个三角形切除，然后缝合之
08.4301		睑外翻楔形切除修补术		手术	
08.0100		睑缘切开术		手术	
89.0100		简单会谈和评估		诊断性操作	
94.1105		简易精神状况评定		诊断性操作	
35.9400		建立心房和肺动脉间通道		手术	查：形成-通道--右心房和肺动脉
35.9200		建立右心室和肺动脉通道		手术	查：形成-通道--右心室和肺动脉
35.9300		建立左心室和主动脉间通道		手术	
56.5100		建造皮肤的输尿管-回肠造口术		手术	
35.4200		建造心脏间隔缺损		手术	
77.8107		剑突切除术		手术	
04.6x05		健侧颈7神经移位术		手术	
83.6400		腱的其他缝合术		手术	
83.8800		腱的其他整形术		手术	
83.7200		腱后徙术		手术	查：退缩术-腱
83.6403		腱膜缝合术		手术	
83.7100		腱前徙术		手术	
83.3100		腱鞘病损切除术		手术	
83.6100		腱鞘缝合术		手术	
83.0103		腱鞘米粒样小体去除术		手术	
83.3101		腱鞘囊肿切除术		手术	
83.4202		腱鞘切除术		手术	

主要编码	附加编码	手 术 名 称	别 名	操作类别	备 注
83.0101		腱鞘切开术		手术	
83.0102		腱鞘松解术		手术	
83.0100		腱鞘探查术		手术	
35.3202		腱索切断术		手术	
35.3200		腱索手术		手术	
35.3201		腱索修补术		手术	
83.6200		腱延迟性缝合术		手术	
83.7300		腱再附着		手术	
83.9700		腱治疗性药物注入		治疗性操作	
83.7500		腱转移或移植术		手术	
45.4103		降结肠病损切除术		手术	
45.7603		降结肠部分切除术		手术	
45.9503		降结肠-肛门吻合术		手术	
46.7505		降结肠裂伤修补术		手术	
45.7602		降结肠切除术		手术	
46.4303		降结肠造口修复术		手术	
45.9403		降结肠-直肠吻合术		手术	
39.0x05		降主动脉-肺动脉吻合术		手术	
39.2303		降主动脉-胸主动脉搭桥术		手术	
88.4205		降主动脉造影		诊断性操作	
27.5902		交叉唇瓣断蒂术		手术	
81.4500		交叉韧带的其他修补术		手术	
05.2902		交感神经病损切除术		手术	
05.1101		交感神经活组织检查		手术	
05.1100		交感神经或神经节的活组织检查		手术	
05.8900		交感神经或神经节的其他手术		手术	
05.1900		交感神经或神经节的其他诊断性操作		诊断性操作	
05.3900		交感神经或神经节的其他注射		治疗性操作	
05.0x00		交感神经或神经节的切断术		手术	交感神经是自主神经（植物性神经）的一部分，由中枢部、交感干、神经节、神经和神经丛组成。中枢部位于脊髓胸段全长及腰髓1~3节段的灰质侧角。交感干位于脊柱两侧，由交感干神经节和节间支连接而成，可分颈、胸、腰、骶和尾5部分

主要编码	附加编码	手　术　名　称	别　　名	操作类别	备　　注
05.8100		交感神经或神经节的修补术		手术	
05.1102		交感神经节活组织检查		手术	
05.8102		交感神经节修补术		手术	
05.2901		交感神经切除术		手术	
05.8101		交感神经修补术		手术	
99.0100		交换输血		治疗性操作	
45.1302		胶囊内镜检查术		诊断性操作	查：内镜检查-肠 NEC--小的
86.2202		焦痂切除术		手术	
11.9901		角巩膜割烙术		手术	可治疗角膜溃疡
11.5101		角巩膜瘘缝合术		手术	
11.4300		角膜病损的冷冻疗法		手术	
11.4900		角膜病损的其他去除或破坏术		手术	
11.4200		角膜病损的热灼术		手术	
11.4903		角膜病损切除术		手术	
12.3400		角膜玻璃体粘连松解术		手术	
95.0103		角膜地形图		诊断性操作	查：检查（为了）-眼
11.5901		角膜缝线调整术		手术	
97.3801		角膜缝线去除		治疗性操作	
11.6901		角膜干细胞移植		手术	
11.2200		角膜活组织检查		手术	
11.9100		角膜鲸墨法		治疗性操作	
11.7200		角膜镜片术		手术	
11.5100		角膜裂伤缝合术		手术	
11.7100		角膜磨镶术		手术	
95.0104		角膜内皮镜检查		诊断性操作	
11.6902		角膜内皮移植术		手术	
11.9900		角膜其他手术		手术	
11.5900		角膜其他修补术		手术	
11.2900		角膜其他诊断性操作		诊断性操作	
11.7900		角膜其他重建术和折射手术		手术	
11.1x00		角膜切开术		手术	
11.1x01		角膜切开异物去除术		手术	
95.0105		角膜曲率检查		诊断性操作	
11.7400		角膜热成形术		手术	角膜热成形术是一种以射频能量为热源的传导性角膜成形术，可用于治疗圆锥角膜和远视

主要编码	附加编码	手术名称	别名	操作类别	备注
11.5200		角膜手术后伤口裂开修补术		手术	
11.6000		角膜移植		手术	
11.2901		角膜印迹细胞检查	CIC	诊断性操作	角膜印迹细胞检查是用一种采用醋酸纤维素滤纸或生物孔膜获取角膜表层细胞标本的一种检查
11.7902		角膜植片更换术		手术	
93.2300		矫形装置安装		治疗性操作	
93.0200		矫正评估		诊断性操作	
93.8200		教育治疗		治疗性操作	
95.3200		接触［隐形］镜片的处方、安装和配备		治疗性操作	
99.3700		接种抗百日咳		治疗性操作	
89.5100		节律心电图		诊断性操作	
46.2200		节制性回肠造口术		手术	
96.5400		洁牙、牙磨光和除垢		治疗性操作	
87.6401		结肠钡灌肠造影		诊断性操作	查：下消化道钡剂摄影（X线）
45.4101		结肠病损切除术		手术	
45.7901		结肠部分切除术		手术	
45.5201		结肠部分切除术用于间置术		手术	
57.8703		结肠代膀胱术		手术	
45.4901		结肠袋形缝合术		手术	查：破坏-病损--肠（大）
45.9501		结肠-肛门吻合术		手术	
46.9201		结肠隔膜切开术		手术	
46.6403		结肠固定术		手术	
45.2300		结肠镜检查		诊断性操作	
45.2501		结肠镜下大肠活组织检查		诊断性操作	
46.7603		结肠瘘修补术		手术	
46.0402		结肠襻切除术		手术	查：切除术（部分）-肠--外置的（大肠）
46.9200		结肠其他部分肌切开术		手术	
46.8502		结肠球囊扩张术		治疗性操作	
70.7200		结肠阴道瘘修补术		手术	
46.5202		结肠造口闭合术		手术	
46.1400		结肠造口的延迟性切开		手术	
96.2401		结肠造口手法扩张		治疗性操作	
46.1000		结肠造口术		手术	

主要编码	附加编码	手术名称	别名	操作类别	备注
46.4301		结肠造口修复术		手术	
46.4200		结肠造口周围疝修补术		手术	
46.8700		结肠支架的其他非内镜置入术		手术	
45.9404		结肠-直肠吻合术		手术	
12.8301		结膜瓣修补术		手术	
09.8301		结膜-鼻腔吻合插管术		手术	
09.8300		结膜鼻腔吻合术伴置入管或支架		手术	
10.3100		结膜病损或结膜组织的切除术		手术	
10.3200		结膜病损破坏术		治疗性操作	
10.3101		结膜病损切除术		手术	
97.3802		结膜缝线去除		治疗性操作	
10.2901		结膜刮片检查术		诊断性操作	
10.5x00		结膜和眼睑粘连松解术		手术	
10.3102		结膜环切除术		手术	
10.2100		结膜活组织检查		手术	
09.8200		结膜泪囊鼻腔吻合术		手术	
10.3201		结膜冷冻术		治疗性操作	
10.6x00		结膜裂伤修补术		手术	
10.4901		结膜滤过泡瘘修补术		手术	
10.4903		结膜囊成形术		手术	结膜囊由结膜形成的囊状间隙称为结膜囊
10.3300		结膜其他破坏性操作		治疗性操作	
10.1x00		结膜其他切开术		手术	
10.9900		结膜其他手术		手术	
10.4400		结膜其他游离移植		手术	
10.2900		结膜其他诊断性操作		诊断性操作	
10.4202		结膜穹隆口唇黏膜移植重建术		手术	
10.4300		结膜穹隆其他重建术		手术	
10.4201		结膜穹隆羊膜移植重建术		手术	
10.9901		结膜松弛矫正术		手术	结膜松弛症常见于眼球下方中央部，也有的在内、外侧，松弛的结膜有的突出甚至跨在下睑缘上。患者可出现流泪、异物感、灼痛等症状。对症状较重的结膜松弛症困扰患者生活，松弛结膜使泪液流动及排泄出现障碍、泪膜改变等情况，就要考虑进行手术治疗

主要编码	附加编码	手 术 名 称	别 名	操作类别	备 注
10.9100		结膜下注射		治疗性操作	
08.9901		睫毛重建术	睫毛移植术	手术	
12.4300		睫状体病损破坏术，非切除法		手术	
12.4400		睫状体病损切除术		手术	适用于：①睫状体或虹膜睫状体的良性肿物；②全身没有其他系统的恶性肿瘤；③手术眼尚有视力；④病人拒绝眼球摘除
12.5500		睫状体分离术	睫状体剥离术	手术	
12.9801		睫状体缝合术		手术	
12.9803		睫状体复位术		手术	
12.9802		睫状体固定术		手术	
12.7300		睫状体光凝固法		治疗性操作	
12.7200		睫状体冷冻疗法		治疗性操作	
12.7401		睫状体贫血术		手术	凡是破坏部分睫状体或睫状后长动脉，减少睫状体供血量，使房水分泌减少的手术，统称睫状体贫血术
12.9800		睫状体其他手术		手术	
12.5501		睫状体切开术	睫状体肌切开术	手术	
12.7100		睫状体透热凝固术	睫状体透热术	治疗性操作	
84.3x00		截断残端的修复术		手术	
84.9100		截断术		手术	
93.3804		截瘫肢体综合训练		治疗性操作	
99.1600		解毒药注射		治疗性操作	
99.9202		金针		治疗性操作	
83.3903		筋膜病损切除术		手术	
83.1401		筋膜剥脱术		手术	
83.8901		筋膜成形术		手术	查：筋膜成形术
83.8900		筋膜的其他整形术		手术	
83.6502		筋膜缝合术		手术	
83.8905		筋膜固定术		手术	
83.1400		筋膜切断术		手术	
83.0901		筋膜切开术		手术	
83.4302		筋膜切取用做移植物		手术	
83.8903		筋膜疝修补术		手术	不包括手的筋膜疝修补术
93.2800		筋膜伸展		治疗性操作	
83.9104		筋膜松解术		手术	
83.8902		筋膜延长术		手术	查：延长-筋膜
83.8202		筋膜移植术		手术	
83.8904		筋膜折叠术		手术	不包括手的筋膜折叠术

主要编码	附加编码	手术名称	别名	操作类别	备注
17.5200		仅置入或置换心脏收缩力调节［CCM］可充电的脉冲发生器		治疗性操作	
00.5400		仅置入或置换心脏再同步除颤器脉冲发生器装置［CRT-D］		治疗性操作	
00.5300		仅置入或置换心脏再同步起搏器脉冲发生器［CRT-P］		治疗性操作	
37.9700		仅自动心脏复律器或除颤器导线的置换术		治疗性操作	
37.9500		仅自动心脏复律器或除颤器导线的置入术		治疗性操作	
37.9800		仅自动心脏复律器或除颤器脉冲发生器的置换		治疗性操作	
37.9600		仅自动心脏复律器或除颤器脉冲发生器的置入术		治疗性操作	
52.5100		近端胰腺切除术		手术	
75.6902		近期产科会阴裂伤修补术		手术	
75.6901		近期产科盆底裂伤修补术		手术	
75.6903		近期产科外阴裂伤修补术		手术	
75.6904		近期产科外阴切开Ⅱ期缝合术		手术	
54.1200		近期开腹手术部位的再切开		手术	
54.1202		近期开腹术后腹腔止血术		手术	
34.0300		近期胸廓切开部位的再切开		手术	
01.2507		茎突截短术		手术	茎突位于颞骨岩部底面和乳突部相接处，为细长圆柱状，附有茎突舌骨肌和茎突舌骨韧带等，正常茎突平均长度约2.5cm，超过此长度谓茎突过长。茎突形状、方位或长度的异常均可刺激和压迫周围的血管神经，引起咽痛、颈痛、咽异物感和颈动脉压迫症状等，称为茎突综合征（styloidsyndrome），又称茎突过长症。治疗茎突过长多采用经口咽扁桃体途径行茎突截短术或行颈外径路手术切短茎突。查：颅骨部分切除术

主要编码	附加编码	手术名称	别名	操作类别	备注
51.9809		经 T 管胆道镜检查		诊断性操作	
51.9601		经 T 管胆道镜下胆总管取石术		治疗性操作	
51.9808		经 T 管胆道支架置入术		治疗性操作	
96.6x05		经鼻肠营养管置入术		治疗性操作	
01.5102		经鼻脑膜病损切除术		手术	
01.2800		经伯尔孔的脑内导管放置术		手术	
93.4401		经尺骨鹰嘴骨牵引术		治疗性操作	
59.4x04		经耻骨上膀胱尿道悬吊术〔SPARC〕		手术	
51.9807		经胆道镜胆管扩张术		治疗性操作	
51.8807		经胆囊管行胆总管取石术		手术	
39.7910		经导管动静脉畸形介入栓塞术		治疗性操作	
35.9604		经导管二尖瓣球囊扩张成形术		手术	
35.9601		经导管肺动脉瓣球囊扩张成形术		手术	
35.0701		经导管肺动脉瓣置入术	PPVI 手术	手术	
39.7903		经导管肝动脉栓塞术		治疗性操作	不包括：肝动脉化疗栓塞
39.7909		经导管脊髓血管栓塞术		治疗性操作	
39.7212		经导管颈部血管弹簧圈栓塞术		治疗性操作	
39.7604		经导管颈部血管生物活性弹簧圈栓塞术		治疗性操作	
39.7211		经导管颈部血管栓塞术		治疗性操作	
39.7207		经导管颈动脉瘤弹簧圈栓塞术		治疗性操作	
39.7603		经导管颈动脉瘤生物活性弹簧圈栓塞术		治疗性操作	
39.7206		经导管颈动脉瘤栓塞术		治疗性操作	查：栓塞－动脉－－经－－－血管内入路－－－－头和颈血管
39.7208		经导管颈动脉瘤支架辅助栓塞术		治疗性操作	
39.7216		经导管颈内动脉海绵窦瘘栓塞术		治疗性操作	

主要编码	附加编码	手术名称	别名	操作类别	备注
39.7204		经导管颅内动脉瘤弹簧圈栓塞术		治疗性操作	
39.7601		经导管颅内动脉瘤生物活性弹簧圈栓塞术		治疗性操作	
39.7203		经导管颅内动脉瘤栓塞术		治疗性操作	栓塞术是使用弹簧圈或液体组织栓塞剂（超液化碘油、明胶海绵、无水乙醇、碘油乳剂）来治疗血管瘤、动静脉瘘、动静脉畸形及其他器官疾病或肿瘤。动脉栓塞术编码时区分部位、材料，如头颈部血管内裸弹簧圈 39.75，生物活性弹簧圈 39.76，子宫动脉明胶海绵栓塞 68.25
39.7205		经导管颅内动脉瘤支架辅助栓塞术		治疗性操作	用支架辅助可将以前无法获得致密栓塞甚至无法栓塞的颅内宽颈、微小、索形动脉瘤获得良好的治疗效果；其作用保护载瘤动脉，使弹簧圈能很好的在动脉瘤内填塞，防止因载瘤动脉狭窄或闭塞造成的脑梗死并能增加瘤颈栓塞密度、完全覆盖动脉瘤颈等
39.7210		经导管颅内血管弹簧圈栓塞术		治疗性操作	
39.7501		经导管颅内血管裸弹簧圈栓塞术		治疗性操作	
39.7209		经导管颅内血管栓塞术		治疗性操作	
39.7401		经导管颅内血管血栓去除术		治疗性操作	
39.7904		经导管脾动脉栓塞术		治疗性操作	
39.7906		经导管髂内动脉栓塞术		治疗性操作	
39.7502		经导管入脑前血管裸弹簧圈栓塞术		治疗性操作	
39.7602		经导管入脑前血管生物活性弹簧圈栓塞术		治疗性操作	
39.7402		经导管入脑前血管血栓去除术		治疗性操作	
35.9603		经导管三尖瓣球囊扩张成形术		手术	
39.7907		经导管上肢血管栓塞术		治疗性操作	
39.7901		经导管肾血管栓塞术		治疗性操作	
44.4400		经导管栓塞，用于胃或十二指肠出血		治疗性操作	
44.4403		经导管胃动脉栓塞术		治疗性操作	
44.4402		经导管胃静脉栓塞术		治疗性操作	

主要编码	附加编码	手 术 名 称	别　名	操作类别	备　注
39.7905		经导管下肢血管栓塞术		治疗性操作	
37.3404		经导管心脏化学消融术		治疗性操作	
37.3403		经导管心脏冷冻消融术		治疗性操作	查：破坏-病损--心脏---经导管消融，切除
37.3402		经导管心脏射频消融改良迷宫术		治疗性操作	
37.3401		经导管心脏射频消融术		治疗性操作	查：消融（切除）-病损--心脏---经周围血管插入导管
37.3405		经导管心脏微波消融术		治疗性操作	
39.7908		经导管硬脊膜血管栓塞术		治疗性操作	
39.7215		经导管硬脑膜血管栓塞术		治疗性操作	
39.7902		经导管支气管动脉栓塞术		治疗性操作	不包括：支气管动脉化疗栓塞
35.9602		经导管主动脉瓣球囊扩张成形术		手术	
35.0501		经导管主动脉瓣置入术	TAVI 手术	手术	
35.0502		经导管主动脉瓣置换术	TAVR 手术	手术	
39.7214		经导管椎动脉弹簧圈栓塞术		治疗性操作	
39.7605		经导管椎动脉生物活性弹簧圈栓塞术		治疗性操作	
39.7213		经导管椎动脉栓塞术		治疗性操作	
48.6901		经骶经肛门括约肌直肠病损切除术	Mason 手术	手术	
48.3503		经骶尾直肠病损切除术		手术	
48.6100		经骶直肠乙状结肠切除术		手术	
01.5912		经蝶窦脑病损切除术		手术	
07.6201		经蝶骨垂体病损切除术		手术	
07.7203		经蝶骨垂体脓肿清除术		手术	
07.7202		经蝶骨垂体切开引流术		手术	
07.7201		经蝶骨垂体血肿清除术		手术	

主要编码	附加编码	手　术　名　称	别　　名	操作类别	备　　注
01.5919		经蝶脑病损切除术		手术	
07.6202		经蝶入路内镜下垂体部分切除术		手术	
07.6501		经蝶入路内镜下垂体全部切除术		手术	
01.5914		经顶脑病损切除术		手术	
01.5911		经额脑病损切除术		手术	
01.5104		经额脑膜病损切除术		手术	
45.2100		经腹大肠内镜检查		手术	
45.2101		经腹大肠内镜检查［手术中］		手术	
45.1100		经腹的小肠内镜检查		手术	
88.7901		经腹妇科超声检查		诊断性操作	
53.7201		经腹膈疝修补术		手术	
68.4902		经腹筋膜外全子宫切除术		手术	
68.4903		经腹扩大性全子宫切除术		手术	
68.4901		经腹全子宫切除术		手术	
75.3301		经腹绒毛取样术		诊断性操作	查：血取样，用于胎儿遗传测定
53.7202		经腹食管裂孔疝修补术		手术	
68.4905		经腹双子宫切除术		手术	
44.1100		经腹胃镜检查		手术	
44.1101		经腹胃镜检查［手术中］		手术	
48.2100		经腹直肠乙状结肠镜检查		手术	
68.4904		经腹子宫广泛切除术		手术	
67.5100		经腹子宫颈环扎术		手术	
48.3513		经肛门内镜下直肠病变微创手术［TEM］		治疗性操作	
48.3514		经肛门内镜直肠显微手术［TaTEM］		治疗性操作	
48.7401		经肛门吻合器直肠切除术	STARR术	手术	经肛吻合器直肠切除术，又称为"智能STARR微创术"，是一种前沿治痔技术
48.3502		经肛门直肠病损切除术		手术	
48.4102		经肛门直肠黏膜环切术		手术	
84.0700		经肱骨截断术		手术	

主要编码	附加编码	手　术　名　称	别　　名	操作类别	备　注
75.3302		经宫颈绒毛取样术		诊断性操作	
17.5500		经管腔冠状动脉粥样硬化切除术		治疗性操作	
38.2500		经光学相干断层扫描的非冠状血管血管内影像〔OCT〕		诊断性操作	
38.2400		经光学相干断层扫描的冠状血管血管内影像〔OCT〕	opticalcoherence tomography, OCT	诊断性操作	光学相干断层成像：是一种新的高分辨率断层成像模式，它将光学技术与超灵敏探测器合为一体，应用现代计算机图像处理，是一种新兴的断层成像诊断技术，OCT 以其优良的分辨率为临床医生提供精确的冠状动脉解剖和病理学信息。最大的特点在于对组织结构和性质的识别具有高分辨率，其高达 $10\mu m$ 的分辨率几乎超过了所有的血管内影像学技术，又被称为"光学组织学检查"。它能从组织水平清晰显示动脉粥样硬化斑块，有助于更准确地评价斑块性质，指导支架治疗
04.0203		经后颅窝三叉神经感觉根切断术	Dandy 手术	手术	在小脑桥脑角切断三叉神经感觉根，不易损伤运动根，可保留面部部分触觉，复发率少（为 4.7%~9%）等，是其优点。但危险性大，死亡率较高（3.4%~4%），术后反应如头痛、头昏较重，可伤及其他颅神经如滑车神经、面神经和听神经，在术中遇出血较难控制等，是此手术的缺点。至今仍广泛使用
87.3201		经环状软骨支气管造影		诊断性操作	
60.6201		经会阴前列腺冷冻切除术		手术	
60.6200		经会阴前列腺切除术		手术	
00.1601		经活体外血管治疗		治疗性操作	
50.1300		经颈静脉肝活组织检查		诊断性操作	
39.1x10		经颈静脉肝内门体静脉吻合术	TIPS	治疗性操作	经颈静脉肝内门体分流术（TIPS）是在 DSA 下，穿刺导管经皮进入颈内静脉，然后依次进入上腔静脉、右心房、下腔静脉和右肝静脉，将门静脉系统血流转移到体循环、从而形成门体分流的介入操作技术。它的目的是在肝静脉和门静脉右支之间建立一个通道，并通过一个可扩张的金属支架保持通畅，从而使门静脉血流迅速减少，门静脉高压得到缓解。查：分流-经颈静脉肝内门静脉体的（TIPS）
84.1400		经胫骨和腓骨踝部的踝截断术		手术	

主要编码	附加编码	手 术 名 称	别 名	操作类别	备 注
37.7600		经静脉心房和（或）心室导线［电极］的置换		治疗性操作	
22.6100		经考德威尔–卢克入路上颌窦病损切除术		手术	查：窦切除术-窦--伴考德威尔–卢克入路
77.8909		经口咽入路齿状突磨除术		手术	
88.7104		经颅多普勒超声检查［TCD］		诊断性操作	查：多普勒图，多普勒流图-另见超声波检查-头和颈
04.0728		经迷路内听道前庭神经切除术		手术	
04.0102		经迷路内听道听神经瘤切除术		手术	
33.7102		经内镜支气管瓣膜置换，单叶		手术	
33.7302		经内镜支气管瓣膜置换，多叶		手术	
33.7101		经内镜支气管瓣膜置入，单叶		手术	
33.7301		经内镜支气管瓣膜置入，多叶		手术	
33.7300		经内镜置入或置换支气管瓣膜，多叶		手术	
57.4903		经尿道膀胱病损激光烧灼术		手术	
57.4901		经尿道膀胱病损切除术	TURBT 手术	手术	
57.4904		经尿道膀胱部分切除术		手术	
57.0x05		经尿道膀胱超声碎石术		手术	
57.9301		经尿道膀胱电凝止血术		手术	
57.0x06		经尿道膀胱激光碎石术		手术	
57.4902		经尿道膀胱颈电切术		手术	
57.9201		经尿道膀胱颈扩张术		手术	
57.9102		经尿道膀胱颈切断术		手术	
57.9101		经尿道膀胱颈切开术		手术	
57.0x07		经尿道膀胱气压弹道碎石术		手术	
57.0x00		经尿道膀胱清除术		手术	
57.0x03		经尿道膀胱取石术		手术	

主要编码	附加编码	手 术 名 称	别　名	操作类别	备　注
57.0x08		经尿道膀胱碎石钳碎石取石术		手术	
57.0x04		经尿道膀胱血块清除术		手术	
57.0x02		经尿道膀胱异物取出术		手术	
57.0x01		经尿道膀胱引流术		手术	
60.2100		经尿道［超声］激光诱导前列腺切除术［TULIP］		手术	
57.4100		经尿道管腔内粘连松解术		手术	
58.3102		经尿道精阜电切术		手术	查：破坏术-病损（局部的）--尿道（切除的）---内镜
58.3101		经尿道尿道病损电切术		手术	
58.3103		经尿道尿道狭窄电切术		手术	
60.9401		经尿道前列腺电凝止血术		治疗性操作	
60.2901		经尿道前列腺汽化电切术［TEVAP手术］		手术	
60.2902		经尿道前列腺切除术［TURP］		手术	
60.9701		经尿道前列腺射频消融术		治疗性操作	
60.9901		经尿道前列腺异物取出术		手术	
60.9702		经尿道前列腺针吸切除术	TUNA	治疗性操作	查：破坏-前列腺--TUNA（经尿道针吸消融，切除）
60.9600		经尿道前列腺组织破坏术，用微波热疗	TUMT	治疗性操作	查：热疗法（热包裹）（石蜡浴）NEC-前列腺--经尿道微波热疗法
60.9500		经尿道球囊前列腺尿道扩张		治疗性操作	
56.0x00		经尿道输尿管和肾盂梗阻去除		手术	
55.3902		经尿道输尿管镜肾病损激光切除术		手术	
56.0x08		经尿道输尿管/肾盂超声碎石取石术		手术	
56.0x05		经尿道输尿管/肾盂超声碎石术		手术	
56.0x06		经尿道输尿管/肾盂激光碎石取石术		手术	

主要编码	附加编码	手 术 名 称	别 名	操作类别	备 注
56.0x03		经尿道输尿管/肾盂激光碎石术		手术	
56.0x07		经尿道输尿管/肾盂气压弹道碎石取石术		手术	
56.0x04		经尿道输尿管/肾盂气压弹道碎石术		手术	
56.0x02		经尿道输尿管/肾盂取石术		手术	（输尿管/肾盂）既表示取石的部位可能在输尿管也可能在肾盂，因临床中结石部位有可能因为术式的原因而移位。"/"既代表"和"也代表"或"
56.0x01		经尿道输尿管/肾盂异物取出术		手术	
59.8x03		经尿道输尿管支架置入术		治疗性操作	
01.5915		经颞脑病损切除术		手术	
13.1100		经颞下入路晶状体囊内摘出术		手术	
13.5100		经颞下入路晶状体囊外摘出术		手术	
01.3904		经颞叶脑血肿清除术		手术	
71.2100		经皮巴多林腺［囊肿］抽吸术		治疗性操作	巴多林腺（Bartholin 腺）临床称前庭大腺
57.1100		经皮膀胱抽吸术		治疗性操作	
57.1700		经皮膀胱造口术		手术	
57.1701		经皮耻骨上膀胱造口导尿管插入术		治疗性操作	
51.9600		经皮抽吸胆总管结石		治疗性操作	
51.1202		经皮胆管活组织检查		诊断性操作	
51.9806		经皮胆管扩张术		治疗性操作	
51.0100		经皮胆囊抽吸		治疗性操作	
51.1201		经皮胆囊活组织检查		诊断性操作	
51.1200		经皮胆囊或胆管活组织检查		诊断性操作	
97.5505		经皮胆总管支架取出术		治疗性操作	
51.9501		经皮胆总管支架去除术		治疗性操作	
03.2100		经皮的脊髓［前侧柱］切断术		手术	
03.9600		经皮的椎骨关节面去神经术		手术	
35.9700		经皮二尖瓣修补伴植入		手术	

主要编码	附加编码	手术名称	别名	操作类别	备注
54.9100		经皮腹部引流术		治疗性操作	
54.2404		经皮腹膜后活组织检查		诊断性操作	
54.2403		经皮腹膜活组织检查		诊断性操作	
54.2401		经皮腹腔肿物活组织检查		诊断性操作	
50.9100		经皮肝抽吸术		治疗性操作	
87.5101		经皮肝穿刺胆管造影		诊断性操作	查：胆管造影术-经皮经肝的
51.9801		经皮肝穿刺胆管支架置入术		治疗性操作	
50.9101		经皮肝穿刺引流术		治疗性操作	
87.5100		经皮肝胆管造影图		诊断性操作	用穿刺针穿刺肝管并置入导管注射造影剂，用于区分阻塞性黄疸的部位、原因，亦可和肝细胞性黄疸相区别
61.9100		经皮睾丸鞘膜抽吸术		治疗性操作	
78.2003		经皮骨骺骨干固定术		手术	
00.6600		经皮冠状动脉腔内血管成形术［PTCA］		治疗性操作	
17.5501		经皮冠状动脉旋磨术		治疗性操作	
	17.4300	经皮机器人援助操作			
00.6201		经皮基底动脉球囊扩张成形术		治疗性操作	
06.1302		经皮甲状旁腺活组织检查		诊断性操作	
00.6202		经皮交通动脉血管球囊扩张成形术		治疗性操作	
51.9803		经皮经肝胆管球囊扩张术		治疗性操作	
51.9804		经皮经肝胆管引流术		治疗性操作	查：减压-胆管--通过插管法---经皮的
51.0102		经皮经肝胆囊置管引流术		治疗性操作	
51.9805		经皮经肝肝管支架置入术		治疗性操作	
36.3400		经皮经心肌血管再形成术		治疗性操作	
60.7100		经皮精囊抽吸术		治疗性操作	
00.6101		经皮颈动脉球囊扩张成形术		治疗性操作	
17.5301		经皮颈动脉粥样斑块切除术		治疗性操作	

主要编码	附加编码	手术名称	别名	操作类别	备注
01.3203		经皮扣带回切断术	扣带回切开术	手术	扣带回位于大脑半球内侧面、胼胝体上面、胼胝体沟与扣带回之间。它向后在胼胝体压部处弯曲，经穹隆回峡与海马回相连；它的前端和围绕胼胝体膝部的新皮层相延续。经过扣带皮质的纤维束和扣带束，起自额叶下面的嗅三角和胼胝体嘴下方的旁嗅区，围绕胼胝体上方，向后连接海马回和钩回皮质，它们是连接边缘叶的主要纤维束。1936 年 Moniz 首先用手术方法治疗精神病，1952 年 Whitty 首先报道用扣带回切开术治疗精神病。查：扣带回切开术（脑）（经皮的射频）
17.5300		经皮颅外血管粥样硬化切除术		治疗性操作	
46.3200		经皮［内镜的］空肠造口术［PEJ］		手术	
44.3200		经皮［内镜的］胃空肠吻合术		手术	
43.1100		经皮［内镜的］胃造口术［PEG］		治疗性操作	
60.9100		经皮前列腺抽吸术		治疗性操作	
35.9600		经皮球囊瓣膜成形术		手术	
55.3901		经皮肾病损冷冻治疗术		治疗性操作	
55.0403		经皮肾镜超声碎石术		手术	
55.0404		经皮肾镜激光碎石术		手术	
55.2101		经皮肾镜检查术		手术	
55.0401		经皮肾镜气压弹道碎石术		手术	
55.0302		经皮肾镜取石术		手术	
55.3302		经皮肾镜肾病损消融术		手术	
55.3903		经皮肾镜肾盂病损电切术		手术	
59.8x04		经皮肾镜输尿管支架置入术		手术	
55.0402		经皮肾镜碎石术［PCNL］		手术	
55.9206		经皮肾囊肿抽吸术		治疗性操作	
07.2101		经皮肾上腺病损射频消融术		治疗性操作	
55.9200		经皮肾［肾盂］抽吸术		治疗性操作	
55.0301		经皮肾盂造口取石术		手术	

主要编码	附加编码	手术名称	别名	操作类别	备注
87.7500		经皮肾盂造影图		诊断性操作	
55.0400		经皮肾造口术伴碎裂术		手术	
55.0300		经皮肾造口术不伴碎裂术		手术	
55.9205		经皮肾周脓肿抽吸术		治疗性操作	
32.2400		经皮消融肺的病损或肺组织		治疗性操作	
39.6600		经皮心肺搭桥		治疗性操作	
38.2200		经皮血管镜检查		诊断性操作	
37.6800		经皮置入外部心脏辅助装置		治疗性操作	查：插入-循环支持系统--外部心脏辅助装置---经皮的
00.6401		经皮椎动脉非药物洗脱支架置入术		治疗性操作	
00.6102		经皮椎动脉球囊扩张成形术		治疗性操作	
84.8205		经皮椎弓根钉内固定术		手术	查：插入-脊椎--弓根动力稳定装置
81.6500		经皮椎骨成形术	PVP	手术	
81.6601		经皮椎体球囊扩张成形术		手术	
81.6600		经皮椎体增强	PKP	手术	
87.8400		经皮子宫造影图		诊断性操作	查：子宫放射照相片 NEC-经皮
34.3x01		经皮纵隔病损射频消融术		治疗性操作	
02.2201		经胼胝体第三脑室造口引流术		手术	
22.6200		经其他入路上颌窦病损切除术		手术	
84.0500		经前臂截断术		手术	
48.4902		经前会阴超低位直肠切除术	APPEAR 术	手术	
14.7300		经前入路的机械性玻璃体切除术		手术	
44.2100		经切开术的幽门扩张术		手术	
51.9802		经人工造口胆道镜检查术		诊断性操作	
42.2200		经人工造口的食管镜检查		诊断性操作	
33.2100		经人工造口的支气管镜检查		诊断性操作	

主要编码	附加编码	手 术 名 称	别　名	操作类别	备　注
44.1200		经人工造口胃镜检查		诊断性操作	
55.0405		经肾造口碎石术		手术	
88.7202		经食管超声心动图		诊断性操作	
84.0300		经手截断术		手术	
42.2100		经手术切开的食管镜检查		诊断性操作	
56.7500		经输尿管输尿管吻合术		手术	
00.1900		经输注的血脑屏障破坏术［BBBD］		治疗性操作	血脑屏障是指脑毛细血管壁与神经胶质细胞形成的血浆与脑细胞之间的屏障和由脉络丛形成的血浆和脑脊液之间的屏障，这些屏障能够阻止某些物质（多半是有害的）由血液进入脑组织。血液中多种溶质从脑毛细血管进入脑组织，有难有易；有些很快通过，有些较慢，有些则完全不能通过。注射破坏血脑屏障的物质，使治疗药物通过血脑屏障对颅内感染，颅内肿瘤等疾病发挥作用。查：输注-伴--血脑屏障破坏术［BBBD］
38.9301		经外周静脉穿刺中心静脉置管术	PICC	治疗性操作	查：导管插入术-中心静脉 NEC--经周围静脉插入中心静脉导管
35.0800		经心尖肺动脉瓣置换		手术	
35.0600		经心尖主动脉瓣置换		手术	
53.8002		经胸腹横膈疝修补术		手术	
34.2100		经胸膜胸腔镜检查	胸腔镜检查术	手术	
53.8001		经胸食管裂孔疝修补术		手术	
04.0101		经乙状窦后入路听神经瘤切除术		手术	
04.0726		经乙状窦后入路听神经切除术		手术	
01.0200		经以前植入导管的脑室穿刺		治疗性操作	
01.5916		经翼点脑病损切除术		手术	
59.7903		经阴道闭孔无张力尿道中段悬吊术［TVT-O］		手术	
65.4901		经阴道单侧输卵管卵巢切除术		手术	
66.4x01		经阴道单侧输卵管切除术		手术	
88.7902		经阴道妇科超声检查		诊断性操作	
54.4x09		经阴道腹膜后病损切除术		手术	

主要编码	附加编码	手 术 名 称	别 名	操作类别	备 注
65.2904		经阴道卵巢病损破坏术		手术	
65.2903		经阴道卵巢病损切除术		手术	
69.2300		经阴道慢性子宫内翻修补术		手术	
88.7801		经阴道妊娠子宫超声检查		诊断性操作	
65.6101		经阴道双侧输卵管卵巢切除术		手术	
66.5101		经阴道双侧输卵管切除术		手术	
59.5x01		经阴道无张力尿道悬吊术［TVT］		手术	
48.3504		经阴道直肠病损切除术		手术	
68.2907		经阴道子宫病损切除术		手术	
68.5902		经阴道子宫部分切除术		手术	
68.7901		经阴道子宫根治性切除术		手术	
67.5901		经阴道子宫颈环扎术		手术	
67.4x03		经阴道子宫颈切除术		手术	
68.5901		经阴道子宫切除术		手术	
48.8203		经阴直肠阴道隔病损切除术		手术	
01.5917		经枕脑病损切除术		手术	
01.5103		经枕脑膜病损切除术		手术	
88.7903		经直肠妇科超声检查		诊断性操作	
60.1101		经直肠前列腺穿刺活组织检查		诊断性操作	
88.7501		经直肠前列腺诊断性超声		诊断性操作	
22.0200		经自然孔的鼻窦抽吸或灌洗		治疗性操作	
84.1200		经足截断术		手术	
13.1900		晶状体的其他囊内摘出术		手术	
13.2x01		晶状体刮匙摘除术		手术	
13.6503		晶状体后囊膜激光切开术		手术	晶状体后囊膜激光切开术用于囊外白内障摘除术术后后囊膜浑浊的处理

主要编码	附加编码	手　术　名　称	别　　名	操作类别	备　　注
13.6502		晶状体后囊膜切除术		手术	
13.9003		晶状体囊袋张力环置入术		手术	晶状体囊袋张力环在高度近视白内障手术中的应用能防止晶状体悬韧带离断，使人工晶体居中，进而能有效防止后发障和视网膜脱离的发生
13.3x00		晶状体囊外摘出术，用单纯抽吸［和冲洗术］法		手术	
13.2x00		晶状体囊外摘出术，用线形摘出法		手术	
13.5900		晶状体其他囊外摘出术		手术	
13.6501		晶状体前囊膜切除术		手术	
13.0201		晶状体切开异物取出术		手术	
13.9000		晶状体手术		手术	
60.1900		精囊的其他诊断性操作		诊断性操作	
60.1901		精囊镜探查术		诊断性操作	
60.7901		精囊囊肿切除术		手术	查：手术-精囊 NEC
60.7900		精囊其他手术		手术	
60.7300		精囊切除术		手术	
60.7200		精囊切开术		手术	
87.9202		精囊造影		诊断性操作	查：精囊造影
94.2301		精神安定剂治疗		治疗性操作	查：疗法-精神抑制药。安定属于精神抑制药中镇静催眠类药物
94.1100		精神病学的精神状态测定		诊断性操作	
94.2300		精神抵制药治疗		治疗性操作	
94.3100		精神分析		治疗性操作	
94.1200		精神科常规访视		诊断性操作	
94.1300		精神科托管评估		诊断性操作	
94.5200		精神疗法后转诊		治疗性操作	
94.5100		精神［心理］疗法转诊		治疗性操作	
94.3400		精神性性功能不良的个人单独治疗		治疗性操作	
94.4100		精神性性功能不良团体治疗		治疗性操作	
94.1101		精神状态测定		诊断性操作	查：评估-精神状态
63.3x01		精索病损切除术		手术	

主要编码	附加编码	手 术 名 称	别 名	操作类别	备 注
63.0100		精索、附睾和输精管的活组织检查		诊断性操作	
63.9900		精索、附睾和输精管的其他手术		手术	
63.0900		精索、附睾和输精管的其他诊断性操作		诊断性操作	
63.3x00		精索和附睾的其他病损或组织切除术		手术	
63.5900		精索和附睾的其他修补术		手术	
63.5100		精索和附睾裂伤缝合术		手术	不包括：单纯附睾裂伤缝合术（63.81）
63.0101		精索活组织检查		诊断性操作	
63.7200		精索结扎术		手术	
63.1x01		精索静脉高位结扎术		手术	
63.1x00		精索静脉曲张和精索积液切除术		手术	
63.5101		精索裂伤缝合术		手术	
63.5202		精索扭转复位术		手术	
63.1x02		精索鞘膜积液切除术		手术	
63.3x02		精索鞘膜囊肿切除术		手术	
63.9300		精索切开术		手术	
63.5300		精索移植术		手术	
63.9400		精索粘连松解术		手术	
63.9100		精液囊肿抽吸术		手术	精液囊肿又称精子囊肿或附睾囊肿
63.2x01		精液囊肿切除术		手术	
87.0901		颈部 X 线检查		诊断性操作	
88.9702		颈部磁共振检查		诊断性操作	
84.6100		颈部分椎间盘假体置入		手术	
84.6101		颈部分椎间盘置换		手术	
97.3805		颈部缝线去除		治疗性操作	
38.5202		颈部静脉曲张的结扎术和剥脱术		手术	
86.3x13		颈部皮下组织病损切除术		手术	
83.3904		颈部软组织病损切除术		手术	
42.1100		颈部食管造口术		手术	
88.9705		颈部血管核磁共振检查		诊断性操作	

主要编码	附加编码	手术名称	别名	操作类别	备注
38.6201		颈部血管瘤切除术		手术	查：切除术-病损（局部的）--静脉 ---头和颈 NEC
39.7202		颈部血管内修补或闭合术		治疗性操作	
00.0102		颈部血管治疗性超声		治疗性操作	
97.3901		颈部治疗性装置去除		治疗性操作	
04.0409		颈丛神经探查术		手术	
04.6x04		颈丛神经移位术		手术	
38.3202		颈动脉部分切除伴吻合术		手术	
38.4201		颈动脉部分切除伴置换术		手术	
38.3201		颈动脉动脉瘤切除伴吻合术		手术	
38.4203		颈动脉动脉瘤切除伴置换术		手术	
99.6400		颈动脉窦刺激		手术	
39.8202		颈动脉窦刺激导线的置换		手术	
39.8201		颈动脉窦刺激导线的置入		手术	
39.8302		颈动脉窦刺激脉冲发生器的置换		手术	
39.8301		颈动脉窦刺激脉冲发生器的置入		手术	
39.8500		颈动脉窦刺激脉冲发生器修复		手术	
39.8102		颈动脉窦刺激装置的置换		手术	
39.8101		颈动脉窦刺激装置的置入		手术	
39.8100		颈动脉窦刺激装置的置入或置换，全系统		手术	是治疗难治性高血压的一种介入治疗方法。其装置由一个脉冲发生器、两根电极导线和一个体外程控装置组成。通过外科手术将脉冲发生器埋藏在锁骨下方皮下组织，两根导线顶端环绕颈动脉窦，电极片缝合固定在颈动脉窦外模。术后脉冲发生器持续发射能量，刺激颈动脉窦部压力感受器，将冲动上传至中枢神经系统，中枢反馈性抑制交感神经，兴奋迷走神经，降低血压
39.8600		颈动脉窦刺激装置去除术，全系统		治疗性操作	
88.7101		颈动脉多普勒超声检查		诊断性操作	

主要编码	附加编码	手术名称	别名	操作类别	备注
39.3109		颈动脉缝合术		手术	
39.2211		颈动脉－肱动脉搭桥术		手术	查：分流-颈动脉-锁骨下
38.8201		颈动脉结扎术		手术	
39.2205		颈动脉－颈动脉搭桥术		手术	
39.5101		颈动脉瘤夹闭术		手术	
38.1202		颈动脉内膜切除伴补片修补术		手术	
38.1201		颈动脉内膜切除术	颈动脉内膜剥脱术	手术	颈动脉内膜剥脱术（CEA）是切除增厚的颈动脉内膜粥样硬化斑块，预防由于斑块脱落引起脑卒中的一种方法，已被证明是防治缺血性脑血管疾病的有效方法。查：内膜切除术
38.0201		颈动脉取栓术		手术	
39.2209		颈动脉－锁骨上动脉搭桥术		手术	
39.2208		颈动脉－锁骨下动脉搭桥术		手术	
39.8901		颈动脉体瘤切除术		手术	查：切除术-颈动脉体（部分）（病损）（全部）
00.2101		颈动脉血管内超声[IVUS]		诊断性操作	
99.1006		颈动脉血栓溶解剂灌注		治疗性操作	
39.2206		颈动脉－腋动脉搭桥术		手术	
88.4103		颈动脉造影术		诊断性操作	
00.6300		颈动脉支架经皮置入术		治疗性操作	经皮腔内血管成形术+支架置入术是在X线动脉造影下经皮从股动脉或其他动脉穿刺通过导管导丝将球囊置入病变狭窄血管，扩张球囊后将支架置于狭窄处以解除狭窄恢复正常血流和解剖结构的微创介入性操作。此类支架置入血管成形术被广泛地应用于共同基于动脉粥样硬化病因的狭窄冠状动脉、脑（颈）动脉以及周围血管，已经成为治疗血管内阻塞性疾病的重要方法
79.8904		颈后入路寰枢椎复位内固定术		手术	
05.2200		颈交感神经切除术		手术	
39.3204		颈静脉缝合术		手术	
38.8202		颈静脉结扎术		手术	
20.5101		颈静脉球瘤切除术		手术	

主要编码	附加编码	手术名称	别名	操作类别	备注
38.0202		颈静脉取栓术		手术	
39.2308		颈静脉-锁骨下静脉搭桥术		手术	
88.6102		颈静脉造影		诊断性操作	
77.9105		颈肋切除术		手术	
87.0800		颈淋巴管造影图		诊断性操作	
40.1101		颈淋巴结活组织检查		手术	
89.1000		颈内动脉异戊巴比妥试验		诊断性操作	Wada 测试（颈内动脉异戊巴比妥试验，IAP）最早于 1949 年由 John Wada 首先报道并用于临床，现已广泛用于语言、记忆、运动功能的术前评估和协助痫灶定测，成为某些需要行大脑半球切除术、前颞叶切除术或癫痫病灶切除术患者术前一种重要的评估方法。查：Wada 测验（半球功能）
38.9302		颈内静脉穿刺中心静脉置管术		治疗性操作	
84.6201		颈全椎间盘假体置换		手术	
84.6200		颈全椎间盘假体置入		手术	
84.6601		颈人工椎间盘假体置换术		手术	
84.6600		颈人工椎间盘修复术或假体置换		手术	
04.0714		颈神经病损切除术		手术	
03.4x01		颈髓病损切除术		手术	
93.5201		颈托固定		治疗性操作	
42.4202		颈胸腹三切口全食管切除术		手术	
42.4102		颈胸腹三切口食管部分切除术		手术	
93.5200		颈支持物应用		治疗性操作	
88.9301		颈椎磁共振检查		诊断性操作	查：影像（诊断性）-磁共振（核子的）（质子）NEC--椎管（索）（脊柱）
03.5302		颈椎骨折切开复位内固定术		手术	
80.5102		颈椎间盘切除伴椎管减压术		手术	
80.5101		颈椎间盘切除术		手术	
87.2200		颈椎其他 X 线检查		诊断性操作	
93.4201		颈椎牵引术		治疗性操作	查：牵引-脊椎的 NEC
38.4803		胫动脉部分切除伴置换术		手术	

主要编码	附加编码	手术名称	别名	操作类别	备注
39.3101		胫动脉缝合术		手术	查：缝合-血管--动脉
39.5011		胫动脉球囊血管成形术		治疗性操作	
39.9011		胫动脉支架置入术		治疗性操作	
88.2703		胫腓骨 X 线检查		诊断性操作	
77.6701		胫骨病损切除术		手术	
77.8701		胫骨部分切除术		手术	
78.4701		胫骨成形术		手术	
41.9203		胫骨断端骨髓注射术		治疗性操作	
79.4601		胫骨骨骺分离闭合复位术		手术	
79.5601		胫骨骨骺分离切开复位术		手术	
79.1601		胫骨骨折闭合复位内固定术		手术	
79.0601		胫骨骨折闭合性复位术		治疗性操作	
79.3601		胫骨骨折切开复位内固定术		手术	
79.2601		胫骨骨折切开复位术		手术	
77.6700		胫骨和腓骨病损或组织的局部切除术		手术	
77.8700		胫骨和腓骨部分骨切除术		手术	
79.4600		胫骨和腓骨骨骺分离的闭合性复位术		手术	
79.5600		胫骨和腓骨骨骺分离的开放性复位术		手术	
79.1600		胫骨和腓骨骨折闭合性复位术伴内固定		手术	
79.0600		胫骨和腓骨骨折闭合性复位术不伴内固定	胫腓骨双骨折闭合复位术	治疗性操作	
79.3600		胫骨和腓骨骨折开放性复位术伴内固定		手术	
79.2600		胫骨和腓骨骨折开放性复位术不伴内固定		手术	
77.4700		胫骨和腓骨活组织检查		手术	
79.6600		胫骨和腓骨开放性骨折部位的清创术		手术	
78.5700		胫骨和腓骨内固定不伴骨折复位术		手术	

主要编码	附加编码	手术名称	别名	操作类别	备注
77.1700		胫骨和腓骨其他切开术不伴切断术		手术	
78.4700		胫骨和腓骨其他修补术或整形术		手术	
77.7700		胫骨和腓骨切除术用作移植物		手术	
77.3700		胫骨和腓骨切断术		手术	
77.9700		胫骨和腓骨全部切除术		手术	
78.9700		胫骨和腓骨生长刺激器的置入		手术	
78.1700		胫骨和腓骨使用外固定装置		手术	
77.0700		胫骨和腓骨死骨去除术		手术	
79.9600		胫骨和腓骨损伤的手术		手术	
78.2700		胫骨和腓骨缩短术		手术	
77.2700		胫骨和腓骨楔形骨切开术		手术	
78.3700		胫骨和腓骨延伸术		手术	
78.0700		胫骨和腓骨移植术		手术	
78.7700		胫骨和腓骨折骨术		手术	
78.8700		胫骨和腓骨诊断性操作		诊断性操作	
78.6700		胫骨和腓骨置入装置去除		手术	
77.4701		胫骨活组织检查		手术	
77.1702		胫骨减压术		手术	
93.4406		胫骨结节牵引		治疗性操作	
79.6601		胫骨开放性骨折清创术		手术	
78.5701		胫骨内固定术		手术	
78.6701		胫骨内固定装置去除术		手术	
77.7701		胫骨切除术用作移植物		手术	
77.3701		胫骨切断术		手术	
77.1701		胫骨切开引流术		手术	
77.9701		胫骨全部切除术		手术	
77.2702		胫骨上端高位截骨术	胫骨上端V形截骨术；考文垂手术	手术	胫骨上端V形截骨术用于膝外翻与膝内翻的手术治疗。查：Coventry（考文垂）手术

主要编码	附加编码	手术名称	别名	操作类别	备注
78.9701		胫骨生长刺激器置入		手术	
77.0701		胫骨死骨去除术		手术	
78.2701		胫骨缩短术		手术	
78.1701		胫骨外固定术		手术	
78.6702		胫骨外固定装置去除术		手术	
77.2701		胫骨楔形截骨术		手术	
78.3701		胫骨延长术		手术	
78.7701		胫骨折骨术		手术	
78.0701		胫骨植骨术		手术	
81.1101		胫距关节融合术		手术	
04.3x17		胫神经缝合术		手术	
04.0309		胫神经肌支切断术		手术	
04.4914		胫神经松解术		手术	
04.0424		胫神经探查术		手术	
04.7417		胫神经吻合术		手术	
87.5200		静脉胆管造影图		诊断性操作	
38.9300		静脉导管插入术		治疗性操作	
38.9500		静脉导管插入术，为肾透析		治疗性操作	
39.3200		静脉缝合术		手术	
39.5701		静脉合成补片修补术		手术	查：修补术-静脉--伴---补片移植----人造的
87.7300		静脉内肾盂造影图		诊断性操作	
38.9900		静脉其他穿刺		治疗性操作	
38.5000		静脉曲张的结扎术和剥脱术		手术	38.5有共用细目，以解剖部位为轴心，不包括食管和胃的静脉曲张结扎术
87.7301		静脉输尿管肾盂造影		诊断性操作	
86.0701		静脉输液港植入术		手术	
38.9400		静脉缩短		治疗性操作	
99.2503		静脉注射化疗药物		治疗性操作	
39.9200		静脉注射硬化药		治疗性操作	
39.5602		静脉组织补片修补术		手术	
94.6101		酒精康复疗法		治疗性操作	
94.5300		酒精中毒康复转诊		治疗性操作	
94.4600		酒精中毒咨询		治疗性操作	
86.8902		"酒窝"成形术		手术	查：成形术-皮肤（不伴移植）
08.6101		局部皮瓣转位眼睑重建术		手术	

主要编码	附加编码	手 术 名 称	别 名	操作类别	备 注
21.8600		局限性鼻成形术		手术	
89.0200		局限性会谈和评估		诊断性操作	
89.0600		局限性会诊		诊断性操作	
95.0100		局限性眼检查		诊断性操作	
27.5914		巨口矫形术		手术	查：修补术-口 NEC
78.2903		巨指畸形骨骺阻滞术		手术	
82.8300		巨指畸形修补术		手术	
77.9802		距骨切除术		手术	
81.1300		距骨下融合术		手术	
81.1800		距下关节关节制动术		手术	
79.8802		距下关节脱位切开复位术		手术	
57.3400		开放性膀胱活组织检查		手术	
54.2303		开放性肠系膜活组织检查		手术	
45.2600		开放性大肠活组织检查		手术	
01.1400		开放性大脑活组织检查		手术	
51.1302		开放性胆管活组织检查		手术	
51.1301		开放性胆囊活组织检查		手术	
51.1300		开放性胆囊或胆管活组织检查		手术	
33.2800		开放性肺活组织检查		手术	
48.5200		开放性腹会阴直肠切除术		手术	
54.2301		开放性腹膜活组织检查		手术	
45.8200		开放性腹内全结肠切除术		手术	
50.1200		开放性肝活组织检查		手术	
62.1200		开放性睾丸活组织检查		手术	
78.2002		开放性骨骺骨干固定术		手术	
79.6000		开放性骨折部位的清创术		手术	查：清创术-切除的，NOS--开放性骨折（复合性）
45.7100		开放性和其他大肠多节段切除术		手术	

主要编码	附加编码	手 术 名 称	别 名	操作类别	备 注
45.7400		开放性和其他横结肠切除术		手术	
45.7200		开放性和其他盲肠切除术		手术	
45.7600		开放性和其他乙状结肠切除术		手术	
45.7300		开放性和其他右半结肠切除术		手术	
31.4502		开放性喉活组织检查术		手术	
31.4500		开放性喉或气管活组织检查		手术	
06.1301		开放性甲状旁腺活组织检查		手术	
06.1200		开放性甲状腺活组织检查		手术	开放性活组织检查，由于穿刺活组织检查有一定的失败率，部分学者主张手术探查甲状腺，能取得足量可靠的标本，且止血方便
60.1400		开放性精囊活组织检查		手术	
04.1200		开放性颅或周围神经或神经节的活组织检查		手术	
01.1200		开放性脑膜活组织检查		手术	
41.3300		开放性脾活组织检查		手术	
31.4501		开放性气管活组织检查术		手术	
60.1200		开放性前列腺活组织检查		手术	
85.1200		开放性乳房活组织检查		手术	
25.0200		开放性舌活组织检查		手术	
55.2400		开放性肾活组织检查		手术	
07.1200		开放性肾上腺活组织检查		手术	
42.2500		开放性食管活组织检查		手术	
56.3400		开放性输尿管活组织检查		手术	
54.2302		开放性网膜活组织检查		手术	
44.1500		开放性胃活组织检查		手术	

主要编码	附加编码	手 术 名 称	别 名	操作类别	备 注
76.6200		开放性下颌支骨成形术〔骨切开术〕		手术	
26.1200		开放性涎腺或管的活组织检查		手术	
32.2300		开放性消融肺的病损或肺组织		手术	
45.1500		开放性小肠活组织检查		手术	
52.1200		开放性胰腺活组织检查		手术	
33.2500		开放性支气管活组织检查		手术	
48.2500		开放性直肠活组织检查		手术	
48.4300		开放性直肠拖出切除术		手术	
68.1300		开放性子宫活组织检查		手术	
68.1400		开放性子宫韧带活组织检查		手术	
34.2600		开放性纵隔活组织检查		手术	
54.1100		开腹探查术		手术	
49.4903		开环式微创肛肠吻合器手术		手术	
16.0901		开眶探查术		手术	
36.0300		开胸冠状动脉血管成形术		手术	
36.3100		开胸经心肌的血管再形成术		手术	
37.9100		开胸心脏按摩		手术	
34.0904		开胸异物取出术		手术	
93.8900		康复		诊断性操作	
93.0103		康复评定		治疗性操作	
99.4700		抗风疹接种		治疗性操作	
99.5100		抗感冒的预防性接种		治疗性操作	
99.4300		抗黄热病接种		治疗性操作	
99.3100		抗霍乱接种		治疗性操作	
99.5400		抗节肢动物传播的病毒性疾病的预防性接种		治疗性操作	
99.5300		抗节肢动物传播的病毒性脑炎的预防性接种		治疗性操作	

主要编码	附加编码	手术名称	别名	操作类别	备注
99.3300		抗结核接种		治疗性操作	
17.8100		抗菌外膜置入		治疗性操作	
99.4400		抗狂犬病接种		治疗性操作	
99.5200		抗流行性感冒的预防性接种		治疗性操作	
99.4600		抗流行性腮腺炎接种		治疗性操作	
99.4500		抗麻疹接种		治疗性操作	
99.5500		抗其他疾病的预防性疫苗应用		治疗性操作	
99.3200		抗伤寒和副伤寒接种		治疗性操作	
99.1601		抗蛇毒素注射		治疗性操作	
99.3400		抗鼠疫接种		治疗性操作	
99.4200		抗天花接种		治疗性操作	
99.3500		抗兔热病接种		治疗性操作	
99.2801		抗肿瘤免疫治疗		治疗性操作	
76.6801		颏硅胶植入增大成形术		手术	查：插入-假体，假体装置--颏（聚乙烯）（硅橡胶）
76.6700		颏缩小成形术		手术	查：颏成形术-复位（reduction 也翻译为"缩小"）
27.9902		颏下病损切除术		手术	查：手术-口腔 NEC
27.0x05		颏下切开引流术		手术	查：引流-颏下隙
76.7601		髁状突骨折切开复位内固定术		手术	
86.9702		可充电单列神经刺激脉冲发生器的置换		手术	
86.9701		可充电单列神经刺激脉冲发生器的置入		手术	
86.9801		可充电双列神经刺激脉冲发生器的置入		手术	
86.9802		可充电双列神经刺激脉冲发生器置换术		手术	
57.8702		可控回肠膀胱术		手术	是对回肠代膀胱术的改进，该法应用回肠套叠形成抗反流乳头瓣，防止尿液外溢，以去除回肠代膀胱术所必须依赖的尿袋
58.9901		可膨胀的尿道括约肌去除术		手术	同时伴有人工尿道括约肌置换的编码至 58.93
45.2301		可曲性光学纤维结肠镜检查		诊断性操作	
45.2400		可曲性乙状结肠镜检查		诊断性操作	
12.6401		氪激光小梁成形术 [KLP]		手术	治疗药物不能控制的开角型青光眼

主要编码	附加编码	手术名称	别名	操作类别	备注
45.6204		空肠部分切除术		手术	
46.3201		空肠穿刺置管造口术		治疗性操作	
56.8905		空肠代输尿管术		手术	
45.9307		空肠-横结肠吻合术		手术	
46.9301		空肠回肠吻合口切除术		手术	
45.9104		空肠回肠吻合术		手术	
45.9308		空肠-降结肠吻合术		手术	
45.9101		空肠空肠吻合术		手术	
46.7301		空肠裂伤修补术		手术	
46.7403		空肠瘘修补术		手术	
45.6205		空肠切除术		手术	
45.9309		空肠-升结肠吻合术		手术	
46.8506		空肠吻合口球囊扩张术		治疗性操作	
45.9310		空肠-乙状结肠吻合术		手术	
46.3901		空肠［营养性］造口术		手术	
46.5102		空肠造口闭合术		手术	
97.0302		空肠造口管置换术		治疗性操作	
46.4102		空肠造口修复术		手术	
46.8505		空肠支架置入术		治疗性操作	
46.9601		空气灌肠复位术		治疗性操作	
54.9600		空气注入腹膜腔		治疗性操作	
21.0000		控制鼻出血		治疗性操作	
21.0200		控制鼻出血，用后鼻孔［和前鼻孔］填塞		手术	
21.0500		控制鼻出血，用［经上颌窦］颌动脉结扎术		手术	
21.0600		控制鼻出血，用颈外动脉结扎术		手术	
21.0900		控制鼻出血，用其他方法		治疗性操作	
21.0100		控制鼻出血，用前鼻孔填塞		手术	
21.0700		控制鼻出血，用切除鼻黏膜并在鼻中隔和鼻侧壁植皮		手术	
21.0400		控制鼻出血，用筛动脉结扎术		治疗性操作	

主要编码	附加编码	手 术 名 称	别　　名	操作类别	备　　注
21.0300		控制鼻出血，用烧灼术［和填塞术］		治疗性操作	
60.9400		控制前列腺［手术后］出血		手术	
21.8203		口鼻瘘管切除术		手术	
27.5905		口鼻通道成形术		手术	
27.4908		口病损激光烧灼术		治疗性操作	激光烧灼术是利用高能量光能使被照射的组织立即烧灼后凝固、炭化和汽化，从而消除病变
27.4907		口病损射频消融术		治疗性操作	
27.5910		口成形术		手术	
27.5200		口的其他部分裂伤缝合术		手术	
27.4900		口的其他切除术		手术	查：切除术-病损--口 NEC
27.5900		口的其他整形修补术		手术	
27.0x06		口底切开引流术		手术	
27.5912		口底重建术		手术	
27.2400		口活组织检查		手术	
27.5901		口角缝合术		手术	
27.5300		口瘘管闭合术		手术	查：闭合-瘘--口（外的）
27.5904		口轮匝肌功能重建术		手术	
27.5702		口内皮瓣移植术		手术	查：移植物-皮肤（板层）（中厚皮片)--蒂（皮瓣）（管)---附着至部位（前移的）（双）（旋转的）（滑动的)----口
27.5601		口内皮肤移植术		手术	查：移植物-口，除外腭
27.9201		口内切开引流术		治疗性操作	
27.5908		口内重建术		手术	
22.7101		口腔鼻窦瘘修补术		手术	
27.4906		口腔病损切除术		手术	
27.2402		口腔颌面部活组织检查		手术	
98.0100		口腔内异物的不切开去除		治疗性操作	
27.4901		口腔黏膜病损切除术		手术	
27.9900		口腔其他手术		手术	查：手术-口，口腔 NEC
27.2900		口腔其他诊断性操作		诊断性操作	
24.9105		口腔前庭成形术		手术	查：口腔前庭成形术（唇颊沟）（舌沟）
98.0101		口腔异物取出术		治疗性操作	
27.9200		口切开术		治疗性操作	查：切开（引流)-口 NEC
96.0200		口咽导气管置入		治疗性操作	

主要编码	附加编码	手术名称	别名	操作类别	备注
83.1200		髋部内收肌腱切断术		手术	
88.2601		髋关节X线检查		诊断性操作	
00.8600		髋关节表面置换，部分的，股骨头	股骨头表面置换术	手术	
00.8700		髋关节表面置换，部分的，髋臼	髋臼表面置换术	手术	
00.8500		髋关节表面置换，全部，髋臼和股骨头	全髋关节表面置换术	手术	
80.8500		髋关节病损的其他局部切除术或破坏术		手术	
80.8501		髋关节病损切除术		手术	
81.5200		髋关节部分置换		手术	
80.9500		髋关节的其他切除术		手术	
81.2100		髋关节固定术		手术	
80.7500		髋关节滑膜切除术		手术	
80.3500		髋关节结构的活组织检查		手术	
84.1800		髋关节离断术		手术	
80.4500		髋关节切断关节囊、韧带或软骨		手术	
80.0501		髋关节切开假体去除关节旷置术		手术	
80.1500		髋关节切开术		手术	
80.0500		髋关节切开术用于去除假体不伴置换		手术	
81.2101		髋关节融合术		手术	
80.4501		髋关节松解术		手术	
00.7300		髋关节修复术伴仅髋臼衬垫置换和（或）股骨头		手术	
88.3204		髋关节造影		诊断性操作	
00.7200		髋关节置换修复术，股骨成分	髋关节股骨假体翻修术	手术	
00.7100		髋关节置换修复术，髋臼成分	髋臼假体翻修术	手术	
00.7000		髋关节置换修复术，双髋臼和股骨成分	髋关节假体翻修术，人工全髋关节翻修术	手术	
81.5300		髋关节置换修正术		手术	81.53此分类未指出返修、替换的成分（髋臼的、股骨的或两者），实际编码工作中此编码不使用
77.8502		髋臼部分切除术		手术	查：髋臼切除术

主要编码	附加编码	手术名称	别名	操作类别	备注
81.4001		髋臼成形术	髋臼加盖术	手术	
79.7500		髋脱位闭合性复位术		治疗性操作	
79.8500		髋脱位开放性复位术		手术	
81.4000		髋修补术		手术	查：关节成形术（伴固定装置）（伴牵引)-髋（伴骨移植）
	00.7500	髋轴面，金属与金属			
	00.7400	髋轴面，金属与聚乙烯			轴面，髋关节-金属与聚乙烯 00.74。00.74~00.78 是用于说明人工髋关节的材料，作为 81.51~81.53，00.70~00.73 的附加编码
	00.7800	髋轴面，陶瓷与金属			
	00.7700	髋轴面，陶瓷与聚乙烯			
	00.7600	髋轴面，陶瓷与陶瓷			
01.2505		眶板眶顶切除术		手术	
76.7801		眶骨骨折闭合复位术		治疗性操作	
76.7903		眶骨骨折切开复位内固定术		手术	
76.7902		眶骨骨折切开复位术		手术	
76.4501		眶骨切除术		手术	
16.2301		眶活组织检查		手术	
16.0903		眶减压术		手术	眶减压术是一种降低眶内压的手术，常用于甲状腺相关眼病导致的压迫性视神经病变、显著眼球突出相关的暴露性角膜炎、改善眼突外观
08.5903		眶距增宽矫正术	眶距过窄矫正术	手术	
98.2101		眶内表浅异物去除		治疗性操作	
16.1x01		眶切开异物取出术		手术	
16.0902		眶切开引流术		手术	
04.0703		眶上神经撕脱术		手术	三叉神经周围支撕脱术包括眶上神经、眶下神经和下牙槽神经三支。眶上神经撕脱术适用于局限于三叉神经眶上神经支范围内的疼痛，经乙醇注射无效或其他药物治疗仍有剧烈疼痛者
04.0704		眶下神经撕脱术	眶下神经抽出术	手术	
69.9300		昆布属植物置入		治疗性操作	无菌昆布及无菌昆布塞条，常用于人流手术前，帮助吸取宫颈组织的水分，使宫颈柔软扩张。查：插入-昆布，子宫颈
95.0300		扩大眼科病情检查		诊断性操作	
69.0100		扩张和刮宫术，用于终止妊娠		治疗性操作	

主要编码	附加编码	手术名称	别名	操作类别	备注
69.1903		阔韧带病损切除术		手术	
54.9501		拉德手术	LADD 手术	手术	LADD 手术是治疗先天性肠扭转不良的基本术式，小肠复位后，可见盲肠位于上腹部，覆盖于十二指肠上，或者连接盲肠和结肠的腹膜带压迫十二指肠第 2、3 部而引起十二指肠梗阻，因此需将盲肠右侧的腹膜带剪开，并向左侧游离盲肠及结肠，使被覆盖的十二指肠得到显露
35.9201		拉斯特里手术	Rastelli 术、右心室-肺动脉分流术	手术	
93.3506		蜡疗		治疗性操作	
45.4106		阑尾病损切除术		手术	
47.0902		阑尾残端切除术		手术	
47.9200		阑尾瘘管闭合术		手术	
47.9901		阑尾内翻包埋术		手术	阑尾内翻包埋术操作要点：切除阑尾系膜，用探针将阑尾由尖端向阑尾腔内翻至阑尾根部处的回盲肠，将阑尾根部埋入盲肠壁内。此种手术即能满足切除阑尾的需要，又可避免肠腔被污染的可能
47.2x00		阑尾脓肿引流术		手术	
47.9900		阑尾其他手术		手术	
47.0901		阑尾切除术		手术	
47.9100		阑尾造口术		手术	
54.5906		阑尾周围粘连松解术		手术	
52.8600		朗格汉斯胰岛细胞移植		手术	
52.8500		朗格汉斯胰岛细胞异体移植		手术	
52.8400		朗格汉斯胰岛细胞自体移植		手术	
87.4301		肋骨 X 线检查		诊断性操作	
77.6103		肋骨病损切除术		手术	
77.8103		肋骨部分切除术		手术	
78.4104		肋骨成形术		手术	
77.9103		肋骨骨全部切除术		手术	
79.1901		肋骨骨折闭合复位内固定术		手术	
79.3903		肋骨骨折切开复位内固定术		手术	
77.4103		肋骨活组织检查		手术	
78.5104		肋骨内固定术		手术	

主要编码	附加编码	手术名称	别名	操作类别	备注
78.6105		肋骨内固定装置去除术		手术	
77.7102		肋骨切除术用作移植物		手术	
77.3103		肋骨切断术		手术	
77.1103		肋骨切开术不伴切断术		手术	
77.0103		肋骨死骨去除术		手术	
78.1103		肋骨外固定架固定术		手术	
78.6106		肋骨外固定装置去除术		手术	
77.2103		肋骨楔形截骨术		手术	
87.4300		肋骨、胸骨和锁骨 X 线检查		诊断性操作	
21.8501		肋骨移植隆鼻术		手术	
78.7103		肋骨折骨术		手术	
78.0103		肋骨植骨术		手术	
77.9104		肋骨椎骨横突切除术		手术	
34.0400		肋间导管置入用于引流		治疗性操作	
39.3104		肋间动脉缝合术		手术	
38.8503		肋间动脉结扎术		手术	
88.4405		肋间动脉造影		诊断性操作	
04.2x10		肋间神经冷冻术		治疗性操作	肋间神经冷冻术多用于胸部手术后的镇痛
04.0732		肋间神经切除术		手术	
04.2x11		肋间神经射频消融术		治疗性操作	
04.0422		肋间神经探查术		手术	
04.6x06		肋间神经移位术		手术	
04.8104		肋间神经阻滞术		治疗性操作	
09.6x03		泪道病损切除术		手术	
09.4901		泪道挂线术	吴氏泪道挂线术	手术	用于治疗泪小管及泪总管阻塞引起的泪溢
09.4900		泪道其他操作		治疗性操作	
09.5900		泪道其他切开术		手术	
09.9100		泪点封闭术	泪点栓塞术	治疗性操作	泪点封闭术是治疗干眼症最常用手术，可以保存患者自身分泌的自然泪液，使其在眼表面停留时间延长
09.7200		泪点其他修补术		手术	
09.5100		泪点切开术	三剪式泪点切开术	手术	
09.4100		泪点探通术	泪点扩张术	治疗性操作	

主要编码	附加编码	手 术 名 称	别 名	操作类别	备 注
09.7100		泪点外翻矫正术		手术	
09.7201		泪点重建术		手术	
09.8100		泪囊鼻腔吻合术〔DCR〕	鼻腔泪囊吻合手术	手术	鼻腔泪囊吻合手术（dacryorhinocystostomy，DCR）可以分 External（透过鼻侧进入）或者 Endoscopic（透过鼻腔内镜进入）两种
09.6x02		泪囊病损切除术		手术	
09.6x00		泪囊和泪道切除术		手术	
09.1200		泪囊活组织检查		手术	
09.6x01		泪囊切除术		手术	
09.5300		泪囊切开术		手术	
87.0501		泪囊造影		诊断性操作	
09.9900		泪器系统其他手术		手术	
09.1900		泪器系统其他诊断性操作		诊断性操作	
09.2100		泪腺病损切除术		手术	
09.1100		泪腺活组织检查		手术	
09.3x02		泪腺加固术		手术	
09.3x00		泪腺其他手术		手术	
09.2000		泪腺切除术		手术	
09.0x00		泪腺切开术		手术	
09.3x01		泪腺修复术		手术	
09.4405		泪小管穿线插管术		手术	泪道穿线插管术适用于：①泪小管阻塞；②总泪小管阻塞
09.6x04		泪小管切除术		手术	
09.5200		泪小管切开术		手术	
09.4200		泪小管探通术	泪小管扩张术	治疗性操作	
09.7301		泪小管吻合术		手术	
09.7300		泪小管修补术		手术	
99.2300		类固醇注射		治疗性操作	
08.9200		冷冻外科眼睑拔睫毛术	睫毛冷冻术	治疗性操作	
29.3301		梨状窝切除术		手术	会厌、杓会厌壁和杓状软骨所围成的入口称喉口，喉口两侧各有一较深的陷窝成为梨状窝，属于下咽的一部分。查：切除术-咽（部分的）
94.2200		锂治疗		治疗性操作	
01.4201		立体定向苍白球切开术		手术	

主要编码	附加编码	手术名称	别名	操作类别	备注
92.3000		立体定向放射外科		治疗性操作	立体定向放射外科（SRS）：这个概念是由 Leksell 教授首创，是指利用 γ 射线、X 射线或荷电粒子束和立体定向系统的精确定位，将高能量放射线聚焦照射在某一局部靶区内，摧毁该区域内的所有组织，或引起所需要的生物学效应，达到类似外科手术的效果，靶区外围的放射剂量呈梯度锐减，周围脑组织免受损伤或呈轻微的可逆性损伤
92.3201		立体定向 γ 放射治疗		治疗性操作	立体定向放射治疗（SRT）：是利用立体定向技术进行放射治疗，目的是提高定位和摆位精度。使用 X（γ）线、电子束及质子束的适形放射治疗，都必须应用立体定向技术，不是 X（γ）刀所特有的。查：放射外科学，立体定位-多源
03.2101		立体定向脊髓切断术		手术	
01.5927		立体定向脑病损切除术		手术	
93.5905		立体定向头部框架固定		治疗性操作	立体定向框架是用于辅助头部立体定向神经外科手术中确定颅内靶点的坐标位置的医疗器械。查：使用-立体定位头框架
75.0x02		利凡诺羊膜腔内注射终止妊娠		治疗性操作	
92.3300		粒子放射外科		治疗性操作	
93.3800		联合的物理治疗，未提及组成方法		治疗性操作	
88.5400		联合的右和左心脏心血管造影术		诊断性操作	查：室造影，室造影术（脑的）-心的--左心室（流出道）---联合右心脏
37.2300		联合的右心和左心导管置入		诊断性操作	
84.9300		联体双胎不等份分离术		手术	
	00.4100	两根血管操作			
15.3x01		两条或两条以上眼外肌的后徙术		手术	
15.4x00		两条或两条以上眼外肌的其他手术，单眼或双眼		手术	
15.3x02		两条或两条以上眼外肌的前徙术		手术	
15.4x01		两条或两条以上眼外肌缩短术		手术	
15.4x02		两条或两条以上眼外肌悬吊术		手术	

主要编码	附加编码	手 术 名 称	别 名	操作类别	备 注
15.3x00		两条或两条以上眼外肌暂时从眼球脱离的手术，单眼或双眼		手术	
27.5400		裂唇修补术		手术	
82.8200		裂手畸形修补术		手术	ICD-9-CM-3 中"裂指"应翻译为"裂手"
82.8201		裂指畸形修补术		手术	
86.7301		邻指皮瓣术		手术	用于指背创面。查：附着-蒂（皮瓣）移植--手
95.4400		临床前庭功能试验		诊断性操作	
95.4200		临床听力试验		诊断性操作	
40.9x09		淋巴管静脉吻合术		手术	
40.2910		淋巴管瘤切除术	水囊状淋巴管切除术、囊状水瘤切除术	手术	淋巴管瘤：是一种淋巴管的良性过度增生。临床及病理上可分为单纯性淋巴管瘤、海绵状淋巴管瘤及囊性淋巴管瘤三型。囊状淋巴管瘤又称囊状水瘤
40.0x01		淋巴管探查术		手术	
40.1100		淋巴结构的活组织检查		手术	
40.1900		淋巴结构的其他诊断性操作		诊断性操作	
40.9x00		淋巴结构其他手术		手术	
40.0x00		淋巴结构切开术		手术	
90.7x00		淋巴结和淋巴标本的显微镜检查		诊断性操作	
88.8901		淋巴热像图		诊断性操作	
40.9x08		淋巴水肿矫正术	Charles 手术、Thompson 手术、Homan 手术	手术	
92.1601		淋巴系统核素扫描		诊断性操作	
92.1600		淋巴系统扫描		诊断性操作	
57.9500		留置导尿管的置换术		治疗性操作	
57.9400		留置导尿管的置入术		治疗性操作	
69.5202		流产后电吸刮宫术		治疗性操作	
89.5000		流动心脏监测		诊断性操作	
76.6802		隆颏术		手术	
34.7401		漏斗胸畸形矫正术	胸骨反转术，胸骨上抬术	手术	查：修补术-漏斗胸
04.0700		颅的和周围神经的其他切除术或撕脱术		手术	
04.0400		颅的和周围神经的其他切开术		手术	
01.5918		颅底病损切除术		手术	

主要编码	附加编码	手 术 名 称	别 名	操作类别	备 注
02.0100		颅缝切开术		手术	
02.0602		颅缝再造术	狭颅症颅缝再造术	手术	狭颅症（craniostenosis）又称颅缝早闭，是指一条或多条颅缝在生理闭合前过早融合骨化。正常儿童一般在 6 岁时开始出现骨化，30 岁左右才能完全融合，而新生儿脑重量在第一年约增加 135%，头颅周径增大 50%。如果出生后 1~2 年内颅缝融合，就限制了脑组织的正常发育，同时可导致各种头颅畸形，例如舟状头（矢状缝早闭）、扁头畸形（冠状缝早闭）、尖头畸形（全部颅缝早闭）等，通过相应的颅缝再造术，如冠状缝再造术，矢状缝再造术，额缝再造术，人字缝再造术，全颅缝再造术，颅骨广泛切开法等方式延缓闭合，防止颅脑畸形，保障脑组织正常发育
02.0300		颅骨瓣形成	颅骨骨瓣修补术	手术	
01.6x00		颅骨病损的切除术		手术	
01.2503		颅骨部分切除术		手术	
02.0402		颅骨骨膜异体移植术		手术	
02.0401		颅骨骨膜自体移植术		手术	
01.2506		颅骨骨碎片取除术		手术	
02.0400		颅骨骨移植术		手术	
02.0203		颅骨骨折复位术		手术	
02.0201		颅骨骨折减压术		手术	
02.0202		颅骨骨折清创术		手术	
02.0200		颅骨骨折碎片提升术		手术	
01.1500		颅骨活组织检查		手术	
02.0700		颅骨［金属］板去除		手术	
02.0505		颅骨金属板置换术		手术	
02.0500		颅骨［金属］板置入术		手术	
02.0504		颅骨金属板置入术		手术	查：插入-颅骨--金属板
87.1700		颅骨其他 X 线检查		诊断性操作	
01.1900		颅骨其他诊断性操作		诊断性操作	
93.4102		颅骨牵引术		治疗性操作	
01.2411		颅骨切开减压术		手术	查：颅骨部分切除术
01.2300		颅骨切开术部位的再切开		手术	
01.2415		颅骨切开异物取出术		手术	
01.2402		颅骨切开引流术	颅内脓肿引流术、颅内血肿清除术	手术	查：切开-颅内

主要编码	附加编码	手术名称	别名	操作类别	备注
01.2413		颅骨去骨瓣减压术	颅骨切除减压术	手术	
01.2504		颅骨死骨切除术		手术	
02.0501		颅骨钛板置换术		手术	查：插入-颅骨--金属板
02.0502		颅骨钛板置入术		手术	
02.0503		颅骨钛网置入术		手术	
02.0603		颅骨有机玻璃修补术		手术	
01.2414		颅骨钻孔减压术		手术	
01.2407		颅骨钻孔探查术		手术	
01.2409		颅骨钻孔引流术		手术	
04.7600		颅和周围神经陈旧性创伤的修补术		手术	
04.3x00		颅和周围神经的缝合术		手术	
04.2x00		颅和周围神经的破坏术		手术	
04.9900		颅和周围神经的其他手术		手术	
04.6x00		颅和周围神经的移位术		手术	神经移位术是将神经从原解剖位置移到一个新的位置的手术。为达到松弛神经减除张力或弥补缺损的目的，该手术常单独进行，但亦可与其他修复神经的手术合并应用。查：移植物，移植-神经（颅的）（周围的）
04.1900		颅和周围神经和神经节的其他诊断性操作		诊断性操作	
04.7500		颅和周围神经以前修补术的修复术		手术	
27.9904		颅颌面裂矫形术		手术	查：手术-面 NEC
01.2401		颅后窝血肿清除术		手术	
04.7400		颅或周围神经的其他吻合术		手术	
04.5x00		颅或周围神经移植术		手术	神经移植术及神经转移术适用于：①神经缺损过大，用一般克服缺损的方法不能达到对端吻合。②神经缺损伴邻近关节损伤强直或活动度受限，无法克服缺损。神经移植时，多取用自体次要的皮神经修复指神经或其他较大神经，常用的有腓肠神经、隐神经、前臂内侧皮神经、股外侧皮神经及桡神经浅支等。其中最常用的是腓肠神经。以上神经的直径均 2~3mm。可取 20~40cm 长的神经作移植用。但不可用同侧桡神经浅支修复尺神经，以免患手麻木区过大

主要编码	附加编码	手术名称	别名	操作类别	备注
02.9900		颅、脑和脑膜的其他手术		手术	
01.0901		颅内穿刺引流术		治疗性操作	01.0 引流（减压）的方式是通过穿刺；01.24 是颅骨的切开，切开深度未到脑膜，该亚目下扩展的颅内血肿/脓肿都是指颅骨下硬膜外腔（硬膜外间隙）的；01.3 是切开脑膜进行的操作或手术
38.1100		颅内动脉内膜切除术		手术	
01.3206		颅内立体定向双侧扣带回毁损术		手术	
02.2200		颅内脑室分流或吻合术		手术	
02.9300		颅内神经刺激器导线置入或置换术		手术	
02.9301		颅内神经刺激器置入术		手术	
02.9302		颅内神经刺激器置换术		手术	
38.3100		颅内血管部分切除伴吻合术		手术	
38.4100		颅内血管部分切除术伴置换术		手术	
38.8100		颅内血管的其他手术闭合		手术	此类目是除外对血管病变部位进行切除或切除伴置换，通过其他手术方式如钳夹、结扎、切断等方式进行的血管手术
38.8101		颅内血管畸形夹闭术		手术	查：结扎-血管--颅内的 NEC
38.3101		颅内血管畸形切除伴吻合术		手术	
38.6101		颅内血管畸形切除术		手术	查：切除术-病损--血管---颅内的 NEC
00.6200		颅内血管经皮血管成形术		治疗性操作	
17.5400		颅内血管经皮粥样硬化切除术		治疗性操作	
38.5100		颅内血管静脉曲张的结扎术和剥脱术		手术	
38.6100		颅内血管其他切除术		手术	
38.0100		颅内血管切开术		手术	
00.6500		颅内血管支架经皮置入		治疗性操作	
01.2408		颅内血肿清除术		手术	硬膜外血肿位于颅骨内板与硬脑膜之间的血肿，好发于幕上半球凸面，约占外伤性颅内血肿 30%，其形成与颅骨损伤有密切关系。查：切开-颅内（硬膜外腔）（硬膜外间隙）

主要编码	附加编码	手术名称	别名	操作类别	备注
01.1000		颅内压监测		诊断性操作	颅内压（intracranial pressure，ICP）是指颅内容物对颅腔壁产生的压力，以脑脊液压力为代表。ICP 监测是诊断颅内高压最迅速、客观和准确的方法，也是观察病人病情变化、早期诊断、判断手术时间、指导临床药物治疗，判断和改善预后的重要手段。其方法分为创伤性和无创性两种，该码是指创伤性的操作
01.1600		颅内氧监测	脑氧分压监测	诊断性操作	脑组织氧分压（partial pressure of brain tissue oxygen，PbtO$_2$）是近年来开发出的成熟的脑组织局部氧监测技术，将微电极放置于脑组织，可持续监测脑实质氧分压和局部温度
02.9401		颅钳插入术		治疗性操作	
02.9400		颅钳或环状钳牵引装置的置入或置换		治疗性操作	
02.9500		颅钳或环状钳牵引装置去除		治疗性操作	
02.9501		颅钳牵引装置去除术		治疗性操作	
02.9403		颅钳置换术		治疗性操作	
01.2700		颅腔或组织的导管去除术		手术	
01.2600		颅腔或组织的导管置入术		手术	
01.6x01		颅肉芽肿切除术		手术	
04.0707		颅神经病损切除术		手术	
01.2900		颅神经刺激脉冲发生器去除术		手术	
01.2001		颅神经刺激脉冲发生器植入		手术	
01.2000		颅神经刺激脉冲发生器植入或置换		手术	
01.2002		颅神经刺激脉冲发生器置换		手术	
04.3x01		颅神经缝合术		手术	
04.1201		颅神经活组织检查		手术	
04.2x01		颅神经破坏术		手术	
04.0722		颅神经切除术		手术	
04.0301		颅神经切断术		手术	
04.0402		颅神经探查术		手术	
04.7401		颅神经吻合术		手术	
04.7501		颅神经修复术		手术	

主要编码	附加编码	手 术 名 称	别　名	操作类别	备　注
39.2800		颅外-颅内［EC-IC］血管搭桥		手术	
00.2100		颅外脑血管的血管内显像		诊断性操作	血管内超声（intravenous ultrasound，IVUS）是无创性的超声技术和有创性的导管技术相结合的，一种使用末端连接有超声探针的特殊导管进行的医学成像技术。血管内超声对在辅助数字减影血管造影（DSA）显示血管壁结构、定性诊断粥样硬化斑块性质、优化支架类型及长度选择、指导支架置入定位、评估支架置入的效果等方面有重要的作用。查：影像-血管内超声
00.2102		颅外脑血管血管内超声［IVUS］		诊断性操作	
00.6100		颅外血管经皮血管成形术		治疗性操作	经皮经腔血管成形术（PTA）是采用导管技术扩张或再通动脉粥样硬化或其他原因所致的血管狭窄或闭塞性病变的方法
07.7204		颅咽管瘤穿刺抽吸术		治疗性操作	颅咽管瘤的治疗方式有下列三种：外科手术：①首选，彻底切除肿瘤解除压迫，挽救视力，颅高压明显而又双目失明可做分流术。②放射治疗：单纯放疗疗效差，多为手术后的辅助治疗，有时可采用穿刺抽囊液，注入放射性核素治疗。③化学疗法：争先霉素直接注入肿瘤囊内，对囊性肿瘤可有较好疗效。查：抽吸-颅咽管瘤
12.3505		滤过泡针拨术		手术	滤过泡针拨术主要是用于对小梁切除术后滤过道中纤维增殖和瘢痕形成，致使部分患者尤其具有高危因素者滤过失败而进行的积极的干预，有助于防止滤过失败或挽回滤过功能，形成和维持足够滤过功能的房水通道，进而改善手术的整体效果
12.6601		滤泡修复术		手术	
94.2501		氯氮平治疗		治疗性操作	
17.7000		氯法拉滨静脉内灌注		治疗性操作	氯法拉滨是用于治疗急性淋巴细胞性白血病
65.2902		卵巢病损破坏术		手术	
65.2901		卵巢病损切除术		手术	
65.2906		卵巢部分切除术		手术	
65.7901		卵巢成形术		手术	
65.1100		卵巢抽吸活组织检查		诊断性操作	
65.9100		卵巢抽吸术		手术	
69.9201		卵巢穿刺取卵术		治疗性操作	查：抽吸-卵巢
65.9901		卵巢打孔术		手术	查：钻孔-卵巢
65.2900		卵巢的其他局部切除术或破坏术		手术	

主要编码	附加编码	手术名称	别名	操作类别	备注
65.1900		卵巢的其他诊断性操作		诊断性操作	
65.7902		卵巢固定术		手术	
65.8900		卵巢和输卵管粘连的其他松解术		手术	
65.1201		卵巢活组织检查		手术	
88.6503		卵巢静脉造影		诊断性操作	
65.2905		卵巢黄体切除术		手术	
65.2100		卵巢囊肿袋形缝合术［造袋术］		手术	查：袋形缝合术-囊肿--卵巢
65.0905		卵巢囊肿开窗术		手术	
65.9300		卵巢囊肿手法破裂术		手术	查：破坏-病损（局部的)--卵巢---囊肿经破裂（手压）
65.9500		卵巢扭转松解术		手术	
65.0903		卵巢脓肿切开引流术		手术	
65.1200		卵巢其他活组织检查		手术	
65.9900		卵巢其他手术		手术	
65.7900		卵巢其他修补术		手术	
65.9400		卵巢去神经术		手术	
65.0904		卵巢妊娠切开清除术		手术	
65.2200		卵巢楔形切除术		手术	
65.7903		卵巢悬吊术		手术	
65.9200		卵巢移植术		手术	
65.0902		卵巢造口术		手术	
65.8901		卵巢粘连松解术		手术	
20.9300		卵圆窗和圆窗修补术		手术	
20.9301		卵圆窗修补术		手术	
35.5202		卵圆孔未闭闭式封堵术		手术	
35.5101		卵圆孔未闭假体修补术		手术	
35.6102		卵圆孔未闭组织补片修补术		手术	
94.2100		麻醉分析法		治疗性操作	
95.0400		麻醉下眼检查		诊断性操作	
05.3100		麻醉药交感神经注射，为了镇痛		治疗性操作	
94.2101		麻醉综合法		治疗性操作	
35.9101		马斯塔德手术	Mustard 手术	手术	
89.4200		马斯特斯二阶应激试验		诊断性操作	

主要编码	附加编码	手 术 名 称	别 名	操作类别	备 注
55.8500		马蹄形肾联合部切开术		手术	查：切断-峡--马蹄形肾
04.4906		马尾神经松解术		手术	
02.1400		脉络丛切除术		手术	脉络丛（choroid plexus）见于第Ⅲ、Ⅳ脑室顶和部分侧脑室壁，它是由富含血管的软膜与室管膜直接相贴并突入脑室而成的皱襞状结构，室管膜则成为有分泌功能的脉络丛上皮，为产生脑脊液的主要结构。查：丛切除术-脉络膜
02.1401		脉络丛烧灼术		手术	
14.2601		脉络膜病损放射疗法		治疗性操作	
14.2401		脉络膜病损激光凝固术		手术	
14.2201		脉络膜病损冷冻术		手术	
14.2901		脉络膜病损其他破坏术		手术	
14.2101		脉络膜病损透热术	脉络膜视网膜病损毁坏术透热法	手术	
14.2301		脉络膜病损氙弧光凝固术		手术	
14.1901		脉络膜活组织检查		手术	
14.0201		脉络膜切开异物取出术		手术	
14.9x04		脉络膜上腔放液术		手术	
12.6901		脉络膜上腔巩膜内引流术		手术	
14.2900		脉络膜视网膜病损的其他破坏术		手术	
69.2201		曼彻斯特手术	MANCHERSTER手术	手术	
45.4105		盲肠病损切除术		手术	
46.6401		盲肠固定术		手术	
46.7503		盲肠裂伤修补术		手术	
46.7602		盲肠瘘修补术		手术	
45.4108		盲肠憩室切除术		手术	
45.7202		盲肠切除术		手术	
46.6301		盲肠-升结肠固定术		手术	
46.5201		盲肠造口闭合术		手术	
93.7800		盲人的其他康复疗法		治疗性操作	
93.7700		盲文或穆恩盲读训练		治疗性操作	
93.7701		盲文阅读训练		治疗性操作	

主要编码	附加编码	手术名称	别名	操作类别	备注
86.6400		毛发移植		手术	
86.0101		帽状腱膜下血肿穿刺吸引术		治疗性操作	颅顶部皮下组织由浅入深可分为：皮肤、浅筋膜、帽状腱膜及额枕肌、腱膜下组织和颅骨外膜（薄而致密，与各块骨间借结缔组织相连）等5层。其中浅部的三层紧密相连，不易分开，故总称为头皮。查：抽吸，吸引术-皮下组织
08.2001		眉部病损切除术		手术	
08.8102		眉裂伤缝合术		手术	
08.8903		眉修补术		手术	
08.7001		眉重建术		手术	
38.6702		门静脉病损切除术		手术	
38.8704		门静脉结扎术		手术	
38.4701		门静脉瘤切除伴置换术		手术	
39.1x03		门静脉-腔静脉吻合术		手术	
39.5017		门静脉球囊扩张成形术		治疗性操作	
38.0704		门静脉取栓术		手术	
39.9003		门静脉支架置入术		治疗性操作	
20.7904		迷路部分切除术		手术	
20.6102		迷路开窗术		手术	
04.3x03		迷走神经缝合术		手术	
44.0100		迷走神经干切断术		手术	
04.4211		迷走神经减压术		手术	
44.0000		迷走神经切断术		手术	迷走神经切断术是将迷走神经横断，阻断其感觉、分泌和运动神经冲动。切断后可使胃酸排出量下降，主要用于消化性溃疡的治疗
04.7406		迷走神经吻合术		手术	
39.5500		迷走肾血管的再置入		手术	
73.4x03		米非司酮引产		治疗性操作	
59.4x02		米林-里德尿道膀胱悬吊术		手术	
73.4x02		米索前列醇引产		治疗性操作	
87.7900		泌尿系统的其他X线检查		诊断性操作	
88.7500		泌尿系统的诊断性超声		诊断性操作	
59.9900		泌尿系统其他手术		手术	查：手术-泌尿系 NEC
99.1401		免疫血清注射		治疗性操作	

主要编码	附加编码	手术名称	别名	操作类别	备注
86.8200		面部的皱纹切除术		手术	
86.7406		面部洞穿性缺损修复术		手术	
27.0x10		面部脓肿引流术		手术	
86.8100		面部松弛修补术		手术	查：悬带-筋膜（阔筋膜）--用于面松弛（三叉神经麻痹）
86.8201		面部提升术		手术	查：面部上提
27.0x02		面部引流术		手术	
76.2x00		面骨病损的局部切除术或破坏术		手术	查：切除术-病损（局部的）--骨---面的
76.6902		面骨成形术		手术	
76.0900		面骨的其他切开术		手术	
76.9100		面骨骨移植		手术	
76.7800		面骨骨折的其他闭合性复位术		治疗性操作	
76.7900		面骨骨折的其他开放性复位术		手术	
76.7000		面骨骨折复位术		手术	
76.7901		面骨骨折切开复位内固定术		手术	
76.2x03		面骨骨折清创术		手术	
76.0903		面骨骨折碎片取出术		手术	查：去除-骨碎片（另见切开，骨）
76.9900		面骨和关节的其他手术		手术	
76.1900		面骨和关节的其他诊断性操作		手术	
76.1100		面骨活组织检查		手术	
76.9901		面骨假体取出术		手术	
76.0905		面骨开窗术		手术	
87.1600		面骨其他 X 线检查		诊断性操作	
76.0100		面骨死骨切除术		手术	
27.0x00		面和口底引流术		手术	
04.0710		面神经病损切除术		手术	
04.3x02		面神经缝合术		手术	
04.7403		面神经膈神经吻合术		手术	
04.4203		面神经减压术		手术	
04.0401		面神经解剖术		手术	面神经解剖是腮腺手术的核心，目前治疗腮腺良性肿瘤的标准术式为保留面神经的腮腺及肿块切除。查：切开-神经（颅的）（周围的）
04.0724		面神经切除术		手术	

主要编码	附加编码	手 术 名 称	别 名	操作类别	备 注
04.0303		面神经切断术		手术	
04.0404		面神经探查术		手术	
04.4204		面神经微血管减压术		手术	
04.7402		面神经吻合术		手术	
04.5x01		面神经移植术		手术	
87.0900		面、头和颈的其他软组织X线检查		诊断性操作	X线检查常选择放射照相术进行查找
60.7301		苗勒管［副中肾管］囊肿切除术		手术	
94.0201		明尼苏达多相人格测验		诊断性操作	
86.2500		磨皮术		手术	查：磨平，皮肤
82.7101		拇对掌肌功能重建术		手术	查：重建术（整形的）-腱滑轮（伴移植）（伴局部组织）--用于对向肌成形术
82.6901		拇指残端拇化术	"歪戴帽"手术	手术	查：重建术（整形的）-拇指（骨成形术）（伴骨移植）（伴皮肤移植）
82.6900		拇指的其他重建术		手术	
84.2101		拇指断指再植术		手术	
84.0202		拇指关节离断术		手术	
84.0201		拇指截断术		手术	
84.0200		拇指截断术和拇指关节离断术		手术	
84.2100		拇指再附着		手术	
77.5100		踇囊肿切除术伴软组织矫正术和第一跖骨切开术	踇外翻矫形伴第一跖骨切开术；Lapidus手术；Mitchell手术	手术	查：踇囊肿切除术-伴--第一跖骨切开术
77.5200		踇囊肿切除术伴软组织矫正术和关节固定术	踇外翻矫形伴第一跖趾关节固定术	手术	查：踇囊肿切除术-伴--关节固定术
00.1300		奈西立肽注射或输注		治疗性操作	具有扩张血管、利尿、利钠等作用，能明显缓解心衰。查：注射-奈西立肽
86.3x04		男性会阴病损切除术		手术	
86.5903		男性会阴皮肤缝合术		手术	查：缝合-皮肤
86.0402		男性会阴切开引流术		手术	
54.1905		男性盆腔切开引流术		手术	
57.7102		男性盆腔脏器去除术		手术	查：去脏术-骨盆--男性
87.9900		男性生殖器官的其他X线检查		诊断性操作	
64.9900		男性生殖器官的其他手术		手术	

主要编码	附加编码	手　术　名　称	别　　名	操作类别	备　　注
87.0301		脑 CT 检查		诊断性操作	查：扫描，扫描-CAT（计算机轴向 X 线断层摄影术）--脑
00.6301		脑保护伞下颈动脉支架置入术		治疗性操作	脑保护伞是在颈动脉狭窄部位的远端流入脑血管的路径上放置一个可回收的保护伞，防止操作过程中斑块碎片脱落引发脑梗塞，支架放置后轻柔的收回保护伞，以保障手术安全
01.5901		脑病损切除术		手术	
01.5929		脑部分切除术		手术	
01.0100		脑池穿刺		治疗性操作	脑室系统包括位于两侧大脑半球内对称的左右侧脑室，位于脑幕上中线部位，经室间孔与两侧脑室相通的第三脑室，中脑导水管以及位于颅后窝小脑半球与桥脑延髓之间的第四脑室。脑室穿刺仅指穿刺两侧侧脑室而言。侧脑室分为前角、体部、后角和下角四部分。临床中常用的穿刺部位有前角穿刺、后角穿刺、侧方穿刺、经眶穿刺。脑室穿刺和放液适用于： 1. 因脑积水引起严重颅内压增高的病人，病情重危甚至发生脑疝或昏迷时，先采用脑室穿刺和引流，作为紧急减压抢救措施，为进一步检查治疗创造条件 2. 脑室内有出血的病人，穿刺引流血性脑脊液可减轻脑室反应及防止脑室系统阻塞 3. 开颅术中为降低颅内压，有利于改善手术区的显露，常穿刺侧脑室，引流脑脊液。术后尤其在颅后窝术后为解除反应性颅内高压，也常用侧脑室外引流 4. 向脑室内注入阳性对比剂或气体做脑室造影 5. 引流炎性脑脊液，或向脑室内注入抗生素治疗室管膜炎 6. 向脑室内注入靛胭脂 1ml 或酚磺肽 1ml，鉴别是交通性抑或梗阻性脑积水 7. 做脑脊液分流手术，放置各种分流管 8. 抽取脑室液做生化和细胞学检查等
01.3900		脑的其他切开术		手术	
89.1400		脑电图		诊断性操作	
99.1008		脑动脉内溶栓术		治疗性操作	
99.1005		脑动脉血栓溶解剂灌注		治疗性操作	
88.4100		脑动脉造影术		诊断性操作	
01.5920		脑干病损切除术		手术	

主要编码	附加编码	手 术 名 称	别 名	操作类别	备 注
89.1301		脑干听觉诱发电位		诊断性操作	脑干听觉诱发电位（BAEP）是一项脑干受损较为敏感的客观指标，是由声刺激引起的神经冲动在脑干听觉传导通路上的电活动，能客观敏感地反映中枢神经系统的功能，BAEP 记录的是听觉传导通路中的神经电位活动，反映耳蜗至脑干相关结构的功能状况，凡是累及听通道的任何病变或损伤都会影响 BAEP。往往脑干轻微受损而临床无症状和体征时，BAEP 已有改变。查：检查-神经科的
92.1101		脑核素扫描		诊断性操作	
88.7102		脑回波检查法		诊断性操作	查：超声波检查-中线移位，脑
02.1204		脑脊液鼻漏修补术		手术	
02.1205		脑脊液耳漏修补术		手术	
02.1203		脑脊液漏修补术		手术	查：闭合-瘘--脑脊液
02.1206		脑脊液切口漏修补术		手术	
01.2100		脑静脉窦切开引流术		手术	
99.1009		脑静脉窦溶栓术		治疗性操作	
88.6101		脑静脉造影		诊断性操作	
92.3001		脑立体定向双侧扣带回毁损术		治疗性操作	查：破坏-病损--脑---通过立体定位外科学
01.3905		脑立体定向血肿碎吸术		手术	
92.3002		脑立体定向药瘾戒断术		治疗性操作	采用立体定向手术毁损脑内相关结构治疗毒品成瘾是一种新的尝试。查：破坏-病损--脑---通过立体定位外科学
01.5100		脑膜病损或组织的切除术		手术	
01.5106		脑膜病损切除术		手术	
01.5101		脑膜部分切除术		手术	
02.1202		脑膜膨出修补术	脑膜膨出还纳术	手术	
02.1200		脑膜其他修补术		手术	
01.3103		脑膜切开伴硬脑膜下脓肿引流术		手术	
01.3104		脑膜切开伴硬脑膜下腔血肿清除术		手术	
01.3102		脑膜切开伴蛛网膜下腔脓肿引流术		手术	
01.3101		脑膜切开伴蛛网膜下腔血肿引流术		手术	
01.3100		脑膜切开术		手术	01.3是切开脑膜进行的操作或手术
01.3107		脑膜切开引流术		手术	

主要编码	附加编码	手术名称	别名	操作类别	备注
02.1300		脑膜血管结扎术		手术	
01.3909		脑囊肿切开引流术		手术	
01.5921		脑囊肿造袋术		手术	查：袋形缝合术-囊肿--脑
01.3911		脑脓肿切开引流术		手术	
02.1207		脑膨出修补术伴颅成形术		手术	
01.3907		脑切开异物取出术		手术	
01.5925		脑清创术		手术	
88.8100		脑热影像图		诊断性操作	热成像技术：是利用红外探测器和光学成像物镜接受被测目标的红外辐射能量分布图形反映到红外探测器的光敏元件上，从而获得红外热像图，这种热像图与物体表面的热分布场相对应。通俗地讲红外热像仪就是将物体发出的不可见红外能量转变为可见的热图像。热图像上面的不同颜色代表被测物体的不同温度。查：热像图术-脑
92.1100		脑扫描		诊断性操作	
02.9303		脑深部电极置入术		手术	
01.3202		脑神经束切断术		手术	
02.4302		脑室 Ommaya 泵去除术		手术	Ommaya 泵由两部分构成：颅内引流管和头皮下囊状泵，可经头皮下囊状泵注射或抽吸，达到治疗脑内病变的目的
02.2204		脑室 Ommaya 泵置入术		手术	
02.3501		脑室膀胱分流术		手术	
02.3103		脑室鼻咽分流术		手术	
87.0201		脑室充气造影		诊断性操作	脑室充气造影是指经脑室穿刺注入气体充满脑室，拍片显示脑室内及其相邻近肿瘤、脑积水病变的检查方法
02.3402		脑室胆囊分流术		手术	
02.4101		脑室分流管冲洗术		手术	
02.4100		脑室分流管的冲洗术和探查术		手术	
02.4300		脑室分流管去除术		手术	
02.4102		脑室分流管探查术		手术	
02.4202		脑室分流管修正术		手术	
02.4200		脑室分流管置换术		手术	
02.2209		脑室分流术		手术	
02.3400		脑室分流术至腹腔和腹部器官		手术	
02.3100		脑室分流术至头和颈部结构		手术	

主要编码	附加编码	手 术 名 称	别 名	操作类别	备 注
02.3500		脑室分流至泌尿系统		手术	
02.3300		脑室分流至胸腔		手术	
02.3200		脑室分流至循环系统		手术	
02.4201		脑室-腹膜分流管脑室端修正术		手术	
02.4203		脑室腹腔分流管调整术		手术	
02.4204		脑室腹腔分流管重置术		手术	
54.9502		脑室-腹腔分流修复术		手术	
02.4301		脑室腹腔引流管夹闭术		治疗性操作	
02.3901		脑室骨髓分流术		手术	
02.3203		脑室颈静脉分流术		手术	
02.3204		脑室颈外动脉分流术		手术	
02.2212		脑室颈蛛网膜下腔分流术		手术	
02.3404		脑室镜下脑室腹腔分流术		手术	
02.3900		脑室颅外分流术		手术	
02.2206		脑室脑池分流术		手术	
02.2211		脑室胼胝体周围池分流术		手术	
02.3202		脑室腔静脉分流术		手术	
01.3902		脑室切开引流术		手术	
02.3102		脑室乳突分流术		手术	
02.2213		脑室矢状窦分流术		手术	
02.3502		脑室输尿管分流术		手术	
02.2102		脑室外引流［EVD］装置置换术		手术	
02.2100		脑室外引流［EVD］装置置入或置换		手术	
02.2101		脑室外引流［EVD］装置置入术		手术	
02.2210		脑室小脑延髓池分流术		手术	
02.3201		脑室心房分流术		手术	切开头皮，颅骨钻孔，侧脑室穿刺成功后将分流管留置于侧脑室内，并接上储液泵近端。其分流管心房端接储液泵远端。脑室-心房分流经颈静脉，至上腔静脉。因其分流至血循环时导管尖端位于右心房，故称为脑室-心房分流

主要编码	附加编码	手术名称	别名	操作类别	备注
02.2208		脑室造口术		手术	
02.2207		脑室蛛网膜下腔分流术		手术	
01.3901		脑室钻孔引流术		手术	
93.3801		脑瘫肢体综合训练		治疗性操作	
01.1700		脑温度监测		诊断性操作	
01.5928		脑斜坡病损切除术		手术	
02.9200		脑修补术		手术	
38.6102		脑血管瘤切除术		手术	
88.4101		脑血管造影		诊断性操作	
01.3910		脑血肿切开引流术		手术	
01.5301		脑叶次全切除术		手术	
01.5300		脑叶切除术		手术	
01.3201		脑叶切开术		手术	
01.3200		脑叶切开术和［神经］束切断术		手术	
39.2802		脑硬膜动脉血管融通术		手术	是治疗烟雾病的一种间接血管重建方法。查：分流-颅外-颅内的
01.5105		脑蛛网膜病损切除术		手术	
01.3106		脑蛛网膜下腔切开引流术		手术	
73.2200		内倒转术与联合倒转术伴牵引术		治疗性操作	
73.2100		内倒转术与联合倒转术不伴牵引术		治疗性操作	查：转位，产科的
20.7902		内耳病损切除术		手术	
20.3202		内耳活组织检查		手术	
20.6100		内耳开窗术［初次］		手术	在骨性半规管造一小窗，使声波改道传入内耳，从而提高患者听力
20.6200		内耳开窗术的修复术		手术	
20.7900		内耳其他切开术、切除术和破坏术		手术	
20.7901		内耳切开术		手术	
20.7905		内耳切开引流术		手术	
20.7200		内耳注射		治疗性操作	
75.9300		内翻子宫的手术矫正术	斯皮内利手术；斯平内利手术；Spinelli 手术	手术	查：切开-子宫颈--为了---内翻子宫复位
69.9400		内翻子宫手法复位		治疗性操作	查：手法操作-子宫
75.9400		内翻子宫手法复位［产后即刻］		治疗性操作	查：修补术-内翻子宫--产科的---手法的

二、拼音索引表 511

主要编码	附加编码	手术名称	别名	操作类别	备注
90.1x00		内分泌腺标本的显微镜检查		诊断性操作	
33.7200		内镜肺气道流量测量		诊断性操作	
51.8500		内镜括约肌切开术和十二指肠乳头切开术		治疗性操作	
40.1106		内镜淋巴结活组织检查		手术	
51.1100		内镜逆行胆管造影〔ERC〕		诊断性操作	
51.1000		内镜逆行胰胆管造影〔ERCP〕		诊断性操作	
52.1300		内镜逆行胰管造影〔ERP〕		诊断性操作	
42.3303		内镜黏膜下隧道食管病损切除术		治疗性操作	内镜黏膜下隧道切除（ESTD）：是在消化道黏膜层与肌层之间建立隧道，在该隧道空间中进行内镜操作
51.8800		内镜去除胆管结石		治疗性操作	
42.3300		内镜食管病损或食管组织切除术或破坏术		治疗性操作	
42.3301		内镜食管病损切除术		治疗性操作	
42.3302		内镜食管病损氩离子凝固术		治疗性操作	氩离子凝固术（APC）：氩气是一种比较稳定的气体，在经过高频电离后，会产生高能量的氩离子束，具有烧灼的效果，主要适应证为：消化道小息肉，成熟型痤疮，白斑，黄色疣以及小血管渗血等微小的病灶。查：凝固，电凝术-另见破坏，破坏-病损--食管---内镜
42.3310		内镜食管出血止血术		治疗性操作	查：控制-出血--食管---内镜的
42.3307		内镜食管静脉曲张结扎术		治疗性操作	
42.3308		内镜食管静脉曲张硬化剂注射术		治疗性操作	查：注射-硬化性物质 NEC--食管静脉曲张（内镜）
42.3309		内镜食管静脉曲张组织胶注射术		治疗性操作	
42.3306		内镜食管黏膜切除术		治疗性操作	内镜下黏膜切除术（EMR）：是在息肉电切术和黏膜注射术的基础上发展起来的一种新的治疗手段。利用此技术可完整切除病变组织，减少出血、穿孔并发症的发生
42.3305		内镜食管黏膜下剥离术		治疗性操作	内镜黏膜下剥离术（ESD）：主要应用于治疗癌前病变和早癌患者
42.3304		内镜食管息肉切除术		治疗性操作	
01.5937		内镜下鞍旁病损切除术		手术	

主要编码	附加编码	手 术 名 称	别 名	操作类别	备 注
51.1403		内镜下奥狄括约肌活组织检查		诊断性操作	
51.8403		内镜下奥狄括约肌扩张术		治疗性操作	
42.7x03		内镜下贲门肌切开术［POEM］		手术	
51.8600		内镜下鼻胆引流管置入		治疗性操作	
22.6002		内镜下鼻窦病损切除术		手术	
22.1901		内镜下鼻窦检查		诊断性操作	
22.5002		内镜下鼻窦扩大术		手术	
22.7102		内镜下鼻窦瘘修补术		手术	
21.6903		内镜下鼻甲部分切除术		手术	
21.6904		内镜下鼻甲射频消融术		手术	
09.8101		内镜下鼻－泪管吻合术		手术	
21.3106		内镜下鼻内病损破坏术		治疗性操作	
21.3104		内镜下鼻内病损切除术		手术	
21.3109		内镜下鼻内病损射频消融术		治疗性操作	
98.1201		内镜下鼻腔异物取出术		治疗性操作	
21.9101		内镜下鼻腔粘连松解术		手术	
21.3102		内镜下鼻息肉切除术		手术	
29.3908		内镜下鼻咽病损切除术		手术	
29.1203		内镜下鼻咽活组织检查		手术	
52.9700		内镜下鼻胰引流管置入		治疗性操作	
21.0904		内镜下鼻中隔黏膜划痕术		手术	
21.5x01		内镜下鼻中隔黏膜下切除术		手术	
21.1x04		内镜下鼻中隔异物取出术		手术	
28.2x04		内镜下扁桃体切除术		手术	

主要编码	附加编码	手术名称	别名	操作类别	备注
28.6x03		内镜下残余腺样增殖体切除术		手术	
98.0401		内镜下大肠内异物去除		治疗性操作	
45.4300		内镜下大肠其他病损或组织破坏术		治疗性操作	
45.4200		内镜下大肠息肉切除术		治疗性操作	
51.1401		内镜下胆管活组织检查		诊断性操作	
51.6400		内镜下胆管或奥狄括约肌病损的切除术或破坏术		手术	
51.8402		内镜下胆管扩张术		治疗性操作	
51.8502		内镜下胆管括约肌切开术		治疗性操作	
97.5506		内镜下胆管支架取出术		治疗性操作	
51.1402		内镜下胆囊活组织检查		诊断性操作	
51.8404		内镜下胆总管球囊扩张术		治疗性操作	
22.6403		内镜下蝶窦病损切除术		手术	
22.5203		内镜下蝶窦开窗术	内镜下蝶窦开放术	手术	该手术的优点在于手术进路简捷,损伤小,避免了经鼻外筛窦入路的颜面切口。较以往经鼻腔直达蝶窦前壁的手术有良好的安全性
22.6401		内镜下蝶窦切除术		手术	
22.5205		内镜下蝶窦切开异物取出术		手术	
22.5204		内镜下蝶窦探查术		手术	
21.0501		内镜下蝶腭动脉结扎术		手术	
22.4202		内镜下额窦病损切除术		手术	
22.4101		内镜下额窦开窗术	内镜下额窦开放术	手术	
02.1212		内镜下额隐窝及额窦脑膜脑膨出切除伴颅底修补术		手术	
32.2804		内镜下肺病损电凝切除术		手术	

主要编码	附加编码	手术名称	别名	操作类别	备注
32.2800		内镜下肺病损或肺组织的切除术或破坏术		手术	
32.2803		内镜下肺病损激光切除术		手术	
32.2801		内镜下肺病损切除术		手术	
32.2802		内镜下肺大疱切除术		手术	
51.8401		内镜下肝管气囊扩张术		治疗性操作	查：扩张-胆管--经皮（内镜检查）
51.8702		内镜下肝管支架置入术		治疗性操作	
49.3100		内镜下肛门病损或组织切除术或破坏术		治疗性操作	
49.3101		内镜下肛门病损切除术		治疗性操作	
21.0903		内镜下颌内动脉栓塞［用于鼻衄］		手术	
30.0909		内镜下喉病损射频消融术		手术	
31.6913		内镜下喉成形术		手术	
31.9807		内镜下喉扩张术		治疗性操作	
31.9304		内镜下喉支架置换术		手术	
51.8400		内镜下壶腹和胆管扩张术		治疗性操作	
51.1404		内镜下壶腹活组织检查		诊断性操作	
31.6912		内镜下环杓关节复位术		手术	
45.3402		内镜下回肠病损氩气刀治疗术［APC］		治疗性操作	
45.1402		内镜下回肠活组织检查		诊断性操作	
30.0904		内镜下会厌病损激光切除术		手术	
30.0903		内镜下会厌病损切除术		手术	
77.6905		内镜下脊柱病灶清除术		手术	
45.4302		内镜下结肠病损切除术		治疗性操作	
46.8511		内镜下结肠球囊扩张术		治疗性操作	
46.8600		内镜下结肠支架置入		治疗性操作	
45.4304		内镜下结肠止血术		治疗性操作	

主要编码	附加编码	手术名称	别名	操作类别	备注
45.3007		内镜下经黏膜下隧道十二指肠病损切除术［STER］		治疗性操作	
43.4106		内镜下经黏膜下隧道胃病损切除术［STER］		治疗性操作	
48.3512		内镜下经黏膜下隧道直肠病损切除术［STER］		治疗性操作	
36.3300		内镜下经心肌血管再形成术		治疗性操作	
02.1211		内镜下经翼突入路蝶窦外侧隐窝脑膜脑膨出切除伴颅底修补术		手术	
80.5103		内镜下颈椎间盘切除术		手术	
45.3401		内镜下空肠病损氩气刀治疗术［APC］		治疗性操作	查：破坏术－病损（局部的）－－肠（大）－－－小
97.5201		内镜下空肠造瘘管取出术		治疗性操作	
76.7802		内镜下眶壁骨折整复术		手术	
16.0904		内镜下眶减压术		手术	
16.9201		内镜下眶内病损切除术		手术	
16.1x02		内镜下眶内异物取出术		手术	
29.3909		内镜下梨状窝病损切除术		手术	
01.5931		内镜下颅底病损切除术		手术	
01.5938		内镜下颅底病损切除术		手术	
45.4303		内镜下盲肠病损切除术		治疗性操作	
04.4205		内镜下面神经微血管减压术		手术	
02.1208		内镜下脑脊液鼻漏修补术		手术	
02.2214		内镜下脑室造口术		手术	
01.3906		内镜下脑血肿引流术		手术	
01.5107		内镜下脑蛛网膜病损切除术		手术	

主要编码	附加编码	手 术 名 称	别 名	操作类别	备 注
58.3100		内镜下尿道病损或组织切除术或破坏术		手术	
58.5x02		内镜下尿道内口切开术		手术	
31.5x04		内镜下气管病损切除术		手术	
31.7302		内镜下气管瘘封堵术		手术	
31.9501		内镜下气管食管造口术		手术	
31.9303		内镜下气管支架置换术		手术	
01.5926		内镜下前颅窝病损切除术		手术	
33.7800		内镜下去除支气管装置或物质		治疗性操作	
22.5301		内镜下全组鼻窦开窗术	FESS、内镜下全组鼻窦开放术	手术	
04.4102		内镜下三叉神经微血管减压术		手术	
22.6303		内镜下筛窦病损切除术		手术	
22.5102		内镜下筛窦开窗术	内镜下筛窦开放术	手术	
22.6301		内镜下筛窦切除术		手术	
22.5103		内镜下筛窦切开异物取出术		手术	
22.6201		内镜下上颌窦病损切除术		手术	
22.2x01		内镜下上颌窦开窗术	内镜下上颌窦开放术	手术	
22.2x02		内镜下上颌窦探查术		手术	
28.5x02		内镜下舌扁桃体部分切除术		手术	
04.4210		内镜下舌咽神经微血管减压术		手术	
55.2302		内镜下肾盂活组织检查		诊断性操作	
30.0906		内镜下声带病损激光切除术		手术	
30.0905		内镜下声带病损切除术		手术	
30.0907		内镜下声带病损射频消融术		手术	

主要编码	附加编码	手 术 名 称	别 名	操作类别	备 注
30.0908		内镜下声带剥离术		手术	
30.2203		内镜下声带部分切除术		手术	
31.6911		内镜下声带成形术		手术	
31.4301		内镜下声带活组织检查术		诊断性操作	
30.2204		内镜下声带切除术		手术	
31.3x04		内镜下声带切开术		手术	
31.9204		内镜下声带粘连松解术		手术	
31.0x03		内镜下声带脂肪移植术		手术	声带内注射脂肪,用来治疗声带麻痹或声带闭合不良。查:植入-惰性材料--声带
45.3003		内镜下十二指肠病损光动力治疗〔PDT〕		治疗性操作	
45.3001		内镜下十二指肠病损切除术		治疗性操作	
45.3000		内镜下十二指肠病损切除术或破坏术		治疗性操作	
45.3006		内镜下十二指肠病损射频消融术		治疗性操作	
45.3002		内镜下十二指肠病损氩离子凝固治疗术		治疗性操作	查:破坏-病损--十二指肠---内镜
98.0302		内镜下十二指肠内异物去除		治疗性操作	
45.3005		内镜下十二指肠黏膜切除术〔EMR〕		治疗性操作	
45.3004		内镜下十二指肠黏膜下剥离术〔ESD〕		治疗性操作	
46.8510		内镜下十二指肠球囊扩张术		治疗性操作	
51.8503		内镜下十二指肠乳头肌切开术〔EST〕		治疗性操作	
44.4303		内镜下十二指肠钛夹止血术		治疗性操作	
42.9202		内镜下食管扩张术		治疗性操作	
44.5x05		内镜下食管胃吻合口扩张术		治疗性操作	
97.5902		内镜下食管支架取出术		治疗性操作	
42.8101		内镜下食管支架置入术		治疗性操作	
04.4202		内镜下视神经减压术		手术	

主要编码	附加编码	手　术　名　称	别　名	操作类别	备　注
56.4106		内镜下输尿管病损切除术		手术	
56.4107		内镜下输尿管部分切除术		手术	
66.2100		内镜下双侧输卵管结扎术和挤压术		手术	
43.4104		内镜下胃病损光动力疗法		治疗性操作	
43.4100		内镜下胃病损或胃组织切除术或破坏术		治疗性操作	
43.4102		内镜下胃病损套扎治疗术		治疗性操作	
43.4101		内镜下胃病损氩离子凝固术		治疗性操作	
43.4103		内镜下胃肠吻合口病损切除术		治疗性操作	
44.5x04		内镜下胃肠吻合口扩张术		治疗性操作	
44.5x03		内镜下胃肠吻合口修补术		治疗性操作	
44.5x06		内镜下胃肠吻合口支架置入术		治疗性操作	
44.4300		内镜下胃或十二指肠出血控制		治疗性操作	
43.4109		内镜下胃静脉曲张结扎术		治疗性操作	
43.4110		内镜下胃静脉曲张硬化术		治疗性操作	
44.3201		内镜下胃空肠吻合术		手术	
98.0301		内镜下胃内异物去除		治疗性操作	
43.4108		内镜下胃黏膜切除术[EMR]		治疗性操作	
43.4107		内镜下胃黏膜下剥离术[ESD]		治疗性操作	
44.4302		内镜下胃钛夹止血术		治疗性操作	
43.4105		内镜下胃息肉切除术		治疗性操作	
44.4301		内镜下胃氩气刀止血术		治疗性操作	
44.5x07		内镜下胃咽吻合口扩张术		治疗性操作	
97.5101		内镜下胃造瘘管取出术		治疗性操作	
97.5903		内镜下胃支架取出术		治疗性操作	

主要编码	附加编码	手 术 名 称	别 名	操作类别	备 注
28.6x02		内镜下腺样体切除术		手术	
45.3305		内镜下小肠病损切除术		治疗性操作	
45.1401		内镜下小肠活组织检查		诊断性操作	
98.0303		内镜下小肠内异物取出术		治疗性操作	
01.5939		内镜下斜坡病损切除术		手术	
80.5106		内镜下胸椎间盘切除术		手术	
20.5903		内镜下岩尖病损切除术		手术	
16.8902		内镜下眼眶修补术		手术	
80.5110		内镜下腰椎间盘切除术		手术	
80.5111		内镜下腰椎髓核切除术		手术	
52.2100		内镜下胰管病损或组织的切除术或破坏术		手术	
52.9400		内镜下胰管结石去除术		治疗性操作	
52.9800		内镜下胰管扩张	内镜下维尔松管扩张术	治疗性操作	
51.8501		内镜下胰管括约肌切开术		治疗性操作	
52.9300		内镜下胰管支架[管]置入		治疗性操作	
97.5601		内镜下胰管支架去除		治疗性操作	
45.4301		内镜下乙状结肠病损切除术		治疗性操作	
45.4201		内镜下乙状结肠息肉切除术		治疗性操作	
27.2101		内镜下硬腭活组织检查		手术	
44.2200		内镜下幽门扩张		治疗性操作	
44.2201		内镜下幽门球囊扩张术		治疗性操作	
44.2202		内镜下幽门支架置入术		治疗性操作	查：扩张-幽门--内镜
32.0100		内镜下支气管病损或组织切除术或破坏术		手术	

主要编码	附加编码	手　术　名　称	别　　名	操作类别	备　　注
32.0102		内镜下支气管病损破坏术		手术	
32.0101		内镜下支气管病损切除术		手术	
33.4201		内镜下支气管食管瘘闭合术		手术	
33.7801		内镜下支气管异物取出术		治疗性操作	
48.3511		内镜下直肠病损光动力治疗术［PDT］		治疗性操作	
48.3508		内镜下直肠病损切除术		治疗性操作	
48.3510		内镜下直肠黏膜切除术［EMR］		治疗性操作	
48.3509		内镜下直肠黏膜下剥离术［ESD］		治疗性操作	
45.4306		内镜下直肠钛夹止血术		治疗性操作	
48.3603		内镜下直肠息肉氩离子凝固术［APC］		治疗性操作	
45.4305		内镜下直肠止血术		治疗性操作	
33.7900		内镜下置入其他支气管装置或物质		治疗性操作	
03.4x07		内镜下椎管内病损切除术		手术	
77.6906		内镜下椎间隙病灶清除引流术		手术	
34.2501		内镜下纵隔活组织检查		诊断性操作	
51.8700		内镜支架［管］置入至胆管		治疗性操作	
33.7100		内镜支气管瓣膜置入或置换，单叶		手术	
20.7100		内淋巴分流术		手术	内淋巴是存在于人体和哺乳动物中的一种淋巴结构，分散在全身各处淋巴回流的通路上。用器械经过圆窗穿透骨螺旋板，使积聚的内淋巴液从骨孔中溢出鼓室，从而解除膜迷路积水
20.7903		内淋巴减压术		手术	
16.6500		内容物剜出腔的二期移植物置入术		手术	
16.6600		内容物剜出腔的其他修复术		手术	

主要编码	附加编码	手 术 名 称	别 名	操作类别	备 注
04.2x12		内脏神经无水酒精注射术		治疗性操作	
08.5901		内眦赘皮修补术		手术	
87.7600		逆行膀胱尿道造影图	逆行膀胱造影	诊断性操作	
87.7403		逆行尿路造影		诊断性操作	
87.7400		逆行肾盂造影图		诊断性操作	
87.7402		逆行输尿管肾盂造影		诊断性操作	
87.7401		逆行输尿管造影		诊断性操作	查：肾盂造影（静脉内）-逆行的
08.6201		黏膜瓣移植眼睑重建术		手术	
83.9400		黏液囊抽吸术		治疗性操作	
83.9901		黏液囊缝合术		手术	
83.5x00		黏液囊切除术		手术	
83.0300		黏液囊切开术		手术	查：黏液囊切开术
83.9600		黏液囊治疗性药物注入		治疗性操作	
58.3902		尿道瓣膜切除术		手术	
59.3x00		尿道膀胱连接处的折叠术		手术	
58.3900		尿道病损或组织的其他局部切除术或破坏术		手术	
58.3901		尿道病损切除术		手术	
58.3904		尿道部分切除术		手术	
59.9501		尿道超声碎石术		治疗性操作	
58.4901		尿道成形术		手术	
58.0x05		尿道隔膜切除术		手术	
98.1900		尿道管内异物的不切开去除		治疗性操作	
58.9900		尿道和尿道周围组织的其他手术		手术	
58.2900		尿道和尿道周围组织的其他诊断性操作		诊断性操作	
58.6x01		尿道会师术		手术	
58.4304		尿道会阴瘘修补术		手术	
58.0x02		尿道会阴造口术		手术	
58.2300		尿道活组织检查		手术	
58.4601		尿道建造术		手术	
75.6102		尿道近期产科裂伤修补术		手术	查：缝合（撕裂）-产科撕裂--尿道
58.3906		尿道口病损切除术		手术	

主要编码	附加编码	手 术 名 称	别　名	操作类别	备　注
58.4700		尿道口成形术		手术	
58.4701		尿道口紧缩术		手术	
58.1x00		尿道口切开术		手术	
58.6x00		尿道扩张		治疗性操作	
89.2300		尿道括约肌肌电图		诊断性操作	尿道括约肌肌电图（urethral sphincter electromyography，US-EMG），尿道外括约肌与肛门括约肌同受阴部神经控制。通过一刺入肛门外括约肌的电极或塞入肛门的电极塞，记录肛门外括约肌的肌电图，可反映尿道外括约肌的情况。查：肌电图，肌电描记术（EMG）（肌肉）-尿道括约肌
58.5x01		尿道括约肌切开术		手术	查：切断-尿道括约肌
58.4100		尿道裂伤缝合术		手术	
58.4301		尿道瘘修补术		手术	
58.5x03		尿道内口切开术		手术	
58.9201		尿道旁病损切除术		手术	
58.9102		尿道旁切开引流术		手术	
59.6x00		尿道旁悬吊术		手术	
58.4300		尿道其他瘘管闭合术		手术	
58.4900		尿道其他修补术		手术	
58.4600		尿道其他重建术		手术	
58.3903		尿道切除术		手术	
58.0x01		尿道切开取石术		手术	
58.0x00		尿道切开术		手术	
58.0x03		尿道切开异物取出术		手术	
58.9101		尿道球腺引流术		手术	
58.4501		尿道上裂修补术		手术	
58.1x01		尿道外口切开术		手术	
58.4401		尿道吻合术		手术	
58.3905		尿道狭窄切除术		手术	
58.5x00		尿道狭窄松解术		手术	
58.4500		尿道下裂或尿道上裂修补术		手术	
58.4502		尿道下裂修补术		手术	
59.9903		尿道悬吊带部分取出术		手术	
89.2500		尿道压力分布图[UPP]	尿动力学检查	诊断性操作	通过对尿道最大压力（外括约肌处）的持续观测可以较全面的反映尿道压力在储尿期、排尿期的变化，从而更为接近尿道功能的真实状态。查：UPP（尿道压分布图）

主要编码	附加编码	手术名称	别名	操作类别	备注
58.4302		尿道阴道瘘修补术		手术	
58.0x04		尿道阴道造口术		手术	
58.4400		尿道再吻合术		手术	
58.4200		尿道造口闭合术		手术	
58.4902		尿道折叠术		手术	
58.6x02		尿道支架置入术		手术	
58.4303		尿道直肠瘘修补术		手术	
58.2400		尿道周围组织活组织检查		手术	
58.9200		尿道周围组织切除术		手术	
58.9100		尿道周围组织切开术		手术	
89.2902		尿化学检查		诊断性操作	
89.2400		尿流量测定［UFR］		诊断性操作	尿流率测定是一项用于检查排尿功能是否正常的辅助检查方法。应用尿流计记录排尿过程中每秒钟的尿流率并绘成曲线，以了解下尿路有无梗阻。尿流率测定是一种无创和相对便宜的检查项目。对于多数怀疑有下尿路功能障碍的患者，是一项首选、必不可少的筛查项目。查：尿流量测定（UFR）
87.7901		尿路平片［KUB］		诊断性操作	
89.2100		尿路压力测定		诊断性操作	
87.7302		尿路造影		诊断性操作	查：尿路造影术（顺行的）（排泄的）（静脉内） 87.73
56.7100		尿路转流术至肠		手术	
89.2901		尿生物测定	尿生物检［鉴］定	诊断性操作	
99.2906		颞部充填术［透明质酸钠注射］		治疗性操作	
86.8702		颞部脂肪移植充填术		手术	
01.2502		颞骨部分切除术		手术	
01.2501		颞骨全切除术		手术	
01.2410		颞肌下减压术		手术	颞肌下减压术，通过切除颞肌下一部分颅骨使脑组织从此处膨出而缓解颅内高压
39.2801		颞浅动脉-大脑中动脉搭桥术		手术	1967年Yasargil首先成功地将颞浅动脉吻合于大脑中动脉以治疗脑缺血疾病。此后许多国家均开展了此手术，并衍生出多种方式的颅外-颅内动脉吻合术
76.5x00		颞下颌关节成形术		手术	
76.9500		颞下颌关节的其他操作		手术	
76.9601		颞下颌关节腔的灌洗治疗		治疗性操作	

主要编码	附加编码	手术名称	别名	操作类别	备注
76.9501		颞下颌关节松解术		手术	查：手法操作-关节--粘连---颞下颌的
76.9600		颞下颌关节治疗性物质注入		治疗性操作	
76.9300		颞下颌脱位闭合性复位术		治疗性操作	
76.9400		颞下颌脱位开放性复位术		手术	
04.0202		颞下三叉神经根切断术	Frazier 手术	手术	三叉神经感觉根切断术。查：神经束切断术-三叉神经的
01.5932		颞下窝病损切除术		手术	
01.5913		颞叶病损切除术		手术	
01.5303		颞叶切除术		手术	
96.6x00		浓缩营养物的肠内输注		治疗性操作	
69.1906		努克管积水鞘膜切除术		手术	努克管又称腹膜鞘状突，是腹膜折叠后形成的管状结构。男性睾丸经此下降，正常情况下，在一岁以内闭锁。女性，它在腹股沟管内沿圆韧带内折，一直开放，叫做努克（Nuck）管。查：切除术-积水--努克管（女性）
11.3900		胬肉其他切除术		手术	
11.3200		胬肉切除术伴角膜移植术		手术	
11.3100		胬肉移位术	翼状胬肉转位术	手术	
68.8x01		女性盆腔廓清术		手术	查：去脏术-骨盆（器官）（女性）
70.1201		女性盆腔脓肿引流术		手术	查：引流-盆腔腹膜（女性）
91.4x00		女性生殖道标本的显微镜检查		诊断性操作	
87.8900		女性生殖器官的其他X线检查		诊断性操作	查：放射照相术（诊断性）NEC-生殖器官--女性 NEC
71.9x00		女性生殖器官的其他手术		手术	
46.0102		襻式回肠造口术		手术	查：回肠造口术-襻式
46.0302		襻式结肠造口术		手术	
56.8907		膀胱瓣代输尿管术		手术	
57.5904		膀胱病损耻骨上切除术		手术	
57.5906		膀胱病损电灼术		手术	查：电灼疗法-膀胱（经尿道）--耻骨上
57.5901		膀胱病损切除术		手术	
57.8801		膀胱肠管吻合术		手术	
57.8300		膀胱肠瘘修补术		手术	

主要编码	附加编码	手 术 名 称	别　名	操作类别	备　注
88.7504		膀胱超声检查		诊断性操作	
57.1101		膀胱穿刺术		治疗性操作	
88.9503		膀胱磁共振检查		诊断性操作	
57.6x01		膀胱大部切除术		手术	
57.8901		膀胱固定术		手术	
96.4901		膀胱灌注		治疗性操作	
99.2506		膀胱灌注化疗		治疗性操作	
75.6100		膀胱和尿道近期产科裂伤修补术		手术	
57.8301		膀胱回肠瘘修补术		手术	
57.8403		膀胱会阴瘘修补术		手术	
57.8303		膀胱结肠瘘修补术		手术	
57.8802		膀胱结肠吻合术		手术	
75.6101		膀胱近期产科裂伤修补术		手术	查：缝合（撕裂）-产科撕裂--膀胱
57.8502		膀胱颈 V-Y 成形术		手术	
57.8501		膀胱颈成形术		手术	
57.8500		膀胱颈的膀胱尿道成形术和整形修补术		手术	
57.9200		膀胱颈扩张		手术	
57.5903		膀胱颈切除术		手术	
57.9103		膀胱颈切断术		手术	
99.2903		膀胱颈硬化剂注射		治疗性操作	
97.6402		膀胱镜 D-J 管取出术		治疗性操作	
57.3100		膀胱镜检查经人工造口		诊断性操作	
97.6205		膀胱镜输尿管支架取出术		治疗性操作	
56.9101		膀胱镜下输尿管口扩张术		手术	
56.1x01		膀胱镜下输尿管口切开术		手术	查：尿道外口切开术-输尿管
57.8705		膀胱扩大术		手术	查：增大-膀胱
57.9100		膀胱括约肌切开术		手术	
57.8100		膀胱裂伤缝合术		手术	
57.8401		膀胱瘘修补术		手术	查：瘘管切除术-膀胱（经尿道入路）
57.5905		膀胱内膜切除术		手术	
89.2200		膀胱内压图		诊断性操作	
91.3x00		膀胱、尿道、前列腺、精囊、膀胱周围组织标本和尿及精液的显微镜检查		诊断性操作	

主要编码	附加编码	手术名称	别名	操作类别	备注
57.7101		膀胱尿道全切除术		手术	
59.7101		膀胱尿道提肌悬吊固定术		手术	
57.8405		膀胱尿道阴道瘘修补术		手术	
70.5000		膀胱膨出和直肠膨出修补术		手术	
70.5100		膀胱膨出修补术		手术	
57.5900		膀胱其他病损或组织的开放性切除术或破坏术		手术	
57.8400		膀胱其他瘘管修补术		手术	
57.9900		膀胱其他手术		手术	
57.8800		膀胱其他吻合术		手术	
57.8900		膀胱其他修补术		手术	
57.3900		膀胱其他诊断性操作		诊断性操作	
57.5101		膀胱脐尿管瘘切除术		手术	
57.5902		膀胱憩室切除术		手术	
57.1200		膀胱切开的膀胱腔内粘连松解术		手术	
57.1902		膀胱切开取石术		手术	
57.1905		膀胱切开血块清除术		手术	
57.1903		膀胱切开异物取出术		手术	
57.1904		膀胱切开引流术		手术	
57.6x02		膀胱穹隆切除术		手术	
57.6x04		膀胱三角区切除术		手术	
57.8904		膀胱疝修补术		手术	
57.9300		膀胱［手术后］出血控制		手术	
96.2501		膀胱水扩张疗法		治疗性操作	膀胱水扩张术目的是为诊断或治疗间质性膀胱炎。利用内镜由尿道进入膀胱，在膀胱内灌注生理盐水，主要是增加膀胱容量，减低排尿期间的时间。查：膨胀过度，膀胱（治疗性）
57.1901		膀胱探查术		手术	
98.5102		膀胱体外冲击波碎石术		治疗性操作	
57.8600		膀胱外翻修补术		手术	
57.6x03		膀胱楔形切除术		手术	
57.6x05		膀胱袖状切除术		手术	
57.8903		膀胱悬吊术		手术	

主要编码	附加编码	手 术 名 称	别　名	操作类别	备　注
57.8302		膀胱乙状结肠瘘修补术		手术	
57.8402		膀胱阴道瘘修补术		手术	
57.8305		膀胱阴道直肠瘘修补术		手术	
57.8200		膀胱造口闭合术		手术	
96.4700		膀胱造口冲洗术		治疗性操作	
59.9400		膀胱造口导管置换		治疗性操作	
57.2100		膀胱造口术		手术	
57.2200		膀胱造口修复术		手术	
97.6901		膀胱支架去除		治疗性操作	
57.8304		膀胱直肠瘘修补术		手术	
96.2500		膀胱治疗性扩张		治疗性操作	
57.8700		膀胱重建术		手术	
59.2102		膀胱周围活组织检查		手术	
59.1901		膀胱周围探查术		手术	
59.1100		膀胱周围粘连的其他松解术		手术	
59.1900		膀胱周围组织其他切开术		手术	
57.8404		膀胱子宫瘘修补术		手术	
95.3101		配镜		诊断性操作	
95.0101		配镜检查		诊断性操作	
93.9400		喷雾法给予呼吸药物		治疗性操作	
79.3901		盆骨骨折切开复位内固定术		手术	
78.1901		盆骨外固定术		手术	
88.0103		盆腔CT检查		诊断性操作	
54.3x05		盆腔壁病损切除术		手术	
54.9901		盆腔病损切除术［男性］		手术	
88.1100		盆腔不透光染色对比放射照相术		诊断性操作	
88.1201		盆腔充气造影		诊断性操作	查：放射照相术（诊断性）NEC－对比（空气）（气体）（放射性不透明物质）NEC－－骨盆－－－气体
54.9106		盆腔穿刺术		治疗性操作	
54.9102		盆腔穿刺引流术		治疗性操作	
88.4902		盆腔动脉造影		诊断性操作	
54.4x08		盆腔腹膜切除术		手术	
92.1904		盆腔核素扫描		诊断性操作	

主要编码	附加编码	手术名称	别名	操作类别	备注
88.0401		盆腔淋巴管造影		诊断性操作	查：淋巴管造影术-腹的
40.2909		盆腔淋巴结切除术		手术	
40.5910		盆腔淋巴结清扫术		手术	
88.1200		盆腔气体对比放射照相术		诊断性操作	
68.8x00		盆腔脏器去除术		手术	
88.1101		盆腔造影		诊断性操作	查：放射照相术（诊断性）NEC-对比（空气）（气体）（放射性不透明物质）NEC--骨盆---不透明染色
54.5904		盆腔粘连松解术		手术	
48.8204		盆腔直肠病损切除术		手术	
64.9702		膨胀性阴茎假体置换术		手术	
64.9700		膨胀性阴茎假体置入或置换		手术	
64.9701		膨胀性阴茎假体置入术		手术	查：插入-阴茎假体--可膨胀的（内的）
50.5902		劈离式肝移植术		手术	劈裂式肝移植术是将一个供体肝脏劈分为两部分，分别移植给两个受体。是一种理想的扩大供肝利用和缓解供肝短缺矛盾的方法
86.7501		皮瓣清创术		手术	
86.7502		皮瓣去脂术		手术	
86.7503		皮瓣修整术		手术	
86.8901		皮肤 V-Y 缝合术		手术	查：V-Y 手术（修补术）-皮肤
86.3x06		皮肤 Z 形成形伴病损切除术		手术	查：Z 形成形术-皮肤--伴病损切除术
86.8403		皮肤 Z 形成形术		手术	
86.8400		皮肤瘢痕或蹼状挛缩松弛术		手术	
86.3x01		皮肤瘢痕切除术	皮肤瘢痕切除术	手术	
86.8401		皮肤瘢痕松解术		手术	
86.3x11		皮肤病损电灼治疗		治疗性操作	
86.4x00		皮肤病损根治性切除术		手术	
86.0200		皮肤病损或缺损注射或文身		治疗性操作	
86.3x12		皮肤病损激光治疗		治疗性操作	
86.3x09		皮肤病损冷冻治疗		治疗性操作	
86.3x02		皮肤病损切除术		手术	
86.3x10		皮肤病损烧灼治疗		治疗性操作	

主要编码	附加编码	手 术 名 称	别　名	操作类别	备　注
86.9200		皮肤的电解和其他除毛术		手术	
56.5200		皮肤的输尿管-回肠吻合的修复术		手术	
86.0902		皮肤窦道切开术		手术	
86.2600		皮肤附件结扎术		治疗性操作	
54.9300		皮肤腹膜造口术		手术	
86.0202		皮肤硅胶填充术		手术	
86.0100		皮肤和皮下组织抽吸术		治疗性操作	
86.3x00		皮肤和皮下组织的病损或组织其他局部切除术或破坏术		手术	
86.1100		皮肤和皮下组织的活组织检查		诊断性操作	
86.0900		皮肤和皮下组织的其他切开术		手术	
86.0400		皮肤和皮下组织的其他切开术伴引流术		手术	
86.9900		皮肤和皮下组织的其他手术		手术	
86.8900		皮肤和皮下组织的其他修补术和重建术		手术	
86.1900		皮肤和皮下组织的其他诊断性操作		诊断性操作	
86.0500		皮肤和皮下组织切开术伴异物或装置去除		手术	
86.0502		皮肤和皮下组织异物切开取出术		手术	
91.6x00		皮肤和其他体被标本的显微镜检查		诊断性操作	
86.2400		皮肤化学外科		手术	查：化学外科-皮肤（表浅的）
86.3x15		皮肤及皮下血管瘤切除术		手术	
86.0901		皮肤焦痂切开术		手术	ICD-9-CM-3中索引中"焦痂切除术"编码为86.22，"焦痂切开术"86.09。Escharotomy一词两译，即可译为"焦痂切除术"，又可译为"焦痂切开术"。正文86.09将其译为"焦痂切除术"。还是应以索引为准
86.9302		皮肤扩张器调整术		治疗性操作	
97.8901		皮肤扩张器取出术		治疗性操作	
86.9301		皮肤扩张器置入术		手术	

主要编码	附加编码	手 术 名 称	别　名	操作类别	备　注
86.8402		皮肤蹼状挛缩松解术		手术	
86.9100		皮肤切除用作移植物		手术	
86.3x14		皮肤色素痣切除术		手术	
86.2201		皮肤伤口切除性清创术		手术	
86.8700		皮肤与皮下组织的脂肪移植		手术	
86.6700		皮肤再生移植物		手术	
86.0503		皮肤组织扩张器取出术		手术	
86.7102		皮管成形术		手术	查：移植物，移植术-皮肤--蒂（皮瓣）（管）---雕刻
49.9200		皮下电子肛门刺激器的置入		手术	查：植入-电刺激器--肛门（皮下）
86.0501		皮下神经刺激器去除		手术	
42.8600		皮下隧道制造不伴食管吻合术		手术	
86.3x03		皮下组织病损切除术		手术	
93.0703		皮褶厚度测量		诊断性操作	
41.4200		脾病损或组织切除术		手术	
41.1x00		脾穿刺		诊断性操作	
38.8606		脾动脉结扎术		手术	
38.4602		脾动脉瘤切除伴置换术		手术	
38.6601		脾动脉瘤切除术		手术	查：动脉瘤切除术-腹--动脉
88.4702		脾动脉造影		诊断性操作	
41.9503		脾缝合术		手术	
41.9502		脾固定术		手术	
90.6x00		脾和骨髓的标本显微镜检查		诊断性操作	
92.0503		脾核素扫描		诊断性操作	
39.1x06		脾静脉-腔静脉吻合术		手术	
39.1x07		脾静脉-肾静脉吻合术		手术	
41.4100		脾囊肿袋形缝术［造袋术］		手术	
41.9901		脾内无水酒精注入治疗术		治疗性操作	无水酒精注射术也叫化学消融术，是利用现代高科技技术进行的一种微创性治疗，是在医学影像设备的引导下，将特制的导管/导丝等精密器械引入人体，对体内病变进行诊断和局部治疗。查：手术-脾 NEC

主要编码	附加编码	手 术 名 称	别　名	操作类别	备　注
41.9900		脾其他手术		手术	
41.3900		脾其他诊断性操作		诊断性操作	
41.2x00		脾切开术		手术	
41.2x01		脾切开探查术		手术	
41.2x02		脾切开引流术		手术	
41.9501		脾修补术		手术	
41.9500		脾修补术和整形术		手术	
41.9400		脾移植术		手术	
93.3802		偏瘫肢体综合训练		治疗性操作	
01.5922		胼胝体病损切除术		手术	
01.3205		胼胝体切开术	胼胝体切断术、裂脑术	手术	胼胝体切开术（corpus callosotomy）又称"裂脑术"。胼胝体是最大的联合纤维（commissure fibers），其横行纤维在半球间形成宽而厚的致密板，大约由两亿神经纤维组成。它连接着两半球的对应区，额叶和扣带回经胼胝体前半连接，颞叶经胼胝体后半及其下的海马连合相连接，顶叶经胼胝体压部的前部，枕叶经胼胝体压部的后部相连接。实验证实胼胝体是癫痫放电从一侧半球扩散至另一侧半球的主要通路。故切断胼胝体可以阻止癫痫放电扩散，病人的癫痫可显著减轻。该手术为Van Wagenen（1939）首创，20世纪60年代起应用逐渐增多，被临床医生普遍接受。切断胼胝体后，虽然有裂脑（split brain）综合征，但病人未出现任何持久的神经或心理障碍，性格、脾气、语言、口头推算和记忆功能等几乎都没有改变。查：神经束切断术-脑
37.8601		频率应答单腔永久起搏器置换术		治疗性操作	
37.8201		频率应答单腔永久起搏器置入术		治疗性操作	
93.3803		平衡功能训练		治疗性操作	
99.3800		破伤风类毒素应用		治疗性操作	
74.1x01		剖宫产术，子宫下段横切口		手术	
74.1x02		剖宫产术，子宫下段直切口		手术	
13.6900		其他白内障摘出术		手术	
08.7200		其他板层的眼睑重建术		手术	
11.6200		其他板层角膜成形术		手术	
57.3200		其他膀胱镜检查		诊断性操作	

主要编码	附加编码	手术名称	别　名	操作类别	备　注
57.1900		其他膀胱切开术		手术	
87.7700		其他膀胱造影图		诊断性操作	
93.1700		其他被动性肌肉骨骼的运动训练		治疗性操作	
21.8700		其他鼻成形术		手术	
21.6900		其他鼻甲切除术		手术	
96.0700		其他［鼻-］胃管置入		治疗性操作	
51.1400		其他闭合性［内镜的］胆管或奥狄括约肌活组织检查		诊断性操作	
30.2900		其他部分喉切除术		手术	查：喉切除术-部分的（额侧的）（声门声门上的）（外侧的）（黏膜下）（声门上）（垂直的）
06.3900		其他部分甲状腺切除术		手术	
09.2200		其他部分泪腺切除术		手术	
07.2900		其他部分肾上腺切除术		手术	
66.6900		其他部分输卵管切除术		手术	
72.5200		其他部分臀位牵引		治疗性操作	
52.5900		其他部分胰腺切除术		手术	
91.8x00		其他部位标本的显微镜检查		诊断性操作	
86.7400		其他部位的带蒂皮瓣或皮瓣移植物附着术		手术	
86.5900		其他部位的皮肤和皮下组织闭合术		手术	
86.6300		其他部位全层皮肤移植术		手术	
88.8900		其他部位热影像图		诊断性操作	
92.1900		其他部位扫描		诊断性操作	
98.5900		其他部位体外休克波碎石		治疗性操作	
65.6200		其他残留卵巢和输卵管切除术		手术	
44.6600		其他操作，用于创建食管胃括约肌功能		手术	
75.9900		其他产科手术		手术	查：手术-产科的 NEC
46.3100		其他肠造口的延迟性切开		手术	
46.3900		其他肠造口术		手术	

主要编码	附加编码	手 术 名 称	别 名	操作类别	备 注
57.1800		其他耻骨上膀胱造口术		手术	
69.5900		其他抽吸刮宫术		治疗性操作	
11.6400		其他穿透性角膜成形术		手术	
12.5900		其他促进眼内循环		手术	
36.1900		其他搭桥吻合术,为心脏血管再形成术		手术	
53.2900		其他单侧股疝缝合术		手术	
85.3400		其他单侧皮下乳房切除术		手术	
65.7100		其他单纯卵巢缝合术		手术	
87.5900		其他胆管 X 线检查		诊断性操作	
51.5900		其他胆管的切开术		手术	
51.7900		其他胆管的修补术		手术	
51.6900		其他胆管切除术		手术	
51.4900		其他胆管切开术,用于解除梗阻		手术	
51.3900		其他胆管吻合术		手术	
87.5400		其他胆管造影图		诊断性操作	
51.9300		其他胆瘘的闭合术		手术	
51.0400		其他胆囊切开术		手术	
51.3500		其他胆囊吻合术		手术	
51.0300		其他胆囊造口术		手术	
32.9x00		其他的肺切除术		手术	
47.1900		其他的附带阑尾切除术		手术	
19.1900		其他镫骨切除术		手术	
94.2700		其他电休克治疗		治疗性操作	
87.3200		其他对比剂支气管造影图		诊断性操作	
92.2900		其他放射疗法操作		治疗性操作	
92.0900		其他放射性核素功能检查		诊断性操作	
39.5000		其他非冠状血管成形术		治疗性操作	血管成形术通常是用球囊扩张。查:血管成形术
17.5600		其他非冠状血管粥样硬化切除术		治疗性操作	
89.3900		其他非手术性测量和检查		诊断性操作	
89.3800		其他非手术性呼吸测量		诊断性操作	

主要编码	附加编码	手术名称	别名	操作类别	备注
89.2900		其他非手术性泌尿生殖系统测量		诊断性操作	
89.1500		其他非手术性神经功能试验		诊断性操作	
89.5900		其他非手术性心脏和血管测量		诊断性操作	
97.2900		其他非手术性置换		治疗性操作	
32.4900		其他肺叶切除术		手术	
93.9600		其他富氧疗法		治疗性操作	富氧疗法是利用补给30%浓度的氧气来改善人体的生理环境，促进代谢过程的良性循环，以达到保健与治疗疾病、缓解症状、促进康复和预防病变、增进健康和美容目的氧疗方法
54.6300		其他腹壁缝合术		手术	
88.0200		其他腹部断层照相图		诊断性操作	
48.5900		其他腹会阴直肠切除术		手术	
88.1600		其他腹膜后X线检查		诊断性操作	
88.4700		其他腹内动脉造影术		诊断性操作	
39.2600		其他腹内血管分流术或搭桥		手术	
88.1300		其他腹腔充气造影图		诊断性操作	查：充气造影，充气造影术-盆腔
17.3900		其他腹腔镜大肠部分切除术		手术	
65.2500		其他腹腔镜卵巢局部切除术或破坏术		手术	
53.4300		其他腹腔镜脐疝修补术		手术	
49.5900		其他肛门括约肌切开术		手术	
72.3900		其他高位产钳手术		治疗性操作	
94.3900		其他个人单独精神［心理］疗法		治疗性操作	
99.9900		其他各类操作		治疗性操作	
14.4900		其他巩膜环扎术		手术	
12.8800		其他巩膜加固术		手术	
12.6500		其他巩膜造口术伴虹膜切除术		手术	
77.6900		其他骨病损或组织的局部切除术		手术	
77.8900		其他骨部分骨切除术		手术	
78.3900		其他骨的延长术		手术	

主要编码	附加编码	手术名称	别名	操作类别	备注
88.3300		其他骨骼X线检查		诊断性操作	
93.4400		其他骨骼牵引		治疗性操作	
79.4900		其他骨骨骺分离的闭合性复位术		手术	
79.5900		其他骨骨骺分离的开放性复位术		手术	
79.1900		其他骨骨折闭合性复位术伴内固定		手术	
79.0900		其他骨骨折闭合性复位术不伴内固定		治疗性操作	不包括椎骨的闭合复位术
79.3900		其他骨骨折开放性复位术伴内固定		手术	
79.2900		其他骨骨折开放性复位术不伴内固定		手术	不包括椎骨骨折复位术（03.53）
77.4900		其他骨活组织检查		手术	
79.6900		其他骨开放性骨折部位的清创术		手术	
78.5900		其他骨内固定不伴骨折复位术		手术	
77.1900		其他骨其他切开术不伴切断术		手术	
78.4900		其他骨其他修补术或整形术		手术	
77.7900		其他骨切除术用作移植物		手术	
77.3900		其他骨切断术		手术	
77.9900		其他骨全部切除术		手术	
78.9900		其他骨生长刺激器的置入		手术	
78.1900		其他骨使用外固定装置		手术	
79.9900		其他骨损伤的手术		手术	
78.2900		其他骨缩短术		手术	
77.2900		其他骨楔形骨切开术		手术	楔形截骨术是根据骨（关节）畸形程度，将骨的一段做一个楔形的截骨，就是说从骨上取一个三角形的骨来，根据要求将骨矫正成需要的角度。77.2 骨楔形切开术还包括 V 形截骨术
78.0900		其他骨移植术		手术	
78.7900		其他骨折骨术		手术	
78.8900		其他骨诊断性操作		诊断性操作	
78.6900		其他骨置入装置去除		手术	

主要编码	附加编码	手 术 名 称	别 名	操作类别	备 注
20.0900		其他鼓膜切开术		手术	
93.1600		其他关节松动法		治疗性操作	
39.9700		其他灌注术		治疗性操作	
99.8300		其他光疗法		治疗性操作	
53.0200		其他和开放性腹股沟斜疝修补术		手术	
53.0100		其他和开放性腹股沟直疝修补术		手术	
53.7200		其他和开放性腹入路横膈疝修补术		手术	
53.8400		其他和开放性横隔疝修补术，胸入路		手术	
53.4100		其他和开放性脐疝修补术伴假体		手术	
53.6900		其他和开放性前腹壁疝伴假体修补术		手术	
53.1300		其他和开放性双侧腹股沟疝修补术，一侧直疝和一侧斜疝		手术	
53.1200		其他和开放性双侧腹股沟斜疝修补术		手术	
53.1100		其他和开放性双侧腹股沟直疝修补术		手术	
88.9700		其他和未特指部位的磁共振成像		诊断性操作	
45.7900		其他和未特指大肠部分切除术		手术	
32.5900		其他和未特指的肺切除术		手术	
32.3900		其他和未特指的肺叶节段切除术		手术	
68.3900		其他和未特指的腹部次全子宫切除术		手术	
45.8300		其他和未特指的腹内全结肠切除术		手术	
68.6900		其他和未特指的腹式根治性子宫切除术		手术	
68.4900		其他和未特指的腹式全子宫切除术		手术	
68.7900		其他和未特指的根治性阴道子宫切除术		手术	
88.5700		其他和未特指的冠状动脉造影术		诊断性操作	

主要编码	附加编码	手术名称	别名	操作类别	备注
	17.4900	其他和未特指的机器人援助操作			
07.9900		其他和未特指的胸腺手术		手术	
68.5900		其他和未特指的阴道子宫切除术		手术	
80.5400		其他和未特指的椎间盘纤维环修补术		手术	
68.9x00		其他和未特指子宫切除术		手术	
12.3900		其他虹膜成形术		手术	
12.3200		其他虹膜前粘连松解术		手术	
12.1400		其他虹膜切除术		手术	
12.1200		其他虹膜切开术		手术	
93.9900		其他呼吸操作		治疗性操作	
89.0400		其他会谈和评估		诊断性操作	
89.0800		其他会诊		诊断性操作	
93.1200		其他活动肌肉骨骼的运动训练		治疗性操作	
14.7400		其他机械性玻璃体切除术，后入路		手术	
83.8500		其他肌或腱长度的改变		手术	
83.7600		其他肌腱移位术		手术	
83.4500		其他肌肉切除术	肌肉切除术	手术	
83.7900		其他肌移位术		手术	
99.2400		其他激素注射		治疗性操作	
03.2900		其他脊髓［前侧柱］切断术		手术	
93.4200		其他脊柱牵引		治疗性操作	
84.5900		其他脊椎装置的置入		手术	
	00.3900	其他计算机辅助外科手术			
88.3800		其他计算机轴向断层照相术		诊断性操作	
06.8900		其他甲状旁腺切除术		手术	
83.4200		其他腱切除术		手术	
83.1300		其他腱切断术		手术	
05.2900		其他交感神经切除术和神经节切除术		手术	

主要编码	附加编码	手术名称	别名	操作类别	备注
11.6900		其他角膜移植		手术	
10.4900		其他结膜成形术		手术	
83.4400		其他筋膜切除术	筋膜切除术	手术	
75.6900		其他近期产科裂伤修补术		手术	
22.3900		其他经鼻外上颌窦切开术	Caldwell-Luc 手术［柯-陆手术］	手术	查：Caldwell-Luc 手术（上颌窦切开术）
96.3900		其他经肛门灌肠		治疗性操作	
57.4900		其他经尿道的膀胱病损或组织切除术或破坏术		手术	
60.9700		其他经尿道的前列腺组织破坏术，用其他热疗法		治疗性操作	
60.2900		其他经尿道前列腺切除术		手术	
51.9800		其他经皮胆道操作		治疗性操作	
36.3200		其他经心肌的血管再形成术		手术	
94.2900		其他精神病学躯体疗法		治疗性操作	
94.2500		其他精神病学药物治疗		治疗性操作	
94.1900		其他精神科会谈和评估		诊断性操作	
39.8900		其他颈动脉体、颈动脉窦和其他血管体手术		手术	
81.3300		其他颈椎再融合，后柱，后路法		手术	
81.3200		其他颈椎再融合，前柱，前路法		手术	
53.4900		其他开放性脐疝缝合术		手术	
53.6100		其他开放性切口疝伴假体修补术		手术	
54.1900		其他开腹手术		手术	
93.9800		其他控制气压和空气成分的疗法		治疗性操作	
69.0900		其他扩张和刮宫术		治疗性操作	
47.0900		其他阑尾切除术		手术	
92.3900		其他立体定向放射外科治疗		治疗性操作	

主要编码	附加编码	手 术 名 称	别 名	操作类别	备 注
92.2600		其他粒子辐射的远距离放射疗法		治疗性操作	
40.5000		其他淋巴结根治性切除术		手术	
40.5900		其他淋巴结根治性切除术		手术	
40.2900		其他淋巴结构单纯性切除术		手术	
96.4800		其他留置的泌尿系导管冲洗术		治疗性操作	
01.0900		其他颅的穿刺		治疗性操作	
04.0300		其他颅的和周围神经切断术或压轧术		手术	
02.0600		其他颅骨成形术		手术	
01.2500		其他颅骨切除术		手术	
01.2400		其他颅骨切开术		手术	01.24 是颅骨的切开，切开深度未到脑膜，该亚目下扩展的颅内血肿/脓肿都是指颅骨下硬膜外腔（硬膜外间隙）的
04.0600		其他颅或周围神经节切除术		手术	
00.6400		其他颅外动脉支架经皮置入		治疗性操作	
65.0900		其他卵巢切开术		手术	
65.7200		其他卵巢再植入术		手术	
96.4900		其他泌尿生殖道滴注		治疗性操作	
76.3900		其他面骨部分骨切除术		手术	
76.4400		其他面骨的骨全部切除术同时伴重建术		手术	
76.4500		其他面骨的其他骨全部切除术		手术	
76.4600		其他面骨的其他重建术		手术	
76.6900		其他面骨修补术		手术	
63.7000		其他男性绝育术		手术	
77.5900		其他踇囊肿切除术	Keller 手术	手术	查：关节成形术-趾--用于踇趾外翻修补术
77.5300		其他踇囊肿切除术伴软组织矫正术		手术	查：踇囊肿切除术-伴--软组织矫正 NEC
04.4200		其他脑神经减压术		手术	
58.2200		其他尿道镜检查		诊断性操作	
56.6200		其他皮肤输尿管吻合的修复术		手术	

主要编码	附加编码	手术名称	别名	操作类别	备注
56.6100		其他皮肤输尿管吻合口的建造		手术	
86.6900		其他皮肤移植物至其他部位		手术	
74.9900		其他剖宫产		手术	
53.6300		其他前腹壁疝伴有移植物或假体的其他腹腔镜下修补术		手术	
53.5900		其他前腹壁疝的修补术		手术	
60.6900		其他前列腺切除术		手术	
12.7900		其他青光眼操作		手术	
57.7900		其他全部膀胱切除术		手术	
72.5400		其他全部臀位牵引		治疗性操作	
08.7400		其他全层眼睑重建术		手术	
85.7900		其他全乳房再造术		手术	
93.3500		其他热疗法		治疗性操作	
73.0900		其他人工破膜		治疗性操作	
85.8900		其他乳房成形术		手术	
20.4900		其他乳突切除术		手术	
87.3700		其他乳腺造影术		诊断性操作	
83.3900		其他软组织病损的切除术		手术	
83.9500		其他软组织抽吸		治疗性操作	
83.1900		其他软组织的切断术		手术	
83.9800		其他软组织局部作用治疗性药物注入		治疗性操作	
53.9x00		其他疝修补术		手术	
93.5700		其他伤口敷料的应用		治疗性操作	
25.9400		其他舌切开术		手术	
04.7900		其他神经成形术		手术	
86.9602		其他神经刺激器的置换		手术	
86.9601		其他神经刺激器的置入		手术	
86.9600		其他神经刺激器的置入或置换		手术	
87.7200		其他肾断层照相图		诊断性操作	查：肾断层照相，肾断层照相术 NEC
55.8300		其他肾瘘管闭合术		手术	
55.6900		其他肾移植术		手术	
93.5300		其他石膏管型的应用		治疗性操作	

主要编码	附加编码	手术名称	别名	操作类别	备注
42.2300		其他食管镜检查		诊断性操作	
95.3300		其他视力低下辅助器的配备		治疗性操作	
73.5900		其他手法助产		治疗性操作	
82.5700		其他手肌腱移位术		手术	查：转位-腱 NEC--手
82.5600		其他手肌腱转移或移植术		手术	
82.5900		其他手肌移位术		手术	
82.5800		其他手肌转移或移植术		手术	
23.1900		其他手术拔牙		治疗性操作	牙拔除术是口腔颌面外科最基本的手术，也是最常用的治疗技术之一，通过拔除病源牙治疗某些全身或局部性疾病。查：去除-牙--外科手术的
73.1x00		其他手术引产		治疗性操作	
88.9600		其他手术中磁共振影像		诊断性操作	
65.7300		其他输卵管卵巢成形术		手术	
53.3900		其他双侧股疝缝合术		手术	
85.3600		其他双侧皮下乳房切除术		手术	
93.3300		其他水疗		治疗性操作	
89.1800		其他睡眠疾患功能试验		诊断性操作	
77.0900		其他死骨去除术		手术	
75.3400		其他胎儿监测		诊断性操作	
72.8x00		其他特定器械的分娩		治疗性操作	
88.4900		其他特指部位的动脉造影		诊断性操作	
80.8900		其他特指部位关节病损的其他局部切除术或破坏术		手术	
80.9900		其他特指部位关节的其他切除术		手术	
80.7900		其他特指部位关节滑膜切除术		手术	
80.3900		其他特指部位关节结构的活组织检查		手术	
80.4900		其他特指部位关节切断关节囊、韧带或软骨		手术	

主要编码	附加编码	手术名称	别名	操作类别	备注
80.1900		其他特指部位关节切开术		手术	
80.0900		其他特指部位关节切开术用于去除假体不伴置换		手术	
79.7900		其他特指部位脱位的闭合性复位术		治疗性操作	
79.8900		其他特指部位脱位的开放性复位术		手术	
93.6700		其他特指的整骨推拿疗法		治疗性操作	
81.2900		其他特指关节的关节固定术		手术	
74.4x00		其他特指类型的剖宫产		手术	
95.4600		其他听力和前庭功能试验		诊断性操作	
94.4400		其他团体治疗		治疗性操作	
43.8900		其他胃部分切除术		手术	
44.3900		其他胃肠吻合术		手术	
44.4900		其他胃或十二指肠出血的控制		手术	止血术的主导词查找"控制"
44.1300		其他胃镜检查		诊断性操作	
44.6300		其他胃瘘闭合术	其他胃瘘修补术	手术	
43.9900		其他胃全部切除术		手术	
43.1900		其他胃造口术		手术	
93.3900		其他物理治疗		治疗性操作	
04.8900		其他物质注射,除外神经破坏药		治疗性操作	
76.4200		其他下颌骨全部切除术		手术	
81.9500		其他下肢关节囊或韧带缝合术		手术	
88.6602		其他下肢静脉造影		诊断性操作	
87.6900		其他消化道 X 线检查		诊断性操作	
45.9300		其他小肠-大肠吻合术		手术	
94.5900		其他心理康复转诊		治疗性操作	
94.0900		其他心理学的精神状态测定		诊断性操作	
94.0800		其他心理学的评估和测验		诊断性操作	

主要编码	附加编码	手术名称	别名	操作类别	备注
99.6900		其他心律复转		治疗性操作	
89.4400		其他心血管应激试验		诊断性操作	
36.3900		其他心脏血管再形成术		手术	
37.3700		其他心脏组织或病损消融、切除或破坏，胸腔镜入路		手术	
87.4900		其他胸部X线检查		诊断性操作	
38.3500		其他胸部血管部分切除术伴吻合术		手术	
38.1500		其他胸部血管内膜切除术		手术	
38.0500		其他胸部血管切开术		手术	
42.6600		其他胸骨前食管结肠吻合术		手术	
42.6900		其他胸骨前食管吻合术		手术	
42.6800		其他胸骨前食管吻合术伴间置术		手术	
42.6400		其他胸骨前食管小肠吻合术		手术	
34.2400		其他胸膜活组织检查		手术	
88.4400		其他胸内动脉造影术		诊断性操作	
42.5600		其他胸内食管结肠吻合术		手术	
42.5400		其他胸内食管小肠吻合术		手术	
39.2300		其他胸内血管分流术或搭桥		手术	
44.0300		其他选择性迷走神经切断术		手术	
39.7900		其他血管的其他血管内修补术		治疗性操作	查：栓塞-动脉--经---血管内入路
87.1200		其他牙X线检查		诊断性操作	
24.8x00		其他牙矫形手术		治疗性操作	
24.9900		其他牙手术		手术	
23.4900		其他牙修复		治疗性操作	
08.9300		其他眼睑拔睫毛术		治疗性操作	
08.5900		其他眼睑位置调整术		手术	
08.8900		其他眼睑修补术		手术	
16.5900		其他眼眶内容物剜出术		手术	

主要编码	附加编码	手术名称	别名	操作类别	备注
16.0900		其他眼眶切开术		手术	
52.0900		其他胰腺切开术		手术	
70.7400		其他阴道肠瘘的修补术		手术	
96.1600		其他阴道扩张		治疗性操作	
97.2500		其他阴道子宫托的置换		治疗性操作	
96.1800		其他阴道子宫托置入		治疗性操作	
46.2300		其他永久性回肠造口术		手术	
31.2900		其他永久性气管造口术		治疗性操作	
44.2900		其他幽门成形术		手术	
95.4900		其他与听力相关的非手术性操作		治疗性操作	
93.7500		其他语言训练和治疗		治疗性操作	
84.2900		其他再附着		手术	
12.6900		其他造口术		手术	
99.9210		其他针刺放血法		治疗性操作	
88.7900		其他诊断性超声		诊断性操作	
93.0900		其他诊断性物理治疗操作		诊断性操作	
72.7900		其他真空吸引术		治疗性操作	
33.2300		其他支气管镜检查		诊断性操作	
84.5400		其他肢体内部延长装置的置入		手术	
48.7600		其他直肠固定术		手术	
48.7300		其他直肠瘘修补术		手术	
48.6300		其他直肠前切除术		手术	
70.9300		其他直肠子宫陷凹手术伴移植物或假体		手术	
93.5900		其他制动术、压迫和伤口维护		治疗性操作	
00.0900		其他治疗性超声		治疗性操作	
55.9600		其他治疗性物质注入肾		治疗性操作	
99.7900		其他治疗性血浆分离置换法或其他治疗性或预防性药物的注射、使用或输注		治疗性操作	
21.8800		其他中隔成形术		手术	不包括同时伴鼻中隔黏膜下切除术编码于21.5

主要编码	附加编码	手　术　名　称	别　名	操作类别	备　注
72.2900		其他中位产钳手术		治疗性操作	
99.5900		其他种痘和接种		治疗性操作	
04.4900		其他周围神经或神经节粘连的减压术或松解术		手术	
39.2900		其他［周围］血管分流术或搭桥		手术	
00.5500		其他周围血管药物洗脱支架置入		治疗性操作	血管支架置入是指在管腔球囊扩张成形的基础上，在病变段置入内支架以达到支撑狭窄闭塞段血管，减少血管弹性回缩及再塑形，保持管腔血流通畅的目的。支架有三种，裸支架（bare stent）、药物涂层（coated stent）和洗脱支架（eluting stent）。该亚目仅包含周围血管药物洗脱支架，但不包括表浅股动脉00.60；周围血管的非药物洗脱支架置入39.90。编码原则：①注意区分置入支架的血管类型。②凡遇到支架置入，必须首先了解支架的性质和数量，置入支架的数量编码于00.45~00.48。③脑部血管支架目前只有非药物洗脱支架的编码（00.63~00.65）。编码顺序：通常经皮腔内血管成形术和支架置入术同期相伴操作，根据主要情况定义应选择支架置入术作为主要操作编码，经皮腔内血管成形术作为附加编码。有时根据病例情况，临床医生仅采用这两种术式中的一种即可完成操作，编码相应操作即可。另编码置入血管支架的数量（00.45~00.48）和治疗血管的数量（00.40~00.43）。支架置入术临床一般都称为置入术、植入术，但实际上是插入术。查：插入-支架
73.9900		其他助产手术		治疗性操作	
94.4900		其他咨询		治疗性操作	
69.2200		其他子宫悬吊术		手术	
73.9200		脐带脱垂复位		治疗性操作	
54.2202		脐活组织检查		手术	
38.9200		脐静脉导管插入术		治疗性操作	
57.5100		脐尿管切除术		手术	
54.3x04		脐切除术		手术	
54.0x05		脐切开引流术		手术	
53.4101		脐疝无张力修补术		手术	
53.4901		脐疝修补术		手术	
41.0600		脐血干细胞移植		治疗性操作	新生婴儿的脐带血中含有丰富的干细胞，将其采集后在特定的条件下保存，可用于异体干细胞移植

主要编码	附加编码	手　术　名　称	别　　名	操作类别	备　　注
53.4902		脐重建术		手术	查：重建术-脐--其他开放性
89.3801		气道激发试验	支气管激发试验、气道反应性测定试验	诊断性操作	是用以测试支气管对吸入刺激性物质产生收缩反应程度的方法。气道反应性（airway responsiveness）指气道对各种物理、化学、变应原或运动的反应程度。查：测量-气道阻力
33.3300		气腹用于肺萎陷		手术	
31.5x00		气管病损或组织的局部切除术或破坏术		手术	
31.5x01		气管病损切除术		手术	
31.5x02		气管部分切除术		手术	
31.7901		气管成形术		手术	
31.9900		气管的其他手术		手术	
31.4900		气管的其他诊断性操作		诊断性操作	
96.5602		气管灌洗术		治疗性操作	
31.9901		气管硅胶管置入术		手术	
98.1500		气管和支气管管腔内异物的不切开去除		治疗性操作	
31.9200		气管或喉粘连的松解术		手术	
33.9903		气管镜肺灌洗术		治疗性操作	
33.2404		气管镜肺泡灌洗术		诊断性操作	
31.4202		气管镜检查		诊断性操作	
31.4100		气管镜检查，经人工造口		诊断性操作	
98.1504		气管镜气管异物取出术		治疗性操作	
33.2405		气管镜刷检术		诊断性操作	
33.2701		气管镜透壁针吸活组织检查		诊断性操作	
98.1503		气管镜支气管异物取出术		治疗性操作	
33.7802		气管镜支气管支架取出术		治疗性操作	
33.7901		气管镜支气管支架置入术		治疗性操作	
31.9902		气管扩张管去除术		治疗性操作	
31.7100		气管裂伤缝合术		手术	查：修补术-气管--撕裂（经缝合）
31.7904		气管膜部修补术		手术	
96.0400		气管内插管		治疗性操作	

主要编码	附加编码	手 术 名 称	别　名	操作类别	备　注
87.3100		气管内支气管造影术		诊断性操作	查：支气管造影术，支气管造影术-气管内
31.7300		气管其他瘘管的闭合术		手术	
31.7900		气管其他修补术和整形术		手术	
31.3x03		气管切开异物取出术		手术	
31.9903		气管球囊扩张术		治疗性操作	
31.9904		气管人工假体置入术		手术	
31.7301		气管食管瘘修补术		手术	查：闭合术（瘘）-气管食管的
31.9500		气管食管造口术		手术	
31.3x02		气管探查术		手术	
97.2301		气管套管置换术		治疗性操作	
31.7200		气管外瘘管闭合术		手术	
31.7903		气管狭窄修复术		手术	
31.5x03		气管楔形切除术		手术	
31.9905		气管悬吊术		手术	
31.7201		气管造口闭合术		手术	
97.2300		气管造口导管的置换		治疗性操作	
96.5500		气管造口洗涤		治疗性操作	
31.7400		气管造口修复术		手术	查：修复术-造口--气管
31.9201		气管粘连松解术		手术	
31.9301		气管支架置换术		手术	
33.4804		气管支气管吻合术		手术	
90.4x00		气管、支气管、胸膜、肺标本和其他胸部标本和痰的显微镜检查		诊断性操作	
31.7503		气管重建术		手术	
31.7500		气管重建术和人工喉建造术		手术	
31.9400		气管注入局部作用的治疗性物质		治疗性操作	
87.0100		气脑造影图		诊断性操作	
87.8200		气体对比剂子宫输卵管造影图		诊断性操作	
99.5801		气性坏疽抗毒素治疗		治疗性操作	
93.5902		气压止血带绑缚		治疗性操作	
37.8900		起搏器装置的校正或去除		治疗性操作	
37.8903		起搏器装置调整术		治疗性操作	
37.8901		起搏器装置去除术		治疗性操作	

主要编码	附加编码	手术名称	别名	操作类别	备注
37.8902		起搏器装置修复术		治疗性操作	查：修复术-心脏起搏器--装置
72.9x00		器械分娩		治疗性操作	
38.4603		髂动脉部分切除伴置换术		手术	
39.2602		髂动脉-肠系膜上动脉搭桥术		手术	
39.3106		髂动脉缝合术		手术	
39.2506		髂动脉-股动脉搭桥术		手术	
39.2508		髂动脉-股动脉-腘动脉搭桥术		手术	
39.2501		髂动脉-腘动脉搭桥术		手术	
38.8607		髂动脉结扎术		手术	
38.4604		髂动脉瘤切除伴置换术		手术	
38.1603		髂动脉内膜切除伴补片修补术		手术	
38.1602		髂动脉内膜切除术	髂动脉内膜剥脱术	手术	
39.2504		髂动脉-髂动脉搭桥术		手术	查：分流-髂髂的
39.5005		髂动脉球囊血管成形术		治疗性操作	
38.0602		髂动脉取栓术		手术	
88.4904		髂动脉造影		诊断性操作	
39.9004		髂动脉支架置入术		治疗性操作	
77.7901		髂骨切除术用作移植物		手术	
77.3902		髂骨切开术		手术	这里的切开指的是完全切开
83.1405		髂胫束切断术	髂胫束松解术	手术	
38.6706		髂静脉病损切除术		手术	
39.2901		髂静脉-股静脉搭桥术		手术	
39.5007		髂静脉球囊血管成形术		治疗性操作	
38.0701		髂静脉取栓术		手术	
88.6703		髂静脉造影		诊断性操作	
40.5300		髂淋巴结根治性切除术		手术	
54.9103		髂窝穿刺引流术		治疗性操作	
54.0x06		髂窝切开引流术		手术	

主要编码	附加编码	手 术 名 称	别 名	操作类别	备 注
83.1302		髂腰肌腱切断术		手术	
21.8702		前鼻孔成形术		手术	
88.2202		前臂 X 线检查		诊断性操作	
39.4301		前臂动静脉瘘管拔除术		手术	前臂皮下动静脉瘘是在前臂下段将桡动脉与头静脉作吻合,使头静脉动脉化,从而使尿毒症患者便于穿刺,进行血液透析。查:去除-动静脉分流(装置)
84.2301		前臂断肢再植术		手术	
84.4200		前臂和手假体安装		治疗性操作	
84.4201		前臂假体安装		治疗性操作	
21.8302		前臂皮瓣鼻重建术		手术	
84.2300		前臂、腕或手的再附着		手术	
11.7201		前弹力层下角膜磨镶术〔SBK〕		手术	
12.9903		前房成形术		手术	
12.9102		前房冲洗术		治疗性操作	主要治疗外伤性前房积血、炎症的方法
12.9101		前房穿刺术		治疗性操作	主要适用于外伤、炎症粘连等因素导致的前房疾患
12.9905		前房导管取出术		手术	
12.6703		前房导管术		手术	
12.9904		前房导管修正术		手术	
12.4201		前房机化膜切除术		手术	
12.5901		前房角成形术		手术	前房内注入空气,平衡盐溶液或眼内粘弹剂充填或扩张前房
12.9900		前房其他手术		手术	
12.9300		前房上皮衍生物的去除或破坏术		手术	
12.9302		前房上皮衍生物破坏		手术	
12.9301		前房上皮衍生物去除术		手术	前房上皮植入性囊肿系由角膜、角膜缘部位的外伤或内眼手术引起,以角膜上皮为多见,在前房内逐渐生长,甚至充满前房,产生瞳孔变形、虹膜睫状体炎、周边虹膜前粘连、继发性青光眼等,造成视力下降、疼痛等症状,严重者需摘除眼球以改善症状
12.9203		前房药物注射术		治疗性操作	
12.9100		前房治疗性排空术		治疗性操作	
12.9201		前房注气术	前房空气注射法	治疗性操作	前房注射空气时,应当形成一个大的空气泡,小气泡容易进入后房,使虹膜根部推向前,贴近前房角
12.9200		前房注射		治疗性操作	

主要编码	附加编码	手 术 名 称	别 名	操作类别	备 注
12.9202		前房注液术		治疗性操作	
39.5107		前交通动脉瘤夹闭术		手术	
99.9400		前列腺按摩		治疗性操作	前列腺按摩：就是通过定期对前列腺按摩、引流前列腺液，排出炎性物质而达到解除前列腺分泌液郁积，改善局部血液循环，促使炎症吸收和消退的一种疗法
60.0x03		前列腺被膜切开术		手术	
60.6100		前列腺病损局部切除术		手术	
88.7502		前列腺超声检查		诊断性操作	
88.9502		前列腺磁共振检查		诊断性操作	
60.9900		前列腺的其他手术		手术	
92.2702		前列腺放射性粒子置入术	前列腺短距离治疗	治疗性操作	粒子置入全称为"放射性粒子置入治疗技术"：是一种将放射源置入肿瘤内部，让其以摧毁肿瘤的治疗手段。粒子置入治疗技术涉及放射源，其核心是放射粒子。现在临床运用的是一种被称为碘^{125}的物质。查：植入物-放射性核素
87.9200		前列腺和精囊的其他X线检查		诊断性操作	
60.1800		前列腺和前列腺周围组织的其他诊断性操作		诊断性操作	
60.5x01		前列腺精囊切除术		手术	
58.6x03		前列腺尿道记忆金属支架置入术		手术	
60.0x02		前列腺切开取石术		手术	
60.0x00		前列腺切开术		手术	
60.0x01		前列腺切开引流术		手术	
96.4902		前列腺素栓剂置入，用于流产		治疗性操作	
75.0x01		前列腺素羊膜腔内注射终止妊娠		治疗性操作	
73.4x04		前列腺素引产		治疗性操作	
60.9300		前列腺修补术		手术	
60.9201		前列腺药物注射		治疗性操作	
87.9201		前列腺造影		诊断性操作	
97.6902		前列腺支架去除		治疗性操作	
60.8101		前列腺周围脓肿引流术		手术	
60.8201		前列腺周围组织病损切除术		手术	

主要编码	附加编码	手 术 名 称	别　名	操作类别	备　注
60.1500		前列腺周围组织的活组织检查		诊断性操作	
60.8200		前列腺周围组织切除术		手术	
60.8100		前列腺周围组织切开术		手术	
60.9200		前列腺注射测试连接处		治疗性操作	
59.7901		前尿道固定术		手术	
01.5941		前胼胝体切除术		手术	
40.1105		前哨淋巴结活组织检查		手术	前哨淋巴结：是原发肿瘤引流区域淋巴结中的特殊淋巴结，是原发肿瘤发生淋巴结转移所必经的第一批淋巴结
95.4601		前庭功能检查		诊断性操作	查：测验，测定（为了）-前庭功能 NEC
95.4401		前庭功能热试验		诊断性操作	
20.6103		前庭开窗术		手术	
20.7906		前庭切除术		手术	
04.0727		前庭神经切除术		手术	
04.0103		前庭神经切断术		手术	
86.7401		前徙皮瓣移植术		手术	查：移植术-皮肤--蒂（皮瓣）（管）---转移术
81.0400		前柱背和背腰融合，前路法		手术	
81.0200		前柱其他颈融合，前路法		手术	
81.0800		前柱腰和腰骶部融合，后路法		手术	后路法包括经椎间孔入路，轴向
81.0600		前柱腰和腰骶部融合，前路法		手术	前入路包括极外侧、直接外侧入路
39.5100		钳夹动脉瘤		手术	查：钳夹-动脉瘤
88.7905		浅表淋巴结超声检查		诊断性操作	
96.3800		嵌塞粪便去除		治疗性操作	
39.2100		腔静脉-肺动脉吻合术		手术	
38.7x01		腔静脉结扎术		手术	查：结扎-腔静脉，下
38.7x00		腔静脉截断		手术	
39.5012		腔静脉球囊血管成形术		治疗性操作	
88.5100		腔静脉心血管造影术		诊断性操作	
39.2101		腔静脉-右心房搭桥术		手术	查：旁路-血管的 NEC--腹内
38.7x02		腔静脉折叠术		手术	

主要编码	附加编码	手术名称	别名	操作类别	备注
85.4501		腔镜单侧乳腺根治性切术		手术	
06.2x01		腔镜下单侧甲状腺切除术		手术	
06.8904		腔镜下甲状旁腺病损切除术		手术	
06.3101		腔镜下甲状腺病损切除术		手术	
06.3908		腔镜下甲状腺部分切除术		手术	
06.3902		腔镜下甲状腺大部切除术		手术	
06.4x02		腔镜下甲状腺全部切除术		手术	
06.3907		腔镜下甲状腺峡部切除术		手术	
40.5101		腔镜腋下淋巴结清扫术		手术	
77.5801		翘趾修补术		手术	
06.9100		切断甲状腺峡部		手术	
04.0200		切断三叉神经	三叉神经切断术	手术	三叉神经痛的手术包括：①三叉神经周围支撕脱术：常用于第一、第二支痛，复发率高。②经颞部硬脑膜外三叉神经感觉根切断术（Frazier手术）：适用于第二、三支或者第三支痛。手术可以保全第一支和运动根，不能发现继发性病灶。③经后颅窝三叉神经感觉根切断术（Dandy手术）：适用于第二、第三支痛或第三支痛，手术要避免运动神经根损伤，可发现引起疼痛的继发性病灶（如胆脂瘤、肿瘤等），其复发率低，缺点是手术比经颞部手术困难。④经后颅窝显微血管三叉神经感觉根减压术：经耳后枕乳突下小骨窝开颅，在手术显微镜下查看桥脑旁的显微血管与三叉神经的关系，找到接触、压迫神经根的血管（多数为小脑上动脉、动-静脉）。⑤经迷路压三叉神经感觉根切断术（Hitselberger手术）：手术入路浅，效果与Danely手术相同。但要凿开乳突，注意保护迷路，可同耳鼻喉科医师协作。⑥经延髓三叉神经脊髓束切断术（Sioqvist手术）：在延髓闩部位水平切断感觉传导束、术后止痛。可保留面部触觉运动，有一定程度的困难与危险。适用于第1~3支或者第1~2支或者第2~3支痛；双侧发病者，可以一次手术

主要编码	附加编码	手 术 名 称	别 名	操作类别	备 注
10.0x00		切开术去除嵌入结膜异物		手术	
53.5100		切口疝修补术		手术	
37.2600		侵入性电生理测定导管术		诊断性操作	查：EPS（电生理测定）-导管侵入性电生理测定
12.6701		青光眼阀取出术		手术	青光眼采用阀置入治疗，效果较为理想，特别是针对人工晶体眼无晶体眼的患者治疗时，更为适应，减少了术后浅前房发生率，加强并发症的积极防控，对改善预后，确保患者生存质量有非常积极的临床意义。青光眼引流阀置入术后暴露脱出相对少见
12.6702		青光眼阀修复调位术		手术	
12.6704		青光眼阀置入术		手术	
95.0301		青光眼检查		诊断性操作	
01.4105		丘脑病损切除术		手术	
02.9304		丘脑底核电极刺激器置入术		手术	
01.4104		丘脑核破坏术		手术	
01.4103		丘脑化学破坏术		手术	
01.4101		丘脑切开术		手术	
01.4102		丘脑射频毁损术		手术	
01.4100		丘脑手术		手术	丘脑是间脑中最大的卵圆形灰质核团，位于第三脑室的两侧，左、右丘脑借灰质团块（称中间块）相连。丘脑被 Y 形的白质板（称内髓板）分隔成前、内侧和外侧三大核群，外侧核又分为较小的背侧部和较大的腹侧部。丘脑毁损术治疗帕金森病的震颤和僵直有显著效果
16.9100		球后注射治疗性药物		治疗性操作	
40.3x00		区域性淋巴结切除术		手术	扩大区域淋巴结切除：包括皮肤、皮下组织、脂肪切除
86.6904		躯干部植皮术		手术	
86.4x02		躯干皮肤病损根治性切除术		手术	
86.9306		躯干皮肤扩张器置入术		手术	
98.2500		躯干其他异物不切开去除，除外阴囊，阴茎或外阴		治疗性操作	
86.6302		躯干全厚皮片移植术		手术	
97.7400		取出其他阴道子宫托		治疗性操作	
97.7900		取出生殖道其他装置		治疗性操作	

主要编码	附加编码	手术名称	别名	操作类别	备注
97.7300		取出阴道隔膜		治疗性操作	
97.7500		取出阴道或外阴填塞物		治疗性操作	
97.7100		取出子宫内避孕装置		治疗性操作	
97.7200		取出子宫内填塞物		治疗性操作	
97.5500		去除T形管、其他胆管导管或肝导管		治疗性操作	
97.5503		去除T形管术		治疗性操作	
97.6300		去除膀胱造口导管		治疗性操作	
97.3200		去除鼻填塞物		治疗性操作	
14.7100		去除玻璃体，前入路	玻璃体切割术	手术	
97.5300		去除大肠或阑尾导管		治疗性操作	
97.5501		去除胆管支架		治疗性操作	
97.5400		去除胆囊造口导管		治疗性操作	
37.7700		去除导线〔电极〕，不伴置换		治疗性操作	
39.4300		去除动静脉分流，为肾透析		手术	
97.8300		去除腹壁缝线		治疗性操作	
97.8600		去除腹部其他装置		治疗性操作	
97.8100		去除腹膜后引流装置		治疗性操作	
97.8200		去除腹膜引流装置		治疗性操作	
83.9300		去除骨骼肌刺激器		手术	
20.1x00		去除鼓室造口术置管		治疗性操作	
03.9800		去除脊髓膜分流术		手术	
03.9400		去除脊髓神经刺激器导线		手术	
11.9200		去除角膜人工植入物		手术	
13.0000		去除晶状体异物		手术	
97.6401		去除留置的泌尿系统导管		治疗性操作	
01.2200		去除颅内神经刺激器导线		手术	
97.6900		去除泌尿系统其他装置		治疗性操作	
76.9700		去除面骨内固定装置		手术	
37.5500		去除内置的双心室心脏置换系统		手术	
83.0301		去除黏液囊钙质沉积物		手术	
97.6501		去除尿道支撑物		治疗性操作	

主要编码	附加编码	手　术　名　称	别　　名	操作类别	备　　注
97.6500		去除尿道支架		治疗性操作	
97.6400		去除其他泌尿系统引流装置		治疗性操作	
97.3600		去除其他下颌骨外部固定装置		治疗性操作	
97.8900		去除其他治疗性装置		治疗性操作	
97.3700		去除气管造口导管		治疗性操作	
97.8400		去除躯干缝线		治疗性操作	
97.8700		去除躯干其他装置		治疗性操作	
97.8500		去除躯干填塞物		治疗性操作	
85.9400		去除乳房植入物		手术	
97.6100		去除肾盂造口和肾造口导管		治疗性操作	
97.6200		去除输尿管造口导管和输尿管导管		治疗性操作	
84.5700		去除填充物〔水泥〕		手术	
97.3800		去除头和颈部缝线		治疗性操作	
97.3900		去除头和颈部其他治疗性装置		治疗性操作	
97.8800		去除外部制动装置		治疗性操作	
37.6400		去除外置式心脏辅助系统或装置		治疗性操作	
97.5100		去除胃造口导管		治疗性操作	
97.5900		去除消化系统其他装置		治疗性操作	
97.5200		去除小肠导管		治疗性操作	
97.4900		去除胸的其他装置		治疗性操作	
97.4300		去除胸缝线		治疗性操作	
97.4100		去除胸廓切开导管或胸膜腔引流物		治疗性操作	
24.8x01		去除牙齿矫形器		治疗性操作	查：去除－弓形杆（齿矫形）
97.3300		去除牙钢丝栓结术		治疗性操作	
97.3500		去除牙假体		治疗性操作	
97.3400		去除牙填塞物		治疗性操作	
16.1x00		去除眼穿透性异物		手术	
14.6x00		去除眼后节手术植入物	眼后节手术植入物取出术	手术	
14.0000		去除眼后节异物		手术	
97.3100		去除眼假体		治疗性操作	

主要编码	附加编码	手术名称	别名	操作类别	备注
08.2000		去除眼睑病损		手术	08.2分类要特别注意区分眼睑切除术和破坏术。同时还应注意区分切除范围为睑缘、板层或是全层
16.5100		去除眼眶内容物剜出术伴去除邻近结构		手术	查：去脏术
16.7200		去除眼眶植入物		手术	
16.3100		去除眼内容物同时将植入物置入巩膜壳		手术	
12.4000		去除眼前节病损		手术	
12.0000		去除眼前节眼内异物		手术	
16.7100		去除眼植入物		手术	
97.5603		去除胰腺导管		治疗性操作	
97.5600		去除胰腺导管或引流管		治疗性操作	
98.2000		去除异物		治疗性操作	
64.9600		去除阴茎内部假体		手术	
13.8x00		去除置入的晶状体	人工晶状体取出术	手术	
04.9300		去除周围神经刺激器导线		手术	
03.0100		去除椎管异物		手术	
69.9600		去除子宫颈环扎材料		治疗性操作	
69.9700		去除子宫颈其他穿透性异物		治疗性操作	
97.4200		去除纵隔引流物		治疗性操作	
21.8300		全鼻重建术		手术	
30.3x00		全部喉切除术		手术	
09.2300		全部泪腺切除术		手术	
37.5200		全部内置式双心室心脏置换系统置入		手术	
99.1501		全部胃肠外营养	TPN	治疗性操作	查：营养，浓缩物质-胃肠外的，全部
81.5400		全部膝关节置换		手术	
26.3200		全部涎腺切除术		手术	
35.8200		全部异常肺静脉连接的修补术	肺静脉异位引流矫正术	手术	
37.5400		全部置换心脏系统的其他可置入成分置换或修补术		手术	
85.8300		全层皮片移植至乳房		手术	

主要编码	附加编码	手 术 名 称	别 名	操作类别	备 注
18.7103		全耳再造术		手术	耳再造术：各种原因引起的耳朵缺损都可以通过全耳再造手术来修复。通常全耳再造手术分两期进行。第一期手术主要目的是制备出耳朵再造所需的皮肤。全耳再造术手术方法把一个可充水的扩张囊埋入耳再造部位的皮下，埋入后按一定时间频率向囊内注水，使包裹扩张囊的皮肤扩张，一般经过三个月的时间可制备出二期手术所需皮肤。二期手术主要是制备耳朵所需的支架（也就是类似正常耳朵软骨的东西），支架目前多使用自身的肋软骨雕刻而成。支架做好后将其填埋到已经扩张好的皮肤下，即完成耳朵再造手术
11.7904		全飞秒微小切口基质透镜切除术［SMILE］		手术	采用 VisuMax 仪器首先完成角膜基质透镜和一个微小的角膜切口（2~4mm），无需制作角膜瓣。第二步通过小切口取出角膜基质透镜组织，因为没有制作角膜瓣，所以角膜周边的神经没有被切断，角膜的生物力学和病理损伤，较传统 LASIK 治疗有极大的改善。第三步取出基质透镜后，角膜屈光力就得到了精确的重塑
32.5901		全肺切除术伴纵隔淋巴结清扫术		手术	
50.4x00		全肝切除术		手术	
50.3x04		全肝叶切除术伴其他肝叶部分切除术		手术	查：叶切除术-肝（伴邻近叶部分切除术）
30.3x01		全喉扩大切除术		手术	
48.6907		全结肠直肠［包括肛门］切除术		手术	
87.1100		全口牙 X 线检查		诊断性操作	
23.1901		全口牙拔除术		治疗性操作	
81.5100		全髋关节置换		手术	包括单侧或双侧全髋关节置换（含股骨头和髋臼的假体置换）。查：置换-髋（部分）（伴固定装置）（伴假体）（伴牵引）--全部
89.0300		全面会谈和评估		诊断性操作	
89.0700		全面会诊	多科会诊	诊断性操作	
70.5305		全盆底重建术		手术	
41.5x00		全脾切除术		手术	
89.6500		全身动脉血气测量	血气分析	诊断性操作	动脉血气分析是指对各种气体、液体中不同类型的气体和酸碱性物质进行分析的技术过程。查：测量-全身动脉--血气
89.6100		全身动脉压监测		诊断性操作	
39.9600		全身灌注法		治疗性操作	
92.1800		全身扫描		诊断性操作	

主要编码	附加编码	手术名称	别名	操作类别	备注
93.6100		全身松动的整骨推拿疗法		治疗性操作	
89.7x00		全身体格检查		诊断性操作	
92.1801		全身正电子X线断层显像-计算机断层显像	全身PET-CT	诊断性操作	
42.4200		全食管切除术		手术	
87.6901		全胃肠造影		诊断性操作	查：放射照相术（诊断性）NEC-消化道NEC
43.9101		全胃切除伴空肠间置术	全胃切除空肠代胃术	手术	
43.9901		全胃切除伴食管空肠吻合术		手术	
43.9903		全胃切除伴食管十二指肠吻合术		手术	
00.8400		全膝关节置换修复术，胫骨置入〔衬垫〕		手术	
99.0300		全血的其他输入		治疗性操作	
52.6x00		全胰切除术		手术	
38.4504		全主动脉弓人工血管置换并支架象鼻手术	Sun手术	手术	用于治疗复杂型主动脉夹层、累及主动脉弓和弓降部的广泛主动脉病变。基本手术方法：剖开主动脉弓，横断头臂血管，选择合适型号的支架象鼻经主动脉弓远端口置入降主动脉真腔；选择直径与支架象鼻相当的分叉人工血管，其主血管远端与带支架象鼻的降主动脉吻合，将对应的头臂血管分支先与左颈总动脉吻合，再将人工血管主血管近端与主动脉近端吻合，最后吻合无名动脉和左锁骨下动脉分支。主动脉近端的处理依赖于其病理改变，要阅读手术记录，根据其病变可能行主动脉窦成形术（编码：35.3901主动脉窦修补术）、可能行主动脉瓣置换或成形（根据情况选择编码：35.21或35.22或35.1101）；为体现支架象鼻手术根据病变情况再编码：39.7301胸主动脉支架置入术和（或）39.7101腹主动脉支架置入术（注意：另编体外循环术39.61）
77.9904		全椎体切除术		手术	
76.6904		颧弓成形术		手术	
76.3903		颧骨部分切除术		手术	
76.6903		颧骨成形术		手术	
76.7100		颧骨骨折闭合性复位术		手术	

主要编码	附加编码	手术名称	别名	操作类别	备注
76.7200		颧骨骨折开放性复位术		手术	
76.7201		颧骨骨折切开复位内固定术		手术	
76.4503		颧骨全切术		手术	
76.6905		颧骨增高术		手术	
38.4301		桡动脉部分切除伴置换术		手术	
39.3113		桡动脉缝合术		手术	查：缝合-血管--动脉
38.8303		桡动脉结扎术		手术	
39.5013		桡动脉球囊血管成形术		治疗性操作	
77.6301		桡骨病损切除术		手术	
77.8301		桡骨部分切除术		手术	
78.4301		桡骨成形术		手术	
79.4201		桡骨骨骺分离闭合复位术		手术	
79.5201		桡骨骨骺分离切开复位术		手术	
79.1201		桡骨骨折闭合复位内固定术		手术	
79.0201		桡骨骨折闭合性复位术		治疗性操作	
79.3201		桡骨骨折切开复位内固定术		手术	
79.2201		桡骨骨折切开复位术		手术	
77.6300		桡骨和尺骨病损或组织的局部切除术		手术	
77.8300		桡骨和尺骨部分骨切除术		手术	
79.4200		桡骨和尺骨骨骺分离的闭合性复位术		手术	
79.5200		桡骨和尺骨骨骺分离的开放性复位术		手术	
79.1200		桡骨和尺骨骨折闭合性复位术伴内固定		手术	
79.0200		桡骨和尺骨骨折闭合性复位术不伴内固定	尺桡骨双骨折闭合复位术	治疗性操作	
79.3200		桡骨和尺骨骨折开放性复位术伴内固定		手术	
79.2200		桡骨和尺骨骨折开放性复位术不伴内固定		手术	

主要编码	附加编码	手术名称	别名	操作类别	备注
77.4300		桡骨和尺骨活组织检查		手术	
79.6200		桡骨和尺骨开放性骨折部位的清创术		手术	
78.5300		桡骨和尺骨内固定不伴骨折复位术		手术	
77.1300		桡骨和尺骨其他切开术不伴切断术		手术	
78.4300		桡骨和尺骨其他修补术或整形术		手术	
77.7300		桡骨和尺骨切除术用作移植物		手术	
77.3300		桡骨和尺骨切断术		手术	
77.9300		桡骨和尺骨全部切除术		手术	
78.9300		桡骨和尺骨生长刺激器的置入		手术	
78.1300		桡骨和尺骨使用外固定装置		手术	
77.0300		桡骨和尺骨死骨去除术		手术	
79.9200		桡骨和尺骨损伤的手术		手术	
78.2300		桡骨和尺骨缩短手术		手术	
77.2300		桡骨和尺骨楔形骨切开术		手术	
78.3300		桡骨和尺骨延伸术		手术	
78.0300		桡骨和尺骨移植术		手术	
78.7300		桡骨和尺骨折骨术		手术	
78.8300		桡骨和尺骨诊断性操作		诊断性操作	
78.6300		桡骨和尺骨置入装置去除		手术	
77.4301		桡骨活组织检查		手术	
79.6201		桡骨开放性骨折清创术		手术	
78.5301		桡骨内固定术		手术	
78.6301		桡骨内固定装置去除术		手术	
77.7301		桡骨切除术用作移植物		手术	
77.3301		桡骨切断术		手术	

主要编码	附加编码	手 术 名 称	别 名	操作类别	备 注
77.1301		桡骨切开术不伴切断术		手术	
77.9301		桡骨全部切除术		手术	
78.9301		桡骨生长刺激器的置入		手术	
77.0301		桡骨死骨去除术		手术	
78.2301		桡骨缩短术		手术	
77.8302		桡骨头切除术		手术	
79.8201		桡骨头脱位切开复位术		手术	
78.1301		桡骨外固定术		手术	
78.6302		桡骨外固定装置去除术		手术	
77.2301		桡骨楔形截骨术		手术	
78.3301		桡骨延长术		手术	
78.7301		桡骨折骨术		手术	
78.0301		桡骨植骨术		手术	
04.0720		桡神经病损切除术		手术	
04.3x12		桡神经缝合术		手术	
04.4909		桡神经松解术		手术	
04.0420		桡神经探查术		手术	
04.7410		桡神经吻合术		手术	
04.6x09		桡神经移位术		手术	
04.5x05		桡神经移植术		手术	
93.3508		热敷		治疗性操作	
93.3514		热敏灸		治疗性操作	
35.9502		人工瓣膜瓣周漏修补术		手术	
20.9902		人工耳蜗电极取出术		手术	
20.9903		人工耳蜗电极修正术		手术	
20.9901		人工耳蜗取出术		手术	
20.9602		人工耳蜗置换术		手术	
20.9601		人工耳蜗置入术		手术	
49.7600		人工肛门括约肌去除		手术	
49.7502		人工肛门括约肌修复术		手术	
49.7501		人工肛门括约肌植入术		手术	
49.7500		人工肛门括约肌植入术或修复术		手术	

主要编码	附加编码	手术名称	别名	操作类别	备注
81.8101		人工肱骨头置换术		手术	
00.7201		人工股骨干和股骨头修复术		手术	
00.7301		人工股骨头修复术		手术	
81.5201		人工股骨头置换术		手术	
12.9701		人工虹膜隔取出术		手术	
12.9702		人工虹膜隔置入术		手术	
31.7504		人工喉建造术		手术	
93.9301		人工呼吸		治疗性操作	
11.7300		人工角膜	人工角膜移植术	手术	
13.9001		人工晶状体复位术		手术	
13.9002		人工晶状体悬吊术		手术	
81.5202		人工髋臼置换术		手术	
09.4404		人工泪管置入术		手术	人工泪管置入术用于治疗泪道阻塞性疾病
69.0201		人工流产后刮宫术		治疗性操作	
58.9300		人工尿道括约肌[AUS]置入		手术	人工尿道括约肌是通过置入机械括约肌装置达到控尿的目的,适用于各种尿道括约肌功能受损引起的尿失禁。查:植入-尿道括约肌,人工(可膨胀的)
69.9202		人工胚胎移植术[IVF-FT]		治疗性操作	查:人工-授精
86.6702		人工皮肤移植术		手术	
73.0100		人工破膜引产		治疗性操作	查:破裂-膜,人工--用手术性引产
33.3200		人工气胸用于肺萎陷		手术	
89.4700		人工起搏器电极阻抗检查		诊断性操作	
89.4800		人工起搏器电压或电流阈值检查		诊断性操作	
89.4501		人工起搏器功能检查		诊断性操作	
89.4500		人工起搏器速率检查		诊断性操作	
89.4600		人工起搏器伪差波形检查		诊断性操作	
42.5801		人工食管建造术		手术	
69.9200		人工授精		治疗性操作	
98.1800		人工造口管腔内异物的不切开去除		治疗性操作	
84.6900		人工椎间盘假体的修复术或置换		手术	
84.6001		人工椎间盘置换		手术	
00.1301		人类B型钠尿肽[hBNP]输注		治疗性操作	

主要编码	附加编码	手术名称	别名	操作类别	备注
89.0301		人体残伤测定		诊断性操作	
31.7902		人造气管移植术		手术	
99.0901		人造血浆输入		治疗性操作	
70.9500		人造移植物或假体的置入术		手术	
21.8504		人造植入物隆鼻术		手术	
86.6901		刃厚皮片移植术		手术	查：移植物，移植术-皮肤（板层）（中厚皮片）
93.0109		认知知觉功能检查		诊断性操作	认知也可以称为认识，是指人认识外界事物的过程，或者说是对作用于人的感觉器官的外界事物进行信息加工的过程。它包括感觉、知觉、记忆、思维、想象、言语，是指人们认识活动的过程
81.9202		韧带治疗性物质注射		治疗性操作	
87.8100		妊娠子宫X线检查		诊断性操作	
88.7800		妊娠子宫的诊断性超声		诊断性操作	
93.0107		日常生活能力评定		诊断性操作	
99.2803		溶瘤腺病毒注射术		治疗性操作	溶瘤腺病毒：它利用肿瘤细胞内p53基因及其通路的变异，能识别肿瘤细胞并将其杀死。它不杀伤正常细胞，不会引起放、化疗中常见的白细胞下降、呕吐、腹泻等副作用。查：免疫疗法，抗肿瘤的
54.6200		肉芽性腹部伤口的延迟性闭合术	腹壁三期缝合术	手术	
85.2100		乳房病损局部切除术		手术	
88.7302		乳房超声检查		诊断性操作	
85.9100		乳房抽吸术		治疗性操作	不包括用于活组织检查的情况。查：抽吸，吸引术-乳房
85.2300		乳房次全切除术		手术	
87.3600		乳房干板X线照相术		诊断性操作	查：干板乳房X线照相术
85.6x00		乳房固定术		手术	查：乳房固定术
92.1905		乳房核素扫描		诊断性操作	
85.8100		乳房裂伤缝合术		手术	查：乳房缝合术
40.2200		乳房内淋巴结切除术		手术	
85.0x01		乳房皮肤切开引流术		手术	
85.9900		乳房其他手术		手术	
85.1900		乳房其他诊断性操作		手术	
85.0x00		乳房切开术		手术	
85.7000		乳房全部再造术		手术	
88.8500		乳房热影像图		诊断性操作	

主要编码	附加编码	手术名称	别名	操作类别	备注
89.3600		乳房手法检查		诊断性操作	
85.2200		乳房象限切除术		手术	
85.5500		乳房脂肪移植		手术	
85.9300		乳房植入物修复术		手术	
85.9200		乳房治疗性药物注入		治疗性操作	
85.9600		乳房组织扩张器去除		手术	
85.9500		乳房组织扩张器置入		手术	
85.2000		乳房组织切除术或破坏术		手术	
85.8701		乳头成形术		手术	
35.3100		乳头肌手术		手术	
85.8700		乳头其他修补术或重建术		手术	
85.2500		乳头切除术		手术	
85.8601		乳头乳晕移位术		手术	查：转位-乳头
85.8600		乳头移位术		手术	
85.8702		乳头重建术		手术	
20.4902		乳突病损切除术		手术	
20.4901		乳突改良根治术		手术	在清除乳突腔、鼓室入口及上鼓室病变组织的前提下，保持听骨链的完整，不损伤或少损伤中、下鼓室结构，从而保持或增进听力
19.9x03		乳突肌成形术		手术	
19.9x05		乳突瘘闭合术		手术	
19.9x04		乳突腔内植皮术		手术	
20.9200		乳突切除术的修复术		手术	
20.2100		乳突切开术		手术	
20.2101		乳突切开引流术		手术	
20.9201		乳突术后清创术		手术	
85.2301		乳腺部分切除术		手术	
88.9203		乳腺磁共振检查		诊断性操作	
85.0x02		乳腺导管切开引流术		手术	
87.3501		乳腺导管造影		诊断性操作	查：放射照相术（诊断性）NEC-对比（空气）（气体）（放射性不透明物质）NEC--乳房导管
87.3701		乳腺钼钯检查		诊断性操作	查：乳房 X 线照相术 NEC
85.8901		乳晕缩小术		手术	乳晕不属于乳头，归类于其他乳房成形术
27.4904		软腭病损切除术		手术	查：切除术-病损--腭（骨性）---软
27.6904		软腭成形术		手术	

主要编码	附加编码	手 术 名 称	别 名	操作类别	备 注
27.2202		软腭活组织检查		手术	
27.4910		软腭切除术		手术	查：切除术-腭（骨性）（局部的）--软
27.4909		软腭射频消融术		手术	
01.5108		软脑膜切除术		手术	软脑膜是紧贴于脑表面的一层透明薄膜，并伸入沟裂。脑的血管在软脑膜内分支呈网，并进入脑实质浅层，软脑膜也随血管进入至脑实质一段。由软脑膜形成的皱襞突入脑室内，形成脉络丛，分泌脑脊液。查：切除术-脑膜
88.7907		软组织超声检查		诊断性操作	
83.4900		软组织的其他切除术		手术	
83.0900		软组织的其他切开术		手术	
83.2100		软组织活组织检查		手术	
83.0903		软组织切开异物取出术		手术	
83.0904		软组织切开引流术		手术	
83.0902		软组织探查术		手术	
26.2901		腮腺病损切除术		手术	
26.3101		腮腺部分切除术		手术	
26.9901		腮腺导管结扎术		手术	查：手术-腮腺或管 NEC
26.9101		腮腺导管探查术		诊断性操作	
26.4903		腮腺导管重建术		手术	
26.4902		腮腺管吻合术		手术	腮腺管从腮腺前缘突出，在颧弓下方一横指处，横过咬肌表面，在咬肌前缘处以直角转向内，穿过面颊部，开口于平对上颌第二磨牙的颊管膜处。腮腺导管由于外伤或手术等原因，造成的导管损伤或缺损都会形成腮瘘，因此必须积极行导管重建。腮腺管吻合术适用于导管锐性损伤，导管并无缺损的情况
26.4905		腮腺管移植术		手术	
92.1201		腮腺核素扫描		诊断性操作	
26.3201		腮腺切除术		手术	
26.0x01		腮腺切开引流术		手术	
26.4906		腮腺脱细胞异体真皮补片修补术		手术	
26.3102		腮腺叶切除术		手术	
29.5200		鳃裂瘘修补术		手术	
29.2x00		鳃裂囊肿或遗迹切除术		手术	

主要编码	附加编码	手术名称	别名	操作类别	备注
04.2x08		三叉神经半月节射频热凝术		治疗性操作	三叉神经半月节射频热凝术是一种微创介入手术治疗，是治疗三叉神经痛的重要方法。手术利用 CT 或 "C" 形臂等影像引导定位，应用间断脉冲电流感觉刺激及运动刺激测试刺激区与患者疼痛发作区是否吻合，使治疗变得更加精细和安全。由于传导痛觉的无髓鞘细纤维在 70~75℃ 时就发生变性，而传导触觉的有髓鞘粗纤维能耐受更高的温度，温控热凝是将毁损温度控制在 75℃，这样就能利用不同神经纤维对温度耐受的差异性，有选择性地破坏半月神经节内传导面部痛觉的细纤维，而保存对热力抵抗力较大的传导触觉的粗纤维。达到即刻止痛，又保留面部的感觉的目的
04.0709		三叉神经病损切除术		手术	
04.4100		三叉神经根的减压术		手术	
04.2x07		三叉神经射频消融术		治疗性操作	
04.0702		三叉神经撕脱术		手术	
04.4101		三叉神经微血管减压术		手术	微血管减压术（microvascular decompression, MVD）是找到压迫神经的责任血管，并将其移位固定。此类手术具有创伤小、安全性好、治愈率高及并发症发生率低的特点，特别是能完全保留血管、神经功能，成为目前面肌痉挛、三叉神经痛和舌咽神经痛最有效的治疗方法。查：减压-三叉（神经根）
04.8102		三叉神经阻滞术		治疗性操作	三叉神经为脑神经中粗大者，主要由感觉纤维构成，只一小部分由运动纤维构成。此神经广泛的分布于面、头部，发生神经痛率高
93.3912		三伏贴		治疗性操作	
36.1300		三根冠状动脉的［主动脉］冠状动脉旁路移植		手术	
	00.4200	三根血管操作			
81.1200		三关节固定术		手术	
35.0401		三尖瓣闭式扩张术	三尖瓣闭式成形术	手术	
35.1401		三尖瓣成形术		手术	
35.2801		三尖瓣机械瓣膜置换术		手术	
35.2800		三尖瓣切开和其他置换术		手术	
35.2700		三尖瓣切开和其他置换术伴有组织移植物		手术	

主要编码	附加编码	手术名称	别名	操作类别	备注
35.2701		三尖瓣生物瓣膜置换术		手术	
93.3911		三九贴		治疗性操作	
96.0601		三腔二囊管插管术		治疗性操作	用于对食管-胃底静脉曲张破裂大出血者压迫止血。查：插入-导管--食管（非手术的）
95.0600		色觉检查		诊断性操作	
96.0600		森斯塔管置入		治疗性操作	
94.3902		森田治疗	禅疗法	治疗性操作	森田疗法主要适用于强迫症、社交恐怖、广场恐怖、惊恐发作的治疗，另外对广泛性焦虑、疑病等神经症，还有抑郁症等也有疗效。查：精神疗法
10.3301		沙眼滤泡去除术		治疗性操作	
10.3302		沙眼摩擦挤压术	沙眼滤泡挤压术	治疗性操作	沙眼滤泡挤压术是将滤泡挤压器一叶伸入结膜穹隆部；另一叶在睑结膜面夹住穹隆结膜及睑结膜，再向前牵拉滤泡挤压器，将滤泡内容物挤出，反复操作直至滤泡消失。查：刮除-沙眼滤泡
22.6302		筛窦病损切除术		手术	
22.6300		筛窦切除术		手术	查：窦切除术-筛的
22.5100		筛窦切开术		手术	
22.5101		筛窦探查术		手术	
04.0205		筛前神经切断术		手术	筛前神经属三叉神经第一支眼神经的分支，含有感觉纤维的副交感神经的混合神经。破坏筛前神经可降低鼻腔的副交感神经兴奋性，使血管扩张和分泌量减少。临床用于治疗血管运动性鼻炎
96.2700		疝手法复位术		治疗性操作	
96.5800		伤口导管冲洗术		治疗性操作	
96.5900		伤口的其他冲洗术		治疗性操作	
86.2800		伤口、感染或烧伤的非切除性清创术		治疗性操作	与86.22不同，这里专指采用非切除术的清创术，如冲洗等
86.2200		伤口、感染或烧伤的切除性清创术		手术	
93.5901		伤口高压氧治疗		治疗性操作	
86.5901		伤口裂开缝合术		手术	查：再缝合-伤口（皮肤和皮下组织）（不伴移植）
88.2102		上臂 X 线检查		诊断性操作	
84.2401		上臂断肢再植术		手术	
84.4100		上臂和肩假体安装		治疗性操作	
84.4101		上臂假体安装		治疗性操作	
84.0701		上臂截断术		手术	

主要编码	附加编码	手术名称	别名	操作类别	备注
84.2400		上臂再附着		手术	
27.2901		上颚穿刺术		诊断性操作	
76.6502		上颌 Lefort Ⅰ 型截骨成形术	Lefort Ⅰ 型截骨上颌前移术	手术	Lefort Ⅰ 型截骨上颌前移术用于上颌骨畸形的矫正治疗。可用以矫正大部分的上颌畸形：上颌骨后缩畸形，上颌骨垂直性发育不良，上颌骨垂直性发育过长，上颌骨前突畸形，后牙错，前牙后缩，后牙过长及扭转等畸形
76.6503		上颌 Lefort Ⅱ 型截骨成形术	上颌骨 Lefort Ⅱ 型截骨前移术	手术	上颌骨 Lefort Ⅱ 型截骨前移术用于上颌骨畸形的矫正治疗。其截骨范围除上颌骨以外，尚包括面中部的鼻部骨质及部分眶壁，以矫正牙颌畸形
87.1602		上颌骨 X 线检查		诊断性操作	
76.2x02		上颌骨病损切除术		手术	
76.3904		上颌骨部分切除伴假体置入术		手术	
76.3901		上颌骨部分切除伴植骨术		手术	查：半上颌切除术（伴骨移植）（伴假体）
76.3902		上颌骨部分切除术		手术	
76.6501		上颌骨成形术		手术	
76.9102		上颌骨骨移植术		手术	
76.7300		上颌骨骨折闭合性复位术		治疗性操作	
76.7400		上颌骨骨折开放性复位术		手术	
76.7401		上颌骨骨折切开复位内固定术		手术	
76.9201		上颌骨合成物置入术		手术	
76.6500		上颌骨节段骨成形术［骨切开术］		手术	
76.9702		上颌骨内固定装置取出术		手术	
76.3905		上颌骨切骨术		手术	
76.0902		上颌骨切开引流术		手术	
76.4502		上颌骨全部切除术		手术	
76.6600		上颌骨全骨成形术［骨切开术］		手术	
76.0102		上颌骨死骨切除术		手术	
76.7301		上颌骨折闭合复位伴牙弓夹板结扎固定术		治疗性操作	
27.5906		上颌重建术		手术	
08.3101		上睑下垂额肌瓣悬吊术		手术	

主要编码	附加编码	手 术 名 称	别 名	操作类别	备 注
08.3700		上睑下垂矫正过度复位术		手术	
08.3300		上睑下垂修补术,用部分切除术或上睑肌或腱膜前徙术		手术	
08.3100		上睑下垂修补术,用额肌法伴缝合术		手术	
08.3200		上睑下垂修补术,用额肌法伴筋膜吊带法		手术	
08.3500		上睑下垂修补术,用睑板法		手术	
08.3600		上睑下垂修补术,用其他方法		手术	
08.3400		上睑下垂修补术,用其他提上睑肌法		手术	
38.4510		上腔静脉部分切除伴置换术		手术	
39.3205		上腔静脉缝合术		手术	
39.4901		上腔静脉滤器取出术		治疗性操作	查:去除-血管移植或假体
38.7x03		上腔静脉滤器置入术		手术	是一种医用过滤器,用于已知肺动脉栓塞、深静脉血栓又不适应抗凝治疗者。置入的目的是阻拦和捕捉游离血栓。查:插入-滤网,腔静脉
38.0502		上腔静脉取栓术		手术	
39.2102		上腔静脉-右肺动脉吻合术	格伦术〔Glenn术〕	手术	查:分流-腔静脉与肺动脉
39.2305		上腔静脉-右心房搭桥术		手术	
88.5101		上腔静脉造影		诊断性操作	
39.9005		上腔静脉支架置入术		治疗性操作	
90.8x00		上消化道标本和呕吐物的显微镜检查		诊断性操作	
87.6200		上消化道系列造影检查		诊断性操作	查:上消化道摄片(X线)
04.0204		上牙槽神经切断术		手术	
08.8700		上眼睑皱纹切除术		手术	上睑松弛属老年退行性变化。随着年龄的增长,面部皮肤老化、皮肤松弛、眉下垂等症状随之加重。严重者感觉上睑厚重、睁眼困难或内翻倒睫等眼部不适
88.9401		上肢磁共振检查		诊断性操作	
88.3500		上肢的其他软组织X线检查		诊断性操作	
38.3301		上肢动脉动脉瘤切除伴吻合术		手术	

主要编码	附加编码	手 术 名 称	别 名	操作类别	备 注
38.6301		上肢动脉瘤切除术		手术	
38.0302		上肢动脉取栓术		手术	
88.4901		上肢动脉造影		诊断性操作	
88.2400		上肢骨骼 X 线检查		诊断性操作	
81.9301		上肢关节囊缝合术		手术	
81.9300		上肢关节囊或韧带缝合术		手术	
81.9700		上肢关节置换修正术		手术	
84.0000		上肢截断术		手术	
38.0301		上肢静脉取栓术		手术	
88.6702		上肢静脉造影		诊断性操作	
88.3400		上肢淋巴管造影图		诊断性操作	
86.6303		上肢全厚皮片移植术		手术	
81.9302		上肢韧带缝合术		手术	
38.6302		上肢血管病损切除术		手术	查：切除术－病损－－血管－－－上肢（动脉）（静脉）
38.3300		上肢血管部分切除伴吻合术		手术	
38.4300		上肢血管部分切除术伴置换术		手术	
38.6300		上肢血管的其他切除术		手术	
38.8300		上肢血管的其他手术闭合		手术	
38.5300		上肢血管静脉曲张的结扎术和剥脱术		手术	
38.1300		上肢血管内膜切除术		手术	
38.0300		上肢血管切开术		手术	
98.2700		上肢异物的不切开去除，除外手		治疗性操作	
86.6905		上肢植皮术		手术	
96.7100		少于 96 小时连续的持续性侵入性机械性通气		治疗性操作	
28.5x01		舌扁桃体激光消融术		手术	
28.5x00		舌扁桃体切除术		手术	
28.5x03		舌扁桃体射频消融术		手术	
25.1x00		舌病损或组织切除术或破坏术		手术	
25.1x02		舌病损破坏术		手术	查：破坏术－病损（局部的）－－舌
25.1x01		舌病损切除术		手术	

主要编码	附加编码	手 术 名 称	别 名	操作类别	备 注
25.2x00		舌部分切除术		手术	
06.6x00		舌部甲状腺切除术		手术	
25.9900		舌的其他手术		手术	
38.8203		舌动脉结扎术		手术	
25.5904		舌根牵引伴舌骨悬吊术	Repose 手术	手术	此手术是治疗因舌根部引起的 OSAS/鼾症的一线治疗方法
24.9104		舌沟加深术		手术	
24.9103		舌沟牵伸术	Caldwell 手术	手术	查：Caldwell 手术
30.2902		舌骨部分切除术		手术	
30.2901		舌骨切除术		手术	
25.5901		舌筋膜悬吊术		手术	查：手术-悬带--舌（筋膜）
25.5100		舌裂伤缝合术		手术	
25.5900		舌其他修补术和整形术		手术	
25.0900		舌其他诊断性操作		诊断性操作	
25.3x00		舌全部切除术		手术	
25.1x03		舌射频治疗术		手术	
04.4902		舌神经根松解术		手术	
04.0706		舌神经撕脱术		手术	
25.5906		舌体舌根减容术		手术	
25.9200		舌系带切除术		手术	
25.9100		舌系带切开术		手术	查：舌切开术-用于舌系带
25.9101		舌系带整形术		手术	
04.7100		舌下神经-面神经吻合术		手术	面神经是人体内居于骨管中最长的神经，其穿行骨管 3.1~3.3cm，也是最易遭受损伤的神经
04.0407		舌下神经探查术		手术	
04.7404		舌下神经吻合术		手术	
26.2903		舌下腺病损切除术		手术	
26.3103		舌下腺部分切除术		手术	
26.3202		舌下腺切除术		手术	
27.0x07		舌下腺切开引流术		手术	
25.0201		舌楔形活组织检查		手术	
25.5902		舌悬吊术		手术	
04.4208		舌咽神经减压术		手术	
04.0729		舌咽神经切除术		手术	
29.9200		舌咽神经切断		手术	
04.4209		舌咽神经微血管减压术		手术	

主要编码	附加编码	手 术 名 称	别 名	操作类别	备 注
25.5905		舌移植皮瓣修补术		手术	查：成形术，伴皮瓣移植
25.9300		舌粘连松解术		手术	
08.7100		涉及睑缘，板层的眼睑重建术		手术	
08.8200		涉及睑缘板层裂伤的修补术		手术	
08.7300		涉及睑缘全层的眼睑重建术		手术	
08.8400		涉及睑缘全层裂伤的修补术		手术	
92.2201		深部放射治疗		治疗性操作	
40.2100		深部颈淋巴结切除术		手术	
99.7500		神经保护药的使用		治疗性操作	
01.1301		神经导航下颅内病变活组织检查		诊断性操作	神经导航主要有三种：立体定向仪神经导航（stereotaxy neuronavigation, SNN）即立体定向仪引导神经外科（stereotaxy-guided operative neurosurgery）或有框架立体定向神经外科（frame stereotactic neurosurgery）。磁共振影像神经导航（MR imaging neuronavigation, INN）即磁共振影像引导神经外科手术（MR image-guided operative neurosurgery）或无框架立体定向神经外科（frameless stereotactic neurosurgery）。超声波声像神经导航（ultrasonic echo neuronavigation, ENN）即超声波引导神经外科手术（ultrasound-guided operative neurosurgery）或回声立体定向神经外科（echo stereotactic neurosurgery）。具体导航方式可用00.3下的编码给予说明
01.5936		神经导航下颅内病灶切除术		手术	
04.2x13		神经感觉支乙醇注射术		治疗性操作	
04.4903		神经根管松解术		手术	
04.1203		神经节活组织检查术		手术	
02.2202		神经内镜第三脑室造口术		手术	
01.2406		神经内镜下环枕减压术		手术	查：减压-颅内的
05.3200		神经破坏药交感神经注射		治疗性操作	
04.9100		神经牵伸术		手术	查：伸长-神经（颅的）（周围的）NEC
90.0x00		神经系统标本和脊髓液的显微镜检查		诊断性操作	

主要编码	附加编码	手术名称	别名	操作类别	备注
05.9x00		神经系统的其他手术		手术	
89.1300		神经系统检查		诊断性操作	
95.0302		神经性眼病检查		诊断性操作	
87.7101		肾CT检查		诊断性操作	
56.7300		肾膀胱吻合术		手术	
55.9100		肾包膜剥脱术		手术	
55.9202		肾包膜下积液穿刺引流术		治疗性操作	
55.3100		肾病损袋形缝合术［造袋术］		手术	
55.3400		肾病损或组织的腹腔镜下消融术		手术	ICD-9-CM-3中文版索引翻译成消融术，在类目表中翻译为切除术，现统一使用消融术
55.3300		肾病损或组织的经皮消融术		治疗性操作	ICD-9-CM-3中文版索引翻译成消融术，在类目表中翻译为切除术，现统一使用消融术
55.3200		肾病损或组织的开放性消融术		手术	ICD-9-CM-3中文版索引翻译成消融术，在类目表中翻译为切除术，现统一使用消融术
55.3500		肾病损或组织的其他和未特指消融术		手术	ICD-9-CM-3中文版索引翻译成消融术，在类目表中翻译为切除术，现统一使用消融术
55.3900		肾病损或组织的其他局部破坏术或切除术		手术	
55.4x06		肾部分切除伴部分肾上腺切除术		手术	
88.7503		肾超声检查		诊断性操作	
59.9502		肾超声碎石术		治疗性操作	
55.8903		肾成形术		手术	
55.2301		肾穿刺活组织检查		诊断性操作	
55.9203		肾穿刺术		治疗性操作	不含伴活组织检查
55.9201		肾穿刺引流术		治疗性操作	
55.8400		肾带蒂扭转的复位术		手术	
59.8x02		肾导管引流术		治疗性操作	
55.9900		肾的其他手术		手术	
55.8900		肾的其他修补术		手术	
55.9902		肾蒂淋巴管离断术		手术	
39.3108		肾动脉缝合术		手术	
39.2604		肾动脉-股动脉搭桥术		手术	查：旁路-血管的NEC--腹内（动脉）NEC
38.8608		肾动脉结扎术		手术	

主要编码	附加编码	手 术 名 称	别 名	操作类别	备 注
38.4601		肾动脉瘤切除伴置换术		手术	
38.6602		肾动脉瘤切除术		手术	
38.1601		肾动脉内膜切除伴补片修补术		手术	
38.1604		肾动脉内膜切除术		手术	
39.2605		肾动脉-脾动脉搭桥术		手术	查：分流-脾肾的--动脉
39.5002		肾动脉球囊血管成形术		治疗性操作	
38.0603		肾动脉取栓术		手术	
99.1004		肾动脉血栓溶解剂灌注		治疗性操作	
88.4500		肾动脉造影术		诊断性操作	
39.9016		肾动脉支架置入术		治疗性操作	查：插入-支架--动脉---非冠状血管----周围的
55.1104		肾窦切开取石术		手术	
55.7x00		肾固定术		手术	
92.0301		肾核素扫描		诊断性操作	
87.7100		肾计算机轴向断层照相术		诊断性操作	
38.6703		肾静脉病损切除术		手术	
38.3701		肾静脉部分切除伴吻合术		手术	
38.8703		肾静脉结扎术		手术	
39.1x04		肾静脉-腔静脉吻合术		手术	查：旁路-血管的 NEC--腹内
38.0703		肾静脉取栓术		手术	
88.6502		肾静脉造影		诊断性操作	
55.9500		肾局部灌注		治疗性操作	
55.8100		肾裂伤缝合术		手术	
55.8101		肾裂伤修补术		手术	
55.8301		肾瘘修补术	肾瘘切除术	手术	
55.0105		肾囊肿去顶术	肾囊肿切开减压术、肾囊肿开窗减压术、肾囊肿揭盖术	手术	查：排空术-囊肿--肾
55.9601		肾囊肿硬化剂注射术		治疗性操作	
55.2100		肾内镜检查		手术	
55.2900		肾其他诊断性操作		诊断性操作	
55.0102		肾切开取石术		手术	

主要编码	附加编码	手 术 名 称	别 名	操作类别	备 注
55.0100		肾切开术		手术	
55.0103		肾切开异物取出术		手术	
55.0104		肾切开引流术		手术	
92.0300		肾扫描和放射性核素 功能检查		诊断性操作	
88.0104		肾上腺 CT 检查		诊断性操作	
07.4901		肾上腺病损激光气 化术		手术	激光是一种不可见光，可被水吸收转为 热，手术时可使病体组织在 1500℃ 高温 下汽化而使病损消失，此即为激光切除术
07.2100		肾上腺病损切除术		手术	
07.2901		肾上腺大部切除术		手术	
07.4100		肾上腺切开术		手术	
07.4103		肾上腺切开引流术		手术	
07.0000		肾上腺区探查术		手术	
07.4900		肾上腺、神经和血管 的其他手术		手术	
07.4200		肾上腺神经切断		手术	
07.4101		肾上腺探查术		手术	
07.4400		肾上腺修补术		手术	
07.4300		肾上腺血管结扎术		手术	
07.4501		肾上腺自体移植术		手术	
07.4500		肾上腺组织再植入		手术	
98.5100		肾、输尿管和（或） 膀胱体外休克波碎石 ［ESWL］		治疗性操作	体外冲击波碎石术（ESWL）是通过体外 碎石机产生冲击波，由机器聚焦后对准结 石，经过多次释放能量而击碎体内的结 石，使之随尿液排出体外
55.5100		肾输尿管切除术		手术	
55.0101		肾探查术		手术	
98.5101		肾体外冲击波碎石术		治疗性操作	
55.8600		肾吻合术		手术	
55.4x01		肾楔形切除术		手术	
55.8901		肾修补术		手术	
87.7102		肾血管 CT 显像		诊断性操作	
00.2500		肾血管的血管内显像	肾血管血管内 超声［IVUS］	诊断性操作	
55.0107		肾血肿清除术		手术	
55.6901		肾异体移植术		手术	
55.4x02		肾盂部分切除术		手术	
55.8701		肾盂成形术		手术	
55.2200		肾盂对比 X 线透视 检查		诊断性操作	

主要编码	附加编码	手术名称	别名	操作类别	备注
55.1107		肾盂囊肿开窗术		手术	
55.4x04		肾盂切除术		手术	
55.1101		肾盂切开取石术		手术	
55.1100		肾盂切开术		手术	
55.1102		肾盂切开引流术		手术	
55.8605		肾盂输尿管膀胱吻合术		手术	
55.8702		肾盂输尿管成形术		手术	
55.8602		肾盂输尿管吻合术		手术	
98.5104		肾盂体外冲击波碎石术		治疗性操作	
55.8201		肾盂造口闭合术		手术	
96.4502		肾盂造口冲洗		治疗性操作	
97.6102		肾盂造口导管取出术		治疗性操作	
55.9400		肾盂造口导管置换		治疗性操作	
55.1103		肾盂造口结石切除术		手术	
55.1200		肾盂造口术		手术	
55.8202		肾造口闭合术		手术	
96.4501		肾造口冲洗		治疗性操作	
97.6101		肾造口导管取出术		治疗性操作	
55.9300		肾造口导管置换		治疗性操作	
96.4500		肾造口和肾盂造口冲洗术		治疗性操作	
55.0200		肾造口术		手术	
55.8200		肾造口术和肾盂造口闭合术		手术	
55.4x05		肾盏切除术		手术	
55.1105		肾盏切开取石术		手术	
55.1106		肾盏切开探查术		手术	
55.8603		肾盏输尿管吻合术		手术	
55.9901		肾折叠术		手术	
59.9101		肾周病损切除术		手术	
59.9201		肾周穿刺引流术		治疗性操作	
59.2101		肾周活组织检查		手术	
59.2100		肾周或膀胱周围组织的活组织检查		手术	
59.9200		肾周或膀胱周围组织的其他手术		手术	
59.9100		肾周或膀胱周围组织切除术		手术	

主要编码	附加编码	手 术 名 称	别 名	操作类别	备 注
59.0200		肾周或输尿管周围粘连的其他松解术		手术	
59.0900		肾周或输尿管周围组织的其他切开术		手术	
59.0901		肾周切开引流术		手术	
59.0903		肾周区域探查术		手术	
59.0203		肾周围粘连松解术		手术	
59.0902		肾周血肿清除术		手术	
59.2900		肾周组织、膀胱周围组织和腹膜后的其他诊断性操作		诊断性操作	
91.2x00		肾、子宫、肾周和输尿管周围组织标本的显微镜检查		诊断性操作	
55.6100		肾自体移植术		手术	
45.4107		升结肠病损切除术		手术	
45.7303		升结肠部分切除术		手术	
45.9406		升结肠－横结肠吻合术		手术	
45.9407		升结肠－降结肠吻合术		手术	
46.7504		升结肠裂伤修补术		手术	
45.7304		升结肠切除术		手术	
45.9408		升结肠-直肠吻合术		手术	
39.0x01		升主动脉-肺动脉吻合术		手术	查：分流-升主动脉与肺动脉
39.2302		升主动脉-腹主动脉搭桥术		手术	
39.2301		升主动脉-降主动脉搭桥术		手术	
39.2507		升主动脉-髂动脉搭桥术		手术	
39.5003		升主动脉球囊血管成形术		治疗性操作	
88.4203		升主动脉造影		诊断性操作	
70.6301		生物补片的阴道建造术		手术	
94.3901		生物反馈治疗		治疗性操作	
70.9400		生物移植物的置入术		手术	
30.0901		声带病损切除术		手术	
30.2201		声带部分切除术		手术	
31.6910		声带成形术		手术	

主要编码	附加编码	手术名称	别名	操作类别	备注
30.2202		声带扩大切除术		手术	
30.2200		声带切除术		手术	
31.6909		声带外移术	声带固定术	手术	声带外移术的目的不是改善发声,而是解决呼吸障碍,手术后嗓音往往变差。声带外移术适用于:双侧声带麻痹或双侧环杓关节固定引起声带固定不动,声门裂小影响呼吸的患者
31.9202		声带粘连松解术		手术	
31.0x02		声带脂肪移植术		手术	声带内注射脂肪,用来治疗声带麻痹或声带闭合不良。查:植入-惰性材料--声带
31.0x01		声带注射		治疗性操作	
31.6908		声门成形术		手术	
31.9801		声门扩大术		手术	
29.1201		声门上病损活组织检查		手术	
30.2908		声门上喉部分切除术		手术	
89.8x00		尸检	尸体解剖	诊断性操作	
93.0108		失用失认评定		诊断性操作	失用症即运用不能,是在无运动或感觉障碍时,在做出有目的或精细动作时表现无能为力的状况,有时也意味着不能在全身动作的配合下,正确地使用一部分肢体去作已形成习惯的动作。失认症（agnosia）是感觉到的物象与以往记忆的材料失去联络而变得不认识,即认识不能。它是指由于大脑局部损害所致的一种后天性认知障碍失用失认评定:是康复评定的一种,即对患者失用症、失认症的评估测定
94.0200		施行心理测验		诊断性操作	
94.0100		施行智力测验		诊断性操作	
45.3100		十二指肠病损的其他局部切除术		手术	
45.3200		十二指肠病损的其他破坏术		手术	
45.3101		十二指肠病损切除术		手术	
45.6202		十二指肠部分切除术		手术	
46.7902		十二指肠成形术		手术	
39.3110		十二指肠动脉缝合术		手术	
44.4401		十二指肠动脉栓塞术		治疗性操作	
38.5701		十二指肠静脉曲张结扎术		手术	
45.1301		十二指肠镜检查术		诊断性操作	
51.8802		十二指肠镜下胆总管切开取石术		治疗性操作	

主要编码	附加编码	手术名称	别名	操作类别	备注
45.9103		十二指肠空肠吻合术		手术	
44.4200		十二指肠溃疡部位的缝合术		手术	
44.4201		十二指肠溃疡修补术		手术	
51.8301		十二指肠括约肌成形术	奥狄括约肌成形术	手术	
46.7100		十二指肠裂伤缝合术		手术	
46.7200		十二指肠瘘的闭合术		手术	
45.3102		十二指肠憩室切除术		手术	
46.7904		十二指肠憩室修补术		手术	
45.6203		十二指肠切除术		手术	
45.0102		十二指肠切开取石术		手术	
45.0100		十二指肠切开术		手术	
45.0101		十二指肠切开异物取出术		手术	
44.4902		十二指肠切开止血术		手术	
46.8501		十二指肠球囊扩张术		治疗性操作	
51.8201		十二指肠乳头肌切开术	奥狄括约肌切开术	手术	
46.0101		十二指肠外置术		手术	
46.3902		十二指肠造口术		手术	
46.8503		十二指肠支架置入术		治疗性操作	
99.9209		十宣放血		治疗性操作	
93.5100		石膏背心应用		治疗性操作	
93.5401		石膏夹板固定		治疗性操作	
93.5402		石膏托固定术		治疗性操作	
97.8802		石膏外固定去除		治疗性操作	
93.3507		石蜡浴	蜡浴	治疗性操作	
99.8803		食管癌光化学疗法[PUVA]		治疗性操作	
42.3900		食管病损或食管组织的其他破坏术		治疗性操作	
42.3201		食管病损切除术		手术	
42.3200		食管的其他病损或食管组织的局部切除术或破坏术		手术	
42.2900		食管的其他诊断性操作		手术	
92.2703		食管放射性粒子置入术		治疗性操作	
42.8701		食管膈肌瓣修补术		手术	

主要编码	附加编码	手术名称	别名	操作类别	备注
98.0200		食管管腔内异物的不切开去除		手术	
42.5402		食管回肠吻合术		手术	
42.7x00		食管肌层切开术	Heller 手术	手术	
42.9100		食管静脉曲张结扎术		手术	
42.8502		食管镜食管狭窄整复术		治疗性操作	
98.0201		食管镜食管异物取出术		手术	
42.5403		食管空肠吻合术		手术	
42.9200		食管扩张术		手术	
97.5901		食管扩张支架去除		手术	
42.8200		食管裂伤缝合术		手术	
42.8400		食管瘘修补术		手术	
89.3903		食管内 24 小时 pH 监测		诊断性操作	食管 24 小时 pH 监测主要用于反流性食管炎的诊断和鉴别诊断，是胃食管反流性疾病（GERD）最好的检查方法和"金标准"之一
40.5902		食管旁淋巴结清扫术		手术	
42.0100		食管蹼切开术		手术	
42.0900		食管其他切开术		手术	
42.9900		食管其他手术		手术	
42.1900		食管其他外造口术		手术	
42.5900		食管其他胸内吻合术		手术	
42.8900		食管其他修补术		手术	
42.8700		食管其他移植术		手术	
42.3100		食管憩室局部切除术		手术	
42.1200		食管憩室外置术		手术	查：外置术-食管凹
42.4000		食管切除术		手术	
42.0902		食管切开探查术		手术	
42.0901		食管切开异物取出术		手术	查：去除-异物--食管（腔内）---通过切开
42.5401		食管十二指肠吻合术		手术	
93.7300		食管说话训练		治疗性操作	
42.5201		食管胃弓上吻合术		手术	
42.5202		食管胃弓下吻合术		手术	
45.1600		食管胃十二指肠镜检查［EGD］伴活组织检查		诊断性操作	
44.5x02		食管胃吻合口成形术		手术	

主要编码	附加编码	手 术 名 称	别 名	操作类别	备 注
42.8501		食管吻合口狭窄修补术		手术	
42.8500		食管狭窄修补术		手术	
89.3200		食管压力测定		诊断性操作	
42.8300		食管造口闭合术		手术	
42.1000		食管造口术		手术	
42.9901		食管支架调整术		治疗性操作	
42.8100		食管置入永久性管		治疗性操作	
96.0300		食管阻塞导气管置入		治疗性操作	
02.1302		矢状窦结扎术		手术	
99.7700		使用或应用粘连屏障物		治疗性操作	
93.2400		使用假体或矫形装置的训练		治疗性操作	
99.4800		使用麻疹-流行性腮腺炎-风疹疫苗		治疗性操作	
78.1000		使用外固定装置		手术	查：使用-外部的，固定装置（骨）
95.0901		视觉检查		诊断性操作	
95.2300		视觉诱发电位〔VEP〕		诊断性操作	
95.0102		视力检查		诊断性操作	
89.1900		视频和无线电遥控脑电图监测		诊断性操作	
04.0708		视神经病损切除术		手术	
04.4201		视神经减压术		手术	
04.0403		视神经鞘膜切开术		手术	
04.0723		视神经切除术		手术	
04.0302		视神经切断术		手术	
14.2602		视网膜病损放射疗法		治疗性操作	
14.2402		视网膜病损激光凝固术		手术	
14.2202		视网膜病损冷冻术	用冷冻疗法的视网膜脱离修补术、经结膜冷凝术	手术	
14.2902		视网膜病损其他破坏术		手术	
14.2102		视网膜病损透热术		手术	
14.2302		视网膜病损氙弧光凝固术		手术	
14.9x02		视网膜部分剥离术	视网膜分离术	手术	视网膜的神经上皮层与色素上皮层的分离
14.9x06		视网膜部分切除术		手术	

主要编码	附加编码	手 术 名 称	别　名	操作类别	备　注
95.2100		视网膜电图［ERG］		诊断性操作	
14.1902		视网膜活组织检查		手术	
95.0303		视网膜疾病检查		诊断性操作	
14.3101		视网膜裂孔电凝术		手术	视网膜裂孔电凝术适用于巩膜板层切开后，巩膜瓣下裂孔部位巩膜床的凝固，巩膜上裂孔位置标记
14.3900		视网膜裂伤的其他修补术		手术	
14.1900		视网膜、脉络膜、玻璃体和后房的其他诊断性操作		诊断性操作	
14.9x00		视网膜、脉络膜和后房其他手术		手术	
14.9x03		视网膜切开术		手术	复杂性视网膜脱离患者行松弛性视网膜切开术，联合眼内激光和硅油或 CF 气体填充进行治疗
14.9x08		视网膜色素上皮细胞移植术		手术	视网膜色素上皮是维持视细胞正常代谢和功能的组织，视网膜色素上皮细胞移植对视网膜、黄斑功能障碍有修复作用
14.9x05		视网膜松解术		手术	
14.5101		视网膜脱离电凝术		手术	查：电凝术-视网膜（为了）--再附着
14.5900		视网膜脱离其他修补术		手术	
14.9x01		视网膜下放液术	视网膜下液引流术、视网膜下液吸出术	手术	适用于视网膜脱离较高、巩膜环扎或者外加压后影响裂孔与脉络膜闭合
95.0500		视野检查		诊断性操作	视野检查法分动态与静态检查。一般视野检查属动态，是利用运动着的视标测定相等灵敏度的各点，所连之线称等视线，记录视野的周边轮廓。静态检查则是测定一子午线上各点的光灵敏度阈值，连成曲线以得出视野缺损的深度概念。查：平面视野计
95.3500		视轴矫正训练		治疗性操作	
30.2903		室带部分切除术		手术	
35.5501		室间隔缺损闭式封堵术	闭式室间隔缺损封堵术	手术	
35.5301		室间隔缺损假体修补术		手术	
35.6201		室间隔缺损组织补片修补术		手术	
99.9600		收集精液用于人工授精		治疗性操作	人工授精（AI）是指采用非性交的方式将精子递送到女性生殖道中以达到使女子受孕目的的一种辅助生殖技术（ART）

主要编码	附加编码	手 术 名 称	别 名	操作类别	备 注
88.2302		手 X 线检查		诊断性操作	
82.1101		手部肌腱切断术		手术	
82.0103		手部肌腱切开异物去除术		手术	
82.5502		手部肌腱缩短术		手术	
82.5501		手部肌腱延长术		手术	
82.5601		手部肌腱移植术		手术	
82.9103		手部肌腱粘连松解术		手术	查：腱粘连松解术-手
82.5301		手部肌腱止点重建术		手术	查：再附着-腱（至腱）--手
82.4602		手部肌肉缝合术		手术	
82.4600		手部肌肉或筋膜缝合术		手术	
82.1901		手部肌肉切断术		手术	
82.3601		手部肌肉清创术		手术	
82.5801		手部肌肉移植术		手术	
82.0201		手部肌肉异物去除术		手术	
82.9102		手部肌肉粘连松解术		手术	
82.5401		手部肌肉止点重建术		手术	查：再附着-肌肉--手
82.9501		手部腱鞘封闭术		治疗性操作	
82.2101		手部腱鞘囊肿切除术		手术	
82.3301		手部腱鞘切除术		手术	
82.0101		手部腱鞘松解术		手术	
82.4601		手部筋膜缝合术		手术	
82.1201		手部筋膜切断术		手术	
82.9101		手部筋膜松解术		手术	
82.1202		手部筋膜粘连松解术		手术	
82.4400		手部屈肌腱的其他缝合术		手术	
82.0901		手部软组织切开术		手术	
82.0902		手部软组织切开异物去除术		手术	
82.4501		手部伸肌腱缝合术		手术	
82.4301		手部伸肌腱延迟性缝合术		手术	
86.7300		手的带蒂皮瓣或皮瓣移植物附着术		手术	
82.4500		手的其他肌腱其他缝合术		手术	
82.3300		手的其他肌腱切除术		手术	
82.4300		手的其他肌腱延迟性缝合术		手术	

主要编码	附加编码	手 术 名 称	别 名	操作类别	备 注
82.3600		手的其他肌肉切除术		手术	
82.3500		手的其他筋膜切除术		手术	
86.6200		手的其他皮肤移植		手术	
82.7900		手的其他移植物或置入物的整形术		手术	
86.6100		手的全层皮肤移植		手术	
93.2100		手法和机械性牵引		治疗性操作	
75.4x00		手法取出滞留的胎盘		治疗性操作	
73.5100		手法旋转胎头		治疗性操作	查：胎头旋转-手法的
80.8400		手和指关节病损的其他局部切除术或破坏术		手术	
80.9400		手和指关节的其他切除术		手术	
80.7400		手和指关节滑膜切除术		手术	
80.3400		手和指关节结构的活组织检查		手术	
80.4400		手和指关节切断关节囊、韧带或软骨		手术	
80.1400		手和指关节切开术		手术	
80.0400		手和指关节切开术用于去除假体不伴置换		手术	
79.7400		手和指脱位的闭合性复位术		治疗性操作	
79.8400		手和指脱位开放性复位术		手术	
82.5500		手肌或腱长度的其他改变		手术	
82.3400		手肌或筋膜切除术用做移植物		手术	
82.7901		手肌腱硅条成形术		手术	查：移植物，移植术-手--腱
82.9900		手肌、腱和筋膜的其他手术		手术	
82.5200		手肌腱后徙术		手术	查：退缩术-腱--手
82.7100		手肌腱滑车重建术		手术	查：重建术（整形的)-腱滑轮（伴移植）（伴局部组织)--手
82.5100		手肌腱前徙术		手术	
82.3200		手肌腱切除术用做移植物		手术	
82.1100		手肌腱切开术		手术	
82.5300		手肌腱再附着		手术	

主要编码	附加编码	手术名称	别名	操作类别	备注
82.9500		手肌腱治疗性药物注入		治疗性操作	
82.0200		手肌切开术		手术	
82.2200		手肌肉病损切除术		手术	
82.7200		手肌肉或筋膜移植物的整形术		手术	查：修补术-手--伴移植物或植入物---肌肉
82.7201		手肌肉移植物的整形术		手术	
82.5400		手肌肉再附着		手术	
84.4202		手假体安装		治疗性操作	
82.2100		手腱鞘病损切除术		手术	
82.4100		手腱鞘缝合术		手术	
82.0102		手腱鞘切开探查术		手术	
82.0100		手腱鞘探查术		手术	
84.0301		手截断术		手术	
82.1200		手筋膜切开术		手术	查：筋膜切开术-手掌（杜普伊特伦缩窄松解术）
82.8901		手筋膜疝修补术		手术	
82.7202		手筋膜移植物整形术		手术	
82.8902		手筋膜折叠术		手术	查：折叠术-筋膜--手
82.9200		手黏液囊抽吸术		治疗性操作	
82.3100		手黏液囊切除术		手术	
82.0300		手黏液囊切开术		手术	
82.9400		手黏液囊治疗性药物注入		治疗性操作	
82.8600		手其他肌腱成形术		手术	
82.8500		手其他肌腱固定术		手术	
82.9300		手其他软组织抽吸术		治疗性操作	
82.8900		手其他整形术		手术	
82.4200		手屈肌腱延迟性缝合术		手术	
86.6101		手全厚皮片游离移植术		手术	
86.6202		手刃厚皮片游离移植术		手术	
82.2900		手软组织的其他病损切除术		手术	
82.3900		手软组织的其他切除术		手术	
82.1900		手软组织的其他切断		手术	
82.0900		手软组织的其他切开术		手术	

主要编码	附加编码	手 术 名 称	别　　名	操作类别	备　　注
82.9600		手软组织局部作用治疗性物质的其他注入		治疗性操作	
39.9801		手术后伤口止血术		治疗性操作	查：控制-出血--手术后
63.8200		手术切断的输精管重建术	输精管再通术	手术	
91.7x00		手术伤口标本的显微镜检查		诊断性操作	
87.5300		手术中胆管造影图	术中胆囊造影	诊断性操作	查：胆管造影术-手术间
92.4100		手术中电子放射治疗		治疗性操作	
17.7100		手术中非冠状动脉荧光血管造影术[IFVA]		诊断性操作	
88.5900		手术中冠状动脉荧光血管造影术		诊断性操作	
00.9400		手术中神经生理监测		诊断性操作	
39.6400		手术中心脏起搏器		治疗性操作	包括：术中使用临时心脏起搏器。查：起搏器-心的--手术中的
48.2101		手术中直肠乙状结肠镜检查术		手术	
98.2600		手异物的不切开去除		治疗性操作	
82.9100		手粘连松解		手术	
88.2303		手指X线检查		诊断性操作	
82.8101		手指代手指再造术		手术	
84.2201		手指断指再植术		手术	
79.9400		手指骨损伤的手术		手术	
79.1400		手指骨折闭合性复位术伴内固定		手术	
79.0400		手指骨折闭合性复位术不伴内固定		治疗性操作	
79.3400		手指骨折开放性复位术伴内固定		手术	
79.2400		手指骨折开放性复位术不伴内固定		手术	
81.7900		手、指和腕关节的其他修补术		手术	
84.0100		手指截断术和手指关节离断术		手术	
84.0102		手指截断术，拇指除外		手术	
79.6400		手指开放性骨折部位的清创术		手术	
84.2200		手指再附着		手术	

主要编码	附加编码	手　术　名　称	别　名	操作类别	备　注
82.6102		手指转位代拇指术		手术	
82.8100		手指转移术，除外拇指		手术	
86.6201		手中厚皮片游离移植术		手术	
37.8100		首次单腔装置置入		治疗性操作	查：插入-起搏器--心的---单室装置
37.8200		首次单腔装置置入，节律反应		治疗性操作	查：插入-起搏器--心的---单室装置----节律反应
37.8000		首次或置换永久起搏器置入		治疗性操作	查：插入-起搏器--心的
37.7200		首次经静脉入心房和心室置入导线［电极］		治疗性操作	
37.7300		首次经静脉入心房置入导线［电极］		治疗性操作	
37.7100		首次经静脉入心室置入导线［电极］		治疗性操作	
37.7000		首次置入导线［电极］		治疗性操作	查：植入-电极--心脏
37.8300		首次置入双腔装置		治疗性操作	查：插入-起搏器--心的（永久性）---双室装置（初始的）
99.9800		授乳乳房的乳汁抽吸	哺乳期吸奶	治疗性操作	查：抽出（引出）-自分泌乳汁的乳房（手法的）（泵）
63.8500		输精管瓣膜去除		手术	
63.9500		输精管瓣膜置入		手术	
63.7301		输精管部分切除术		手术	
87.9502		输精管的其他 X 线检查		诊断性操作	
63.8900		输精管和附睾的其他修补术		手术	
63.8100		输精管和附睾裂伤的缝合术		手术	
63.0103		输精管活组织检查		诊断性操作	
63.8400		输精管结扎去除		手术	
63.7100		输精管结扎术		手术	
63.8101		输精管裂伤的缝合术		手术	
63.7300		输精管切除术		手术	
63.7101		输精管切断术		手术	
63.6x00		输精管切开术		手术	此切开术专指治疗输精管疾病的一种手术方式，用于男性绝育的输精管切断术应分类于 63.71
63.6x01		输精管造口术		手术	

主要编码	附加编码	手术名称	别名	操作类别	备注
66.6101		输卵管病损破坏术		手术	
66.6102		输卵管病损切除术		手术	
66.6100		输卵管病损切除术或破坏术		手术	
66.7901		输卵管成形术		手术	
66.9100		输卵管抽吸术		治疗性操作	
66.9101		输卵管穿刺术		治疗性操作	
66.1100		输卵管的活组织检查		手术	
66.9900		输卵管的其他手术		手术	
66.1900		输卵管的其他诊断性操作		诊断性操作	
66.8x00		输卵管鼓气法		治疗性操作	查：充气-输卵管
87.8500		输卵管和子宫的其他X线检查		诊断性操作	
03.7906		输卵管脊膜吻合术		手术	
66.9400		输卵管假体去除		手术	
66.9302		输卵管假体置换术		手术	
66.9300		输卵管假体置入或置换		手术	
66.9301		输卵管假体置入术		手术	
66.7903		输卵管结扎去除术		手术	
66.9600		输卵管扩张术		手术	
65.0901		输卵管卵巢切开探查术		手术	
66.7200		输卵管卵巢吻合术		手术	
66.7900		输卵管其他修补术		手术	
66.6200		输卵管切除术伴去除输卵管妊娠		手术	
66.7904		输卵管切断再通术		手术	查：吻合术-输卵管--经再吻合术
66.0100		输卵管切开术		手术	
66.9700		输卵管伞埋入子宫壁		手术	
66.7300		输卵管输卵管吻合术		手术	
66.8x01		输卵管通液术		治疗性操作	查：吹入法-输卵管
74.3x00		输卵管外异位妊娠清除术		手术	
66.7902		输卵管移植术		手术	
66.0201		输卵管造口去除输卵管妊娠术		手术	查：去除-异位胎儿（自）--管（经输卵管造口术）
66.0200		输卵管造口术		手术	
87.8502		输卵管造影		诊断性操作	查：输卵管造影术

主要编码	附加编码	手　术　名　称	别　　名	操作类别	备　　注
65.8902		输卵管粘连松解术		手术	
66.9501		输卵管注药术		治疗性操作	
66.7401		输卵管子宫角植入术		手术	
66.7400		输卵管子宫吻合术		手术	
59.8x05		输尿管膀胱口扩张术		手术	
56.7400		输尿管膀胱吻合术		手术	
56.4101		输尿管病损切除术		手术	
56.7200		输尿管肠吻合术的修复术		手术	
56.8901		输尿管成形术		手术	
59.8x00		输尿管导管插入术		治疗性操作	
96.4602		输尿管导管冲洗		治疗性操作	
97.6201		输尿管导管去除		治疗性操作	
56.8904		输尿管复位术		手术	查：修补术-输尿管 NEC
56.6201		输尿管-腹壁造口修复术		手术	
56.8500		输尿管固定术		手术	
56.8100		输尿管管腔内粘连松解术		手术	
56.7101		输尿管-回肠吻合术		手术	
56.7102		输尿管-结肠吻合术		手术	
56.8600		输尿管结扎去除术		手术	
56.9500		输尿管结扎术		手术	
56.3100		输尿管镜检查		诊断性操作	
97.6204		输尿管镜输尿管支架取出术		治疗性操作	查：去除-输尿管的夹板（支架）
55.3501		输尿管镜下肾病损消融术		手术	
56.2x05		输尿管镜下输尿管切开术		手术	
56.7105		输尿管-空肠吻合术		手术	
56.9100		输尿管口扩张		手术	
56.4103		输尿管口囊肿切除术		手术	
59.8x01		输尿管扩张术		治疗性操作	
56.7104		输尿管-阑尾吻合术		手术	
56.8200		输尿管裂伤缝合术		手术	
56.8201		输尿管裂伤修补术		手术	
56.1x00		输尿管尿道口切开术		手术	
56.8400		输尿管其他瘘管闭合术		手术	
56.9900		输尿管其他手术		手术	

主要编码	附加编码	手 术 名 称	别 名	操作类别	备 注
56.7900		输尿管其他吻合术或搭桥		手术	
56.8900		输尿管其他修补术		手术	
56.3900		输尿管其他诊断性操作		诊断性操作	
56.4000		输尿管切除术		手术	
56.2x01		输尿管切开取石术		手术	
56.2x00		输尿管切开术		手术	
56.2x02		输尿管切开异物取出术		手术	
56.2x03		输尿管切开引流术		手术	
56.4200		输尿管全部切除术		手术	
55.8700		输尿管肾盂接合处矫正术		手术	
97.6203		输尿管双"J"管取出术		治疗性操作	
56.4104		输尿管缩短伴再植术		手术	
98.5103		输尿管体外冲击波碎石术		治疗性操作	
59.0201		输尿管狭窄松解术		手术	
56.8903		输尿管延长术		手术	查：修补术-输尿管 NEC
56.8902		输尿管移植术		手术	
56.8401		输尿管阴道瘘修补术		手术	
56.8300		输尿管造口闭合术		手术	
96.4601		输尿管造口冲洗		治疗性操作	
97.6202		输尿管造口导管去除		治疗性操作	
59.9300		输尿管造口导管置换术		治疗性操作	
96.4600		输尿管造口和输尿管导管的冲洗术		治疗性操作	
59.9902		输尿管支架调整术		治疗性操作	
59.9901		输尿管支架置换术		治疗性操作	
56.7103		输尿管-直肠吻合术		手术	
59.0202		输尿管周围粘连松解术		手术	
99.0601		输入抗血友病因子		治疗性操作	
99.0600		输入凝血因子		治疗性操作	
46.3903		输入襻造口术		手术	输入襻：毕罗特Ⅱ式手术后十二指肠盲端那一侧是输入襻，空肠侧是输出襻。为缓解因输入襻梗阻而造成的胆汁和胰液的淤滞引起的一系列症状，而进行的该部位的造口术

主要编码	附加编码	手 术 名 称	别　名	操作类别	备　注
46.8509		输入襻支架置入术		治疗性操作	
99.0900		输入其他物质		治疗性操作	
99.0700		输入其他血清		治疗性操作	
99.0500		输入血小板		治疗性操作	
99.0301		输血		治疗性操作	
99.0200		输以前收集的自体血		治疗性操作	
97.8902		输注泵取出术	全自动注药泵取出术	治疗性操作	
86.0602		输注泵置换术		手术	
86.0601		输注泵置入术		手术	
00.1800		输注免疫抑制抗体疗法		治疗性操作	
51.1101		术中胆道镜检查		诊断性操作	
45.1101		术中小肠内镜检查		手术	
85.4402		双侧保乳乳腺改良根治术		手术	
85.4200		双侧单纯乳房切除术		手术	
85.4403		双侧单纯乳房切除术伴区域性淋巴结切除术		手术	
33.5200		双侧肺移植术		手术	
53.1701		双侧腹股沟疝无张力修补术		手术	
53.1000		双侧腹股沟疝修补术		手术	
53.1202		双侧腹股沟斜疝疝囊高位结扎术		手术	
53.1501		双侧腹股沟斜疝无张力修补		手术	
53.1201		双侧腹股沟斜疝修补术		手术	
53.1401		双侧腹股沟直疝无张力修补术		手术	
53.1101		双侧腹股沟直疝修补术		手术	
62.4101		双侧睾丸附睾切除术		手术	
62.4102		双侧睾丸根治性切除术		手术	
85.4600		双侧根治性乳房切除术		手术	
53.3101		双侧股疝无张力修补术		手术	
53.3901		双侧股疝修补术		手术	

主要编码	附加编码	手术名称	别名	操作类别	备注
85.4400		双侧扩大的单纯乳房切除术		手术	
85.4800		双侧扩大根治性乳房切除术		手术	
65.5100		双侧卵巢切除术	女性去势术	手术	
85.3500		双侧皮下乳房切除术伴同时置入术		手术	
85.5400		双侧乳房植入术		手术	
85.5200		双侧乳房注入，为了增大		手术	
85.4401		双侧乳腺改良根治术		手术	
55.5400		双侧肾切除术		手术	
07.3x00		双侧肾上腺切除术		手术	
07.0200		双侧肾上腺区探查术		手术	
66.6300		双侧输卵管部分切除术		手术	
66.3201		双侧输卵管抽芯包埋术		手术	输卵管抽芯包埋术是用于输卵管结扎。夹住输卵管中段的一段浆膜，在浆膜下注入盐水，然后在浆膜上做切口，游离出输卵管，以细丝线结扎后剪去一小段，再缝合浆膜，包埋输卵管近侧残端，远端留置浆膜外。查：结扎-输卵管--切断
65.6100		双侧输卵管卵巢切除术	双附件切除术	手术	
66.2200		双侧输卵管内镜下结扎术和切断术		手术	
66.2900		双侧输卵管内镜下其他破坏术或闭合术		手术	
66.3100		双侧输卵管其他结扎术和挤压术		手术	
66.3200		双侧输卵管其他结扎术和切断术		手术	
66.3900		双侧输卵管其他破坏术或闭合		手术	
66.5100		双侧输卵管切除术		手术	
66.3902		双侧输卵管套环绝育术		手术	
66.3901		双侧输卵管粘堵术	输卵管注药绝育术	手术	输卵管粘堵术是在选择性输卵管插管技术的基础上，将特制粘合剂直接注入到输卵管内堵塞输卵管，从而起到绝育目的。查：破坏-输卵管
85.3200		双侧缩小性乳房成形术		手术	
71.6200		双侧外阴切除术		手术	

主要编码	附加编码	手 术 名 称	别 名	操作类别	备 注
62.4104		双侧隐睾切除术		手术	
86.7403		双带蒂皮瓣移植术		手术	查：转移，转移术-带蒂皮瓣移植
68.3907		双角子宫切除术		手术	
86.9502		双列神经刺激脉冲发生器的置换		手术	
86.9501		双列神经刺激脉冲发生器的置入		手术	
86.9500		双列神经刺激脉冲发生器的置入或置换，未指明为可充电型		手术	
37.8701		双腔永久起搏器置换术		治疗性操作	
37.8301		双腔永久起搏器置入术		治疗性操作	
36.1600		双乳房内动脉-冠状动脉旁路移植		手术	
68.3906		双子宫单侧切除术		手术	
93.3100		水池中辅助训练		治疗性操作	
73.1x01		水囊引产		治疗性操作	
99.9901		水蛭疗法		治疗性操作	水蛭活体疗法是利用饥饿的水蛭进行吸血的疗法，一方面是利用水蛭的吸血功能促进血液循环；另一方面通过水蛭在吸血过程中所释放的具有抗凝血功能的水蛭素清除断指组织中淤积的血液，增加组织的灌流量。活体水蛭吸血可以消除淤血和即时性提高局部血流量，该疗法目前已经成为救治静脉淤血并发症的一种标准疗法
89.1701		睡眠监测		诊断性操作	
89.1700		睡眠脑电图	多导睡眠图	诊断性操作	睡眠脑电图又称多导睡眠图（polysomnography，PSG）。主要用于睡眠和梦境研究以及抑郁症和睡眠呼吸暂停综合征的诊断。多导睡眠图是通过不同部位的生物电或通过不同传感获得生物讯号，经前置放大，输出为不同的电讯号，记录出不同的图形以供分析。查：多导睡眠（波动）描记
59.4x05		斯塔米膀胱颈悬吊术		手术	
48.4904		斯文森直肠切除术	Swenson 术、斯温森手术、斯温逊手术、翻出型肛门外吻合巨结肠根治术、结肠直肠切除肛门外吻合术	手术	Swenson 手术用于先天性巨结肠的手术治疗
77.0000		死骨切除术		手术	查：死骨切除术-骨

主要编码	附加编码	手术名称	别名	操作类别	备注
	00.4300	四根或更多根血管操作			
36.1400		四根或以上冠状动脉的［主动脉］冠状动脉旁路移植		手术	
	00.4301	四根血管操作			
	00.4801	四根血管支架置入			
	00.4302	四根以上血管操作			
	00.4802	四根以上血管支架置入			
07.5301		松果体病损切除术		手术	
07.5300		松果腺部分切除术		手术	
07.1700		松果腺活组织检查		手术	
07.5900		松果腺其他手术		手术	
07.5200		松果腺切开术		手术	
07.5100		松果腺区探查术		手术	
07.5400		松果腺全部切除术		手术	
93.7100		诵读训练		治疗性操作	
12.7901		苏林管切开术		手术	苏林管（Schlemm管）是围绕前房角一周的环状管，是房水排出通道，内壁有一层内皮细胞与小梁网相隔，外侧壁有一条集液管，房水经此处流入巩膜内静脉（房水静脉），最后流入睫状前静脉。苏林管切开联合小梁切除术主要用于治疗先天性青光眼。查：松解术-眼内压
73.8x02		碎胎术		治疗性操作	
73.4x01		缩宫素［催产素］引产		治疗性操作	
12.7400		缩减睫状体		手术	
48.4100		索夫直肠黏膜下切除术	Soave术	手术	黏膜下切除术指在不破坏肠壁的情况下，保证了黏膜下病损部位的切除。预后较好
87.4303		锁骨X线检查		诊断性操作	
77.6102		锁骨病损切除术		手术	
77.8104		锁骨部分切除术		手术	
78.4103		锁骨成形术		手术	
79.1902		锁骨骨折闭合复位内固定术		手术	
79.0901		锁骨骨折闭合性复位术		治疗性操作	
79.3904		锁骨骨折切开复位内固定术		手术	
79.2901		锁骨骨折切开复位术		手术	

主要编码	附加编码	手 术 名 称	别　名	操作类别	备　注
77.4102		锁骨活组织检查		手术	
78.5102		锁骨内固定术		手术	
78.6103		锁骨内固定装置去除术		手术	
77.3102		锁骨切断术		手术	
77.1102		锁骨切开术不伴切断术		手术	
77.9102		锁骨全部切除术		手术	
40.1102		锁骨上淋巴结活组织检查		手术	
40.2901		锁骨上淋巴结切除术		手术	
40.5903		锁骨上淋巴结清扫术		手术	
77.0102		锁骨死骨去除术		手术	
77.8105		锁骨头切除术		手术	
78.1102		锁骨外固定术		手术	
78.6104		锁骨外固定装置去除术		手术	
38.4509		锁骨下动脉部分切除伴置换术		手术	
39.0x02		锁骨下动脉-肺动脉吻合术		手术	查：吻合术-肺动脉--锁骨下动脉
39.2202		锁骨下动脉-肱动脉搭桥术		手术	
38.8504		锁骨下动脉结扎术		手术	
38.4508		锁骨下动脉瘤切除伴置换术		手术	
39.5001		锁骨下动脉球囊血管成形术		治疗性操作	
38.0501		锁骨下动脉取栓术		手术	
39.2210		锁骨下动脉-锁骨下动脉搭桥术		手术	
00.5501		锁骨下动脉药物洗脱支架置入术		治疗性操作	
88.4401		锁骨下动脉造影		诊断性操作	查：血管造影术（动脉）-特指动脉 NEC
39.9008		锁骨下动脉支架置入术		治疗性操作	
38.9303		锁骨下静脉穿刺中心静脉置管术		治疗性操作	
88.6103		锁骨下静脉造影		诊断性操作	
77.2102		锁骨楔形截骨术		手术	
78.7102		锁骨折骨术		手术	
78.0102		锁骨植骨术		手术	

主要编码	附加编码	手 术 名 称	别　名	操作类别	备　注
89.4401		铊应激试验伴经食管心室起搏		诊断性操作	
89.4402		铊应激试验不伴经食管心室起搏		诊断性操作	
89.4100		踏旋器运动测验测定心血管应激功能		诊断性操作	
75.3500		胎儿和羊膜的其他诊断性操作		诊断性操作	
75.3303		胎儿活组织检查		诊断性操作	
75.3101		胎儿镜检查		诊断性操作	
75.3800		胎儿脉搏血氧计		诊断性操作	查：监测-胎儿
75.3600		胎儿缺陷矫正术		手术	
75.3200		胎儿心电图［头皮］		诊断性操作	
75.3300		胎儿血样和活组织检查		诊断性操作	
88.4600		胎盘动脉造影术		诊断性操作	
92.1701		胎盘核素扫描		诊断性操作	
92.1700		胎盘扫描		诊断性操作	
73.9100		胎位外倒转术		治疗性操作	查：转位，产科的-外部（双极）
34.0200		探查性胸廓切开术		手术	
94.3700		探索性语言精神［心理］疗法		治疗性操作	
51.0200		套管胆囊造口术		手术	
59.7100		提肌手术，用于尿道膀胱悬吊术		手术	
93.0700		体测量		诊断性操作	
39.0x00		体动脉至肺动脉的分流术		手术	
39.4904		体-肺分流去除术		手术	
39.4903		体-肺分流再校正术		手术	查：修复-吻合术--血管
89.5800		体积描记图		诊断性操作	
86.8300		体积缩小性整形术		手术	
50.9200		体外肝辅助		治疗性操作	
99.8502		体外聚焦热疗［FEP］		治疗性操作	
99.7600		体外免疫吸附		治疗性操作	免疫吸附（immunoadsorption，IA）疗法是近15年发展而来的一种血液净化技术，是将高度特异性的抗原、抗体或有特定物理化学亲和力的物质（配体）与吸附材料（载体）结合制成吸附剂（柱），选择性或特异地清除血液中的致病因子，从而达到净化血液，缓解病情的目的。查：免疫吸附-体外的（ECI）

主要编码	附加编码	手 术 名 称	别 名	操作类别	备 注
39.6500		体外膜氧合〔ECMO〕		治疗性操作	是近年来抢救危重患者采取的新技术之一，代替肺脏和心脏作用进行气体交换和血液循环。ECMO运转时，血液从静脉引出，通过膜肺氧合，排出二氧化碳后在泵的推动下将血液回至静脉（称静脉-静脉通路），或回至动脉（称静脉-动脉通路）。前者用于呼吸支持，后者在血泵推动下，既可用于体外的呼吸支持，也可用于体外心脏支持
39.6100		体外循环辅助开放性心脏手术		手术	
84.5600		填充物（水泥）置入或置换		手术	
02.0102		条带状颅骨切除术		手术	
19.3x00		听骨链的其他手术		手术	
19.3x03		听骨链重建术		手术	
19.3x01		听骨切除术		手术	
95.4100		听力测定		诊断性操作	
95.4700		听力检查		诊断性操作	
95.4300		听力评估		诊断性操作	
04.0711		听神经病损切除术		手术	
04.4207		听神经根粘连松解术		手术	
04.4206		听神经减压术		手术	
04.0100		听神经瘤切除术		手术	
04.0725		听神经切除术		手术	
62.4100		同一次手术中去除双侧睾丸	男性去势术	手术	查：阉割-男性
86.6601		同种皮片移植术		手术	
86.6600		同种移植物至皮肤		手术	
12.3504		瞳孔残膜切除术		手术	瞳孔残膜是一种葡萄膜先天异常疾病，分丝状和膜状两种，轻者不影响视力。该患者双眼瞳膜面积大、致密，已严重影响视力，并造成散光、视野缺损、斜视、弱视发生，应尽早切除。体会手术成功的关键在于粘弹剂注入部位，如不能将残膜托起、剥离残膜必将伤及晶状体
12.3500		瞳孔成形术	造瞳术	手术	白内障摘除术后或人工晶体植入术后，为防止瞳孔变形而进行瞳孔成形术
12.3501		瞳孔膜穿刺术		手术	
12.3503		瞳孔切开术		手术	
12.1201		瞳孔缘剪开术		手术	查：括约肌切开术-虹膜
12.3502		瞳孔粘连松解术		手术	瞳孔粘连松解术是用于治疗：急性虹膜睫状体炎未接受合理治疗，陈旧性虹膜睫状体炎不断复发而形成的瞳孔粘连的手术
88.9101		头部磁共振检查		诊断性操作	

主要编码	附加编码	手 术 名 称	别 名	操作类别	备 注
97.3804		头部缝线去除		治疗性操作	
87.0300		头部计算机轴向断层照相术		诊断性操作	
38.5201		头部静脉曲张的结扎术和剥脱术		手术	
87.0400		头部其他断层照相术		诊断性操作	查：X线断层摄影术-头 NEC
39.7201		头部血管内修补或闭合术		治疗性操作	
00.0101		头部血管治疗性超声		治疗性操作	
97.3902		头部治疗性装置去除		治疗性操作	
38.4200		头和颈部的其他血管部分切除术伴置换术		手术	
38.3200		头和颈部的其他血管切除伴吻合术		手术	
38.0200		头和颈部的其他血管切开术		手术	
88.7100		头和颈部的诊断性超声		诊断性操作	
38.6200		头和颈部其他血管的其他切除术		手术	
38.8200		头和颈部其他血管的其他手术闭合		手术	
38.5200		头和颈部其他血管静脉曲张的结扎术和剥脱术		手术	
38.1200		头和颈部其他血管内膜切除术		手术	动脉内膜切除过程中涉及栓子、血栓切除术或使用补片移植或临时血管搭桥，不需另编码
98.2200		头和颈部其他异物的不切开去除		治疗性操作	
17.6200		头和颈部损害或组织在诱导下的激光间质热疗法［LITT］		治疗性操作	
39.7400		头和颈部血管梗阻的血管内去除术		治疗性操作	
39.7200		头和颈部血管内修补或闭合		治疗性操作	血管内修补或闭合包括：动脉瘤、动静脉畸形、动静脉瘘等
00.0100		头和颈部血管治疗性超声		治疗性操作	超声波是一种超过人耳的听觉界限的声波。超声波治疗是指超声波作用于人体组织，通过产生的机械作用、热作用和空化作用促进人体局部组织血流加速，改善血液循环；增加血管壁蠕动，加强细胞膜通透性；离子重新分布，增强新陈代谢；减低组织中氢离子浓度，增加 pH 值；增强酶活性，加强组织再生修复能力，肌肉放松，肌张力下降，疼痛减轻或缓解。超声检查或超声治疗都可以用超声做主导词

主要编码	附加编码	手术名称	别名	操作类别	备注
72.6x00		头后出产钳助产		治疗性操作	
87.0302		头颈部CTA		诊断性操作	CTA是静脉内注入对比剂后行血管造影CT扫描的重建技术，可立体显示血管影像
39.7500		头、颈部血管内裸弹簧圈栓塞或闭合		治疗性操作	
39.7600		头、颈部血管生物活性弹簧圈血管内栓塞或闭合		治疗性操作	
93.4101		头颅骨盆环牵引术		治疗性操作	
02.9503		头颅骨盆牵引装置去除术		治疗性操作	
02.9405		头颅骨盆牵引装置置入术		治疗性操作	
86.6903		头面颈部植皮术		手术	
86.4x01		头、面、颈皮肤病损根治切除术		手术	
86.6301		头面颈全厚皮片移植术		手术	
97.3904		头盆环牵引去除		治疗性操作	
86.5902		头皮缝合术		手术	
86.9303		头皮扩张器置入术		手术	
08.6301		头皮移植法眉毛再造术		手术	
86.5100		头皮再植术		手术	
92.1200		头其他部位的扫描		诊断性操作	
93.0701		头围测量		诊断性操作	
02.2216		透明隔造瘘术		手术	
93.3400		透热疗法		治疗性操作	透热疗法，通过使用电子或微波产生的热来达到医疗目的。透热疗法被用来缓解身体内深层组织的疼痛
93.0104		徒手平衡功能检查		诊断性操作	
83.1404		腿筋膜松解术		手术	
87.6100		吞钡		诊断性操作	
86.8303		臀部吸脂术		手术	
83.1202		臀大肌切断术		手术	查：切断-内收肌腱（髋）
85.7600		臀动脉穿支［GAP］皮瓣，游离的，全乳房重建术		手术	
83.9103		臀筋膜挛缩松解术		手术	
83.1403		臀筋膜切断术		手术	

主要编码	附加编码	手术 名 称	别　名	操作类别	备　注
83.0205		臀中肌综合征减压术		手术	臀中肌综合征为发生于臀中肌的肌筋膜炎，对于局部病灶注射治疗不佳患者，特别是痛性筋膜束者，可以通过局限性臀中肌剥离松解减压治疗。查：减压-肌
93.4500		托马斯夹板牵引		治疗性操作	
99.1201		脱敏疗法		治疗性操作	
79.7000		脱位的闭合性复位术		治疗性操作	编码79.7指脱位复位术不伴有内固定装置或外固定架，但可以伴有夹板、石膏外固定及牵引装置。查：复位术，减缩术
79.8000		脱位的开放性复位术		手术	伴有内固定是不用另外编码的，合并使用外固定装置，其中石膏、夹板、牵引装置（不需要另编码）。但如果使用外固定架则需要另编码：①使用外固定装置（78.50～78.59）；②外固定装置的类型（84.71～84.73）
86.6701		脱细胞异体真皮植皮术		手术	
21.8402		驼峰鼻矫正术		手术	
	84.7200	外部固定装置的应用，环型系统		手术	
	84.7100	外部固定装置应用，单相系统		手术	查：使用-外部的，固定装置（骨）--单相装置或系统
30.2910		外侧喉部分切除术		手术	
16.0101		外侧开眶术		手术	外侧开眶术是治疗球后肿瘤的一种标准手术入路
18.2905		外耳病损电凝术		治疗性操作	
18.3100		外耳病损根治性切除术		手术	
18.2904		外耳病损刮除术		治疗性操作	
18.2906		外耳病损激光手术		治疗性操作	
18.2903		外耳病损冷冻术		治疗性操作	
18.2901		外耳病损切除术		手术	
18.2902		外耳病损烧灼术		治疗性操作	
18.7901		外耳成形术	耳整形术	手术	
18.6x01		外耳道成形术		手术	查：耳成形术（外）-耳道或口
18.9x03		外耳道记忆合金支架取出术		手术	
18.9x02		外耳道记忆合金支架置换术		手术	
18.9x01		外耳道记忆合金支架置入术		手术	
18.0200		外耳道切开术		手术	

主要编码	附加编码	手 术 名 称	别 名	操作类别	备 注
18.0202		外耳道切开异物取出术		手术	
18.0201		外耳道切开引流术		手术	
96.1100		外耳道填塞		治疗性操作	
18.6x02		外耳道植皮术		手术	
18.6x00		外耳道重建术		手术	
18.1200		外耳活组织检查		手术	
18.4x00		外耳裂伤缝合术		手术	
18.2900		外耳其他病损切除术或破坏术		手术	
18.3900		外耳其他切除术		手术	
18.0900		外耳其他切开术		手术	
18.9x00		外耳其他手术		手术	
18.1900		外耳其他诊断性操作		诊断性操作	
18.7900		外耳其他整形术		手术	
18.3901		外耳切断术		手术	
18.7904		外耳上提术		手术	
97.8801		外固定装置取出术		治疗性操作	
12.6400		外路小梁切除术	滤帘切除术	手术	
12.5400		外路小梁切开术	小梁切开术	手术	是治疗先天性青光眼的方法
71.3x05		外阴病损破坏术		手术	
71.3x04		外阴病损切除术		手术	
71.3x03		外阴部分切除术		手术	
75.9201		外阴产科血肿排除术		手术	
71.7902		外阴陈旧性产科裂伤修补术		手术	
71.7901		外阴成形术	外阴修补术	手术	
71.8x00		外阴的其他手术		手术	
71.1900		外阴的其他诊断性操作		诊断性操作	
71.3x00		外阴和会阴的其他局部切除术或破坏术		手术	
71.0900		外阴和会阴的其他切开术		手术	
71.7900		外阴和会阴的其他修补术		手术	
71.1100		外阴活组织检查		手术	
71.7100		外阴或会阴裂伤缝合术		手术	
71.7200		外阴或会阴瘘修补术		手术	

主要编码	附加编码	手术名称	别名	操作类别	备注
75.9200		外阴或阴道的其他血肿排除术		手术	查：抽吸，吸引术-血肿--产科的
71.7101		外阴裂伤缝合术		手术	
71.7201		外阴瘘修补术		手术	
73.6x00		外阴切开术		手术	
71.0902		外阴切开引流术		手术	
98.2300		外阴异物的不切开去除		治疗性操作	
71.0100		外阴粘连松解术		手术	
00.6901		外周静脉内压力测量		诊断性操作	
08.8901		外眦皱纹切除术	鱼尾纹除皱术	手术	
21.8401		弯鼻鼻成形术		手术	
35.8308		完全动脉干矫正伴室间隔缺损假体置入术		手术	
35.8307		完全动脉干矫正术		手术	
35.8201		完全肺静脉异位引流矫正术		手术	查：修补术-肺动静脉异常连接--全部的
86.0600		完全可植入型的输注泵置入		手术	
86.0700		完全可植入型血管通路装置的置入［VAD]		手术	
72.5300		完全臀位牵引头后出产钳助产		治疗性操作	
83.1303		腕部屈肌腱松解术		手术	
77.6401		腕骨病损切除术		手术	
77.8401		腕骨部分切除术		手术	
78.4401		腕骨成形术		手术	
79.1301		腕骨骨折闭合复位内固定术		手术	
79.0301		腕骨骨折闭合性复位术		治疗性操作	
79.3301		腕骨骨折切开复位内固定术		手术	
79.2301		腕骨骨折切开复位术		手术	
77.6400		腕骨和掌骨病损或组织的局部切除术		手术	
77.8400		腕骨和掌骨部分骨切除术		手术	
79.1300		腕骨和掌骨骨折闭合性复位术伴内固定		手术	
79.0300		腕骨和掌骨骨折闭合性复位术不伴内固定		治疗性操作	

主要编码	附加编码	手 术 名 称	别 名	操作类别	备 注
79.3300		腕骨和掌骨骨折开放性复位术伴内固定		手术	
79.2300		腕骨和掌骨骨折开放性复位术不伴内固定		手术	
77.4400		腕骨和掌骨活组织检查		手术	
79.6300		腕骨和掌骨开放性骨折部位的清创术		手术	
78.5400		腕骨和掌骨内固定不伴骨折复位术		手术	
77.1400		腕骨和掌骨其他切开术不伴切断术		手术	
78.4400		腕骨和掌骨其他修补术或整形术		手术	
77.7400		腕骨和掌骨切除术用作移植物		手术	
77.3400		腕骨和掌骨切断术		手术	
77.9400		腕骨和掌骨全部切除术		手术	
78.9400		腕骨和掌骨生长刺激器的置入		手术	
78.1400		腕骨和掌骨使用外固定装置		手术	
77.0400		腕骨和掌骨死骨去除术		手术	
79.9300		腕骨和掌骨损伤的手术		手术	
78.2400		腕骨和掌骨缩短手术		手术	
77.2400		腕骨和掌骨楔形骨切开术		手术	
78.3400		腕骨和掌骨延伸术		手术	
78.0400		腕骨和掌骨移植术		手术	
78.7400		腕骨和掌骨折骨术		手术	
78.8400		腕骨和掌骨诊断性操作		诊断性操作	
78.6400		腕骨和掌骨置入装置去除		手术	
77.4401		腕骨活组织检查		手术	
79.6301		腕骨开放性骨折清创术		手术	
78.5401		腕骨内固定术		手术	
78.6401		腕骨内固定装置去除术		手术	

主要编码	附加编码	手　术　名　称	别　　名	操作类别	备　　注
77.9401		腕骨切除术		手术	
77.3401		腕骨切断术		手术	
77.1401		腕骨切开术不伴切断术		手术	
77.0401		腕骨死骨去除术		手术	
78.1401		腕骨外固定术		手术	
78.6402		腕骨外固定装置去除术		手术	
77.2401		腕骨楔形截骨术		手术	
78.7401		腕骨折骨术		手术	
78.0401		腕骨植骨术		手术	
88.2301		腕关节 X 线检查		诊断性操作	
80.8300		腕关节病损的其他局部切除术或破坏术		手术	
80.8301		腕关节病损切除术		手术	
80.9300		腕关节的其他切除术		手术	
80.7300		腕关节滑膜切除术		手术	
80.3300		腕关节结构的活组织检查		手术	
84.0400		腕关节离断术		手术	
80.4300		腕关节切断关节囊、韧带或软骨		手术	
80.0301		腕关节切开假体去除关节旷置术		手术	
80.1300		腕关节切开术		手术	
80.0300		腕关节切开术用于去除假体不伴置换		手术	
81.7300		腕关节全部置换		手术	
88.3203		腕关节造影		诊断性操作	
81.9703		腕关节置换修复术		手术	
04.4300		腕管松解术		手术	腕管松解术的适应证有：①手麻痛，夜间麻醒，影响工作生活者；②桡侧 3 个半手指痛觉减退或手指感觉完全丧失者；③鱼际肌有萎缩，拇对掌肌力减弱或不能者；④电生理提示正中神经腕部卡压者。查：减压-腕管
	88.2300	腕和手的骨骼 X 线检查		诊断性操作	
81.2501		腕桡关节固定术		手术	
81.2500		腕桡融合术		手术	
80.4302		腕韧带松解术		手术	

主要编码	附加编码	手术名称	别名	操作类别	备注
79.7300		腕脱位闭合性复位术		治疗性操作	
79.8300		腕脱位开放性复位术		手术	
81.7400		腕腕关节或腕掌关节成形术伴植入		手术	
81.7500		腕腕关节或腕掌关节成形术不伴植入		手术	
79.8301		腕掌关节脱位切开复位术		手术	
54.4x05		网膜病损切除术		手术	
54.4x03		网膜部分切除术		手术	
54.7402		网膜缝合术		手术	
54.7401		网膜固定术		手术	
54.6401		网膜裂伤缝合术		手术	
54.7404		网膜扭转复位术		手术	
54.7400		网膜其他修补术		手术	
54.4x04		网膜切除术		手术	
54.1906		网膜切开术		手术	
53.9x06		网膜疝修补术		手术	
54.7403		网膜移植术		手术	
54.5905		网膜粘连松解术		手术	
94.3500		危象处置		治疗性操作	
93.3504		微波疗法		治疗性操作	
11.7202		微型角膜刀法准分子激光角膜上皮瓣下磨镶术［EPI-LASIK］		手术	EPI-LASIK 技术采用特制的角膜上皮刀，制作的角膜上皮瓣厚度仅 60~80μm，完全由机械控制制作的上皮瓣特别平整，而且完全不需要使用酒精。完成激光切削后将上皮瓣复位即可
95.4301		韦伯听力评估		诊断性操作	韦伯试验是比较两耳骨导听力的强弱。查：评估-听力的
94.0202		韦克斯勒记忆测量		诊断性操作	
38.9501		为肾透析半永久静脉插管术		治疗性操作	查：导管插入术-静脉 NEC--用于肾透析
38.9502		为肾透析的临时静脉插管术		治疗性操作	
39.2700		为肾透析，动静脉吻合术		手术	
86.9000		为移植或库存的脂肪抽吸		手术	查：抽出-脂肪为移植或库存
03.9100		为镇痛的椎管麻醉药注射		治疗性操作	
37.4100		围绕心脏的心脏假体支持装置置入术		手术	

主要编码	附加编码	手 术 名 称	别 名	操作类别	备 注
99.0000		围手术期自体输全血或血成分		治疗性操作	
96.7000		未特指时间的持续性侵入性机械性通气		治疗性操作	
77.8908		尾骨部分切除术		手术	
77.9906		尾骨全部切除术		手术	
99.8804		胃癌光化学疗法〔PUVA〕		治疗性操作	
43.4900		胃病损或组织的其他破坏术		手术	
43.4202		胃病损切除术		手术	
43.8901		胃部分切除术		手术	
43.8100		胃部分切除术伴空肠移位术	亨利空肠移位术	手术	
43.5x00		胃部分切除术伴食管胃吻合术	近端胃切除术	手术	
43.7x00		胃部分切除术伴胃空肠吻合术	毕罗特Ⅱ式手术	手术	
43.6x00		胃部分切除术伴胃十二指肠吻合术	远端胃切除术，毕罗特Ⅰ式手术	手术	
92.0401		胃肠核素扫描		诊断性操作	
96.6x02		胃肠内高营养		治疗性操作	查：营养，浓缩物质-肠内输注
92.0400		胃肠扫描和放射性核素功能检查		诊断性操作	
99.1500		胃肠外输注浓缩营养物质		治疗性操作	
43.7x02		胃肠吻合口切除伴胃空肠吻合术		手术	
44.5x01		胃肠吻合口修补术		手术	查：修复术-吻合术--胃，胃肠的（伴空肠间置术）
43.5x01		胃大部切除伴食管胃吻合术		手术	
43.6x01		胃大部切除伴胃十二指肠吻合术		手术	
44.9900		胃的其他手术		手术	
44.6900		胃的其他修补术		手术	
44.9200		胃的手术中操作		手术	
43.8902		胃底横断术		手术	胃底横断术是将胃大、小弯的左静脉和胃短静脉尽量全部结扎切断，直达食管下段，横断胃底部并楔形切除一段胃壁，缝扎胃壁上的曲张静脉，吻合重建胃断端。主要用于胃底静脉曲张破裂出血，门静脉高压的手术治疗

主要编码	附加编码	手 术 名 称	别　　名	操作类别	备　　注
44.9101		胃底静脉结扎术		手术	
44.6601		胃底折叠术	Nissen 术、胃瓣膜成形术	手术	胃底折叠术有 Toupet、Dor、Belsey 等术式，目前常用的是 Nissen 和 Toupet 术式。主要是用胃底完全包绕食管下段，形成单向活瓣，食物可以由食管进入胃，但不可由胃反流入食管。主要用于胃食管反流病的手术治疗
44.1901		胃电图		诊断性操作	胃电图（EGG）可检测异常胃电节律，主要适用于胃功能障碍、胃轻瘫、改变胃肌电活动的药物疗效等的检测
38.8602		胃动脉结扎术		手术	
88.4703		胃动脉造影		诊断性操作	
44.6400		胃固定术		手术	
96.3300		胃灌洗		治疗性操作	
98.0300		胃和小肠管腔内异物的不切开去除		治疗性操作	
42.5803		胃-喉吻合术		手术	
44.6301		胃结肠瘘修补术		手术	查：闭合-瘘--胃结肠的
54.7302		胃结肠韧带缝合术		手术	
44.9100		胃静脉曲张结扎术		手术	
44.1401		胃镜下活组织检查		诊断性操作	
44.6302		胃空肠瘘修补术		手术	
44.3903		胃空肠吻合术［旁路］		手术	
44.4100		胃溃疡部位的缝合术		手术	
44.4101		胃溃疡修补术		手术	
96.3200		胃冷冻		治疗性操作	
96.3100		胃冷却		治疗性操作	
44.6100		胃裂伤缝合术		手术	
44.9201		胃扭转复位术		手术	
44.9400		胃泡［球囊］去除		治疗性操作	
44.9300		胃泡［球囊］置入		治疗性操作	当球囊被放置胃内时，注入氯化钠溶液，最多达 500ml，此时球囊展开。撑起的球囊会引起一种饱胀感，可以有效地减轻体重。查：插入-球囊--胃的
43.4200		胃其他病损或组织的局部切除术		手术	
44.1900		胃其他诊断性操作		诊断性操作	
96.3500		胃强饲法［胃管］		治疗性操作	
43.0x01		胃切开取石术		手术	
43.0x00		胃切开术		手术	

主要编码	附加编码	手术名称	别名	操作类别	备注
43.0x02		胃切开异物取出术		手术	
44.4901		胃切开止血术		手术	
43.9100		胃全部切除术伴肠间置术		手术	
44.6500		胃十二指肠成形术		手术	
44.3902		胃十二指肠吻合术[旁路]		手术	
44.5x00		胃吻合术的修复术		手术	
44.6901		胃修补术		手术	
43.8903		胃袖状切除术		手术	
42.5802		胃-咽吻合术		手术	
44.6200		胃造口闭合术		手术	
96.3601		胃造口冲洗		治疗性操作	
97.0200		胃造口导管置换		治疗性操作	
96.3600		胃造口或肠造口的冲洗		治疗性操作	
44.3901		胃转流术[胃-肠搭桥吻合术]		手术	查：旁路-胃肠吻合术
99.8503		温热化疗术		治疗性操作	
86.0201		文身		手术	查：注射（进入）（皮下）（肌内）（静脉内）（局部作用或全身作用)-皮肤（硬化性物质）（填充材料）
86.3x07		文身切除术		治疗性操作	
69.2101		沃特金斯手术	Watkins手术	手术	
93.9000		无创机械性通气		治疗性操作	
39.0x03		无名动脉-肺动脉吻合术		手术	
39.5008		无名动脉球囊血管成形术		治疗性操作	
88.4402		无名动脉造影		诊断性操作	
39.9007		无名动脉支架置入术		治疗性操作	
38.6501		无名静脉病损切除术		手术	
39.2304		无名静脉-上腔静脉搭桥术		手术	
39.9014		无名静脉支架置入术		治疗性操作	
35.1200		无置换的开放性二尖瓣成形术		手术	
35.1300		无置换的开放性肺动脉瓣成形术		手术	
35.1400		无置换的开放性三尖瓣成形术		手术	

主要编码	附加编码	手 术 名 称	别 名	操作类别	备 注
35.1000		无置换的开放性心脏瓣膜成形术		手术	心脏瓣膜成形术，即在不损害心脏瓣膜自身结构完整性的前提下，通过特殊的修复技术对瓣膜病变进行修复，使之改善和恢复瓣膜以及心脏功能。查：瓣膜成形术-心脏（开放性心脏技术）（不伴有瓣膜置换）
35.1100		无置换的开放性主动脉瓣成形术		手术	
93.9401		雾化吸入		治疗性操作	
00.1200		吸入一氧化氮管理		治疗性操作	
93.9601		吸氧		治疗性操作	
86.8301		吸脂术		手术	查：脂肪抽吸术
37.2901		希氏束电图		诊断性操作	从希氏束部位描记到的心电活动图形，称为希氏束电图，常用其英文缩写 HBE 表示。查：希氏束描记
80.6x03		膝半月板部分切除术		手术	
80.6x00		膝半月软骨切除术		手术	
88.2702		膝关节 X 线检查		诊断性操作	
80.8600		膝关节病损的其他局部切除术或破坏术		手术	
80.8601		膝关节病损切除术		手术	
80.9600		膝关节的其他切除术		手术	
81.4700		膝关节的其他修补术		手术	
81.2200		膝关节固定术		手术	
81.4502		膝关节后交叉韧带重建术		手术	
80.7600		膝关节滑膜切除术		手术	
80.3600		膝关节结构的活组织检查		手术	
84.1600		膝关节离断术		手术	
81.4501		膝关节前交叉韧带重建术		手术	
80.4600		膝关节切断关节囊、韧带或软骨		手术	
80.0601		膝关节切开假体去除关节旷置术		手术	
80.1600		膝关节切开术		手术	
80.0600		膝关节切开术用于去除假体不伴置换		手术	
81.2201		膝关节融合术		手术	
81.4300		膝关节三联修补术	O'Donoghue 手术〔奥多诺手术〕	手术	包括内侧半月板切除术、前交叉韧带和内侧副韧带修补术。一个手术三个术式，不能分开编码。查：修补术-膝（关节）NEC

主要编码	附加编码	手术名称	别名	操作类别	备注
80.4601		膝关节松解术		手术	
84.1500		膝关节下的其他截断术		手术	
80.1603		膝关节血肿清除术		手术	
80.1602		膝关节异物取出术		手术	
80.1601		膝关节游离体取出术		手术	
88.3205		膝关节造影		诊断性操作	
00.8300		膝关节置换修复术，髌骨成分	膝关节髌骨假体翻修术	手术	
00.8201		膝关节置换修复术，股骨成分伴胫骨［衬垫］置入		手术	
00.8200		膝关节置换修复术，股骨成分	膝关节股骨假体翻修术	手术	
00.8100		膝关节置换修复术，胫骨成分	膝关节胫骨假体翻修术	手术	
00.8000		膝关节置换修复术，全部［所有成分］	全膝关节假体翻修术	手术	查：修复术－关节置换－－膝关节置换－－－全部的
81.5500		膝关节置换修正术		手术	81.55此分类未指出返修、替换的成分（胫骨的、股骨的、髌骨的、衬垫或全部），实际编码工作中此编码不使用
80.6x01		膝内侧半月板切除术		手术	
80.6x04		膝盘状半月板切除术		手术	
84.4500		膝上假体安装		治疗性操作	
84.1700		膝上截断术		手术	
79.7600		膝脱位闭合性复位术		治疗性操作	膝脱位和髌骨脱位是两种不同类型的疾病，膝脱位可根据胫骨相对于股骨的位置分为前、后、内、外或旋转脱位
79.8600		膝脱位开放性复位术		手术	
80.6x02		膝外侧半月板切除术		手术	
81.4200		膝五合一修补术		手术	包括内侧半月板切除术、内侧副韧带修补术、股内侧肌徙前术、半腱肌徙前术、鹅足转移术，一个手术五个术式，不能分开编码。查：修补术－膝（关节）NEC
84.4600		膝下假体安装		治疗性操作	
27.5911		下唇缺损修复术		手术	
85.7500		下腹壁浅动脉［SIEA］皮瓣，游离的，全乳房重建术		手术	
87.1601		下颌骨 X 线检查		诊断性操作	
76.2x01		下颌骨病损切除术		手术	
76.6401		下颌骨成形术		手术	

主要编码	附加编码	手 术 名 称	别 名	操作类别	备 注
76.3101		下颌骨次全切除术		手术	
76.6400		下颌骨的其他颌骨矫形手术		手术	查：骨成形术-下颌骨，下颌骨的 NEC
76.9101		下颌骨骨移植术		手术	
76.7501		下颌骨骨折闭合复位伴牙弓夹板结扎固定术		治疗性操作	
76.7500		下颌骨骨折闭合性复位术		治疗性操作	
76.7600		下颌骨骨折开放性复位术		手术	
76.7602		下颌骨骨折切开复位内固定术		手术	
76.9202		下颌骨合成物置入术		手术	
76.3103		下颌骨角切骨术		手术	
76.6402		下颌骨截骨成形术		手术	
76.9701		下颌骨内固定装置取出术		手术	
76.4300		下颌骨其他重建术		手术	
76.0901		下颌骨切开引流术		手术	
76.4100		下颌骨全部切除术同时伴重建术		手术	
76.4301		下颌骨缺损修复术	下颌牙槽脊牵张成骨术	手术	牵张成骨是在骨缝处或在截开的骨段用牵张装置按一定的速度和频率牵开，因此在产生骨间隙中形成新骨，从而达到使骨延长或增宽的目的。下颌牙槽脊牵张成骨术可以相对增高下颌牙槽脊，治疗下颌牙槽嵴严重萎缩。查：牵伸术-下颌嵴
76.0101		下颌骨死骨切除术		手术	
76.6300		下颌骨体骨成形术[骨切开术]		手术	
76.3104		下颌骨体切骨术		手术	
76.6403		下颌后退术	下颌前凸矫形术[地包天]	手术	查：退缩术-凸颌
76.6404		下颌前徙术	下颌后缩矫形术[天包地]	手术	查：矫正术-凸腭 NEC
04.8103		下颌神经阻滞术		治疗性操作	
76.6100		下颌支闭合性骨成形术[骨切开术]	季格利锯截骨术	手术	
38.6701		下腔静脉病损切除术		手术	查：切除术-病损（局部的）--静脉---腹的
38.4702		下腔静脉部分切除伴置换术		手术	查：静脉切除术-伴--移植物置换---腹的

主要编码	附加编码	手　术　名　称	别　　名	操作类别	备　　注
39.3203		下腔静脉缝合术		手术	
39.4902		下腔静脉滤器取出术		治疗性操作	
38.7x04		下腔静脉滤器置入术		手术	
38.0702		下腔静脉取栓术		手术	
39.2306		下腔静脉-右肺静脉搭桥术		手术	
88.5102		下腔静脉造影		诊断性操作	
39.9010		下腔静脉支架置入术		治疗性操作	
90.9x00		下消化道标本和大便的显微镜检查		诊断性操作	
87.6400		下消化道系列造影检查		诊断性操作	
04.0705		下牙槽神经撕脱术		手术	下牙槽神经撕脱术用于三叉神经痛的治疗
04.6x03		下牙槽神经移位术		手术	
08.8600		下眼睑皱纹切除术	眼袋切除术	手术	下睑松弛症俗称"眼袋"，为生理性退行性改变，出于外观的考虑可以施行该手术
88.9402		下肢磁共振检查		诊断性操作	
88.3600		下肢的淋巴管造影图		诊断性操作	
88.3700		下肢的其他软组织X线检查		诊断性操作	
38.3800		下肢动脉部分切除术伴吻合术		手术	
38.4800		下肢动脉部分切除术伴置换术		手术	
38.6800		下肢动脉的其他切除术		手术	
38.8800		下肢动脉的其他手术闭合		手术	
38.8801		下肢动脉结扎术		手术	
38.1800		下肢动脉内膜切除术		手术	
38.0800		下肢动脉切开术		手术	
99.1001		下肢动脉溶栓术		治疗性操作	
88.2900		下肢骨骼X线检查		诊断性操作	
81.9501		下肢关节囊缝合术		手术	
81.5900		下肢关节置换修复术		手术	
84.1000		下肢截断术		手术	
38.6901		下肢静脉病损切除术		手术	
38.3900		下肢静脉部分切除术伴吻合术		手术	
38.4900		下肢静脉部分切除术伴置换术		手术	

主要编码	附加编码	手　术　名　称	别　　名	操作类别	备　　注
38.6900		下肢静脉的其他切除术		手术	
38.8900		下肢静脉的其他手术闭合		手术	
38.8901		下肢静脉结扎术		手术	
38.0900		下肢静脉切开术		手术	
38.5900		下肢静脉曲张的结扎术和剥脱术		手术	
99.1003		下肢静脉置管溶栓术		治疗性操作	
86.6304		下肢全厚皮片移植术		手术	
81.9502		下肢韧带缝合术		手术	
04.4912		下肢外周神经减压术	Dellon 术	手术	美国霍普金斯大学医学院神经外科 Dellon 教授率先应用外周神经减压术治疗糖尿病周围神经病
98.2900		下肢异物的不切开去除，除外足		治疗性操作	
86.6906		下肢植皮术		手术	
80.5300		纤维环修补术伴移植物或假体		手术	查：闭合-纤维环
33.2403		纤维支气管镜检查伴肺泡灌洗术		诊断性操作	
26.2900		涎腺病损的其他切除术		手术	
26.2902		涎腺病损切除术		手术	
26.9100		涎腺管探通术		治疗性操作	
26.1900		涎腺和管的其他诊断性操作		诊断性操作	
26.9900		涎腺或管的其他手术		手术	查：手术-腮腺或管 NEC
26.4900		涎腺或管的其他修补术和整形术		手术	
26.0x00		涎腺或管的切开术		手术	
26.4100		涎腺裂伤缝合术		手术	
26.4200		涎腺瘘闭合术		手术	由于外伤或者外科手术损伤涎腺或涎腺导管造成涎液外流者，称为涎瘘，临床表现为面部皮肤有小瘘口，时常有清亮唾液流出。涎腺区损伤以后的清创缝合是预防本病的关键
26.2100		涎腺囊肿袋形缝术 [造袋术]		手术	
26.3000		涎腺切除术 NOS		手术	
02.0101		线形颅骨切除术		手术	
70.2200		陷凹镜检查 [后穹隆镜检查]		诊断性操作	

主要编码	附加编码	手术名称	别名	操作类别	备注
28.6x01		腺样体等离子切除术		手术	
28.9202		腺样增殖体病损切除术		手术	
28.1102		腺样增殖体活组织检查		手术	
28.6x00		腺样增殖体切除术不伴扁桃体切除术		手术	
28.7x02		腺样增殖体切除术后止血		治疗性操作	
96.2900		消化道肠套叠复位术		治疗性操作	
96.4300		消化道滴注，除外胃饲法［胃管］		治疗性操作	
88.7400		消化系统的诊断性超声		诊断性操作	
44.4000		消化性溃疡缝合术		手术	
45.3400		小肠病损的其他破坏术，除外十二指肠		手术	
45.3300		小肠病损或组织的局部切除术，除外十二指肠		手术	
45.3301		小肠病损切除术		手术	
45.6201		小肠部分切除术		手术	
45.5101		小肠部分切除用于间置术		手术	
46.7402		小肠-大肠吻合口瘘修补术		手术	
97.0300		小肠导管或肠造口术装置置换		治疗性操作	
45.0200		小肠的其他切开术		手术	
45.5100		小肠段分离术		手术	查：分离术-肠段或带蒂皮瓣--小的
45.6100		小肠多节段部分切除术		手术	
46.7404		小肠腹壁瘘切除术		手术	
46.8100		小肠腹内操作		手术	
46.6100		小肠固定至腹壁		手术	
46.9501		小肠灌洗		治疗性操作	
46.7903		小肠浆膜修补术		手术	
45.7902		小肠结肠部分切除术		手术	
46.9500		小肠局部灌注		手术	此处的小肠局部灌注是指开腹的操作
46.7300		小肠裂伤缝合术，除外十二指肠		手术	

主要编码	附加编码	手 术 名 称	别　　名	操作类别	备　　注
46.7400		小肠瘘修补术，除外十二指肠		手术	
45.1200		小肠内镜检查，经人工造口		诊断性操作	
46.8101		小肠扭转复位术		手术	
45.6200		小肠其他部分切除术		手术	
46.6200		小肠其他固定术		手术	
45.1300		小肠其他内镜检查		诊断性操作	
45.1900		小肠其他诊断性操作		诊断性操作	
45.3302		小肠憩室切除术		手术	
45.0203		小肠切开减压术		手术	查：肠切开术-小肠
45.0202		小肠切开取石术		手术	
45.0201		小肠切开异物取出术		手术	
46.8507		小肠球囊扩张术		治疗性操作	
45.6300		小肠全部切除术		手术	
46.8102		小肠套叠复位术		手术	
46.0200		小肠外置段切除术		手术	
46.0100		小肠外置术		手术	肠外置术是一种肠急诊手术的术式之一，一般用于患者病情较重不能一次完成手术的情况。一期先将肠吻合口或者部分肠段外置于体外，二期再行肠段的切除或者肠造口的关闭
46.9300		小肠吻合口修复术		手术	
46.7401		小肠-小肠吻合口瘘修补术		手术	
45.9100		小肠小肠吻合术		手术	
46.7405		小肠-乙状结肠瘘切除术		手术	
70.7401		小肠-阴道瘘切除术		手术	
46.5100		小肠造口闭合术		手术	
97.0301		小肠造口导管置换		治疗性操作	
46.3904		小肠造口术		手术	
46.4100		小肠造口修复术		手术	
87.6300		小肠造影		诊断性操作	
46.6201		小肠折叠术［Noble手术］	小肠诺布尔折叠术、小肠排列术	手术	是将粘连的排列紊乱的肠排列整齐，并加以固定，以防止手术后排列肠袢在腹内摆动扭转，用于治疗粘连性肠梗阻，并预防肠梗阻的复发。查：Noble手术（小肠折叠术）
45.9200		小肠直肠残端吻合术		手术	
93.3905		小儿捏脊		治疗性操作	查：轻抚法

主要编码	附加编码	手　术　名　称	别　　名	操作类别	备　　注
93.3906		小儿推拿按摩		治疗性操作	查：轻抚法
96.3903		小儿中药灌肠退热术		治疗性操作	用于小儿高热持续不退。查：冲洗－直肠的
99.2802		小剂量白介素治疗		治疗性操作	
27.5907		小口开大术		手术	
12.6404		小梁切除术伴丝裂霉素注入		手术	
12.6406		小梁切除术伴羊膜移植		手术	
12.6407		小梁切除术伴移植物		手术	小梁切除术伴移植物是防止小梁切除后瘢痕形成
12.6402		小梁消融术		手术	
01.5923		小脑半球病损切除术		手术	
01.5935		小脑扁桃体部分切除术		手术	
39.5108		小脑上动脉瘤夹闭术		手术	
01.5924		小脑蚓部病损切除术		手术	
84.2701		小腿断肢再植术		手术	
84.2700		小腿或踝的再附着		手术	
84.4700		小腿假体安装		治疗性操作	
84.4800		小腿假体装置置入		治疗性操作	
84.1501		小腿截断术		手术	
38.5906		小隐静脉高位结扎和剥脱术		手术	
38.5905		小隐静脉曲张剥脱术		手术	
38.5904		小隐静脉曲张结扎术		手术	
77.5400		小趾囊肿切除术或矫正术		手术	
83.4502		斜角肌切除术		手术	查：斜角肌切除术
37.3103		心包病损切除术		手术	
37.3101		心包剥脱术		手术	心包剥脱术适用于慢性缩窄性心包炎。查：去皮质术－心包
37.3102		心包部分切除术		手术	
37.0x00		心包穿刺术		治疗性操作	
37.4901		心包缝合术		手术	
37.2400		心包活组织检查		手术	
37.1203		心包开窗术		手术	
37.3100		心包切除术		手术	
37.1200		心包切开术		手术	
37.1204		心包切开引流术		手术	

主要编码	附加编码	手　术　名　称	别　　名	操作类别	备　　注
37.1202		心包异物取出术		手术	
37.1201		心包粘连松解术		手术	
89.5400		心电监测		诊断性操作	
89.5901		心电生理检查	心脏电生理检查	诊断性操作	
89.5200		心电图		诊断性操作	
89.5300		心电向量图〔用ECG〕		诊断性操作	
37.3301		心房病损切除术		手术	
37.3304		心房部分切除术		手术	
99.6100		心房复律术	心房复律	治疗性操作	
35.5100		心房间隔缺损的假体修补术，切开法		手术	
35.7100		心房间隔缺损的其他和未特指的修补术		手术	
35.5200		心房间隔缺损假体修补术，闭合法		手术	
35.9102		心房内调转术	Senning 手术	手术	
35.9100		心房内静脉回流转位术		手术	
37.1104		心房切开术		手术	
37.4903		心房折叠术		手术	心房折叠术根据巨大左心房的分型而定。Ⅰ型作左心耳根部（结扎或缝闭左心耳），Ⅱ型在左心房后壁沿左心耳，行二尖瓣环旁折叠，Ⅲ型施行综合折叠术
99.6000		心肺复苏	心肺复苏术	治疗性操作	
37.3307		心肌部分切除术		手术	
37.2501		心肌活组织检查		手术	
37.1101		心肌切开术		手术	
36.3901		心肌细胞移植术		手术	
89.5700		心尖心动图〔用ECG导联〕		诊断性操作	
94.4300		心理剧疗法		治疗性操作	
94.4901		心理咨询		治疗性操作	
99.6201		心律电复律	心律电转复	治疗性操作	查：心复律术（外部）
39.6300		心麻痹		手术	
37.2800		心内超声心动图		诊断性操作	
00.5700		心内或大血管的血流动力学监测皮下装置置入或置换		诊断性操作	
35.7300		心内膜垫缺损的其他和未特指的修补术		手术	

主要编码	附加编码	手术名称	别名	操作类别	备注
35.5400		心内膜垫缺损假体修补术		手术	
37.1102		心内膜切开术		手术	
35.3500		心肉柱手术	右室流入道疏通术	手术	
37.3305		心室病损切除术		手术	
37.3201		心室动脉瘤折叠术	室壁瘤折叠术	手术	
35.7200		心室间隔缺损的其他和未特指的修补术		手术	
35.5300		心室间隔缺损假体修补术，切开法		手术	
37.3502		心室减容术	Batista 手术	手术	
99.6202		心室内除颤		治疗性操作	查：去除心脏颤动，电的（外部的）（内的）
37.1103		心室切开术		手术	
37.7402		心外膜电极置换术		治疗性操作	
37.7401		心外膜电极置入术		治疗性操作	
92.0500		心血管和造血系统扫描和放射性核素功能检查		诊断性操作	
92.0501		心血管核素扫描		诊断性操作	
88.5000		心血管造影术		诊断性操作	
89.5501		心音图		诊断性操作	
87.4104		心脏 CT 检查		诊断性操作	
35.9900		心脏瓣膜的其他手术		手术	
35.0900		心脏瓣膜的血管内置换	经导管心脏瓣膜置换术	手术	瓣膜置换术是指心脏瓣膜病病人的心脏瓣膜结构受到严重的破坏，如二尖瓣的瓣叶增厚、钙化、纤维化、腱索缩短、主动脉瓣的狭窄或丧失功能的关闭不全时，需要切除已遭病变破坏的瓣膜，然后将一种人工制成的机械瓣膜、生物瓣膜或同种的瓣膜通过手术缝合的方法固定在原来的瓣膜的位置上，人工心脏瓣膜将替代原来心脏瓣膜的功能，这种手术方法就叫做瓣膜置换术
35.3900		心脏瓣膜其他邻近结构的手术		手术	
35.2000		心脏瓣膜切开和其他置换术		手术	
37.6201		心脏泵置入术		治疗性操作	查：插入-康特洛维兹--心脏泵
37.2700		心脏标测图		诊断性操作	
37.9403		心脏除颤器置换术		治疗性操作	查：置换-复律器/除颤器（全系统）
37.9401		心脏除颤器置入术		治疗性操作	

主要编码	附加编码	手术名称	别名	操作类别	备注
88.9201		心脏磁共振检查		诊断性操作	
37.7701		心脏电极去除术		治疗性操作	
37.3200		心脏动脉瘤切除术		手术	查：动脉瘤切除术-心脏
37.3202		心脏动脉瘤修补术		手术	
33.6x00		心脏-肺联合移植术		手术	
37.4902		心脏缝合术		手术	
37.6300		心脏辅助系统修补术		治疗性操作	
37.6301		心脏辅助系统置换术		治疗性操作	
97.4402		心脏辅助装置去除		治疗性操作	
37.9900		心脏和心包的其他手术		手术	
37.4900		心脏和心包的其他修补术		手术	
37.2900		心脏和心包的其他诊断性操作		诊断性操作	
37.2500		心脏活组织检查		手术	
35.9501		心脏间隔补片再缝合术		手术	
35.9800		心脏间隔的其他手术		手术	
35.5000		心脏间隔缺损的假体修补术		手术	
35.7000		心脏间隔缺损的其他和未特指的修补术		手术	
35.6000		心脏间隔缺损修补术，用组织移植物		手术	
35.9500		心脏矫正性操作的修复术		手术	
89.6801		心脏排出量监测[PICCO]		诊断性操作	PICCO技术是经肺温度稀释法（ST）与动脉搏动曲线分析技术相结合的监测方法。是对重症病人主要血流动力学参数进行检测的工具。查：监测-心输出量（经）--热稀释指示剂　89.68
89.6800		心脏排出量监测，其他技术		诊断性操作	
89.6700		心脏排出量监测，用氧耗技术		诊断性操作	
37.3300		心脏其他病损或组织的切除术或破坏术，开放性入路		手术	
37.3400		心脏其他病损或组织的切除术或破坏术，血管内入路		手术	
99.6200		心脏其他电抗休克		治疗性操作	

主要编码	附加编码	手 术 名 称	别　　名	操作类别	备　　注
37.7501		心脏起搏器电极调整术		治疗性操作	
37.7901		心脏起搏器囊袋清创术		治疗性操作	查：清创术－切除的－－皮肤或皮下组织－－－起搏器囊袋
37.7902		心脏起搏器囊袋修补术		治疗性操作	查：修补术－起搏器－－心的－－－囊袋
37.8001		心脏起搏器置入术		治疗性操作	
37.1100		心脏切开术		手术	
37.1000		心脏切开术，未特指部位		手术	37.10 心脏切开术 NOS，NOS 的含义为未特指具体部位。分类时不应使用此编码，应按照实际情况具体分类至 37.11~37.12
35.3101		心脏乳头肌修补术		手术	
37.3306		心脏射频消融改良迷宫术		治疗性操作	
37.3302		心脏射频消融术		治疗性操作	射频消融这种介入性非手术治疗是目前治疗心律失常的一个较为完美的方法，心律失常与心肌组织的内部变异有着密切的关系，这也成为射频消融治疗心律失常的病理解剖基础，这种方法是将某种形式的能量经过心脏导管送到心脏内的待消融部位，破坏或切除这些异常的心肌组织
37.3303		心脏微波消融术		治疗性操作	微波消融术是利用专门的治疗针（微波天线或微波"刀头"），在超声引导下，经皮肤穿刺直接进入肿瘤病灶，利用热效应原理，使肿瘤组织局部在几分钟内达到 60~100℃ 的高温，达到"烧死"肿瘤细胞的目的，而周围组织极少或不发生损伤，达到治疗的效果
36.9900		心脏血管的其他手术		手术	
37.5100		心脏移植术		手术	查：移植物，移植－心脏
00.5402		心脏再同步除颤器脉冲发生器置换术		治疗性操作	
00.5401		心脏再同步除颤器脉冲发生器置入术		治疗性操作	
00.5102		心脏再同步除颤器置换术		治疗性操作	
00.5100		心脏再同步除颤器置入，全系统［CRT-D］		治疗性操作	心脏再同步治疗除颤器（CRT-D）是植入型心律转复除颤器（ICD）与心脏再同步治疗（CRT）的结合，被称为带有除颤功能的心脏同步治疗，或带有心脏再同步治疗功能的除颤器。细目名称只是 CRT-D 全系统置入，但查索引置换，可以查到 CRT-D 全系统置换也分类于此处。因此扩展码将置入与置换分开
00.5101		心脏再同步除颤器置入术		治疗性操作	

主要编码	附加编码	手 术 名 称	别　　名	操作类别	备　　注
00.5302		心脏再同步起搏器脉冲发生器置换术		治疗性操作	
00.5301		心脏再同步起搏器脉冲发生器置入术		治疗性操作	
00.5002		心脏再同步起搏器置换术		治疗性操作	
00.5001		心脏再同步起搏器置入术		治疗性操作	
00.5000		心脏再同步起搏器置入未提及去除心脏纤颤，全系统［CRT-P］		治疗性操作	心脏起搏器是一种植入于体内的电子治疗仪器，通过脉冲发生器发放电池提供能量的电脉冲，通过导线电极的传导，刺激电极所接触的心肌，使心脏激动和收缩，从而达到治疗由于某些心律失常所致的心脏功能障碍的目的。人工心脏起搏系统主要包括两部分：脉冲发生器和电极导线。细目名称只是 CRT—P 全系统置入，但查索引置换，可以查到 CRT—P 全系统置换也分类于此处。因此扩展码将置入与置换分开
93.3600		心脏再训练		治疗性操作	
88.7200		心脏诊断性超声		诊断性操作	
00.0200		心脏治疗性超声		治疗性操作	
37.7900		心脏装置的囊袋修复术或再定位术		治疗性操作	
99.8301		新生儿蓝光治疗		治疗性操作	查：光疗法 NEC-新生儿
89.1600		新生儿颅骨透照法		诊断性操作	颅骨透照试验：新生儿、小儿颅骨骨板较薄，囟门未闭，当其硬膜下有较大量液体时，可透过一部分光线，并向周围衍射。查：透照镜检查-颅骨（新生儿）
99.5802		猩红热抗毒素治疗		治疗性操作	
94.3301		行为矫正治疗		治疗性操作	
94.3302		行为脱敏治疗		治疗性操作	
94.3300		行为治疗		治疗性操作	
93.2200		行走和步态训练		治疗性操作	
01.3903		杏仁核海马切开术		手术	杏仁核位于前颞叶背内侧部，附着在海马的末端，呈杏仁状，是边缘系统的一部分。是产生情绪，识别情绪和调节情绪，控制学习和记忆的脑部组织。查：杏仁核海马切开术
94.0300		性格分析		诊断性操作	
64.5x00		性转变手术	易性术	手术	易性术是指改变外生殖器为异性结构并切除性腺的一组手术。该编码为残余分类，实际工作中不应该出现，分类时应对具体手术分别编码。只有在不明确具体手术时才使用该编码，编码与转换的性别无关。查：手术-性别转换 NEC

主要编码	附加编码	手术名称	别名	操作类别	备注
04.6x07		胸背神经移位术		手术	
34.4x00		胸壁病损的切除术或破坏术		手术	
34.4x01		胸壁病损切除术		手术	
34.4x02		胸壁部分切除术		手术	
87.3800		胸壁窦道 X 线照相		诊断性操作	
34.2300		胸壁活组织检查		手术	
34.7100		胸壁裂伤缝合术		手术	
34.7302		胸壁瘘管闭合术	胸壁瘘管修补术	手术	
87.3801		胸壁瘘管造影图		诊断性操作	查：瘘管造影术–胸壁
87.3900		胸壁其他软组织 X 线		诊断性操作	
34.7900		胸壁其他修补术		手术	
34.0100		胸壁切开术		手术	
34.0103		胸壁切开血肿清除术		手术	
34.0102		胸壁切开异物取出术		手术	
34.0101		胸壁切开引流术		手术	
34.7101		胸壁清创缝合术		手术	
34.2800		胸壁、胸膜和横膈的其他诊断性操作		诊断性操作	
33.9902		胸壁粘连松解术		手术	
34.7400		胸变形修补术		手术	
87.4101		胸部 CT 检查		诊断性操作	
87.4401		胸部 X 线检查		诊断性操作	
88.9202		胸部磁共振检查		诊断性操作	
42.1901		胸部食管造口术		手术	
38.4500		胸部血管部分切除术伴置换术		手术	
38.6500		胸部血管的其他切除术		手术	
38.8500		胸部血管的其他手术闭合		手术	
38.5500		胸部血管静脉曲张的结扎术和剥脱术		手术	
34.8303		胸肠瘘管切除术		手术	
40.6400		胸导管结扎术		手术	
40.6901		胸导管颈内静脉吻合术		手术	胸导管：是全身最大的淋巴管，主要功能是收集淋巴液进入淋巴循环的重要器官。查：修补术–淋巴的（管道）（周围的）--管，左（胸的）
40.6300		胸导管瘘口闭合术		手术	

主要编码	附加编码	手 术 名 称	别 名	操作类别	备 注
40.6900		胸导管其他手术		手术	
40.6902		胸导管奇静脉吻合术		手术	
40.6100		胸导管套管置入术		手术	查：套管插入-胸管（颈入路）（胸入路）
40.6200		胸导管造瘘术		手术	
88.7300		胸的其他部位的诊断性超声		诊断性操作	
42.4201		胸腹联合切口全食管切除术		手术	
42.4101		胸腹联合切口食管部分切除术		手术	
34.8301		胸腹瘘管切除术		手术	
87.4302		胸骨 X 线检查		诊断性操作	
77.6104		胸骨病损切除术		手术	
77.8106		胸骨部分切除术		手术	
84.9400		胸骨插入刚性板固定装置		手术	
78.4105		胸骨成形术		手术	
79.3905		胸骨骨折切开复位内固定术		手术	
06.5101		胸骨后甲状腺病损切除术		手术	
77.4104		胸骨活组织检查		手术	
78.5103		胸骨内固定术		手术	
78.6107		胸骨内固定装置去除术		手术	
53.8200		胸骨旁疝修补术		手术	
42.6402		胸骨前食管回肠吻合术		手术	
42.6601		胸骨前食管结肠吻合术		手术	
42.6403		胸骨前食管空肠吻合术		手术	
42.6401		胸骨前食管十二指肠吻合术		手术	
42.6100		胸骨前食管食管吻合术		手术	
42.6200		胸骨前食管胃吻合术		手术	
42.6500		胸骨前食管吻合术伴结肠间置术		手术	
42.6300		胸骨前食管吻合术伴小肠间置术		手术	
77.3104		胸骨切断术		手术	

主要编码	附加编码	手术名称	别名	操作类别	备注
77.1104		胸骨切开术不伴切断术		手术	
77.9106		胸骨全部切除术		手术	
78.4106		胸骨缺损修补术		手术	
77.0104		胸骨死骨去除术		手术	
78.1104		胸骨外固定架固定术		手术	
78.6108		胸骨外固定装置去除术		手术	
06.5100		胸骨下甲状腺部分切除术		手术	
06.5000		胸骨下甲状腺切除术		手术	
06.5200		胸骨下甲状腺全部切除术		手术	
77.2104		胸骨楔形截骨术		手术	
78.7104		胸骨折骨术		手术	
78.0104		胸骨植骨术		手术	
88.9200		胸和心肌的磁共振成像		诊断性操作	
87.4100		胸计算机轴向断层照相术		诊断性操作	
84.0900		胸肩胛骨截断术		手术	
05.2903		胸交感神经切除术		手术	
33.3400		胸廓成形术		手术	胸廓成形术是将不同数目的肋骨节段行骨膜下切除，使该部分胸壁下陷后靠近纵隔，并使其下面的肺得到萎陷，因而是一种萎陷疗法
33.3402		胸廓改良成形术		手术	
34.7200		胸廓造口闭合术		手术	
34.5902		胸膜病损切除术		手术	
34.5101		胸膜剥脱术		手术	查：去皮质术-肺
34.5901		胸膜部分切除术		手术	
34.9902		胸膜固定术		手术	
34.6x00		胸膜划痕术	胸膜磨擦术	手术	查：磨擦-胸膜
34.5900		胸膜其他切除术		手术	
34.0900		胸膜其他切开术		手术	
34.9202		胸膜腔药物注射治疗		治疗性操作	
33.3201		胸膜腔注气术	人工气胸	手术	查：气胸（人工的）（外科手术的）-胸膜内的
34.5903		胸膜切除术		手术	
34.0901		胸膜切开血肿清除术		手术	

主要编码	附加编码	手 术 名 称	别 名	操作类别	备 注
33.3403		胸膜外胸廓成形术		手术	胸膜外胸廓成形术是在骨膜下切除一组肋骨，使局部胸壁塌陷，以缩小该部位胸腔的手术。术后6~8周从骨膜新生的肋骨将保持局部胸壁塌陷，使胸腔永远缩小
34.9300		胸膜修补术		手术	
34.6x01		胸膜硬化术		手术	
33.3902		胸膜粘连松解术		手术	
00.6700		胸内动脉的血管内压力测量		诊断性操作	
87.3400		胸内淋巴管造影图		诊断性操作	
40.5904		胸内淋巴结清扫术		手术	
42.5100		胸内食管食管吻合术		手术	
42.5200		胸内食管胃吻合术		手术	
42.5500		胸内食管吻合术伴结肠间置术		手术	
42.5800		胸内食管吻合术伴其他间置术		手术	
42.5300		胸内食管吻合术伴小肠间置术		手术	
00.2200		胸内血管的血管内显像		诊断性操作	胸内血管包括主动脉和主动脉弓、上腔静脉、下腔静脉等
00.2201		胸内血管血管内超声[IVUS]		诊断性操作	
87.4200		胸其他断层照相术		诊断性操作	
34.7300		胸其他瘘管闭合术		手术	
34.9900		胸其他手术		手术	
34.0402		胸腔闭式引流管调整术		治疗性操作	
34.0401		胸腔闭式引流术	胸腔置管引流术	治疗性操作	查：导管插入术-胸
83.1904		胸腔出口综合征减压术	斜角肌切开术	手术	胸廓出口综合征是锁骨下动、静脉和臂丛神经在胸廓上口受压迫而产生的一系列症状。目前临床上常采用的手术方式有锁骨上斜角肌切除和经腋第1肋骨切除。查：减压-胸出口--通过---肌切开术（前斜角肌切断）
34.9102		胸腔穿刺抽气术		治疗性操作	
34.9101		胸腔穿刺抽液术		治疗性操作	
34.9100		胸腔穿刺术		治疗性操作	
03.7904		胸腔脊膜吻合术		手术	
32.6x00		胸腔结构的根治性清扫术		手术	

主要编码	附加编码	手术名称	别名	操作类别	备注
34.5200		胸腔镜肺剥离	胸腔镜下胸膜剥脱术	手术	
33.2000		胸腔镜肺活组织检查		手术	
32.3000		胸腔镜肺叶节段切除术		手术	
	17.4500	胸腔镜机器人援助操作			
42.4104		胸腔镜经腹切口食管部分切除术		手术	
40.6301		胸腔镜淋巴瘘修补术		手术	查：闭合-瘘--淋巴管，左（胸）
42.4203		胸腔镜全食管切除术		手术	
38.4511		胸腔镜升主动脉置换术		手术	
42.3311		胸腔镜食管病损切除术		手术	
42.4103		胸腔镜食管部分切除术		手术	
42.7x04		胸腔镜食管肌层切开术		手术	
42.3101		胸腔镜食管憩室切除术		手术	
35.1202		胸腔镜下二尖瓣成形术		手术	
35.2402		胸腔镜下二尖瓣机械瓣膜置换术		手术	
35.2302		胸腔镜下二尖瓣生物瓣置换术		手术	
35.7101		胸腔镜下房间隔缺损修补术		手术	
32.2003		胸腔镜下肺病损切除术		手术	
32.2004		胸腔镜下肺病损氩氦刀冷冻术		手术	查：破坏-病损（局部的）--肺---内镜----胸腔镜
32.2002		胸腔镜下肺大疱切除术		手术	
32.2101		胸腔镜下肺大疱折叠术		手术	
35.0803		胸腔镜下肺动脉瓣成形术		手术	
35.0802		胸腔镜下肺动脉瓣机械瓣膜置换术		手术	
35.0801		胸腔镜下肺动脉瓣生物瓣膜置换术		手术	

主要编码	附加编码	手 术 名 称	别　名	操作类别	备　注
32.2201		胸腔镜下肺减容术		手术	
32.5000		胸腔镜下肺切除术		手术	
33.1x06		胸腔镜下肺切开血肿清除术		手术	
33.1x05		胸腔镜下肺切开引流术		手术	
32.2001		胸腔镜下肺楔形切除术		手术	
33.4902		胸腔镜下肺修补术		手术	
32.4101		胸腔镜下肺叶伴邻近肺叶节段切除术		手术	查：叶切除术-肺（完全）--节段的（伴邻近叶切除术)---胸腔镜的
32.3001		胸腔镜下肺叶部分切除术		手术	查：叶切除术-肺--部分的---胸腔镜的
32.4100		胸腔镜下肺叶切除术		手术	查：叶切除术-肺（完全）--胸腔镜的
32.2000		胸腔镜下肺组织或病损的切除术		手术	
34.9203		胸腔镜下化学胸膜固定术		手术	查：胸膜粘连术-化学的
05.0x01		胸腔镜下交感神经切断术		手术	
34.7402		胸腔镜下漏斗胸矫正术		手术	
32.5001		胸腔镜下全肺切除术伴纵隔淋巴清扫		手术	
35.1402		胸腔镜下三尖瓣成形术		手术	
35.2802		胸腔镜下三尖瓣机械瓣膜置换术		手术	
35.2702		胸腔镜下三尖瓣生物瓣膜置换术		手术	
53.8301		胸腔镜下食管裂孔疝修补术		手术	
35.7201		胸腔镜下室间隔缺损修补术		手术	
32.2500		胸腔镜下消融肺的病损或肺组织		手术	
37.3104		胸腔镜下心包病损切除术		手术	
37.2401		胸腔镜下心包活组织检查		手术	
37.3701		胸腔镜下心房病损切除术		手术	
35.7301		胸腔镜下心内膜垫缺损修补术		手术	

主要编码	附加编码	手 术 名 称	别 名	操作类别	备 注
37.3704		胸腔镜下心脏病损切除术		手术	
37.3703		胸腔镜下心脏射频消融改良迷宫术		手术	
37.3702		胸腔镜下心脏射频消融术		手术	
34.4x03		胸腔镜下胸壁病损切除术		手术	
34.2301		胸腔镜下胸壁活组织检查术		手术	
05.2904		胸腔镜下胸交感神经部分切除术		手术	
34.7403		胸腔镜下胸廓畸形矫正术		手术	
34.5904		胸腔镜下胸膜病损切除术		手术	
34.9905		胸腔镜下胸膜固定术		手术	
34.6x02		胸腔镜下胸膜划痕术	胸腔镜下胸膜磨擦术	手术	查：磨擦-胸膜
34.9302		胸腔镜下胸膜修补术		手术	
33.3903		胸腔镜下胸膜粘连松解术		手术	
34.0905		胸腔镜下胸腔切开异物取出术		手术	
34.0906		胸腔镜下胸腔切开止血术		手术	查：控制-出血--胸膜，胸膜腔
34.9904		胸腔镜下胸腔粘连松解术		手术	
33.3202		胸腔镜下胸腔注气术		手术	
07.8300		胸腔镜下胸腺部分切除术		手术	
07.8401		胸腔镜下胸腺扩大切除术		手术	
07.8001		胸腔镜下胸腺切除术		手术	
07.9500		胸腔镜下胸腺切开术		手术	胸腔镜外科手术（电视辅助胸腔镜手术）使用现代电视摄像技术和高科技手术器械装备，在胸壁套管或微小切口下完成胸内复杂手术的微创胸外科新技术
07.8400		胸腔镜下胸腺全部切除术		手术	
32.0103		胸腔镜下支气管病损切除术		手术	
32.1x04		胸腔镜下支气管部分切除术		手术	

主要编码	附加编码	手术名称	别名	操作类别	备注
33.4801		胸腔镜下支气管成形术		手术	
35.0603		胸腔镜下主动脉瓣成形术		手术	
35.0602		胸腔镜下主动脉瓣机械瓣膜置换术		手术	
35.0601		胸腔镜下主动脉瓣生物瓣膜置换术		手术	
34.3x04		胸腔镜下纵隔病损切除术		手术	
34.2502		胸腔镜下纵隔活组织检查		手术	
34.1x05		胸腔镜下纵隔切开引流术		手术	
40.6401		胸腔镜胸导管结扎术		手术	
34.2000		胸腔镜胸膜活组织检查		手术	
34.0600		胸腔镜胸膜腔引流		手术	
40.5913		胸腔镜胸内淋巴结清扫术		手术	
40.5914		胸腔镜纵隔淋巴结清扫术		手术	
34.9200		胸腔内注射		治疗性操作	
34.0902		胸腔切开脓肿清除术		手术	
34.0903		胸腔切开引流术		手术	
34.0301		胸腔术后再切开止血术		手术	查：控制-出血--胸膜，胸膜腔---手术后（复发性）
97.4101		胸腔引流管取出术		治疗性操作	
34.9901		胸腔粘连松解术		手术	
84.6701		胸人工椎间盘假体置换术		手术	
84.6700		胸人工椎间盘修复术或假体置换		手术	
80.3901		胸锁关节活组织检查		手术	
79.8901		胸锁关节切开复位术		手术	
81.2902		胸锁关节融合术		手术	
83.1903		胸锁乳突肌切断术	胸锁乳突肌松解术	手术	用于先天性斜颈的治疗
34.8302		胸胃瘘管切除术		手术	
07.8101		胸腺病损切除术		手术	
07.8100		胸腺部分切除术		手术	
07.9901		胸腺固定术		手术	

主要编码	附加编码	手术名称	别名	操作类别	备注
07.1600		胸腺活组织检查		手术	
07.8201		胸腺扩大切除术		手术	
07.9800		胸腺其他和未特指的胸腔镜手术		手术	胸腔镜外科手术（电视辅助胸腔镜手术）使用现代电视摄像技术和高科技手术器械装备，在胸壁套管或微小切口下完成胸内复杂手术的微创胸外科新技术
07.9200		胸腺其他切开术		手术	
07.8200		胸腺其他全部切除术		手术	
07.8000		胸腺切除术		手术	
07.9100		胸腺区探查术		手术	
07.9300		胸腺修补术		手术	
07.9400		胸腺移植术		手术	
81.0502		胸腰椎融合术，后入路		手术	
81.3502		胸腰椎再融合术，后入路		手术	
81.0402		胸腰椎椎体间融合术，前入路		手术	
81.3402		胸腰椎椎体间再融合术，前入路		手术	
39.7302		胸主动脉分支覆膜支架置入术		治疗性操作	
39.7303		胸主动脉覆膜支架腔内隔绝术		治疗性操作	
38.4502		胸主动脉瘤切除伴置换术		手术	
39.2509		胸主动脉-髂动脉搭桥术		手术	
38.0504		胸主动脉取栓术		手术	
00.2202		胸主动脉血管内超声［IVUS］		诊断性操作	
39.7300		胸主动脉移植物的血管内植入术		治疗性操作	查：移植物-动脉瘤--血管内---胸主动脉
88.4202		胸主动脉造影		诊断性操作	
39.7301		胸主动脉支架置入术		治疗性操作	
88.9302		胸椎磁共振检查		诊断性操作	
03.5304		胸椎骨折切开复位内固定术		手术	
84.6301		胸椎间盘假体置换		手术	
84.6300		胸椎间盘假体置入		手术	
80.5105		胸椎间盘切除伴伴椎管减压术		手术	

主要编码	附加编码	手　术　名　称	别　　名	操作类别	备　　注
80.5104		胸椎间盘切除术		手术	
87.2300		胸椎其他 X 线检查		诊断性操作	
81.0501		胸椎融合术，后入路		手术	
81.3501		胸椎再融合术，后入路		手术	
81.0401		胸椎椎体间融合术，前入路		手术	
81.3401		胸椎椎体间再融合术，前入路		手术	
21.8400		修正性鼻成形术		手术	
89.1201		嗅觉检测		诊断性操作	
93.1101		悬吊治疗		治疗性操作	悬吊运动训练突出了运动感觉综合训练，强调在不平稳状态下进行闭链运动以达到对感觉运动器官的最佳诱发效果。查：锻炼（物理疗法）-辅助的
93.3513		悬灸		治疗性操作	
27.7901		悬雍垂病损切除术		手术	查：手术-悬雍垂 NEC
27.6906		悬雍垂腭咽成形术	UPPP 术	手术	UPPP 通过切除部分肥厚软腭组织、腭垂、多余的咽侧壁软组织及肥大的腭扁桃体，达到扩大咽腔，解除腭后平面阻塞的目的。查：UPPP
27.2200		悬雍垂和软腭的活组织检查		手术	
27.2201		悬雍垂活组织检查		手术	
27.7202		悬雍垂激光切除术		手术	
95.4500		旋转测验		诊断性操作	
86.7404		旋转皮瓣移植术		手术	
93.3200		漩涡内运动治疗		治疗性操作	
73.8x01		选择性减胎术		治疗性操作	查：破坏-胎儿
01.5933		选择性杏仁核海马切除术		手术	选择性杏仁核海马切除术为 Wieser 和 Yasargil（1982）首创，由于电生理学的进展，认识到颞叶癫痫的致痫灶多数位于边缘系统内侧基底部，即杏仁核、海马和海马旁回，在显微镜下此结构又可清楚地辨认，因而使彻底切除这些结构，并保留颞叶外侧皮质的完整成为可能，其治疗效果满意
93.3910		穴位贴敷		治疗性操作	
99.2902		穴位注射	穴位封闭、水针	治疗性操作	穴位注射又称"水针"，是选用中西药物注入有关穴位以治疗疾病的一种方法
38.3000		血管部分切除术伴吻合术		手术	亚目 38.3 是指血管切除部分后两端直接吻合，具有共用细目（以解剖部位为轴心）。查：动脉切除术-伴--吻合术

主要编码	附加编码	手术名称	别名	操作类别	备注
38.4000		血管部分切除术伴置换术		手术	亚目38.4是指血管局部切除后，选择自体血管或人工血管原位移植修补，细目以解剖部位为轴心，具有共用细目。查：动脉切除术－伴－－移植物置换
39.4900		血管操作的其他修复术		手术	
96.5700		血管导管冲洗术		治疗性操作	
38.6000		血管的其他切除术		手术	
38.8000		血管的其他手术闭合		手术	
38.2100		血管活组织检查		手术	
00.1700		血管加压剂灌注		治疗性操作	血管加压素（又称抗利尿激素）是由下丘脑的视上核和室旁核的神经细胞分泌的9肽激素，经下丘脑—垂体束到达神经垂体后释放出来。其主要作用是提高远曲小管和集合管对水的通透性，促进水的吸收，是尿液浓缩和稀释的关键性调节激素。当给药剂量远远大于其发挥抗利尿激素效应时，它将作为一种非肾上腺素能样的周围血管收缩药发挥作用。此外，该激素还能增强内髓部集合管对尿素的通透性。用途：用于尿崩症、食管静脉曲张出血的治疗，也用于中枢性尿崩症、肾性尿崩症和精神性烦渴的鉴别诊断
99.2905		血管瘤平阳霉素注射		治疗性操作	
99.2904		血管瘤硬化剂注射		治疗性操作	
35.0700		血管内肺动脉瓣置换		手术	
38.2300		血管内光谱分析		诊断性操作	各种结构性物质都具有自己的特征光谱，利用特征光谱研究物质结构或进行定性、定量分析的方法，称为光谱分析法。心血管外科手术过程中，特别是颈动脉手术，体外循环以及心脏手术等过程中，进行脑血氧代谢的监测、动态监测脑血氧合状况的改变，能够准确反映脑组织的氧供情况，对于患者的实时监护效果明显高于一般的监护手段
92.2701		血管内近距离放射治疗		治疗性操作	
00.2900		血管内显像		诊断性操作	
00.2800		血管内显像，其他特指的血管		诊断性操作	
00.6900		血管内压力测量，其他特指的和未特指的血管		诊断性操作	
35.0500		血管内主动脉瓣置换		手术	
39.9900		血管其他手术		手术	

主要编码	附加编码	手 术 名 称	别 名	操作类别	备 注
39.5900		血管其他修补术		手术	
38.2900		血管其他诊断性操作		诊断性操作	
38.0000		血管切开术		手术	38 这一节不包括冠状血管的切开、切除和闭合，为传统手术（用手术刀切开）；38 有共用的细目，除外 38.4（有自己专属细目）。扩展码的顺序按照由内而外，由上而下，由动脉到静脉的排列顺序
88.8600		血管热影像图		诊断性操作	
39.4100		血管手术后的出血控制		手术	
39.9100		血管松解		手术	
39.9300		血管-血管的套管的置入术		治疗性操作	
39.9401		血管-血管套管的修复术		治疗性操作	查：修复-套管，血管血管（动静脉）
39.9400		血管-血管套管的置换术		治疗性操作	
39.7700		血管暂时［部分的］治疗性血管内闭合		治疗性操作	
99.0701		血浆输入		治疗性操作	
99.0702		血浆置换		治疗性操作	查：血浆交换
99.0800		血容量扩充药的输入	血液扩容剂输入	治疗性操作	
99.1000		血栓溶解药的注射或输注		治疗性操作	
49.4700		血栓性痔清除术		手术	查：排空术-痔（形成血栓的）
49.4701		血栓痔剥离术		手术	
99.0400		血细胞压积输入		治疗性操作	
90.5x00		血显微镜检查		诊断性操作	
99.2000		血小板抑制药的注射或输注		治疗性操作	
39.9500		血液透析		治疗性操作	血液透析是利用透析器的渗透、弥散和超滤纠正患者的代谢紊乱。透析机的作用是将血液和透析液引入透析器内分别从半透膜的两侧流过，利用血液和透析液之间产生的弥散和对流作用，来清除血液中代谢废物和补充缺乏物质，达到治疗目的。血液透析适用于急、慢性肾功能衰竭的治疗，是晚期尿毒症病人维持生命的重要措施之一
97.4401		循环辅助装置去除		治疗性操作	
93.1900		训练		治疗性操作	
93.7600		训练盲人使用导盲犬		治疗性操作	

主要编码	附加编码	手术名称	别名	操作类别	备注
93.5601		压力绷带固定		治疗性操作	
93.5600		压力敷料应用		治疗性操作	
93.5800		压力裤的应用		治疗性操作	
59.7900		压迫性尿失禁的其他修补术		手术	
59.7902		压迫性尿失禁修补术		手术	
24.6x00		牙暴露		手术	
24.4x05		牙槽病损切除术		手术	
24.5x03		牙槽部分切除术		手术	查：牙槽切除术（根间的）（牙槽间隔内的）（根治）（单纯）（伴移植物）（伴植入物）
24.5x00		牙槽成形术		手术	
76.7702		牙槽骨骨折切开复位伴牙齿栓结术		手术	
27.3201		牙槽骨隆突切除修整术		手术	查：切除术-牙槽突和腭（整块）
24.5x04		牙槽骨修整术		手术	
76.7700		牙槽骨折开放性复位术		手术	包括上、下颌牙槽骨骨折切开复位内固定术
76.7701		牙槽骨折切开复位内固定术		手术	
24.1200		牙槽活组织检查		手术	
24.5x05		牙槽嵴裂植骨术		手术	
24.5x02		牙槽嵴植骨修复术		手术	查：重建术-龈，齿槽的（突）（嵴）（伴移植物或植入物）
24.0x03		牙槽切开引流术		手术	
04.7405		牙槽神经吻合术		手术	
24.5x01		牙槽修补术		手术	
24.4x02		牙齿囊肿袋形缝合术	帕特施手术、Partsch手术	手术	查：袋形缝合术-囊肿--牙齿的
23.2x00		牙齿填充修复		治疗性操作	
23.3x00		牙齿镶嵌修复		治疗性操作	
24.6x01		牙导萌术		手术	查：萌出，牙，外科手术的
24.7x02		牙钢丝矫形术		治疗性操作	查：安装-齿矫形--钢丝
24.8x03		牙弓修补术		手术	查：修补术-牙齿弓
24.6x02		牙冠龈盖切除术		手术	查：牙冠龈盖切除术
24.8x04		牙间隙裂闭合术		手术	查：闭合-间隙裂（牙槽）（牙的）
24.7x00		牙矫正器的应用		治疗性操作	
89.3100		牙科检查		诊断性操作	
24.6x03		牙嵌顿结扎术		手术	查：结扎-牙--嵌顿

主要编码	附加编码	手 术 名 称	别 名	操作类别	备 注
93.5500		牙栓结术		治疗性操作	用于牙周病的治疗、牙再植术后及齿槽骨骨折，不包括用于牙齿矫形的情况。查：结扎-牙
24.0x04		牙髓管切开引流术		手术	
23.7001		牙髓切除术		治疗性操作	该手术是将全部牙髓摘除，再将髓腔用根管充填材料严密充填，保留患牙的一种方法
97.2200		牙填塞物的置换		治疗性操作	
24.1900		牙、牙龈和牙槽的其他诊断性操作		诊断性操作	
24.3100		牙龈病损或组织的切除术		手术	
24.2x00		牙龈成形术		手术	
24.2x01		牙龈成形术伴移植		手术	
24.1100		牙龈活组织检查		手术	
24.0x00		牙龈或牙槽骨的切开术		手术	
24.3200		牙龈裂伤缝合术		手术	
24.3900		牙龈其他手术		手术	
24.0x02		牙龈切开引流术		手术	
24.4x06		牙源性皮瘘切除术		手术	牙源性皮瘘又称牙齿窦道，是由慢性根尖周炎发生脓肿，脓液从皮肤开口排出，形成瘘孔或炎症性结节的疾病
24.3101		牙周病损切除术		手术	
24.4x03		牙周囊肿切除术		手术	查：切除术-囊肿--牙周的（牙尖的）（侧的）
94.2600		亚抽搐电休克治疗		治疗性操作	
12.6403		氩激光小梁成形术［ALP］		手术	是治疗开角型青光眼的一种方法
29.3900		咽病损或组织的其他切除术或破坏术		手术	
29.3901		咽部病损切除术		手术	
29.3904		咽部分切除术		手术	
29.9900		咽的其他手术		手术	
29.5900		咽的其他修补术		手术	
29.1900		咽的其他诊断性操作		诊断性操作	
20.8x02		咽鼓管成形术		手术	
20.8x05		咽鼓管扩张术		手术	
20.8x00		咽鼓管手术		手术	
20.8x01		咽鼓管通气术	咽鼓管吹张法	治疗性操作	查：吹入法-咽鼓管
20.8x04		咽鼓管置管术		手术	

主要编码	附加编码	手 术 名 称	别 名	操作类别	备 注
20.8x03		咽鼓管注药术		手术	
98.1300		咽管腔内异物的不切开去除		治疗性操作	
29.5901		咽后壁修补术		手术	
28.0x01		咽后组织切开引流术		手术	
29.1200		咽活组织检查		手术	
29.1100		咽镜检查		手术	
29.9100		咽扩张		手术	
29.5100		咽裂伤缝合术		手术	查：修补术-咽 NEC--撕裂（经缝合）
29.5301		咽瘘修补术		手术	
29.0x01		咽囊引流术		手术	
29.3902		咽旁病损切除术		手术	
27.0x08		咽旁间隙切开引流术		手术	
28.0x03		咽旁切开引流术		手术	
29.5300		咽其他瘘管的闭合术		手术	
29.3200		咽憩室切除术		手术	
29.3300		咽切除术〔部分〕		手术	
29.0x00		咽切开术		手术	
29.4x03		咽射频减容术		手术	该手术是近几年新开展的治疗阻塞性睡眠呼吸暂停低通气综合征的一种微创技术，通过缩小下鼻甲、软腭、悬雍垂、扁桃体和舌根等组织体积，解除上呼吸道阻塞以治疗鼾症和 OSAHS。它以在低温下消融组织，并利用瘢痕组织重建和收缩达到减容目的。查：咽成形术
29.5302		咽食管瘘切除术		手术	
29.3201		咽食管憩室切除术		手术	
29.5400		咽粘连松解术		手术	
29.4x00		咽整形术	咽成形术	手术	
29.4x01		咽重建术		手术	
01.2403		延髓前方减压术		手术	
04.0201		延髓三叉神经脊髓束切断术	延髓三叉神经束切断术	手术	切断三叉神经脊髓束：在延髓的闩平面距中线 8～10mm 处，为棒状体和楔结节的外侧，有一纵向隆起的灰小结节，又名三叉隆起，为三叉神经脊髓束和其核的所在。手术可以治疗三叉神经痛，又能保留面部触觉，防止角膜溃疡、避免口腔内食物残留或咬破颊黏膜。三叉神经脊束切断术这种三叉神经痛治疗方法危险性太大，术后并发症严重，现很少采用
01.3204		延髓束切断术		手术	
20.2201		岩尖凿开术		手术	查：切开（和引流）-岩部（气房）（尖）（乳突）

主要编码	附加编码	手 术 名 称	别 名	操作类别	备 注
20.5901		岩锥病损切除术		手术	
20.2200		岩锥气房切开术		手术	
88.3805		眼 CT 检查		诊断性操作	
95.1600		眼 P32 和其他示踪剂检查		诊断性操作	
95.1400		眼 X 线检查		诊断性操作	
90.2x00		眼标本的显微镜检查		诊断性操作	
98.2100		眼表浅异物的不切开去除		治疗性操作	
16.9300		眼病损切除术		手术	
97.3803		眼部缝线去除		治疗性操作	
95.1300		眼超声检查		诊断性操作	
96.5100		眼冲洗术		治疗性操作	
88.9704		眼磁共振检查		诊断性操作	
95.1100		眼底照相术		诊断性操作	
95.2200		眼动图［EOG］		诊断性操作	
12.6700		眼房水引流装置置入		手术	
95.2500		眼肌电图［EMG］		诊断性操作	
15.7x01		眼肌粘连松解术		手术	
95.3400		眼假体		治疗性操作	
95.0900		眼检查		诊断性操作	
08.8300		眼睑板层裂伤的其他修补术		手术	
08.2500		眼睑病损破坏术		手术	
08.1100		眼睑活组织检查		手术	
08.8100		眼睑或眉裂伤的线形修补术		手术	
08.2300		眼睑较大的病损切除术，板层		手术	
08.2400		眼睑较大的病损切除术，全层		手术	
08.8101		眼睑裂伤缝合术		手术	
08.6102		眼睑皮片移植重建术		手术	
08.2200		眼睑其他较小的病损切除术		手术	
08.0900		眼睑其他切开术		手术	
08.9900		眼睑其他手术		手术	
08.1900		眼睑其他诊断性操作		诊断性操作	
08.0901		眼睑切开探查术		手术	
08.0904		眼睑切开异物取出术		手术	

主要编码	附加编码	手 术 名 称	别 名	操作类别	备 注
08.0902		眼睑切开引流术		手术	
08.8500		眼睑全层裂伤的其他修补术		手术	
08.0903		眼睑粘连松解术		手术	
08.7000		眼睑重建术		手术	
95.3100		眼镜安装和配备		治疗性操作	
95.3600		眼科咨询和指导		治疗性操作	
87.1605		眼眶 X 线检查		诊断性操作	
16.9200		眼眶病损切除术		手术	
16.2900		眼眶和眼球的其他诊断性操作		诊断性操作	
16.5901		眼眶内容物切除伴皮瓣滑行修复术		手术	
16.5902		眼眶内容物剜出术伴颞肌移植术		手术	
16.5200		眼眶内容物剜出术伴治疗性去除眶骨		手术	
16.9800		眼眶其他手术		手术	
16.0100		眼眶切开术伴有骨瓣		手术	
16.0200		眼眶切开术伴置入眼眶植入物		手术	
16.9801		眼眶清创术		手术	
16.8100		眼眶伤口修补术		手术	
16.8904		眼眶再造术		手术	
16.2200		眼眶诊断性抽吸		诊断性操作	
15.9x01		眼阔筋膜切除术		手术	
08.3202		眼阔筋膜悬吊术		手术	阔筋膜悬吊术的材料可取自体的，也可用同种异体筋膜，也有用异种的小牛筋膜。眼成形术所用的筋膜都是采用阔筋膜。阔筋膜可作为上睑下垂、面神经麻痹所致下睑外翻手术的理想悬吊材料。筋膜也可折叠数层作为充填材料
95.1202		眼毛细血管显微镜检查		诊断性操作	
13.9100		眼内镜假体置入		手术	
13.7200		眼内人工晶状体二期置入		手术	
13.7100		眼内人工晶状体置入伴白内障摘出术，一期		手术	
12.5100		眼前房角穿刺不伴眼前房角切开		治疗性操作	在颞上角角膜缘内 1mm 用尖刀做一半穿透的水平切口，用针头连接 1mm 的注射器，刺入前房，取出 0.2~0.3ml 房水，用于检测房水

主要编码	附加编码	手术名称	别名	操作类别	备注
12.5300		眼前房角切开伴眼前房角穿刺		手术	
12.5200		眼前房角切开不伴眼前房角穿刺		手术	是治疗闭角型青光眼的方法
12.2100		眼前房诊断性抽吸术		诊断性操作	
12.8300		眼前节手术伤口修复术		手术	
16.2300		眼球和眼眶的活组织检查		手术	
16.8900		眼球或眼眶损伤的其他修补术		手术	
16.2302		眼球内活组织检查		手术	
16.8200		眼球破裂修补术		手术	
16.3900		眼球其他内容物剜出术		手术	查：内脏取出术-眼内容物
16.9900		眼球其他手术		手术	
16.4900		眼球其他摘除术		手术	
16.6900		眼球去除后的其他二期操作		手术	
16.8901		眼球修补术		手术	不包括眼球破裂修补术分类于16.82
16.4101		眼球摘除伴义眼台置入术		手术	
16.4200		眼球摘除术伴其他植入物		手术	
16.4100		眼球摘除同时伴眼移植物的球囊置入并行肌肉附着术		手术	
88.8200		眼热影像图		诊断性操作	
15.9x00		眼外肌和肌腱的其他手术		手术	
15.0900		眼外肌和腱的其他诊断性操作		诊断性操作	
15.0100		眼外肌或腱的活组织检查		手术	
15.6x00		眼外肌手术后的修复术		手术	
15.7x00		眼外肌损伤修补术		手术	
15.5x00		眼外肌移位术		手术	用于当一条眼外肌的收缩力完全丧失时，以改善眼球运动
16.8903		眼窝成形术		手术	眼窝是生理学上的专业术语，指眼球所在的凹陷的部分
89.1100		眼压测量法		诊断性操作	

主要编码	附加编码	手术名称	别名	操作类别	备注
12.7903		眼压调节器修正术		手术	
12.7904		眼压调节器置换术		手术	
12.7902		眼压调节器置入术		手术	
95.1201		眼荧光素血管造影		诊断性操作	查：血管造影-眼（荧光素）
95.1200		眼荧光素血管造影或毛细血管显微镜检查		诊断性操作	
95.1500		眼运动检查		诊断性操作	
16.6400		眼摘除腔的其他修复术		手术	
95.2400		眼震电流描记图［ENG］		诊断性操作	
16.6200		眼植入物的修复术和再置入术		手术	
75.3100		羊膜镜检查		诊断性操作	
75.3700		羊膜腔内灌注		治疗性操作	
75.0x00		羊膜腔内注射用于流产		治疗性操作	
10.4902		羊膜移植结膜修补术		手术	
11.7903		羊膜移植眼表重建术		手术	
04.3x07		腰丛神经缝合术		手术	
04.4904		腰丛神经松解术		手术	
04.0411		腰丛神经探查术		手术	
84.6401		腰骶部分椎间盘假体置换		手术	
84.6400		腰骶部分椎间盘假体置入		手术	
84.6800		腰骶部人工椎间盘修复术或假体置换		手术	
84.6500		腰骶全椎间盘假体置入		手术	
87.2402		腰骶椎X线检查		诊断性操作	
81.0702		腰骶椎后柱融合术，后入路		手术	
81.3702		腰骶椎后柱再融合术，后入路		手术	
87.2400		腰骶椎其他X线检查		诊断性操作	
81.0802		腰骶椎椎体间融合术，后入路		手术	
81.0602		腰骶椎椎体间融合术，前入路		手术	
81.3802		腰骶椎椎体间再融合术，后入路		手术	

主要编码	附加编码	手 术 名 称	别 名	操作类别	备 注
81.3602		腰骶椎椎体间再融合术，前入路		手术	
81.3700		腰和腰骶部脊椎再融合，后柱，后路法		手术	
81.3800		腰和腰骶部脊椎再融合，前柱，后路法		手术	后路法包括：经椎间孔入路，轴向
81.3600		腰和腰骶部脊椎再融合，前柱，前路法		手术	前入路包括：极外侧、直接外侧入路
05.2300		腰交感神经切除术		手术	
84.6801		腰人工椎间盘假体置换术		手术	
53.9x02		腰疝修补术		手术	
04.0716		腰神经病损切除术		手术	
93.0702		腰围测量		诊断性操作	
03.7905		腰－蛛网膜下腔分流术		手术	
87.2401		腰椎 X 线检查		诊断性操作	
03.3101		腰椎穿刺术		诊断性操作	
88.9303		腰椎磁共振检查		诊断性操作	
03.5305		腰椎骨折切开复位内固定术		手术	
81.0701		腰椎后柱融合术，后入路		手术	包括：腰骶外侧横突融合术
81.3701		腰椎后柱再融合术，后入路		手术	
80.5108		腰椎间盘切除伴伴椎管减压术		手术	
80.5107		腰椎间盘切除术		手术	
80.5401		腰椎间盘纤维环缝合术		手术	
80.5109		腰椎髓核切除术		手术	
81.0801		腰椎椎体间融合术，后入路		手术	
81.0601		腰椎椎体间融合术，前入路		手术	
81.3801		腰椎椎体间再融合术，后入路		手术	
81.3601		腰椎椎体间再融合术，前入路		手术	
24.8x02		咬合调整		治疗性操作	查：调节－咬合面
00.1600		药物的静脉旁路移植[引导]加压疗法		治疗性操作	

主要编码	附加编码	手术名称	别名	操作类别	备注
94.6400		药物康复		治疗性操作	
94.6600		药物康复和脱瘾疗法		治疗性操作	
94.6500		药物脱瘾疗法		治疗性操作	
36.0700		药物洗脱冠状动脉支架置入		治疗性操作	查：插入-冠状动脉--支架，药物洗脱
73.4x00		药物引产		治疗性操作	查：诱发-分娩--医学的
94.5400		药物瘾康复转诊		治疗性操作	
94.4500		药物瘾咨询		治疗性操作	
99.7800		液体平衡疗法		治疗性操作	
39.3103		腋动脉缝合术		手术	
39.2915		腋动脉-肱动脉搭桥术		手术	
39.2903		腋动脉-股动脉搭桥术		手术	查：分流-腋的--股的
39.2913		腋动脉-腘动脉搭桥术		手术	查：旁路-血管的 NEC--周围动脉 NEC
39.5014		腋动脉球囊血管成形术		治疗性操作	
39.2910		腋动脉-腋动脉搭桥术		手术	
38.4303		腋静脉部分切除伴置换术		手术	
40.2300		腋淋巴结切除术		手术	
04.0415		腋神经探查术		手术	
40.1103		腋窝淋巴结活组织检查		手术	
40.5100		腋下淋巴结根治性切除术		手术	
86.3x05		腋嗅切除术		手术	查：切除术-汗腺
36.1100		一根冠状动脉的［主动脉］冠状动脉旁路移植		手术	
15.1900		一条眼外肌从眼球暂时脱离的其他手术		手术	
15.1300		一条眼外肌的部分切除术		手术	
15.1100		一条眼外肌的后徙术		手术	外肌悬吊后徙术系借缝线悬吊，使眼肌断端在术者设计处与巩膜接触而自然粘连愈合
15.2900		一条眼外肌的其他手术		手术	
15.1200		一条眼外肌的前徙术		手术	正常的上斜肌附着在眼球颞上象限，有下转、外转及内旋眼球功能，眼外肌的前徙术主要是治疗上斜肌麻痹所引起的眼球外旋

主要编码	附加编码	手 术 名 称	别 名	操作类别	备 注
15.2200		一条眼外肌的缩短术		手术	
15.2901		一条眼外肌的悬吊术		手术	
15.2100		一条眼外肌的延长术		手术	
00.1201		一氧化氮疗法		治疗性操作	一氧化氮是一种新型生物信使分子，可快速透过生物膜扩散，血管周围的平滑肌细胞接收信号后舒张，使血管扩张，一氧化氮在心、脑血管调节、神经、免疫调节等方面有着十分重要的生物学作用
96.4200		胰管冲洗术		治疗性操作	
52.9901		胰管扩张术		手术	
52.1301		胰管内镜检查术		诊断性操作	
97.0503		胰管套管置换		治疗性操作	
52.9200		胰管套管置入术		手术	
52.9502		胰管修补术		手术	
52.9201		胰管支架置入术		手术	
51.8300		胰括约肌成形术		手术	
51.8200		胰括约肌切开术		手术	
52.3x00		胰囊肿袋形缝合术［造袋术］		手术	
52.0100		胰囊肿导管引流术		手术	
52.4x00		胰囊肿内引流术		手术	
52.5904		胰体尾切除术		手术	
52.5102		胰头伴部分胰体切除术		手术	
52.5104		胰头部分切除术		手术	
52.5101		胰头切除术		手术	
52.5103		胰头十二指肠切除术		手术	
52.5202		胰尾伴部分胰体切除术		手术	
52.5203		胰尾部分切除术		手术	
52.5201		胰尾切除术		手术	
88.0102		胰腺CT检查		诊断性操作	
52.2201		胰腺病损切除术		手术	
52.2202		胰腺病损射频消融术		治疗性操作	
52.5901		胰腺部分切除术		手术	
52.9500		胰腺的其他修补术		手术	
52.1900		胰腺的其他诊断性操作		诊断性操作	
88.4704		胰腺动脉造影		诊断性操作	
52.9603		胰腺管回肠吻合术		手术	

主要编码	附加编码	手术名称	别名	操作类别	备注
52.9601		胰腺管空肠吻合术		手术	
52.9604		胰腺管十二指肠吻合术		手术	
52.9602		胰腺管胃吻合术		手术	
52.2200		胰腺或胰管病损或组织的其他切除术或破坏术		手术	
52.5903		胰腺节段切除术		手术	
52.9501		胰腺裂伤缝合术		手术	
52.9503		胰腺瘘修补术		手术	
52.4x03		胰腺囊肿空肠吻合术		手术	
52.4x01		胰腺囊肿十二指肠吻合术	胰腺囊肿–十二指肠内引流术	手术	
52.4x02		胰腺囊肿胃吻合术		手术	
52.9900		胰腺其他手术		手术	
52.0902		胰腺切开取石术		手术	
52.0901		胰腺切开探查术		手术	
52.0903		胰腺切开引流术		手术	
52.6x01		胰腺全部切除伴十二指肠切除术	Child 手术	手术	
52.5902		胰腺十二指肠部分切除术		手术	
52.8200		胰腺同种移植		手术	
52.9600		胰腺吻合术		手术	
52.9504		胰腺修补术		手术	
52.8000		胰腺移植		手术	
52.8300		胰腺异种移植		手术	
97.5602		胰腺引流管去除		治疗性操作	
52.8100		胰腺组织再植入		手术	
93.6600		移动组织液的整骨推拿疗法		治疗性操作	
55.5300		移植或排斥肾的切除		手术	
06.8905		移植甲状旁腺切除术		手术	
55.9204		移植肾穿刺术		治疗性操作	
55.8102		移植肾破裂修补术		手术	
55.8604		移植肾肾盂输尿管吻合术		手术	
55.8601		移植肾输尿管膀胱吻合术		手术	
55.0108		移植肾探查术		手术	
55.8902		移植肾修补术		手术	

主要编码	附加编码	手术名称	别名	操作类别	备注
94.6700		乙醇和药物联合的康复		治疗性操作	
94.6900		乙醇和药物联合的康复及脱瘾疗法		治疗性操作	
94.6800		乙醇和药物联合的脱瘾疗法		治疗性操作	
94.6100		乙醇康复		治疗性操作	
94.6300		乙醇康复和脱瘾疗法		治疗性操作	
94.6200		乙醇脱瘾疗法		治疗性操作	
56.5101		乙状结肠膀胱腹壁造口术		手术	查：植入物，植入－输尿管进入－－肠－－－外转流
57.8707		乙状结肠膀胱扩大术		手术	
45.4104		乙状结肠病损切除术		手术	
45.7601		乙状结肠部分切除术		手术	
57.8706		乙状结肠代膀胱术		手术	
46.6302		乙状结肠－腹壁固定术〔Moschowitz手术〕	莫斯科维茨手术	手术	
45.9504		乙状结肠－肛门吻合术		手术	
46.6402		乙状结肠固定术		手术	
46.9100		乙状结肠肌切开术		手术	
45.2401		乙状结肠镜检查		诊断性操作	
46.7502		乙状结肠裂伤修补术		手术	
46.7601		乙状结肠瘘修补术		手术	
46.5203		乙状结肠造口闭合术		手术	
45.9405		乙状结肠－直肠吻合术		手术	
35.4100		已存在的房间隔缺损扩大术		手术	查：房间隔造口术（心房）
16.7101		义眼台取出术		手术	
54.7405		异体大网膜移植术		手术	
41.0200		异体骨髓移植伴净化		治疗性操作	
41.0300		异体骨髓移植不伴净化		治疗性操作	
83.8101		异体肌腱移植术		手术	查：移植物，移植术－腱
10.4402		异体结膜移植术		手术	
19.3x04		异体听骨置入术		手术	
41.0800		异体造血干细胞移植		治疗性操作	
41.0500		异体造血干细胞移植不伴净化		治疗性操作	
06.8901		异位甲状旁腺切除术		手术	

主要编码	附加编码	手　术　名　称	别　　名	操作类别	备　　注
06.3903		异位甲状腺切除术		手术	
99.2901		异位妊娠化疗药物注射	宫外孕化疗药物注射	治疗性操作	
85.2400		异位乳房组织切除术		手术	
86.6500		异种移植物至皮肤		手术	
04.2x09		翼腭神经节破坏术		治疗性操作	
29.3903		翼腭窝病损切除术		手术	
27.1x02		翼腭窝切开异物取出术		手术	翼腭窝位于颞下窝前内侧，上颌骨与翼突之间，为一狭窄的骨性间隙，前界为上颌骨，后界为翼突及蝶骨大翼之前界，顶为蝶骨体下面，内侧壁为腭骨的垂直部
11.3901		翼状胬肉切除伴结膜移植术		手术	
11.3203		翼状胬肉切除伴羊膜植片移植术		手术	
11.3201		翼状胬肉切除伴自体干细胞移植术		手术	
11.3204		翼状胬肉切除术伴丝裂霉素注入		手术	
11.3202		翼状胬肉切除术伴异体干细胞移植术		手术	
70.4x03		阴道闭合术		手术	查：闭塞-阴道，阴道（部分的）（全部的）
70.1404		阴道闭锁切开术		手术	
70.3302		阴道病损破坏术		手术	
70.3301		阴道病损切除术		手术	
70.3300		阴道病损切除术或破坏术		手术	
70.4x04		阴道部分闭合术		手术	
70.4x02		阴道部分切除术		手术	
70.7905		阴道残端缝合术		手术	
70.1403		阴道侧壁切开术		手术	
75.9202		阴道产科血肿排除术		手术	
70.7908		阴道陈旧性产科裂伤修补术		手术	
96.4400		阴道冲洗		治疗性操作	
70.9100		阴道的其他手术		手术	
70.7900		阴道的其他修补术		手术	
70.7904		阴道断蒂术		手术	
70.4x00		阴道封闭术和全部切除术		手术	

主要编码	附加编码	手术名称	别名	操作类别	备注
97.7901		阴道缝线去除		治疗性操作	
97.2400		阴道隔膜置换和再装		治疗性操作	
96.1700		阴道隔膜置入		治疗性操作	阴道隔膜是一种女用避孕工具，俗称子宫帽，它是用优质乳胶薄膜制成，外形像圆顶帽子，边缘有一个合金的弹簧圈，富有弹性，便于放取。查：插入-阴道隔
70.1401		阴道隔切断术		手术	
70.1300		阴道管腔内粘连松解术		手术	
70.2900		阴道和直肠子宫陷凹的其他诊断性操作		诊断性操作	
70.5201		阴道后壁修补术		手术	
70.7906		阴道会阴成形术		手术	
70.2400		阴道活组织检查		诊断性操作	
97.2600		阴道或外阴填塞或引流物的置换		治疗性操作	
70.6100		阴道建造术		手术	
70.2100		阴道镜检查		诊断性操作	
96.1601		阴道口手法扩张术		治疗性操作	查：扩张-阴道（机械）（手法的）NEC
70.7902		阴道扩张术		手术	
70.7100		阴道裂伤缝合术		手术	
70.7501		阴道瘘修补术		手术	
70.3303		阴道囊肿袋形缝合术		手术	
98.1700		阴道内异物的不切开去除		治疗性操作	
70.7500		阴道其他瘘管的修补术		手术	
70.1400		阴道其他切开术		手术	
70.5101		阴道前壁修补术		手术	
70.5001		阴道前后壁修补术		手术	
70.4x01		阴道切除术		手术	
70.1405		阴道切开异物取出术		手术	
70.1406		阴道切开引流术		手术	
70.8x00		阴道穹隆封闭术	雷弗特（LeFort）手术	手术	查：闭塞-阴道，阴道（部分的）（全部的）--穹隆部
70.7907		阴道穹隆修补术		手术	
71.0901		阴道入口切开扩大术		手术	
96.1500		阴道塑模置入		治疗性操作	
70.7903		阴道缩窄术	阴道紧缩术	手术	
70.2901		阴道探查		诊断性操作	
96.1400		阴道填塞		治疗性操作	

主要编码	附加编码	手术名称	别名	操作类别	备注
97.2601		阴道填塞物置换		治疗性操作	
70.1402		阴道狭窄切开术		手术	
70.7701		阴道悬吊术		手术	
70.7700		阴道悬吊术和固定术		手术	
70.7901		阴道延长术		手术	
70.7801		阴道移植物固定术		手术	
97.2602		阴道引流物置换		治疗性操作	
70.6200		阴道重建术		手术	
71.4x05		阴蒂保留血管神经复位术	阴蒂缩小复位术	手术	
71.4x01		阴蒂病损切除术		手术	
71.4x03		阴蒂部分切除术		手术	
71.4x04		阴蒂成形术		手术	查：手术-阴蒂 NEC
71.4x02		阴蒂切除术		手术	
71.4x00		阴蒂手术		手术	
64.9100		阴茎背侧或外侧包皮切开		手术	
64.2x00		阴茎病损的局部切除术或破坏术		手术	
64.2x01		阴茎病损切除术		手术	
64.3x01		阴茎部分切除术		手术	
64.9800		阴茎的其他手术		手术	
64.4900		阴茎的其他修补术		手术	
64.1900		阴茎的其他诊断性操作		诊断性操作	
64.4904		阴茎海绵体白膜修补术		手术	
64.9802		阴茎海绵体冲洗术		手术	
64.9801		阴茎海绵体分流术		手术	
64.1100		阴茎活组织检查		诊断性操作	
64.4300		阴茎建造术		手术	
64.4901		阴茎矫直术		手术	查：修补术-阴茎 NEC
64.3x00		阴茎截断术		手术	
38.8705		阴茎静脉结扎术		手术	
38.5702		阴茎静脉曲张结扎术		手术	
64.4100		阴茎裂伤缝合术		手术	
58.4503		阴茎皮条法尿道成形术		手术	在阴茎腹侧留一适当皮条作为新尿道的背侧部分，待上皮蔓延生长形成管状，手术时皮瓣不需要缝合呈管状，节约皮源，适用于各类型尿道下裂，一般在阴茎伸直术后3个月行此手术。查：修补-尿道下裂
64.9200		阴茎切开术		手术	

主要编码	附加编码	手　术　名　称	别　　名	操作类别	备　　注
64.3x02		阴茎全部切除术		手术	
64.4200		阴茎痛性勃起松解术		手术	
64.9400		阴茎外部假体装配		手术	查：安装-假体，假体装置--阴茎（外）
64.4902		阴茎延长术		手术	查：修补术-阴茎 NEC
98.2401		阴茎异物去除		治疗性操作	
64.4500		阴茎再植术		手术	查：再附着-阴茎（截除的）
64.4903		阴茎增粗术		手术	
64.9300		阴茎粘连切断	阴茎粘连松解术	手术	
64.4400		阴茎重建术		手术	
61.3x01		阴囊病损电灼术		手术	
61.3x00		阴囊病损或阴囊组织切除术或破坏术		手术	
61.3x03		阴囊病损切除术		手术	
61.3x02		阴囊部分切除术		手术	
88.7906		阴囊超声检查		诊断性操作	
61.9900		阴囊和睾丸鞘膜的其他手术		手术	
61.4900		阴囊和睾丸鞘膜的其他修补术		手术	
61.1900		阴囊和睾丸鞘膜的其他诊断性操作		诊断性操作	
61.4100		阴囊和睾丸鞘膜裂伤缝合术		手术	
61.0x00		阴囊和睾丸鞘膜切开引流术		手术	
61.1101		阴囊活组织检查		手术	
61.1100		阴囊或睾丸鞘膜的活组织检查		手术	
98.2400		阴囊或阴茎异物的不切开去除		治疗性操作	
61.4102		阴囊裂伤缝合术		手术	
61.4200		阴囊瘘管修补术		手术	
61.4202		阴囊皮肤瘘修补术		手术	
61.0x02		阴囊切开引流术		手术	
61.4201		阴囊输精管瘘修补术		手术	
61.3x04		阴囊象皮病复位术		手术	查：减缩术，复位术-象皮病，阴囊
61.4902		阴囊修补术	阴囊成形术	手术	
61.0x03		阴囊血肿清除术		手术	
61.0x04		阴囊异物取出术		手术	
98.2402		阴囊异物去除		治疗性操作	

主要编码	附加编码	手术名称	别名	操作类别	备注
61.4903		阴囊再造术		手术	查：重建术-阴囊（伴带蒂皮瓣）（伴旋转皮瓣）
95.4201		音叉听力试验		诊断性操作	
93.8400		音乐治疗		治疗性操作	
18.7104		隐耳矫正术		手术	隐耳矫正术的手术原则主要是将此处皮肤切开，使埋入皮下的耳廓软骨充分显露出来，由此产生的创面应用游离皮片移植或局部皮瓣转移等方法覆盖
16.4901		隐眼摘除术		手术	
99.3600		应用白喉类毒素	白喉类毒素；吸精白类，吸附精制白喉类毒素	治疗性操作	
99.5600		应用破伤风抗毒素		治疗性操作	
99.5800		应用其他抗毒素		治疗性操作	
99.5700		应用肉毒中毒抗毒素		治疗性操作	
	00.3300	荧光透视的计算机辅助外科手术			
27.3200		硬腭病损或组织的广泛切除术或破坏术		手术	查：切除术-病损（局部的）--腭（骨性）---经广泛切除术
27.3100		硬腭病损或组织的局部切除术或破坏术		手术	查：切除术-病损（局部的）--腭（骨性）
27.3101		硬腭病损切除术		手术	
27.3104		硬腭部分切除术		手术	
27.6903		硬腭成形术		手术	查：修补术-腭 NEC
27.2100		硬腭活组织检查		手术	
27.3102		硬腭射频消融术		手术	超声引导下经皮热消融是一项在实时超声监测下通过穿刺设备使定位病灶产生热凝固坏死的微创治疗新技术，根据热消融原理和设备的不同，分为射频消融、微波消融和激光消融
03.4x04		硬脊膜病损切除术		手术	
03.3201		硬脊膜活组织检查		手术	
03.4x02		硬脊膜囊肿造袋术		手术	查：袋形缝合术-囊肿--脊髓的
03.4x05		硬脊膜外病损切除术		手术	硬脊膜外病损是指椎管内硬脊膜外的病损，常见的有硬脊膜外肿瘤。硬脊膜外肿瘤分为良性与恶性两类。良性肿瘤来自椎骨、椎管内软组织和胚胎残余组织。按病理性质分类，可分为骨瘤、软骨瘤、脂肪瘤、神经鞘瘤、脊膜瘤、神经节细胞瘤、脊索瘤、上皮样囊肿、皮样囊肿、畸胎瘤等。恶性肿瘤按病理性质可分为原发性和继发性两种，原发性的有骨肉瘤、巨细胞瘤、骨髓瘤、血管肉瘤、脂肪肉瘤、神经母细胞瘤、脊索瘤恶变、恶性畸胎瘤等

主要编码	附加编码	手 术 名 称	别 名	操作类别	备 注
03.4x06		硬脊膜下病损切除术		手术	硬脊膜下病损是指脊髓外硬脊膜内的病损，常见的有脊髓外硬脊膜内肿瘤，占脊髓瘤的 55%~67%，主要系神经根的神经鞘瘤（神经纤维瘤）和脊膜瘤。神经鞘瘤与脊髓的关系可有 3 种情况：①位于脊髓背侧；②位于脊髓腹侧或侧前方；③哑铃形肿瘤。椎板减压、脊髓探查以及硬脊膜外肿瘤切除的原则均适用于本肿瘤
01.2405		硬膜外脓肿清除术		手术	硬脑膜外脓肿指脓肿局限于颅骨与硬脑膜之间，临床上较少见。查：切开-颅内（硬膜外腔）（硬膜外间隙）
02.3403		硬膜下腹腔分流术		手术	
02.1209		硬脑膜补片修补术		手术	
02.1100		硬脑膜单纯缝合术		手术	
02.1210		硬脑膜敷贴术		手术	
02.1201		硬脑膜缺损修补术		手术	
01.2412		硬脑膜外切开引流术		手术	
01.3105		硬脑膜下切开引流术		手术	
01.3108		硬脑膜下钻孔引流术		手术	
08.3201		硬脑膜异体额肌悬吊术		手术	用于修补重度上睑下垂，指使用异体硬脑膜作悬吊材料，将额肌与上睑相连。查：修补术-睑下垂--通过---额肌法（伴）----筋膜悬吊
48.2300		硬式直肠乙状结肠镜检查		诊断性操作	
46.1300		永久性结肠造口术		手术	多用单腔造口，因治疗需要，利用外科手术方法在腹壁上人为开口，将近端结肠固定于腹壁外，不再还纳恢复，以用于排便。注意不包括伴腹会阴直肠切除术 48.5 和伴直肠前切除术 48.62
89.5600		用 ECG 导联的颈动脉搏动		诊断性操作	
89.5500		用 ECG 导联的心音图		诊断性操作	
56.7401		用膀胱补片的输尿管置换术		手术	查：置换-输尿管（伴）--膀胱皮瓣
13.0100		用磁吸法的去除晶状体异物		手术	
14.0100		用磁吸法去除眼后节异物		手术	
12.0100		用磁吸法去除眼前节眼内异物	眼前节异物磁吸术	手术	眼前节包括全部角膜、虹膜、睫状体、前房、后房、晶体状悬韧带、房角、部分晶体状、周边玻璃体、视网膜及眼外肌附着点部和结膜等
93.6400		用等张、同样大小力的整骨推拿疗法		治疗性操作	

主要编码	附加编码	手　术　名　称	别　名	操作类别	备　注
93.6300		用低速、高幅力的整骨推拿疗法		治疗性操作	
88.6200		用对比剂肺静脉造影术		诊断性操作	
88.6600		用对比剂股和其他下肢静脉的静脉造影术		诊断性操作	
88.6000		用对比剂静脉造影术，未特指的部位		诊断性操作	查：静脉造影术（对比）（逆行的）
88.6400		用对比剂门静脉系统静脉造影术	脾门静脉造影	诊断性操作	经皮脾穿刺，把造影剂注入脾静脉、门静脉，用以显示脾静脉、门静脉的影像和由脾静脉发出的门静脉、腔静脉各侧支循环的情况。鉴别门静脉高压的类型，了解阻塞部位和食管静脉曲张情况。查：脾门静脉造影（通过脾动脉造影术）
88.6500		用对比剂其他腹内静脉静脉造影术		诊断性操作	
88.6700		用对比剂其他特指部位的静脉造影术		诊断性操作	
88.6300		用对比剂其他胸内静脉造影术	胸腔内静脉造影术	诊断性操作	
88.6100		用对比剂头和颈部静脉造影术		诊断性操作	
14.2600		用放射疗法的脉络膜视网膜病损破坏术		手术	
14.2700		用放射源置入法的脉络膜视网膜病损破坏术		手术	
93.6200		用高速、低幅力的整骨推拿疗法		治疗性操作	
93.2401		用拐行走训练		治疗性操作	
14.2500		用光凝固法的脉络膜视网膜病损破坏术		手术	
14.3500		用光凝固法的视网膜裂伤修补术		手术	
14.5500		用光凝固法的视网膜脱离修补术		手术	
39.5700		用合成补片移植物的血管修补术		手术	
14.2400		用激光光凝固法的脉络膜视网膜病损破坏术		手术	
14.3400		用激光光凝固法的视网膜裂伤修补术		手术	
14.5400		用激光光凝固法的视网膜脱离修补术		手术	

主要编码	附加编码	手 术 名 称	别 名	操作类别	备 注
93.6500		用间接力的整骨推拿疗法		治疗性操作	
11.5300		用结膜瓣的角膜裂伤或伤口修补术		手术	
08.6400		用结膜睑板移植片的眼睑重建术		手术	
14.2200		用冷冻疗法的脉络膜视网膜病损破坏术		手术	
14.3200		用冷冻疗法的视网膜裂伤修补术		手术	
14.5200		用冷冻疗法的视网膜脱离修补术		手术	
88.5600		用两根导管的冠状动脉造影术		诊断性操作	
93.4100		用颅骨装置的脊柱牵引		治疗性操作	
08.6300		用毛囊移植片的眼睑重建术		手术	
08.6200		用黏膜瓣或移植物的眼睑重建术		手术	
08.6900		用皮瓣或移植物的其他眼睑重建术		手术	
08.6100		用皮瓣或移植物的眼睑重建术		手术	
39.5800		用其他类型补片移植物的血管修补术		手术	
14.2100		用透热法的脉络膜视网膜病损破坏术		手术	
14.3100		用透热疗法的视网膜裂伤修补术		手术	
14.5100		用透热疗法的视网膜脱离修补术		手术	
21.6100		用透热疗法或冷冻手术的鼻甲切除术		手术	
14.2300		用氩弧光凝固法的脉络膜视网膜病损破坏术		手术	
14.3300		用氩弧光凝固法的视网膜裂伤修补术		手术	
14.5300		用氩弧光凝固法的视网膜脱离修补术		手术	
12.8700		用移植物的巩膜加固术		手术	
12.8500		用移植物的巩膜葡萄肿修补术		手术	

主要编码	附加编码	手 术 名 称	别 名	操作类别	备 注
16.6300		用移植物的眼摘除腔修复术		手术	
70.5300		用移植物或假体的膀胱膨出和直肠膨出修补术		手术	
70.5400		用移植物或假体的膀胱膨出修补术		手术	
53.2100		用移植物或假体的单侧股疝修补术		手术	
53.0500		用移植物或假体的腹股沟疝修补术		手术	
53.0400		用移植物或假体的其他和开放性腹股沟斜疝修补术		手术	
53.0300		用移植物或假体的其他和开放性腹股沟直疝修补术		手术	
53.1600		用移植物或假体的其他和开放性双侧腹股沟疝修补术，一侧直疝和一侧斜疝		手术	
53.1500		用移植物或假体的其他和开放性双侧腹股沟斜疝修补术		手术	
53.1400		用移植物或假体的其他和开放性双侧腹股沟直疝修补术		手术	
53.1700		用移植物或假体的双侧腹股沟疝修补术		手术	
53.3100		用移植物或假体的双侧股疝修补术		手术	
70.6300		用移植物或假体的阴道建造术		手术	
70.7800		用移植物或假体的阴道悬吊和固定术		手术	
70.6400		用移植物或假体的阴道重建术		手术	
70.5500		用移植物或假体的直肠膨出修补术		手术	
10.4100		用游离移植物的睑球粘连修补术		手术	
10.4200		用游离移植物的结膜穹隆重建术		手术	
11.6100		用自体移植物的板层角膜成形术		手术	

主要编码	附加编码	手　术　名　称	别　　　名	操作类别	备　　注
11.6300		用自体移植物的穿透性角膜成形术		手术	
39.5600		用组织补片移植物的血管修补术		手术	
35.6100		用组织移植物的心房间隔缺损修补术		手术	
35.6300		用组织移植物的心内膜垫缺损修补术	心内膜垫缺损组织补片修补术	手术	
35.6200		用组织移植物的心室间隔缺损修补术	室间隔缺损组织补片修补术	手术	
43.3x00		幽门肌切开术		手术	
44.3904		幽门旷置术		手术	
44.2901		幽门粘连松解术		手术	查：修复术-幽门成形术
86.6000		游离皮肤移植		手术	
94.3600		游戏精神［心理］疗法		治疗性操作	
50.3x01		右半肝切除术		手术	
45.7302		右半结肠根治性切除术		手术	
37.2100		右心导管置入		诊断性操作	查：导管插入术-心的--右
39.2603		右心房-颈静脉搭桥术		手术	查：旁路-血管的 NEC--腹内（动脉）NEC
39.2307		右心房-右肺静脉搭桥术		手术	查：吻合-胸内血管 NEC
88.5201		右心房造影		诊断性操作	查：心血管荧光电影照相术-右心（心房）（肺动脉瓣膜）（心室）（心室流出道）
88.5202		右心室造影		诊断性操作	查：室造影，室造影术（脑的）-心的--右心室（流出道）
88.5200		右心脏结构的心血管造影术		诊断性操作	
17.6300		诱导下肝组织或肝损害的激光间质热疗法［LITT］		治疗性操作	
17.6100		诱导下脑组织或脑损害的激光间质热疗法［LITT］		治疗性操作	
17.6900		诱导下其他和未特指部位组织或部位损害的激光间质热疗法［LITT］		治疗性操作	
82.0402		鱼际间隙切开引流术		手术	
86.7302		鱼际皮瓣术		手术	用于末节指腹创面。查：附着-蒂（皮瓣）移植--手

主要编码	附加编码	手术名称	别名	操作类别	备注
93.8100		娱乐治疗		治疗性操作	
	00.9200	与供者无血缘关系的活体移植			
	00.9100	与供者有血缘关系的活体移植			另编码：器官移植操作（主要编码）
93.7400		语言缺损训练		治疗性操作	
93.7200		语言障碍训练		治疗性操作	
50.5901		原位肝移植		手术	肝移植术按照肝移植部位不同，可以分为原位肝移植和异位肝移植术。原位肝移植是指将病肝切除后，将供肝植入原病肝切除的位置，按照供肝的静脉与受体下腔静脉的吻合方式不同，可分为经典肝移植和背驮式肝移植
20.9302		圆窗修补术		手术	
69.1905		圆韧带病损切除术		手术	
69.2207		圆韧带缩短术		手术	
69.2205		圆韧带悬吊术		手术	查：折叠术-韧带--圆
52.5200		远端胰腺切除术		手术	
89.0801		院外会诊		诊断性操作	
69.6x00		月经抽吸或调节		治疗性操作	
69.6x01		月经抽吸术		治疗性操作	
93.0500		运动范围试验		诊断性操作	
04.0312		运动神经切断术		手术	
39.5400		再进入手术［主动脉］		手术	
54.1201		再开腹探查术		手术	
37.6200		暂时性非植入型体外循环辅助系统的置入		治疗性操作	查：插入-循环支持装置--暂时性非植入型循环辅助装置
46.2100		暂时性回肠造口术		手术	适用于结肠损伤，在修补结肠损伤后做暂时性回肠造口，使结肠得到充分休息，减少结肠瘘发生
46.1100		暂时性结肠造口术		手术	多用双腔造口，适用于高位直肠肛门闭锁、无肛门患儿、先天性巨结肠、结肠或直肠肛门损伤等时，为保证手术成功，常在术前行乙状结肠造口或横结肠造口术。注意袢式结肠造口术分类于46.03
37.7800		暂时性经静脉起搏器系统的置入		治疗性操作	临时心脏起搏是一种非永久性置入起搏电极导线的临时性或暂时性人工心脏起搏术。起搏电极导线放置时间一般不超过2周，起搏器放置在体外，等达到诊断、治疗和预防目的后就撤出起搏电极导线。查：植入-起搏器--心的---暂时性经静脉起搏器系统

主要编码	附加编码	手术名称	别名	操作类别	备注
31.1x00		暂时性气管造口术		治疗性操作	
21.8500		增补性鼻成形术		手术	
76.6800		增大性颏成形术		手术	查：增大-颏
85.5000		增大性乳房成形术		手术	
95.2600		张力描记法、激发测验和其他青光眼测验		诊断性操作	
77.6402		掌骨病损切除术		手术	
77.8402		掌骨部分切除术		手术	
78.4402		掌骨成形术		手术	
79.1302		掌骨骨折闭合复位内固定术		手术	
79.0302		掌骨骨折闭合性复位术		治疗性操作	
79.3302		掌骨骨折切开复位内固定术		手术	
79.2302		掌骨骨折切开复位术		手术	
77.4402		掌骨活组织检查		手术	
79.6302		掌骨开放性骨折清创术		手术	
78.5402		掌骨内固定术		手术	
78.6403		掌骨内固定装置去除术		手术	
77.3402		掌骨切断术		手术	
77.1402		掌骨切开术不伴切断术		手术	
77.9402		掌骨全部切除术		手术	
77.0402		掌骨死骨去除术		手术	
78.1402		掌骨外固定术		手术	
78.6404		掌骨外固定装置去除术		手术	
77.2402		掌骨楔形截骨术		手术	
78.3401		掌骨延长术		手术	
78.7402		掌骨折骨术		手术	
78.0403		掌骨植骨术		手术	
82.0400		掌间隙或鱼际间隙切开引流术		手术	查：引流-掌中间隙
82.0401		掌间隙切开引流术		手术	
82.3501		掌腱膜挛缩松解术	杜普伊特伦[Dupuytren]缩窄松解术	手术	查：松解术-杜普伊特伦挛缩（通过手掌筋膜切除术）
84.0302		掌截断术		手术	

主要编码	附加编码	手术名称	别名	操作类别	备注
81.2601		掌腕关节固定术		手术	
81.2600		掌腕融合术		手术	
81.2701		掌指关节固定术		手术	
81.7100		掌指关节和指间关节成形术伴植入		手术	
81.7200		掌指关节和指间关节成形术不伴植入		手术	
84.0103		掌指关节离断术		手术	
79.7401		掌指关节脱位闭合性复位术		治疗性操作	
79.8402		掌指关节脱位切开复位术		手术	
81.2700		掌指融合术		手术	
78.7000		折骨术		手术	常用于治疗骨折畸形愈合或者骨连接不正
99.9100		针刺用于麻醉	针刺麻醉	治疗性操作	针刺麻醉是针刺穴位以达到手术麻醉效果的技术，简称针麻。它是在中国传统的针刺治病基础上发展起来的一项研究成果。具有操作简便，避免麻醉药品的副作用，患者能在手术中保持清醒状态，术后疼痛较轻、恢复较早等特点
99.9200		针刺		治疗性操作	针刺是中医最常用的技术操作，即用金属制成不同形状的针，运用不同手法在人体上刺激一定的穴位，通过经络腧穴，调整人体脏腑气血，达到治疗疾病的目的
83.9105		针刀松解术		治疗性操作	
93.3510		针灸	温针灸	治疗性操作	
69.0901		诊断性刮宫术		诊断性操作	查：扩宫和刮宫，子宫（诊断性）
89.0500		诊断性会谈和评估		诊断性操作	
75.1x00		诊断性羊膜穿刺		诊断性操作	
88.9000		诊断性影像		诊断性操作	
81.0105		枕－颈融合术，后入路		手术	
81.0104		枕-颈融合术，经口		手术	
81.0103		枕－颈融合术，前入路		手术	
81.3106		枕-颈再融合术，后入路		手术	
81.3105		枕－颈再融合术，经口		手术	
81.3104		枕-颈再融合术，前入路		手术	
01.5940		枕叶病损切除术		手术	

主要编码	附加编码	手 术 名 称	别 名	操作类别	备 注
72.7100		真空吸引术伴外阴切开术		手术	
19.3x02		砧镫关节复位术		手术	
92.2200		正电压放射治疗		治疗性操作	
04.3x10		正中神经缝合术		手术	
04.4907		正中神经松解术		手术	
04.0418		正中神经探查术		手术	
04.7412		正中神经吻合术		手术	
04.7503		正中神经修复术		手术	
04.6x08		正中神经移位术		手术	
04.5x03		正中神经移植术		手术	
30.2912		支撑喉镜下杓状软骨切除术		手术	
30.0911		支撑喉镜下喉病损切除术		手术	
31.9808		支撑喉镜下喉蹼切除术		手术	
25.1x05		支撑喉镜下舌病损激光烧灼术		治疗性操作	
25.1x04		支撑喉镜下舌根部病损切除术		治疗性操作	
31.0x05		支撑喉镜下声带充填术		手术	
30.0910		支撑喉镜下声带显微缝合术		手术	对声带病变采用显微镜下切除病变组织并缝合创面。查：切除术–病损––喉
31.0x04		支撑喉镜下声带注射术		治疗性操作	
29.3906		支撑喉镜下咽部病损激光切除术		手术	
29.3905		支撑喉镜下咽部病损切除术		手术	
29.3907		支撑喉镜下咽部病损射频消融术		手术	
29.1204		支撑喉镜下咽部活组织检查		手术	
94.3800		支持性语言精神［心理］疗法		治疗性操作	
32.0900		支气管病损或组织的其他局部切除术或破坏术		手术	
32.0902		支气管病损破坏术		手术	
32.0901		支气管病损切除术		手术	

主要编码	附加编码	手术名称	别名	操作类别	备注
32.1x03		支气管部分切除术		手术	
33.2704		支气管超声内镜肺活组织检查		诊断性操作	
33.4802		支气管成形术		手术	
32.1x00		支气管的其他切除术		手术	
33.9800		支气管的其他手术		手术	
33.4800		支气管的其他修补术和整形术		手术	
88.4403		支气管动脉造影		诊断性操作	
96.5601		支气管灌洗		治疗性操作	
96.5600		支气管和气管的其他灌洗		治疗性操作	
33.9200		支气管结扎术		手术	
33.2703		支气管镜肺穿刺抽吸术		诊断性操作	
33.2401		支气管镜下肺泡灌洗术		诊断性操作	查：冲洗，灌洗-肺（全部）（整个）--诊断性（内镜的）支气管肺泡灌洗
34.7303		支气管镜下支气管胸膜瘘修补术		手术	
32.2700		支气管镜支气管热成形术，气道平滑肌消融		手术	
33.9100		支气管扩张		治疗性操作	
33.4100		支气管裂伤缝合术		手术	
33.4200		支气管瘘闭合术		手术	
33.0x00		支气管切开术		手术	
33.0x03		支气管切开异物取出术		手术	
33.0x02		支气管切开引流术		治疗性操作	
33.9101		支气管球囊扩张术		治疗性操作	
33.4803		支气管吻合术		手术	
32.1x02		支气管楔形切除术		手术	
34.7301		支气管胸膜瘘闭合术	支气管胸膜瘘修补术	手术	
33.4805		支气管修补术		手术	
32.1x01		支气管袖状切除术		手术	
33.0x04		支气管血肿清除术		手术	
33.0x01		支气管造口术		手术	
96.0501		支气管支架置入术		治疗性操作	
88.3803		肢体 CT 检查		诊断性操作	
93.0600		肢体长度测量		诊断性操作	

主要编码	附加编码	手 术 名 称	别 名	操作类别	备 注
93.4600		肢体的其他皮肤牵引		治疗性操作	
92.1902		肢体动脉核素扫描		诊断性操作	
93.5403		肢体夹板固定术		治疗性操作	
92.1901		肢体静脉核素扫描		诊断性操作	
84.5300		肢体内部延长装置置入伴动力分离术		手术	
86.4x03		肢体皮肤病损根治切除术		手术	
86.9305		肢体皮肤扩张器置入术		手术	
93.2500		肢体强迫伸展		治疗性操作	查：牵引术-肢体，强迫型
78.2000		肢体缩短手术		手术	通过切除部分骨组织或对骨骺采取手术限制其生长，多用于治疗肢体不等长。查：停止-骨生长（骨骺）
88.7701		肢体血管超声检查		诊断性操作	
78.3000		肢体延伸术		手术	骨延长即牵张成骨，就是将骨质切开，保留软组织和血供，采用特制的牵引装置固定两端，应用张应力法则逐步施加拉力将骨段缓慢牵拉，刺激机体组织，使截骨间隙形成新骨，达到骨再生的目的。查：延长-骨（伴骨移植）
93.5404		肢体支具固定术		治疗性操作	
99.9300		直肠按摩［用于肛提肌痉挛］		治疗性操作	
48.3201		直肠病损电切术		手术	
48.3101		直肠病损根治性电凝固术		手术	
48.3100		直肠病损或组织的根治性电凝固术		手术	
48.3300		直肠病损或组织的激光破坏术		手术	
48.3500		直肠病损或组织的局部切除术		手术	
48.3400		直肠病损或组织的冷冻破坏术		手术	
48.3200		直肠病损或组织的其他电凝固术		手术	
48.3301		直肠病损激光切除术		手术	
48.3401		直肠病损冷冻术		手术	
48.3501		直肠病损切除术		手术	
48.6902		直肠部分切除术		手术	
96.3901		直肠冲洗		治疗性操作	
57.8704		直肠代膀胱术		手术	

主要编码	附加编码	手术名称	别名	操作类别	备注
97.5301		直肠导管去除		治疗性操作	
96.0901		直肠导管置换		治疗性操作	
96.0900		直肠导管置入		治疗性操作	
96.3700		直肠滴注法		治疗性操作	
98.0500		直肠和肛门管腔内异物的不切开去除		治疗性操作	
75.6200		直肠和肛门括约肌近期产科裂伤修补术		手术	
48.9900		直肠和直肠周围组织的其他手术		手术	
48.3505		直肠后壁病损切除术		手术	
48.6400		直肠后切除术		手术	
48.0x01		直肠减压术		手术	
75.6201		直肠近期产科裂伤修补术		手术	查：缝合（撕裂）–产科撕裂––直肠
96.2200		直肠扩张		治疗性操作	
48.7100		直肠裂伤缝合术		手术	
48.7303		直肠瘘修补术		手术	
48.3600		直肠［内镜的］息肉切除术		治疗性操作	
48.4104		直肠内拖出切除术		手术	
48.4105		直肠黏膜切除术		手术	
48.4103		直肠黏膜下环切术		手术	
48.4101		直肠黏膜下切术		手术	
48.0x04		直肠脓肿切开引流术		手术	
70.5200		直肠膨出修补术		手术	
48.6900		直肠其他切除术		手术	
48.4900		直肠其他拖出切除术		手术	
48.7900		直肠其他修补术		手术	
48.6301		直肠前切除术	Dixon 手术	手术	直肠前切除术（Dixon 术）：经腹直肠癌切除、结肠直肠端端吻合、保留肛门术。是保留肛门比较理想的术式。是目前应用最多的直肠癌根治术。查：切除术（部分）–直肠––前的
48.6200		直肠前切除术同时伴结肠造口术		手术	
48.6905		直肠切除术		手术	
48.0x00		直肠切开术		手术	
96.1900		直肠填塞		治疗性操作	
48.4000		直肠拖出切除术		手术	是低位直肠癌手术治疗中保留肛门的一种方法。查：直肠切除术（部分）–拖出––其他方面未特指的

主要编码	附加编码	手 术 名 称	别 名	操作类别	备 注
48.7602		直肠脱垂德洛姆修补术	Delorme 修补术	手术	
48.7501		直肠脱垂里普斯坦修补术	Ripstein 修补术	手术	查：手术-里普斯坦（直肠脱垂修补术）
96.2600		直肠脱垂手法复位术		治疗性操作	
48.7603		直肠脱垂悬吊术		手术	查：悬带-直肠（耻骨直肠）
48.7601		直肠脱垂注射术		手术	
46.8504		直肠吻合口球囊扩张术		治疗性操作	
46.9401		直肠吻合口狭窄切开术		手术	
48.3601		直肠息肉切除术		手术	
48.9100		直肠狭窄切开术		手术	
48.6904		直肠乙状结肠部分切除术		手术	
48.2301		直肠乙状结肠超声内镜检查		诊断性操作	
48.7604		直肠乙状结肠固定术		手术	
48.2200		直肠乙状结肠镜检查经人工造口		诊断性操作	
48.2401		直肠乙状结肠镜下直肠活组织检查		诊断性操作	
48.3602		直肠-乙状结肠镜下直肠息肉切除术		治疗性操作	
48.6903		直肠-乙状结肠切除术		手术	
98.0502		直肠异物的不切开去除		治疗性操作	
48.8201		直肠阴道隔病损切除术		手术	
48.8102		直肠阴道隔膜切开术		手术	
48.8202		直肠-阴道隔切除术		手术	
70.7300		直肠阴道瘘修补术		手术	
48.1x00		直肠造口		手术	
48.7200		直肠造口闭合术		手术	
48.7400		直肠直肠吻合术		手术	
48.2900		直肠、直肠乙状结肠和直肠周围组织的其他诊断性操作		诊断性操作	
48.0x03		直肠直线切开术[PANAS]	帕纳手术	手术	
89.3400		直肠指检	肛门指检	诊断性操作	

主要编码	附加编码	手术名称	别名	操作类别	备注
48.9300		直肠周围瘘的修补术		手术	
48.8101		直肠周围脓肿切开引流术		手术	
48.2600		直肠周围组织活组织检查		手术	
48.8200		直肠周围组织切除术		手术	
48.8100		直肠周围组织切开术		手术	
70.3200		直肠子宫陷凹病损切除术或破坏术		手术	
70.2300		直肠子宫陷凹的活组织检查		诊断性操作	
70.9200		直肠子宫陷凹的其他手术		手术	
70.9201		直肠子宫陷凹封闭术		手术	查：闭塞-直肠子宫陷凹
70.1200		直肠子宫陷凹切开术	后穹隆切开引流术	手术	
93.3511		直接灸		治疗性操作	
92.3101		直线加速器放射治疗		治疗性操作	直线加速器通常是指利用高频电磁场进行加速，同时被加速粒子的运动轨迹为直线的加速器。查：放射外科学，立体定位-线性加速器（LINAC）
93.8500		职业康复		治疗性操作	指提供职业服务，如职业指导、职业训练和有选择的安置工作，使精神或躯体残疾者能够有适当职业。查：康复方案-职业
94.5500		职业康复转诊		治疗性操作	
93.8300		职业治疗		治疗性操作	
37.6000		植入或置入双心室心脏外置式辅助系统		治疗性操作	
00.5602		植入型压力传感器与导线的置换，用于心内或大血管血液动力学监测		诊断性操作	
00.5601		植入型压力传感器与导线的置入，用于心内或大血管血流动力学监测		诊断性操作	
79.8803		跖跗关节脱位切开复位术		手术	
77.6802		跖骨病损切除术		手术	
77.8802		跖骨部分切除术		手术	
78.4802		跖骨成形术		手术	
79.1702		跖骨骨折闭合复位内固定术		手术	

主要编码	附加编码	手 术 名 称	别 名	操作类别	备 注
79.0702		跗骨骨折闭合性复位术		治疗性操作	
79.3702		跗骨骨折切开复位内固定术		手术	
79.2702		跗骨骨折切开复位术		手术	
77.4802		跗骨活组织检查		手术	
79.6702		跗骨开放性骨折清创术		手术	
78.5802		跗骨内固定术		手术	
78.6803		跗骨内固定装置去除术		手术	
77.9804		跗骨切除术		手术	
77.3802		跗骨切断术		手术	
77.1803		跗骨切开引流术		手术	
77.0802		跗骨死骨去除术		手术	
84.1103		跗骨头截断术		手术	
78.1802		跗骨外固定术		手术	
78.6804		跗骨外固定装置去除术		手术	
77.2802		跗骨楔形截骨术		手术	
78.7802		跗骨折骨术		手术	
78.0802		跗骨植骨术		手术	
80.4801		跗关节松解术		手术	
79.7801		跗关节脱位闭合复位术		治疗性操作	
04.4918		跗间神经松解术		手术	
80.1801		跗趾关节切开术		手术	
81.1600		跗趾融合术		手术	
77.6902		指骨病损切除术		手术	
77.8903		指骨部分切除术		手术	
78.4902		指骨成形术		手术	
78.2901		指骨短缩术		手术	
79.0401		指骨骨折闭合性复位术		治疗性操作	
79.3401		指骨骨折切开复位内固定术		手术	
79.2401		指骨骨折切开复位术		手术	
77.4902		指骨活组织检查		手术	
78.5902		指骨内固定术		手术	
78.6903		指骨内固定装置去除术		手术	

主要编码	附加编码	手术名称	别名	操作类别	备注
77.3906		指骨切断术		手术	
77.1902		指骨切开引流术		手术	
77.9902		指骨全部切除术		手术	
77.0902		指骨死骨去除术		手术	
78.1902		指骨外固定术		手术	
78.6904		指骨外固定装置去除术		手术	
77.2902		指骨楔形截骨术		手术	
78.7902		指骨折骨术		手术	
78.0902		指骨植骨术		手术	
80.8401		指关节病损切除术		手术	
80.3401		指关节活组织检查		手术	
84.0101		指关节离断术		手术	查：关节离断-手指，除拇指外
80.0401		指关节切开假体去除关节旷置术		手术	
80.4401		指关节松解术		手术	
79.7402		指关节脱位闭合复位术		治疗性操作	
79.8401		指关节脱位切开复位术		手术	
81.9704		指关节置换修复术		手术	
81.2801		指间关节固定术		手术	
81.2800		指间融合术		手术	
86.7303		指蹼成形术		手术	查：移植物，移植术-手--蒂（皮瓣）
80.4402		指韧带松解术		手术	
04.3x13		指神经缝合术		手术	
04.0305		指神经切断术		手术	
04.4910		指神经松解术		手术	
04.0421		指神经探查术		手术	
04.7408		指神经吻合术		手术	
04.6x11		指神经移位术		手术	
04.5x06		指神经移植术		手术	
86.2300		指［趾］甲、甲床或甲褶去除		手术	
86.2301		指［趾］甲去除术	拔甲术	手术	
86.2700		指［趾］甲、指［趾］甲床或指［趾］甲褶清创术		手术	
77.5800		趾的其他切除术、融合和修补术		手术	查：融合术-关节--趾NEC

主要编码	附加编码	手术名称	别名	操作类别	备注
77.6903		趾骨病损切除术		手术	
77.8904		趾骨部分切除术		手术	
78.4903		趾骨成形术		手术	
78.2902		趾骨短缩术		手术	
79.0801		趾骨骨折闭合性复位术		治疗性操作	
79.2801		趾骨骨折切开复位术		手术	
77.4903		趾骨活组织检查		手术	
78.5903		趾骨内固定术		手术	
78.6905		趾骨内固定装置去除术		手术	
77.3907		趾骨切断术		手术	
77.1903		趾骨切开引流术		手术	
77.9903		趾骨全部切除术		手术	
77.0903		趾骨死骨去除术		手术	
79.9800		趾骨损伤的手术		手术	
78.1903		趾骨外固定术		手术	
78.6906		趾骨外固定装置去除术		手术	
77.2903		趾骨楔形截骨术		手术	
79.1800		趾骨折闭合性复位术伴内固定		手术	
79.0800		趾骨折闭合性复位术不伴内固定		治疗性操作	
78.7903		趾骨折骨术		手术	
79.3800		趾骨折开放性复位术伴内固定		手术	
79.2800		趾骨折开放性复位术不伴内固定		手术	
78.0903		趾骨植骨术		手术	
80.8801		趾关节病损切除术		手术	
84.1101		趾关节离断术		手术	
80.0801		趾关节切开假体去除关节旷置术		手术	
80.1802		趾关节切开术		手术	
80.4802		趾关节松解术		手术	
79.7802		趾关节脱位闭合性复位术		治疗性操作	
79.8801		趾关节脱位切开复位术		手术	
04.4919		趾间神经松解术		手术	

主要编码	附加编码	手术名称	别名	操作类别	备注
84.1100		趾截断术		手术	
79.6800		趾开放性骨折部位的清创术		手术	
04.0311		趾神经切断术		手术	
84.2500		趾再附着		手术	
92.2601		质子远距离放射治疗		治疗性操作	
99.7200		治疗性白细胞去除术		治疗性操作	
99.8800		治疗性光细胞分离法		治疗性操作	
99.7300		治疗性红细胞去除术		治疗性操作	
66.9500		治疗性物质吹入输卵管		治疗性操作	查：吹入法-输卵管（空气）（染色）（气体）（盐水）--治疗性物质
62.9200		治疗性物质注入睾丸		治疗性操作	
37.9300		治疗性物质注入心包		治疗性操作	
37.9200		治疗性物质注入心脏		治疗性操作	
99.7100		治疗性血浆去除术		治疗性操作	血浆去除术，是一种适用于某些自身免疫病的治疗方法。通过取患者全血，分离其有形成分（各种血细胞），然后与同型新鲜冻血浆或白蛋白混合，再回输给该患者。查：血浆除去法，治疗性
99.7400		治疗性血小板去除术		治疗性操作	
49.4900		痔的其他操作		手术	
49.4100		痔复位术		治疗性操作	
49.4301		痔夹闭术		手术	查：钳夹和烧灼，痔
49.4500		痔结扎术		手术	
49.4400		痔冷冻破坏术		手术	
49.4600		痔切除术		手术	
49.4601		痔切除术伴肛门成形术		手术	
49.4901		痔上直肠黏膜环形切除吻合术［PPH术］	痔吻合器直肠黏膜环切	手术	查：破坏术-痔
49.4300		痔烧灼术		手术	
49.4200		痔注射		治疗性操作	
37.5300		置换或修补全部置换心脏系统的胸腔装置		手术	
97.1400		置换肌肉骨骼固定的其他装置		治疗性操作	
97.1300		置换其他石膏管型		治疗性操作	
37.8600		置换任何类型带有单腔装置的起搏器装置，节律反应		治疗性操作	
37.8700		置换任何类型带有双腔装置的起搏器装置		治疗性操作	

主要编码	附加编码	手术名称	别名	操作类别	备注
37.8500		置换任何类型的带有单腔装置的起搏装置		治疗性操作	
97.1600		置换伤口填塞或引流物		治疗性操作	
97.1500		置换伤口引流管		治疗性操作	
97.1100		置换上肢石膏管型		治疗性操作	
38.2602		置换无导线的压力传感器，用于心内或大血管血流动力学监测		诊断性操作	
97.1200		置换下肢石膏管型		治疗性操作	
00.5800		置入动脉瘤囊内压力监测装置〔手术中〕		诊断性操作	
23.4200		置入固定桥		治疗性操作	
23.4300		置入活动桥		治疗性操作	
00.5200		置入或置换经静脉入左心室冠状静脉系统的导线〔电极〕		治疗性操作	
38.2600		置入或置换无导线的压力传感器，用于心内或大血管血流动力学监测		诊断性操作	
37.7400		置入或置换心外膜导线〔电极〕		治疗性操作	
00.5600		置入或置换植入型压力传感器与导线，用于心内或大血管血液动力学监测		诊断性操作	
17.5100		置入可充电的心脏收缩力调节〔CCM〕装置，全系统		治疗性操作	
37.6600		置入可植入型心脏的辅助系统		治疗性操作	查：植入-心脏--辅助系统---可植入型心脏辅助系统
	00.4600	置入两根血管的支架			
13.7000		置入人工晶状体		手术	
	00.4700	置入三根血管的支架			
	00.4800	置入四根或更多根血管的支架			
38.2601		置入无导线的压力传感器，用于心内或大血管血流动力学监测		诊断性操作	
59.7200		置入物注入尿道和（或）膀胱颈		手术	是尿失禁的一种治疗方法。查：修补术-应激性失禁--通过---注射植入物（胶原质）（脂肪）（聚四氟乙烯）
37.6700		置入心脏刺激系统		治疗性操作	查：植入-心脏刺激系统

主要编码	附加编码	手　术　名　称	别　　名	操作类别	备　　注
	00.4500	置入一根血管的支架			
20.5100		中耳病损切除术		手术	
19.9x02		中耳成形术		手术	
20.3200		中耳和内耳活组织检查		手术	
20.9900		中耳和内耳其他手术		手术	
20.3900		中耳和内耳其他诊断性操作		诊断性操作	
20.3201		中耳活组织检查		手术	
20.3901		中耳镜检查		诊断性操作	
20.5900		中耳其他切除术		手术	
19.9x00		中耳其他修补术		手术	
20.2300		中耳切开术		手术	
20.2302		中耳切开异物取出术		手术	
20.2303		中耳粘连松解术		手术	
20.9502		中耳振动声桥置入术		手术	
86.6902		中厚皮片移植术		手术	
85.8200		中厚皮片移植至乳房		手术	查：乳房成形术-伴--中厚皮片移植
02.9901		中脑导水管粘连松解术		手术	
02.1301		中脑膜动脉结扎术		手术	
72.2100		中位产钳手术伴外阴切开术		手术	
38.9700		中心静脉导管置换伴有诱导		治疗性操作	
89.6200		中心静脉压监测		诊断性操作	
96.3904		中药保留灌肠		治疗性操作	
96.3902		中药结肠透析		治疗性操作	
93.3522		中药浸浴		治疗性操作	
93.3909		中药冷湿敷		治疗性操作	
93.3520		中药泡洗		治疗性操作	
93.3517		中药热敷疗法		治疗性操作	
93.3518		中药热湿敷		治疗性操作	
93.3908		中药贴敷		治疗性操作	
93.3523		中药熏治		治疗性操作	
96.3701		中药直肠滴入		治疗性操作	
93.3521		中药坐浴		治疗性操作	
93.3907		中医按摩手法治疗		治疗性操作	
86.2203		中医化腐清创术		手术	
93.5405		中医小夹板固定术		治疗性操作	

主要编码	附加编码	手 术 名 称	别 名	操作类别	备 注
92.2602		中子远距离放射治疗		治疗性操作	
69.0101		终止妊娠刮宫术		治疗性操作	
23.5x00		种植牙		治疗性操作	该手术是在牙槽骨内植入种植体，待种植体与牙槽骨形成骨结合后，再在种植体上镶牙。但种植牙要求患者全身健康状况好，牙槽骨有一定的高度和宽度
78.0402		舟状骨植骨术	Russe 手术	手术	
00.6800		周围动脉的血管内压力测量		诊断性操作	
39.9000		周围［非冠状的］血管非药物洗脱支架置入		治疗性操作	
40.9x03		周围淋巴管闭合术		手术	查：修补术-淋巴的（管道）（周围的）
40.9x02		周围淋巴管结扎术		手术	
40.9x04		周围淋巴管扩张术		手术	
40.9x05		周围淋巴管吻合术		手术	
40.9x06		周围淋巴管移植术		手术	
40.9x07		周围淋巴管重建术		手术	
04.0713		周围神经病损切除术		手术	
04.9200		周围神经刺激器导线的置入或置换		手术	
04.9202		周围神经刺激器置换术		手术	
04.9201		周围神经刺激器置入术		手术	
04.3x05		周围神经缝合术		手术	
04.1202		周围神经活组织检查		手术	
04.8100		周围神经麻醉药注射，为了镇痛		治疗性操作	
04.2x02		周围神经破坏术		手术	
04.0731		周围神经切除术		手术	
04.0304		周围神经切断术		手术	
04.2x03		周围神经烧灼术		手术	
04.0408		周围神经探查术		手术	
04.7407		周围神经吻合术		手术	
04.7502		周围神经修复术		手术	
04.8000		周围神经注射		治疗性操作	
04.8101		周围神经阻滞术		治疗性操作	
99.1502		周围胃肠外营养	PPN	治疗性操作	
00.2300		周围血管的血管内显像	周围血管血管内超声［IVUS］	诊断性操作	

主要编码	附加编码	手术名称	别名	操作类别	备注
88.7700		周围血管的诊断性超声		诊断性操作	
00.0300		周围血管治疗性超声		治疗性操作	
88.2201		肘关节 X 线检查		诊断性操作	
80.8200		肘关节病损的其他局部切除术或破坏术		手术	
80.8201		肘关节病损切除术		手术	
81.8401		肘关节部分置换术		手术	
80.9200		肘关节的其他切除术		手术	
81.8500		肘关节的其他修补术		手术	查：关节成形术（伴固定装置）（伴牵引）-肘
81.2400		肘关节固定术		手术	
80.7200		肘关节滑膜切除术		手术	
80.3200		肘关节结构的活组织检查		手术	
84.0600		肘关节离断术		手术	
80.4200		肘关节切断关节囊、韧带或软骨		手术	
80.0201		肘关节切开假体去除关节旷置术		手术	
80.1200		肘关节切开术		手术	
80.0200		肘关节切开术用于去除假体不伴置换		手术	
81.8400		肘关节全部置换		手术	查：插入-肘假体（全部）
81.2401		肘关节融合术		手术	
80.4201		肘关节松解术		手术	
88.3202		肘关节造影		诊断性操作	
81.9702		肘关节置换修复术		手术	
88.2200		肘和前臂的骨骼 X 线检查		诊断性操作	
79.7200		肘脱位闭合性复位术		治疗性操作	
79.8200		肘脱位开放性复位术		手术	
86.6501		猪皮移植术		手术	
35.0101		主动脉瓣闭式扩张术	主动脉瓣闭式成形术	手术	
35.1101		主动脉瓣成形术		手术	
38.4503		主动脉瓣和升主动脉置换和冠脉移植术	Bentall 手术	手术	该术式是治疗主动脉根部病变的经典术式，用于主动脉根部明显扩张病变、双侧冠状动脉开口移位、主动脉瓣无法成形修复的患者。该术式即应用带瓣人造血管替代升主动脉根部和主动脉瓣膜，并将左右冠状动脉开口移植于人造血管根部侧孔的手术。为完整地表达该术式，应再附加编码：35.2200 主动脉瓣切开和其他置换术（注意：另编体外循环术 39.61）

主要编码	附加编码	手术名称	别名	操作类别	备注
38.4506		主动脉瓣和升主动脉置换术	Cabrol 手术	手术	是在 Bentall 手术基础上的改良，两者不同之处是左右冠状动脉开口吻合方法不同。手术方法：缝合带瓣人工血管与主动脉环完成后，取一段人工血管分别与左右冠状动脉开口处吻合，再将这根人工血管与带瓣人工血管行侧侧吻合。应再附加编码：35.2200 主动脉瓣切开和其他置换术（注意：另编体外循环术 39.61）
35.2201		主动脉瓣机械瓣膜置换术		手术	
35.3501		主动脉瓣膜下环切除术		手术	
35.2100		主动脉瓣切开和其他置换伴有组织移植物		手术	
35.2200		主动脉瓣切开和其他置换术		手术	
35.2101		主动脉瓣生物瓣膜置换术		手术	
38.6401		主动脉病损切除术		手术	
38.4501		主动脉部分切除伴置换术		手术	
38.3400		主动脉部分切除术伴吻合术		手术	
38.6400		主动脉的其他切除术		手术	
38.8400		主动脉的其他手术闭合		手术	
38.3401		主动脉动脉瘤切除伴吻合术		手术	
35.3901		主动脉窦修补术	Valsalva 窦修补术，瓦尔萨尔瓦窦修补术	手术	主动脉瓣与主动脉壁之间形成的袋状间隙，称主动脉窦，又称 Valsalva 窦或瓦尔萨尔瓦窦。查：修补术-窦--瓦尔萨尔瓦的（动脉瘤）
35.8304		主动脉-肺动脉间隔缺损修补术		手术	该手术常规在体外循环下进行。在主-肺动脉间隔缺损上方阻断主动脉，心搏停止后切开缺损前壁，探查缺损情况。若缺损小可直接缝合。当缺损较大时，可经缺损前壁切口应用补片修补。查：修补术-主动脉肺动脉开窗术
39.0x04		主动脉-肺动脉吻合术		手术	
39.7800		主动脉分支的血管内植入或开窗式移植物		治疗性操作	
88.7303		主动脉弓超声检查		诊断性操作	

主要编码	附加编码	手 术 名 称	别 名	操作类别	备 注
35.8306		主动脉弓离断矫治术		手术	主动脉弓离断是一种少见的先天性心脏病，最早于1778年由Steidele所记载并定义为升主动脉与降主动脉间缺乏交通性连接。矫治方法采用升主动脉或锁骨下动脉下转和降主动脉间直接吻合，或补片加宽吻合以及人工血管移植吻合。一期矫治术在非体外循环下经侧开胸重建主动脉弓与降主动脉连续性并并肺动脉环缩术；二期体外循环下正中切口矫治合并心内畸形及肺动脉环缩拆除术。查：修补术-动脉干--全部的
88.4201		主动脉弓造影		诊断性操作	
39.2212		主动脉-肱动脉搭桥术		手术	
36.1000		主动脉冠状动脉旁路移植，为心脏血管再形成术		手术	
38.8401		主动脉结扎术		手术	
39.2203		主动脉-颈动脉搭桥术		手术	
39.2207		主动脉-颈动脉-腋动脉搭桥术		手术	
38.6402		主动脉瘤切除术		手术	
38.1401		主动脉内膜切除伴补片修补术		手术	
38.1400		主动脉内膜切除术	主动脉内膜剥脱术	手术	
40.5200		主动脉旁淋巴结根治性切除术		手术	
39.2500		主动脉-髂动脉-股动脉搭桥		手术	
38.0400		主动脉切开术		手术	
37.6101		主动脉球囊反搏置入术	IABP手术，主动脉球囊反搏术	治疗性操作	主动脉球囊反搏的工作原理为将动脉收缩压力波的相位延迟到舒张期，从而增加冠状动脉的血流。查：插入-球囊--心脏（搏动型）（康特洛维兹）
38.0401		主动脉取栓术		手术	
39.2400		主动脉-肾动脉搭桥		手术	
39.2204		主动脉-锁骨下动脉搭桥术		手术	
39.2201		主动脉-锁骨下动脉-肱动脉搭桥术		手术	
39.2200		主动脉-锁骨下-颈动脉搭桥		手术	

主要编码	附加编码	手术名称	别名	操作类别	备注
00.6701		主动脉血管内压测定		诊断性操作	
88.4200		主动脉造影术		诊断性操作	
69.2204		主韧带悬吊术		手术	查：固定-子宫主韧带
96.0502		主支气管支架置入术		治疗性操作	
95.3301		助视镜安装		治疗性操作	
95.4800		助听器安装		治疗性操作	
99.1100		注射 Rh 免疫球蛋白		治疗性操作	
14.7500		注射玻璃体替代物		治疗性操作	常见玻璃体替代物：灌注叶、气体、硅油、全氟化碳液体、透明质酸钠、氟化硅油。查：注射-玻璃体代用品（硅）
99.2500		注射或输注癌瘤化学治疗药物		治疗性操作	
99.1800		注射或输注电解质		治疗性操作	
99.2900		注射或输注其他治疗性或预防性药物		治疗性操作	
99.2800		注射或输注作为一种抗肿瘤药的生物治疗调节 [BRM]		治疗性操作	
99.2100		注射抗生素		治疗性操作	
99.1900		注射凝血药		治疗性操作	
99.2200		注射其他抗感染药物		治疗性操作	
99.1700		注射胰岛素		治疗性操作	
99.2600		注射镇静药		治疗性操作	
94.0203		注意缺陷多动障碍评定	多动症评定	诊断性操作	
77.5700		爪形趾修补术		手术	查：融合术-关节--爪形趾
64.4905		转移皮瓣阴茎修补术		手术	查：移植物，移植术-阴茎（肋骨）（皮肤）
03.0912		椎板切除减压术		手术	
03.0200		椎板切除术部位再切开		手术	
03.0911		椎板切开减压术		手术	
39.5106		椎动脉瘤夹闭术		手术	
38.4202		椎动脉瘤切除伴置换术		手术	
88.4104		椎动脉造影		诊断性操作	查：血管造影术（动脉）-脊椎的
84.8300		椎弓根动力稳定装置的修复术		手术	
84.8200		椎弓根动力稳定装置的置入或置换术		手术	
84.8202		椎弓根动力稳定装置置换术		手术	

主要编码	附加编码	手术名称	别名	操作类别	备注
84.8201		椎弓根动力稳定装置置入术		手术	
03.5904		椎弓缺损修补术		手术	
77.6904		椎骨病损切除术		手术	
77.8905		椎骨部分切除术		手术	
78.4904		椎骨成形术		手术	不包括：81.65 经皮椎骨成形术，81.66 经皮椎体增强
77.8907		椎骨关节面切除术		手术	
84.8500		椎骨关节面置换装置的修复术		手术	
84.8402		椎骨关节面置换装置的置换		手术	
84.8401		椎骨关节面置换装置的置入		手术	
84.8400		椎骨关节面置换装置的置入或置换术		手术	
77.4904		椎骨活组织检查		手术	
78.5904		椎骨内固定术		手术	
77.3908		椎骨切开术		手术	这里的切开指的是完全切开，不包括 03.0 椎管结构探查术和减压术
77.1904		椎骨切开引流术		手术	
77.0904		椎骨死骨去除术		手术	
77.2904		椎骨楔形截骨术		手术	
78.7904		椎骨折骨术		手术	
78.0904		椎骨植骨术		手术	
88.9300		椎管磁共振成像		诊断性操作	
03.9000		椎管的导管置入，为治疗性或姑息治疗性药物的输注		治疗性操作	
03.0909		椎管扩大成形术，单开门	脊椎后路单开门椎管减压术	手术	
03.0910		椎管扩大成形术，双开门	脊椎后路双开门椎管减压术	手术	
03.8x00		椎管内破坏性药物注射		治疗性操作	
03.8x01		椎管内无水酒精注射		治疗性操作	
03.9101		椎管内置管止痛术		治疗性操作	
03.0900		椎管其他探查术和减压术		手术	
03.9200		椎管其他药物的注射		治疗性操作	
03.0906		椎管切开引流术		手术	

主要编码	附加编码	手术名称	别名	操作类别	备注
03.0901		椎管探查术		手术	
03.0904		椎间孔减压术		手术	
04.2x06		椎间孔镜下经侧后路脊神经内侧支射频消融术		手术	
80.5900		椎间盘的其他破坏术		手术	
80.5200		椎间盘化学溶解术		手术	包括使用胶原酶、臭氧、激光
84.6000		椎间盘假体置入		手术	
03.0913		椎间盘镜下椎管成形术		手术	
03.0914		椎间盘镜下椎管减压术		手术	
03.0915		椎间盘镜下椎间孔切开术		手术	
80.5100		椎间盘切除术		手术	包括：同一水平的椎间盘切除伴椎管减压术；同一水平椎间盘切除伴神经根管减压术
80.5000		椎间盘切除术或破坏术		手术	查：破坏-椎间盘 NOS
87.2101		椎间盘造影		诊断性操作	查：椎间盘 X 线照相片
03.0908		椎间盘粘连松解术		手术	
80.9902		椎体部分切除伴椎间盘切除术		手术	
80.9903		椎体次全切除伴椎间盘切除术		手术	
84.5100		椎体脊椎融合装置的置入		手术	
80.9901		椎体切除术伴椎间盘切除术		手术	
11.7203		准分子激光角膜上皮瓣下磨镶术［LASEK］		手术	先用一种微型刀在角膜上切出一个带蒂的薄层角膜瓣，掀开此瓣，在瓣下行激光切削，然后将瓣复于原位。此可用于低、中、高度近视
11.4902		准分子激光治疗性角膜切削术［LASIK］		手术	
11.7101		准分子原位角膜磨镶术		手术	查：矫正术-角膜--折射的---屈光性角膜成形术，角膜磨镶术
74.3x04		子宫瘢痕妊娠清除术		手术	
68.2900		子宫病损的其他切除术或破坏术		手术	
68.2904		子宫病损破坏术		手术	
68.2906		子宫病损切除术		手术	

主要编码	附加编码	手　术　名　称	别　　名	操作类别	备　　注
68.2905		子宫病损射频消融术		手术	
68.3902		子宫部分切除术		手术	
69.4901		子宫陈旧性产科裂伤修补术		手术	
68.3901		子宫次全切除术		手术	
69.4900		子宫的其他修补术		手术	
69.1902		子宫骶韧带切除术		手术	
69.3x01		子宫骶韧带切断术		手术	子宫神经的支配由 S_2 至 S_4 的交感神经与副交感神经共同组成，穿过子宫骶韧带到达子宫旁组织，子宫颈后外侧，在这里组成 Franke-Hauser 神经丛，切断子宫骶韧带可去除子宫神经的支配，常用于治疗子宫内膜异位症。查：去神经术－子宫颈周围
69.1901		子宫骶韧带烧灼术		手术	查：凝固，电凝术－子宫骶骨韧带
69.2206		子宫骶韧带悬吊术		手术	查：缩短－韧带－－子宫骶骨
68.2400		子宫动脉弹簧圈栓塞〔UAE〕		治疗性操作	
38.8609		子宫动脉结扎术		手术	
68.2500		子宫动脉栓塞〔UAE〕不伴弹簧圈		治疗性操作	
88.4903		子宫动脉造影		诊断性操作	
68.6902		子宫改良根治性切除术		手术	
68.2202		子宫隔膜切除术		手术	
68.2201		子宫隔膜切开术		手术	
68.6901		子宫根治性切除术		手术	
98.1600		子宫管腔内异物的不切开去除		治疗性操作	
69.1900		子宫和支持结构的其他切除术或破坏术		手术	
69.2900		子宫和支持结构的其他修补术		手术	
68.1900		子宫和支持结构的其他诊断性操作		诊断性操作	
75.8x00		子宫或阴道产科填塞		治疗性操作	
68.2901		子宫肌瘤切除术		手术	
68.3903		子宫角切除术		手术	
74.3x02		子宫角妊娠清除术		手术	
75.5000		子宫近期产科裂伤修补术		手术	

主要编码	附加编码	手 术 名 称	别　名	操作类别	备　注
67.3900		子宫颈病损或组织的其他切除术或破坏术		手术	
67.3300		子宫颈病损冷冻破坏术		手术	
67.3904		子宫颈病损切除术		手术	
67.3200		子宫颈病损烧灼破坏术		手术	
67.4x01		子宫颈部分切除术		手术	
67.6902		子宫颈陈旧性产科裂伤修补术		手术	
67.6901		子宫颈成形术		手术	
67.1200		子宫颈的其他活组织检查		手术	
67.6900		子宫颈的其他修补术		手术	
67.1900		子宫颈的其他诊断性操作		诊断性操作	
67.0x00		子宫颈管扩张		治疗性操作	
67.1901		子宫颈管搔刮术		诊断性操作	
69.9900		子宫颈和子宫的其他手术		手术	
67.3201		子宫颈环形电切术	LEEP 手术	手术	查：子宫颈 LEEP 术（电热圈环切术）
67.3905		子宫颈肌瘤切除术		手术	
67.4x00		子宫颈截断术		手术	
75.5100		子宫颈近期产科裂伤修补术		手术	
73.1x02		子宫颈扩张球囊引产		治疗性操作	
67.3301		子宫颈冷冻治疗术		手术	
67.3302		子宫颈冷冻锥形切除术		手术	
67.6100		子宫颈裂伤缝合术		手术	
67.6200		子宫颈瘘管修补术		手术	
67.3100		子宫颈囊肿袋形缝合术［造袋术］		手术	
67.1100		子宫颈内活组织检查		手术	
67.5900		子宫颈内口的其他修补术		手术	
67.3901		子宫颈内膜旋切术		手术	查：切除术-子宫--子宫颈---病损
67.4x04		子宫颈切除伴阴道缝合术		手术	
69.9500		子宫颈切开术		手术	
73.9300		子宫颈切开助产		手术	

主要编码	附加编码	手 术 名 称	别　　名	操作类别	备　　注
74.3x03		子宫颈妊娠清除术		手术	
69.2202		子宫颈悬吊术		手术	
67.6202		子宫颈乙状结肠瘘修补术		手术	
67.6201		子宫颈阴道瘘修补术		手术	
67.0x01		子宫颈支架置入术		治疗性操作	
69.3x00		子宫颈周围子宫去神经术		手术	
67.3202		子宫颈锥形电切术		手术	查：电锥形切除术
67.2x00		子宫颈锥形切除术		手术	
38.8702		子宫静脉高位结扎术		手术	
68.1200		子宫镜检查		诊断性操作	
75.9901		子宫捆绑术	Blynch 缝扎术	手术	子宫捆绑术是用于治疗子宫收缩乏力、胎盘因素、凝血功能异常等引起的产后出血的一种方法，在子宫前后壁缝扎加压制止子宫出血。查：手术-产科的 NEC
69.4100		子宫裂伤缝合术		手术	非产科撕裂子宫修补术
69.4200		子宫瘘管闭合术		手术	此编码的子宫瘘管包括子宫肠瘘、子宫阴道瘘、子宫直肠瘘
97.7101		子宫内避孕器取出术		治疗性操作	
69.7x00		子宫内避孕装置置入		治疗性操作	
68.2902		子宫内膜病损破坏术		手术	
68.2903		子宫内膜病损切除术		手术	
68.2300		子宫内膜切除术		手术	
93.3509		子宫内膜热疗术		治疗性操作	子宫内膜热疗术（HTA）：是治疗子宫内膜出血的新方法
68.2301		子宫内膜射频消融术		手术	
68.2100		子宫内膜粘连切断术	子宫内膜粘连松解术	手术	
75.2x00		子宫内输血		治疗性操作	
68.0x00		子宫切开术		手术	
74.9100		子宫切开终止妊娠		手术	
69.1904		子宫韧带病损切除术		手术	
69.2901		子宫韧带修补术		手术	
87.8201		子宫-输卵管充气造影		诊断性操作	查：子宫输卵管放射照相术-气体（对比）
75.5200		子宫体近期产科裂伤修补术		手术	
69.2203		子宫脱垂复位术		手术	
68.2200		子宫先天性隔膜切开术或切除术		手术	

主要编码	附加编码	手术名称	别名	操作类别	备注
68.3904		子宫楔形切除术		手术	
87.8501		子宫造影		诊断性操作	
68.1901		子宫诊断性探查术		诊断性操作	
69.9800		子宫支持结构的其他手术		手术	查：手术-子宫--支持结构
68.1100		子宫指检		诊断性操作	
69.9100		子宫治疗性装置置入		治疗性操作	
77.9805		籽骨切除术		手术	
99.8200		紫外线光疗法		治疗性操作	
89.4900		自动化可置入的复率器（或）除颤器〔AICD〕检查		诊断性操作	
37.9400		自动心脏复律器或除颤器的置入或置换，全系统〔AICD〕		治疗性操作	查：植入-复律器/除颤器（自动的)--全系统
37.9404		自动心脏复律器置换术		治疗性操作	
37.9402		自动心脏复律器置入术		治疗性操作	
94.1103		自杀风险评估		诊断性操作	
41.0900		自体骨髓移植伴净化		治疗性操作	
41.0100		自体骨髓移植不伴净化		治疗性操作	
10.4401		自体结膜移植术		手术	
99.1300		自体免疫病的免疫接种		治疗性操作	
41.0701		自体外周血干细胞移植伴净化		治疗性操作	
41.0401		自体外周血干细胞移植术		治疗性操作	外周血干细胞（PBSC）：干细胞由骨髓大量生成，其中少量的干细胞被释放到血液中，这就是外周血干细胞。通过使用一种叫做Filgrastim的药物（重组人粒细胞集落刺激因子），我们能够增加释放到血液中的干细胞数量，从而有可能直接从血液中采集到干细胞移植所需要的足量的干细胞
99.0001		自体血液回输		治疗性操作	
23.5x01		自体牙再植术		治疗性操作	自体牙再植是指因外伤等原因而将完全脱出牙槽窝的牙经适当处理后，重新植入原来的牙槽窝内
41.0700		自体造血干细胞移植伴净化		治疗性操作	

主要编码	附加编码	手 术 名 称	别　　名	操作类别	备　注
41.0400		自体造血干细胞移植不伴净化		治疗性操作	造血干细胞来自于自身或他人，分别成为自体造血干细胞移植和异体（又称异基因）造血干细胞移植，造血干细胞移植有多种分类方法，按移植物种类分为外周血造血干细胞移植、骨髓移植和脐带血造血干细胞移植
86.8701		自体脂肪移植术		手术	
89.4300		自行车测力计测定心血管应激功能		诊断性操作	
08.2003		眦病损切除		手术	
08.5902		眦成形术		手术	内眦成形内眦赘皮整形适合内眼角间距过大的患者，使眼睛变宽
08.5100		眦切开术		手术	
08.5904		眦韧带悬吊术	眦韧带修复术；眦韧带固定术	手术	查：眦成形术
34.3x00		纵隔病损或组织的切除术或破坏术		手术	
34.3x02		纵隔病损切除术		手术	
34.3x03		纵隔病损射频消融术		手术	
87.3300		纵隔充气造影图		诊断性操作	
34.2200		纵隔镜检查		手术	
34.3x05		纵隔镜下纵隔病损切除术		手术	
40.2904		纵隔淋巴结切除术		手术	
40.5906		纵隔淋巴结清扫术		手术	
34.2900		纵隔其他诊断性操作		诊断性操作	
31.2100		纵隔气管造口术		治疗性操作	
34.1x00		纵隔切开术		手术	
34.1x03		纵隔切开异物取出术		手术	
34.1x01		纵隔切开引流术		手术	
34.9903		纵隔松解术		手术	
34.1x02		纵隔探查术		手术	
34.1x04		纵隔血肿清除术		手术	
95.0200		综合性眼检查		诊断性操作	
88.2802		足 X 线检查		诊断性操作	
39.3105		足背动脉缝合术		手术	
83.1301		足部肌腱松解术		手术	
81.1700		足的其他融合术		手术	
04.0426		足底神经探查术		手术	
81.9403		足关节囊缝合术		手术	

主要编码	附加编码	手术名称	别名	操作类别	备注
80.8800		足和趾关节病损的其他局部切除术或破坏术		手术	
80.9800		足和趾关节的其他切除术		手术	
80.7800		足和趾关节滑膜切除术		手术	
80.3800		足和趾关节结构的活组织检查		手术	
80.4800		足和趾关节切断关节囊、韧带或软骨		手术	
80.1800		足和趾关节切开术		手术	
80.0800		足和趾关节切开术用于去除假体不伴置换		手术	
81.5700		足和趾关节置换		手术	查：重建术（整形的）-足和趾（伴固定装置）
79.7800		足和趾脱位的闭合性复位术		治疗性操作	
79.8800		足和趾脱位的开放性复位术		手术	
83.1402		足筋膜切断术		手术	
81.9404		足韧带缝合术		手术	
80.4804		足韧带松解术		手术	
04.4917		足神经松解术		手术	
98.2800		足异物的不切开去除		治疗性操作	
84.2600		足再附着		手术	
82.8102		足趾代手指再造术		手术	
82.6101		足趾转位代拇指术		手术	查：转移，转移术-指（趾）（代替缺失的拇指）--手指（至拇指）（同一手）
88.6800		阻抗静脉造影术		诊断性操作	
23.1902		阻生牙拔除术	智齿拔除术	治疗性操作	
86.9300		组织扩张器置入		手术	
50.3x02		左半肝切除术		手术	
45.7501		左半结肠根治性切除术		手术	
45.7500		左半结肠切除术		手术	
49.5100		左侧肛门括约肌切开术		手术	
37.2200		左心导管置入		诊断性操作	
37.9901		左心耳结扎术		手术	
37.3600		左心耳破坏或切除术[LAA]		手术	

主要编码	附加编码	手术名称	别名	操作类别	备注
88.5301		左心房造影		诊断性操作	
37.9000		左心附加装置的置入		手术	查：插入-装置--左心房附加装置
88.5300		左心结构的心血管造影术		诊断性操作	
00.5202		左心室冠状静脉导线［电极］置换术		治疗性操作	
00.5201		左心室冠状静脉导线［电极］置入术		治疗性操作	
35.9302		左心室尖-主动脉分流术		手术	
35.9301		左心室双出口直视修复术		手术	两根大动脉（主动脉、肺动脉）完全或大部分起源于左心室，称为左心室双出口。查：形成-通道--左心室和主动脉
88.5302		左心室造影		诊断性操作	
56.7501		左右输尿管吻合术		手术	左右输尿管吻合术是针对膀胱和下尿道均切除的患者，为了减少出口，将左右输尿管做一个"Y"形或搭桥式吻合，造尿袋在腹部
93.8301		作业疗法		治疗性操作	作业疗法（occupational therapy，OT）是应用有目的的、经过选择的作业活动，对由于身体上、精神上、发育上有功能障碍或残疾，以致不同程度地丧失生活自理和劳动能力的患者，进行评价、治疗和训练的过程，是一种康复治疗方法。查：日常生活的活动（ADL)-疗法
77.8901		坐骨部分切除术		手术	
77.3904		坐骨耻骨切开术		手术	这里的切开指的是完全切开
53.9x01		坐骨孔疝修补术		手术	
77.9901		坐骨全部切除术		手术	
04.0718		坐骨神经病损切除术		手术	
04.3x15		坐骨神经缝合术		手术	
04.0308		坐骨神经切断术		手术	
04.4911		坐骨神经松解术		手术	
04.0414		坐骨神经探查术		手术	
04.7415		坐骨神经吻合术		手术	
04.5x07		坐骨神经移植术		手术	
53.9x04		坐骨直肠窝疝修补术		手术